日本本草学の世界――自然・医薬・民俗語彙の探究

杉本つとむ
Sugimoto Tutomu

日本本草学の世界

自然・医薬・民俗語彙の探究

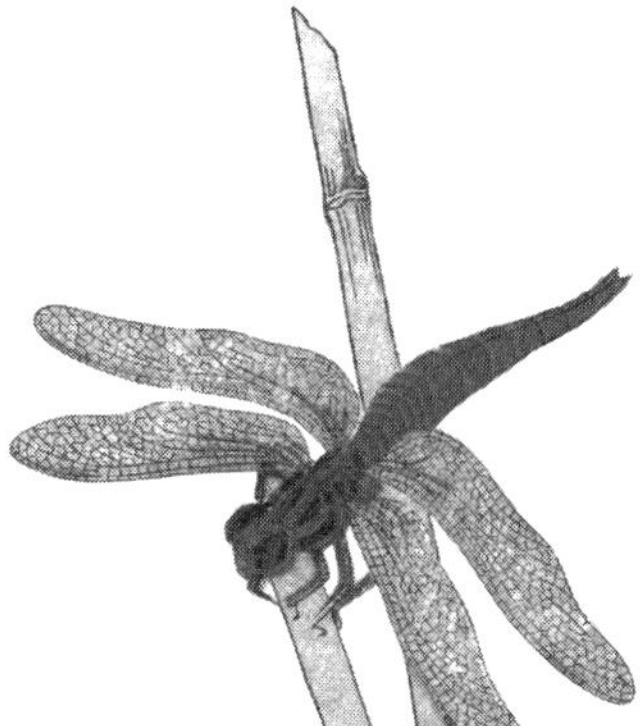

八坂書房

まえがき——日本本草学への鎮魂曲《レクイエム》

かつてわたくしは日本の文化・学芸はシナという母の娘であるとのべたことがある。日本本草学はまさにその典型的な存在といえる。もし江戸初期に『本草綱目』が舶載されなければ日本本草学は樹立できなかったであろう。もし古代にシナから『新修本草』が遣唐使などによってもたらされなかったら、日本に本草学という自然科学と人文科学を巧みに融合させた学問は形成されなかったであろう。さらに宋・元・明・清の時代を通して、シナから『夢渓筆談』や『物理小識』『天工開物』『農政全書』など先進科学文明を記述した漢民族の頭脳の粋が舶載されなかったら、西洋医術翻訳書の傑作といわれる『解体新書』はいうに不及《およばず》、江戸の天文学、理学（物理・化学）、医学もおそらく未発達に終り、明治維新以降の急速な日本の近代化は不可能だったと思う。明治初期の文明開化は、江戸時代に日本・シナの交流（といってもほぼ一方的）により用意されていたのである。幕府の富国殖産、厚生済民の政策を学問から支えたのは、日本本草学とこれに従事した本草学者たちであった。しかもこれに強力な指導と推進の力を与えたのはシナの本草学であった。その媒体はシナ語、漢文という両国が共有する言葉の力であった。

しかしこの日本本草学は新たな西欧自然科学、植物学、動物学、鉱物学、薬学などによって明治維新後は姿を消した。日本本草学は過去の学としてもはや日本人に忘れ去られた。しかし天安門事件（わたくしは六四運動と仮称）のその時、北京にあったわたくしは、中国では今なお李東璧の学と精神が尊敬され有力な学として継承、発展されていることを確認した。

日本本草学とは、自然と人間の共存を求め、生命保全のために山野を駆けめぐって多くの薬、物類（動植鉱物）を探索した博物学であり、薬学であり、衛生学であり、医学であり、物産学であり、方言学、民俗学なのである。しかも日本の学術分野にあって、まれにみる批判精神の旺盛なことである。先輩であろうが、外国人であろうが、是は是、非は非と論断する、まことに胸のすく妥協ない学問である。

日本本草学の復権などとはいわない。近代化という名の下で置き忘れられ、埋もれたこの大いなる学びの道を再発見し、再認識したいと思う。どこの国よりも自然が豊かで、しかも自然災害はどこの国よりも多発する日本の現状に、大いなる加護、天の声を与えてくれるのは日本本草学であろう。

自然を愛し、人智を超えた自然の恵みをこの日本列島に開拓した本草学者の行動と言動をあらためて素描してみた。科学に方法論も必要であろうが、それでは足りない。思索の独立性をわがものにすべきである。その一つのきっかけが日本本草学ではなかろうか。なお本書では〈中国〉（中華人民共和国）を現代中国のみに限定し、これ以外は〈シナ〉を表記呼称とした。

二〇一一年九月吉日

著者誌

日本本草学の世界

目次

第一部

日本本草学の歩み

古代日本とクスリ

現代、薬学とか薬物学とかいわれる学問はもとよりヨーロッパの学問を源泉とします。しかし東洋、日本にもそれに匹敵する学問がなかったわけではありません。人間は四百四病の器といわれ、人の存在するところ必ず病気があり、これからのがれたい、健康な体になりたいと願うのは、古今東西かわるはずがありません。また病気を治療するだけでなく、誰でもこの世に生を受けて、天寿を願うのは人情でしょう。それゆえに、ことに古代のシナの皇帝は不老不死の薬を切実に求めたといいます。これまた、人間として当然の願望ということになります。そこに薬や薬学が自然発生的にも考えつくりだされるのです。

こうした薬学を明治以前は〈本草学《ほんぞうがく》〉とよびます。現代の薬学と完全に一致するわけではありませんが、むしろ本草学の方がより広範囲で、博物学とも重なるところがあるといってよいでしょう。しかし本草学はいわば東洋の薬物学といっていいのですが、本質論的にはヨーロッパでも薬学の出発点、その原点は東西共通したところがあります。ここでは西洋の本草学は割愛して、東洋の本草学、とりわけ日本の本草学の展開について素描し、江戸時代に及ぶことにしたいと思います。

本草はホンゾウと読み、対象は自然、いわば動、植、鉱物です。しかし植物、すなわち草木を主とするゆえに、本草学の名称を用います。〈本草〉の用語はシナ後漢（二二一―二二〇）の『神農本草』にはじまります。したがって日本固有の学問ではなく、他の場合と同じく、本源はシナであり、古代シナから伝えられた学問です。しかし日本にもシナと交渉をもつ以前に、それなりに日本の〈クスリ〉の歴史が存在したと思われます。

厳密にいえば、日本の薬学あるいはくすりの歴史には、三つの流れがあります。一つは漢方・蘭方以前に存在した神代からの日本独自のくすり史です。周知の稲羽の素兎《しろうさぎ》の物語に、赤裸になった兎が痛み苦しんで泣いているところに、大国主命《おほくにぬしのみこと》（大穴牟遅神《おほなむち》）が通りかかり、こう教える場面があります。

急《すみやか》に水でおまえの身を洗い、そこにある蒲黄《がまのはな》を取って敷き散らしその上にころびまわれば、必ず元のとおりに肌が治癒《なお》るであろう。

兎がおおせのごとくにしたところ、まさしくその身は元のようになったといいます。また大国主命は命を殺そうとたくらむ者によって、猪のような大きな焼石が山上からころがってきてあやうく殺されそうになり、ヤケドをしてしまいました。そのとき、天の神産巣日之命《かんみむすびのみこと》が、𧏛貝比女《きさがひめ》と蛤貝比女《うむぎひめ》を遣わして、〈𧏛貝の殻を削りその粉を焦焼しそれを蛤《うむぎ》の汁と合せて、母《おも》の乳汁のごとくにして焼所《やけど》にぬる〉ように指示しました。おかげで命はヤケドがいえ、麗《うるわ》しい壮夫《をとこ》になりました。貝の殻を粉末にして、外傷薬としたわけです。これは、『古事記』にのる神代の話ですが、また『日本書紀』にはこの大国主命について少彦名命《すくなひこなのみこと》と力を合せて、〈定二其療レ病之方一〉（其ノ病ヲ療スル方（処方）ヲ定ム）と書かれています。〈蒲黄〉は血を止め痛みを癒す薬であり、〈貝殻の粉末〉は塗り薬として、同じく皮膚薬として効用があるということで、古代日本の薬学の情況の一端がうかがえます。一種の民間療法でしょうが、これらがシナから伝来の〈本草学〉によって、一つの体系的薬学に組込まれ発展するわけです。

古代日本ではもとより大陸、朝鮮半島からの渡来人、帰化人が製薬技術を伝えたのですが、『続日本紀』に唐人、王元仲が養老六年（七二二）ごろにはじめて〈飛丹〉を造ったと記録にみえます。『万葉集五』には、〈我が盛《さかり》いたく降《くだ》ちぬ雲に飛ぶ薬食《は》むとも復変《またをち》めやも　大伴旅人〉と、〈飛ぶ薬〉がうたわれています。壮年も過ぎて二度と若さはもどらない、たとえ空をも飛行できるという薬（仙人ノ薬）を服したとしても……と嘆いている歌です。もっともこの和歌はシナ古典『列仙伝』の故事をふまえてよんだもので、日本のオリジナルではないようです。すなわち、仙術方技を学んだ劉安が、〈金ヲ地ニ埋メ白日ニ天ニ昇ル、棄テ置ケル薬ノ鼎ヲ鶏ト犬ト舐メテ並ニ軽ク挙ルコトヲ得タリ、鶏、雲ノ中ニ鳴キ、犬、天ノ上ニ吠ユ〉とあります。まさしくこれは不老不死の薬といわれる仙人の薬で、〈飛丹〉という丹（鉛丹）でつくられたものといわれています。いかにもシナ人らしい大袈裟な話です。

日本にシナの医方が舶載されたのは、推古天皇の十六年（六〇八）で、唐に十五年間留学の恵日《えにち》、福因《ふくいん》らが帰国の折にもちかえったのが始めといわれています。シナへの留学生もまた医学・薬学の情報をもたらします。また、『日本書紀』〈推古紀十九年（六一一）〉に、〈夏五月五日ニ菟田野《うだの》ニ薬猟《くすりかり》ス〉とみえます。これは鹿の若角（袋角）を採る狩りのことで、〈鹿耳《ろくじ》〉といい、採った角をかげ干しにし強壮剤につくったといいます。のちに、〈薬猟〉は薬草採集をさすようになります。

孝徳天皇の大化元年（六四五）、呉人、知聡の子、善那が牛乳をしぼり薬餌として天皇に献上しました。そこで善那は和薬使主《やまとくすりのおみ》の姓を賜ったといいます。牛乳をしぼって天皇に差しあげることも制度化されたとみえます（『延喜式』）。

薬をはじめ疾病などを司る役所として、典薬寮《くすりのつかさ》が創設されたのが七世紀後半ですが、古代の制度や法律を解釈した『令義解』（九世紀成）で、その職員組織を一見しますと、〈医師十人―諸疾病ヲ療シ、診候ヲ掌ル。医博士一人―諸薬方脈経ヲ医生ニ教授スルヲ掌ル。医生卌人―諸医療ヲ学ブヲ掌ル。（中略）薬園師二人―薬性色目ヲ知リ、薬園ニ諸草ヲ種ヱ採リ、薬園生ニ教フルヲ掌ル。薬園生六人―諸薬ヲ学ビ知ルヲ掌ル。使部廿人、直丁二人、薬戸、乳戸〉とみえます。途中省略には按摩師、針師などがみえますが、終りにあげる〈乳戸〉は乳牛院ともいいます。『続日本紀』の和銅六年（七一三）五月、〈始メテ山背《やましろ》国ニ乳牛戸五十戸ヲ点ゼシム〉とあって、乳牛七頭、小牛七頭に給丁（掛）一人の割で、放飼いにしたようです。典薬寮の附属として、薬園（特別に地黄園など）、茶園、枸杞園、乳牛院、井戸（薬草を洗い製薬のために用いる）がありました。牛乳は日に一升一合ずつ納供されたとあります。

古代もそれなりに薬、栄養に気を配り、医療体制を整えていたのです。

天平二年（七三〇）、仏教思想に基づいて、貧窮の病人に施薬や治療を施す施設として〈施薬院〉が設けられました。また孤児貧窮者の救済用に〈悲田院〉なども設けられています。このような施設にはその根拠に、私見ではたとえば『法華経』〈巻三〉の〈薬草喩品〉などの教えが底流していると思います。〈三千大千世界の山川、谿谷、土地に生ずる所の卉木、叢林及び諸の薬草〉と如来のサトリを比喩的にのべ、如来の大慈悲の延長上に、薬草とその効能も存在するという主旨でしょう。入浴や楊枝の風習も仏教とともに導入されたものです。

こうした古代の薬は貴族社会が崩壊しはじめた保元の乱（十二世紀の半ば）以降、ついに廃絶しました。しかし、このような古代的なものが流伝して、ヨーロッパの養生法と合流したとき、同じような処方が実は近世江戸時代にも存在するのです。おそらく医師としても最高の位置に立つ長崎の蘭通詞、吉雄耕牛と関連して、つぎのような記録があるのです。

長崎の吉雄氏云く、野牛《ヤギ》の雌を多く養い置き、其乳を取り毎日茶碗の茶に少しづつさし飲む。茶も甘くして甚だ美し、三十日も飲ば淫事も忘れて、身体甚だ壮なり。是即長寿を得るの法なり。阿蘭陀の人、寿をたもつの薬を皆牛乳の類、淫道を忘る事を先とす、是れ尤なる事なり。

（『春波楼叢書』）

古代にあって牛乳からバターやチーズ、ヨーグルトなども作製されたようです。〈酥＝蘇・酪・乾酪・醍醐（輸入品としてのみ存在）〉などの語がみられるところから、推測することができます。もっとも実物が現代の乳製品とまったく同じかどうかは、さらに厳密な同定作業を必要とします。しかし〈醍醐〉のように、現代日本語の〈醍醐味〉に残っていることも一つの証拠になりましょう。ちなみに江戸時代、バタはオランダ語のボートル、チーズは同じく、カス、カーズなどと呼び、漢字、〈牛酪《ボートル》・乾酪《カス》〉などをあてました。また滝沢馬琴の日記に、〈白牛酪〉を病気の回復に食べた由がみえ、調べたところ当時江戸市中で、これを製造していたようです。醍醐の一種と思われます。

2

『本草綱目』以前

さて江戸時代以前、シナからの本草学と具体的作品として伝流した書物をみますと、三つの駆流を考えることができます。一つは日本最古の百科事典、『和名類聚抄（和名抄）』（源順撰、十世紀成）です。これを一見しますと、シナの本草書が数多く引用参照されていることが判明します。たとえば、〈雲母　本草云雲母（和名岐良々）五色具謂之雲華（後略）〉（金類）とか、〈胡麻　陶隠居本草注云胡麻（音五万説云宇古末）本出大宛故以名之〉（麻類）など、この『和名類聚抄』には前者、『本草』が二百五十か所、後者、『陶隠居本草注』が五十か所と両者で三百か所も引用されていることが判明します。ほかに、〈蘇敬本草注〉とか、〈蘇敬曰〉と人名でみえるところも、根本は『新修本草』（唐本草、蘇敬撰）です。書名でなく人名を立ててさらに六十余か所も引用しています。この『新修本草』（六五九成。二十一巻、八百五十品目）が古代日本人に十二分に活用されたことが推定されます。

『新修本草』は『延喜式』（九〇一成）に、〈凡医生、皆読二蘇敬新修本草一〉とみえますように、本草書としてもっとも重んじられました。しかし肝心のシナではははやく紛失、日本に伝えられたものが逸存書として、全巻ではなく一部のみですが伝存されています。幕末の考証学者、森立之（枳園《きえん》）が保持、これを明治以降、シナの学者が影印本に付してシナで刊行しています。なお陶隠居（陶弘景。四五六〜五三六）は梁の本草学者で号の弘景でもよばれ、『陶隠居本草』（十巻）、『陶弘景集注神農本草』（七巻）などをさすと思われます。これを証明するように、『日本国見在書目録』（藤原佐世、寛平年間、九世紀末成）の〈医方家〉の部に、〈旧唐志　新修本草二十一巻（蘇敬撰）／本草図廿七巻、旧唐志　新修本草図十六巻蘇敬等撰／隋志　太清草本集要二巻陶隠居撰〉などがみられます。その他、〈隋志　新撰薬方五巻〉などもみられます。これは『和名類聚抄』にのる〈新撰薬方〉と同一本かもしれず、薬の〈処方〉の書もシナから伝来していることがわかるのです。以上が第一の驅流と考えられます。

『和名類聚抄』には、〈膏薬・丸薬〉などの薬学用語もみられるのですが、もっとも注目されるのは、『本草和名』という深根輔仁撰による日本人の手になる本草書が引用されていることです。というのは、和名（日本名）と漢名（シナでの呼称）とを比較検討している点がみられるからです。日本本草学の一原点です。

『本草和名』は久しくその所在を失っていましたが、江戸後期、多紀（丹波）元簡（一七五五〜一八一〇）——幕府医学館の医師で侍医、その祖は『医心方』（九八四成）を著した丹波康頼——が幕府の秘閣で古写本を発見し、校訂、頭註、序跋を加えて、寛政八年（一七九六）出版、やっと日の目をみることになりました。本文第一丁オは、〈本草和名上巻、大医博士深江（ママ）輔仁奉／勅新撰／合一千廿五種／本草内薬八百五十種、諸家食経一百五種／本草外薬七十種世用四種拾遺廿五種　稽疑卅三種新撰食経八種（以下略）〉〔選者、深江輔仁は、深根輔仁の誤り。根の草書体の読み取りを江と誤ったもの〕とみえます。なお日本での最初の薬書は和気《ワケ》広世《ヒロヨ》の『薬経太素』（二巻）で、『本草和名』は第二番目のものです。また『医心方』は日本最古の医書として、シナ隋代の巣元方『病源候論』を主にして執筆されたといわれています。

『本草和名』を日本人が編集したという点は、シナ・日本で薬草の類について大切な同定作業がおこなわれたことを示すわけで、ここに日本での本草学の第一歩がはじまったということになるでしょう。というのは、『新修本草』をはじめとするシナの本草書は、いうまでもなくシナ語ですから、当然対応する日本語を与えねば日本人には適用できぬわけです。たとえば『本草和名』に、〈景天　一名戒火一名火母一名救火一名抛火一名慎火陶景注云以辟火故以名之　一名火草出范注方　和名伊岐久佐／龍眼一名益智蘇敬曰此非龍眼也　一名龍目一名比目出疏文　和名佐加岐乃美〉とあります。

このように、〈景天〉に日本語の伊岐久佐（イキクサ）、〈龍眼〉には同じく佐加岐乃美（サカキノミ）をあてているわけです。名と物とを一体として考えるのです。国語が違えば、物は同一でも名が異なり、その逆も存在します。

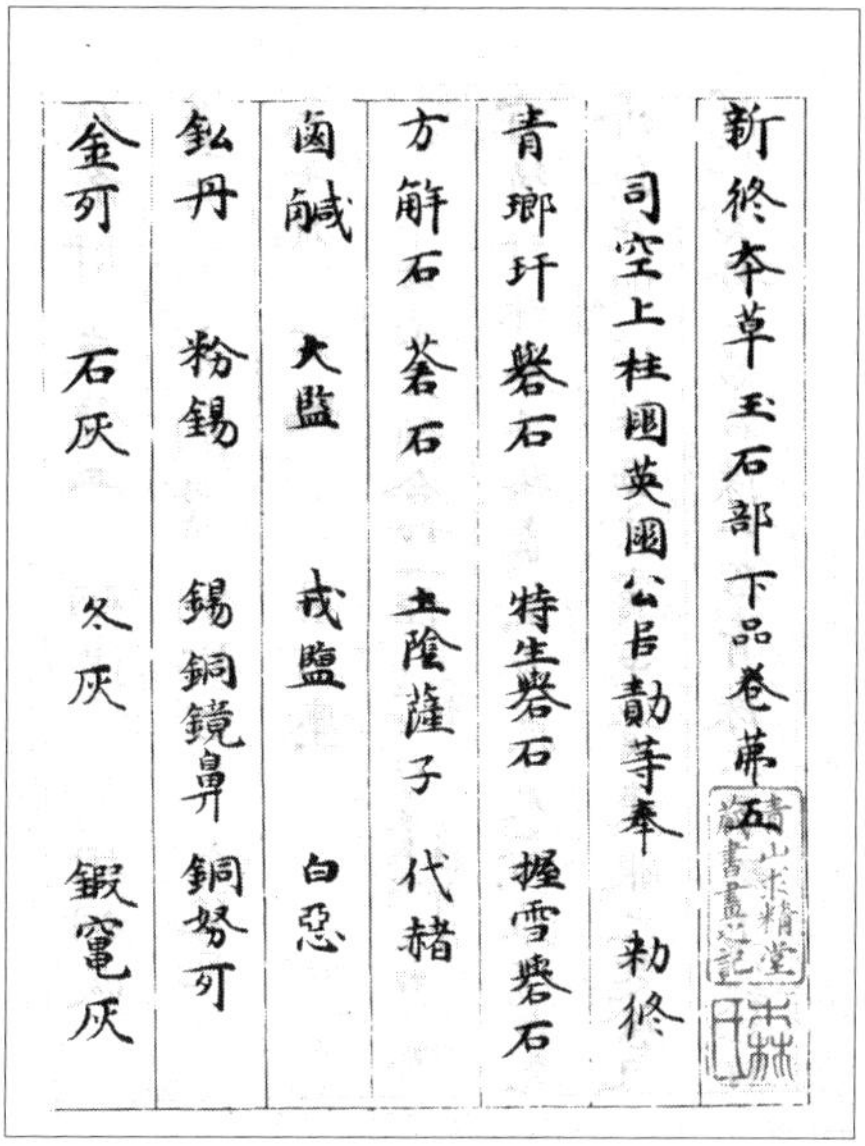
新修本草玉石部下品巻第五
司空上柱國英國公臣勣等奉　勅脩
青琅玕　礬石　特生礬石　握雪礬石
方解石　蒼石　土陰孽子　代赭
鹵鹹　大鹽　戎鹽　白惡
鉛丹　粉錫　錫銅鏡鼻　銅弩牙
金牙　石灰　冬灰　鍛竈灰

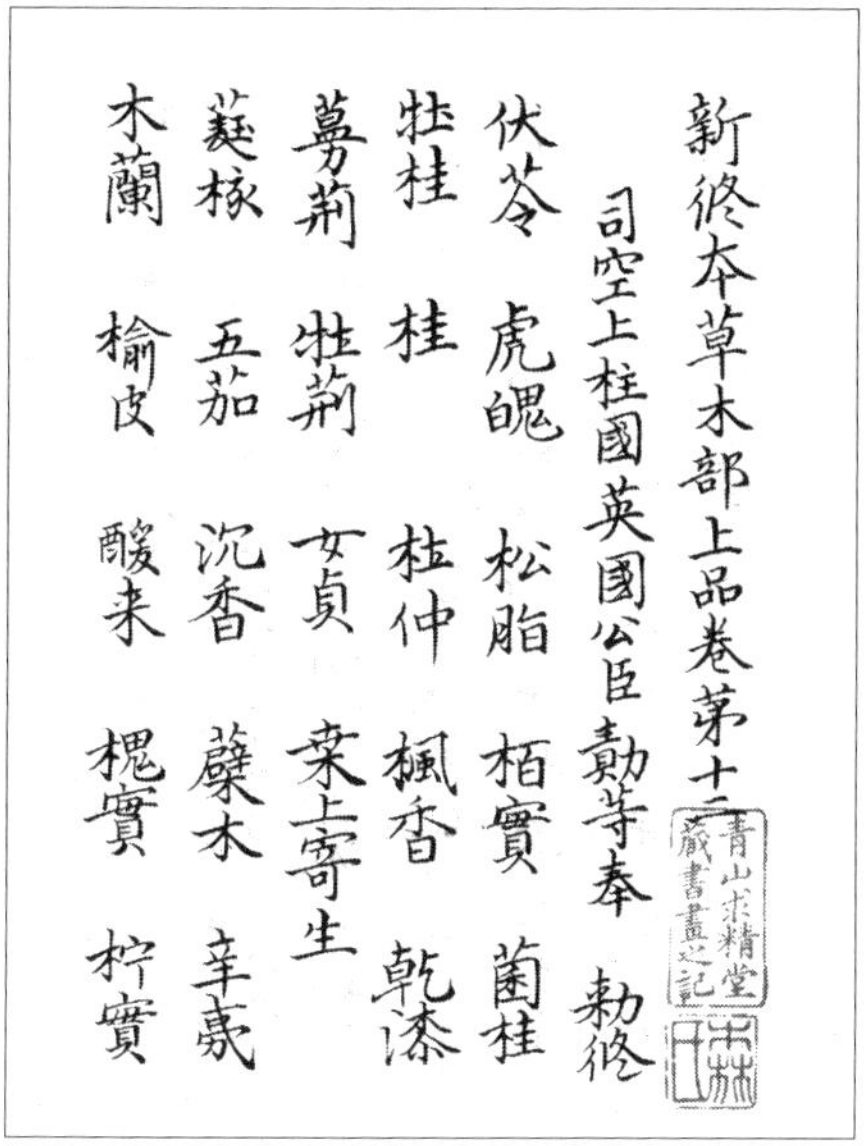
新脩本草木部上品巻第十二
司空上柱國英國公臣勣等奉　勅脩
伏苓　虎魄　松脂　栢實　菌桂
牡桂　桂　杜仲　楓香　乾漆
蔓荊　牡荊　女貞　桑上寄生
蕤核　五茄　沉香　蘗木　辛夷
木蘭　榆皮　酸棗　槐實　楮實

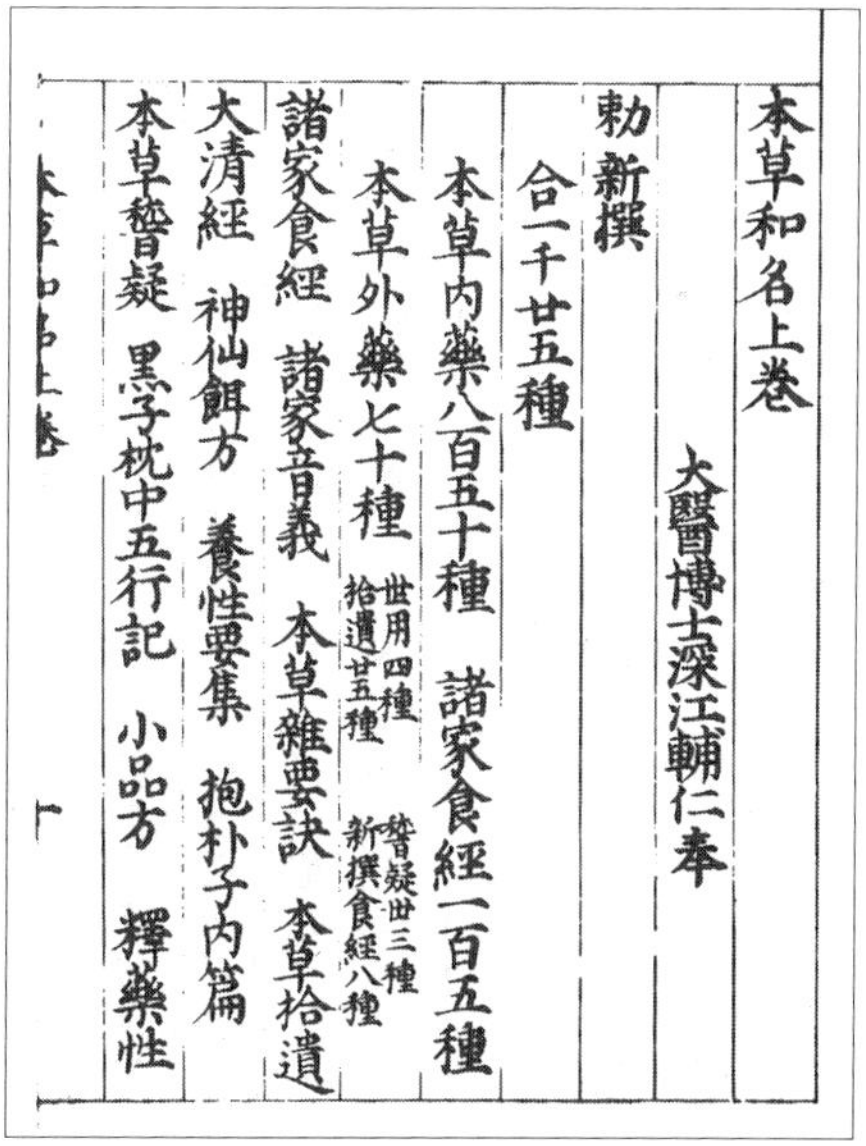
本草和名上巻
大醫博士深江輔仁奉
勅撰
合一千廿五種
本草内藥八百五十種　諸家食經一百五種
本草外藥七十種　世用四種 拾遺廿五種　稽疑卅三種 新撰食經八種
諸家食經　諸家音義　本草雜要訣　本草拾遺
大清經　神仙餌方　養性要集　抱朴子内篇
本草稽疑　黒子枕中五行記　小品方　釋藥性

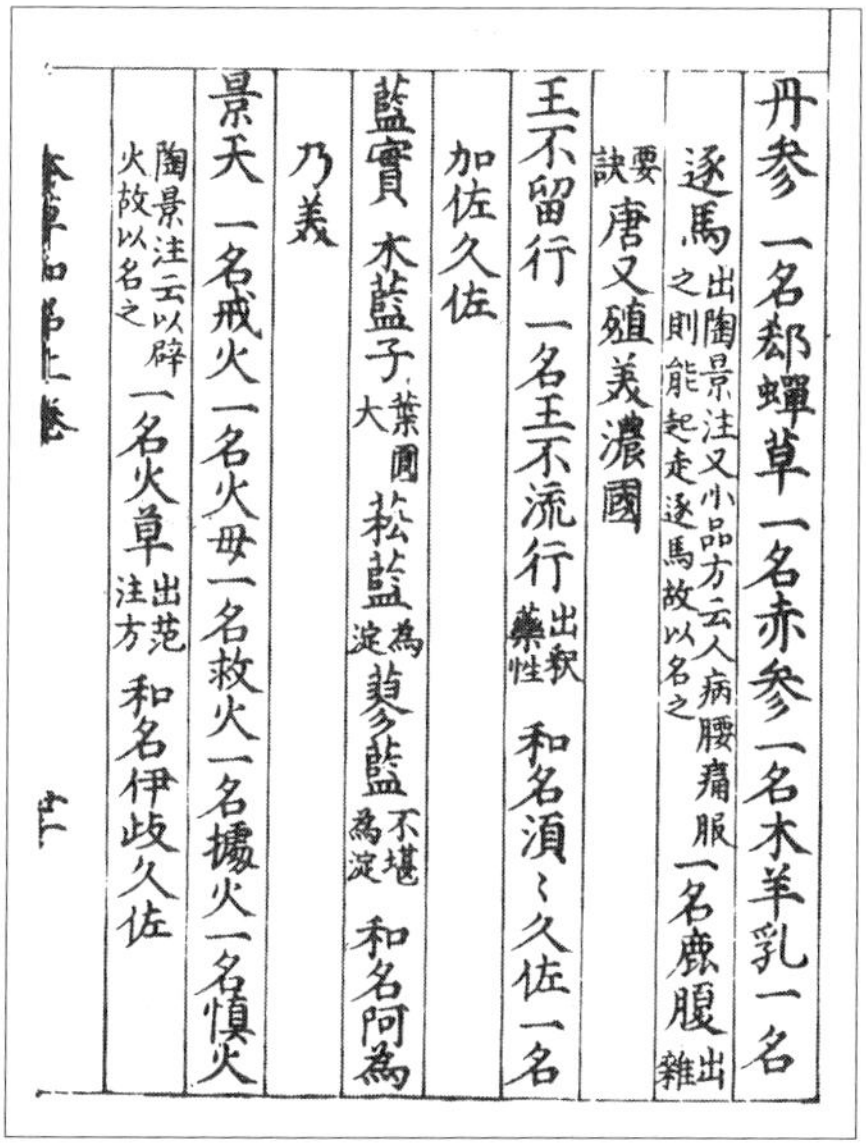
丹參　一名郄蟬草一名赤參一名木羊乳一名
逐馬 出陶景注又小品方云人病腰痛服之則能起走逐馬故以名之 一名〓腹 出雜要訣
唐又殖美濃國
王不留行　一名王不流行 出釈藥性　和名須々久佐一名
加佐久佐
藍實　木藍子 葉圓大　菘藍 為淀　蓼藍 不堪為淀　和名阿為
乃美
景天　一名戒火一名火母一名救火一名據火一名慎火
陶景注云以辟火故以名之　一名火草 出范注方　和名伊岐久佐

上：『新修本草』〈玉石部下品〉冒頭（右）／〈木部上品〉冒頭（左）
下：『本草和名』上巻冒頭（右）／第七巻草上〈景天〉など（左）

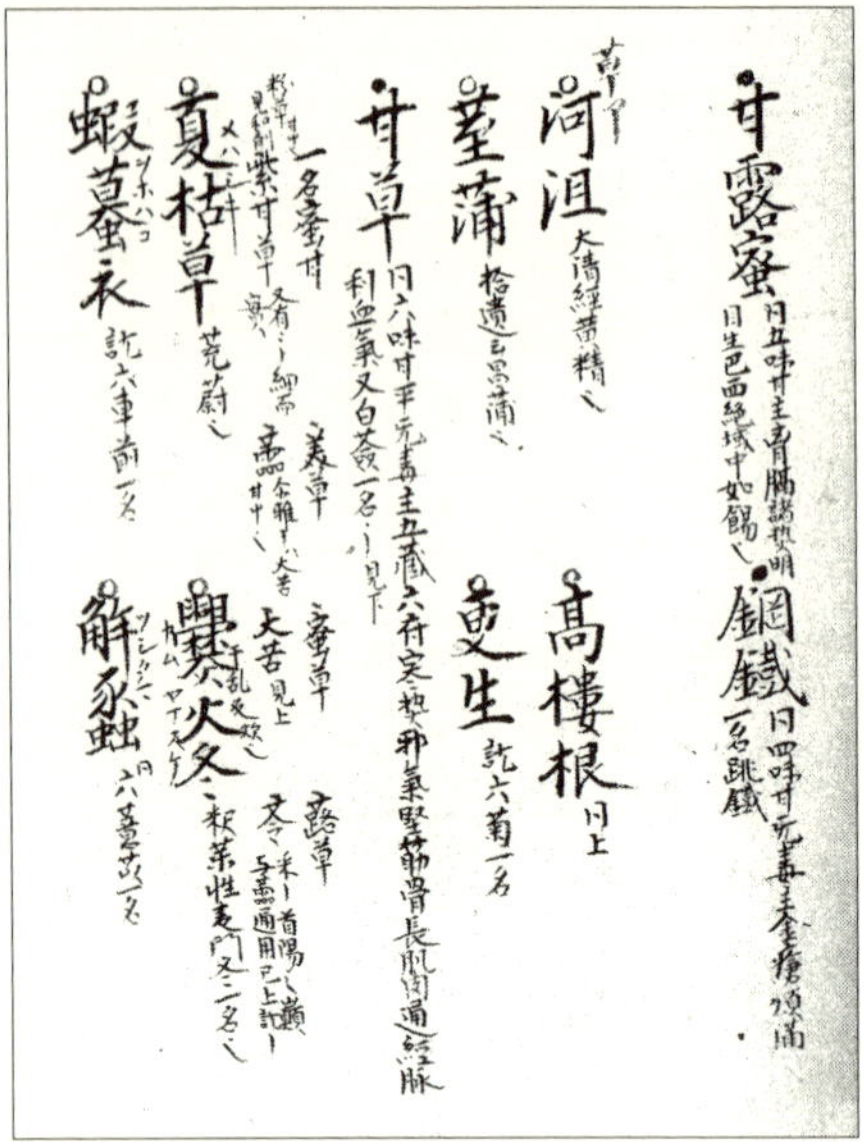
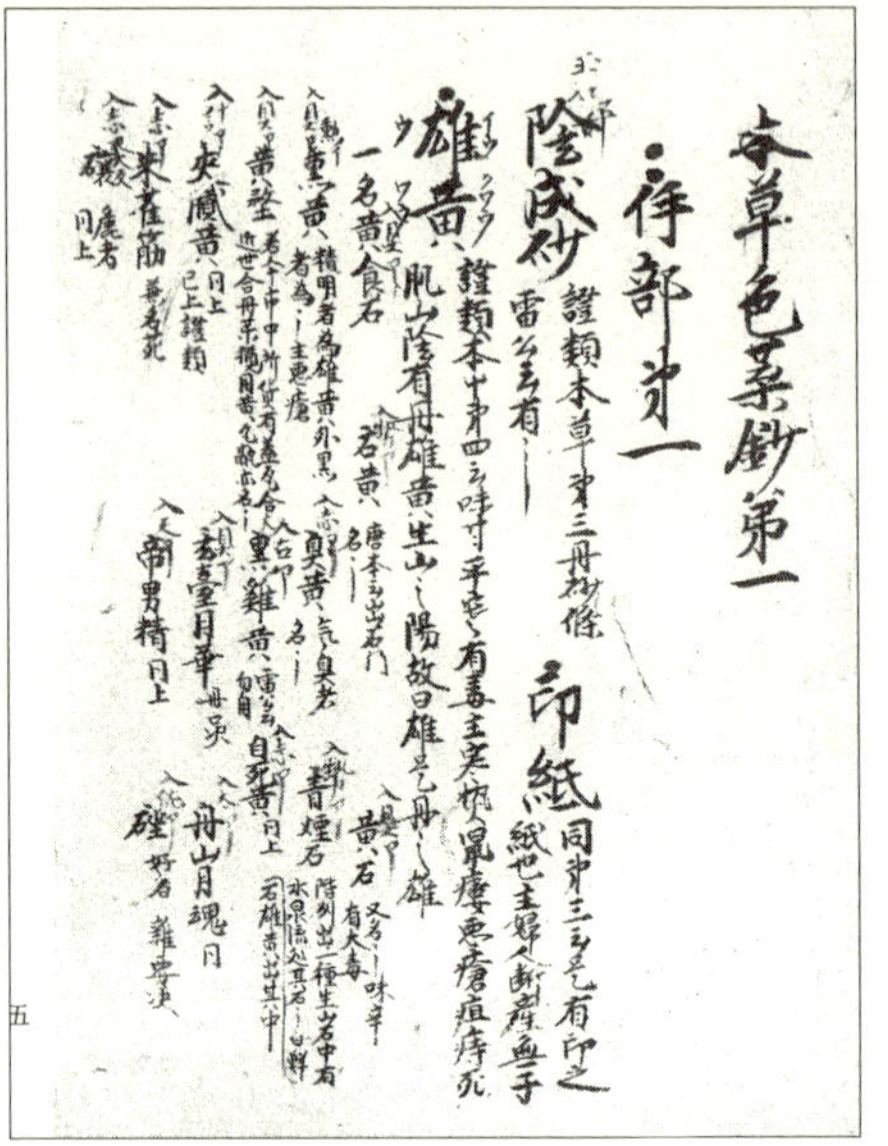

『本草色葉抄』冒頭（右）と〈加部第十四〉（左、〈夏枯草〉など） 内閣文庫蔵

また同じ国内でも中央と地方では異なることがあります。植物学者として著名な故牧野富太郎のエッセイに、〈桜《オウ》はサクラにあらず〉の小品があります。これは漢字すなわちシナ語の〈桜〉は日本語のサクラと似て非であるというわけです。それはちょうど現代中国語の〈手紙〉が、日本語の〈手紙《テガミ》〉と異なって、トイレットペーパーを意味するようにです。もっとも、そのままシナ語を用いる場合もあります。たとえば、『本草和名』に〈緑青一名碧青 陶景注云画工名之 一名石緑 蘇敬注云画工名之 出長門国〉〈玉石〉では、〈緑青《ロクショウ》〉を日本もシナも用いたのです。正式には日本がシナ語を借用しそのまま用いているわけです。そして、〈長門国ヨリ出ヅ〉と、日本での産地も示しています。

第二の驅流として、シナの本草学で日本に影響を及ぼしたのは、宋代の『証類《しょうるい》本草』（一一〇八）とそれに代表される本草学です。このころ、日本には惟宗具俊編『本草色葉抄』（写本、弘安七年・一二八四。八冊）のように純日本的本草学のいろは引辞書まで編集されるようになります。それだけ本草学が日本人の生活の中にくいこんできて、専門の本草学者が存在したのです。いいかえますと借物が次第に自前のものになってきた証拠でもあります。『本草色葉抄』は上の図版でも判明しますように、開巻にまず、〈●●伊部第一／陰成砂（証類本草第三冊砂條 雷公去者……）〉とあり、『証類本草』を一つの基本書として編集されています。本草は原則として漢字音（漢音）読みで登録してあって、和名は〈○夏枯草《メハジキ》 茺蔚也〉（加部）とごく少数例にすぎません。

シナの本草学もさらなる発展をとげているわけです。すなわち、宋のつぎの時代、明代の李時珍による『本草綱目』の執筆、刊行がそれです。これこそシナの本草学史においても本草学が最高潮に達したことを示し、その日本への影響も決定的なものとなるのです。この『本草綱目』の登場こそがいわば第三の驅流です。博物学者、白井光太郎は『本草綱目』をつぎのように評価しています。

〔本草綱目は〕明ノ名医、李時珍東璧の編輯スル所ニ係リ、漢土歴代ノ本草ヲ経トシ、諸子百家七百十余家ノ書ヲ緯トシテ、品物一千八百九十二種ニ就キ一一、釈名・集解・気味・主治・修治・発明・正誤／附方ノ七項ニ分説シテ、歴代ノ名医碩学ノ諸説ヲ参輯評論シテ、自己ノ見識ヲ以テ之ヲ判定セルモノニシテ、全部五十二巻、本草学上空前絶後ノ大著ト称セラル。（中略）漢土周代ニ大ニ発達セル経験医学ニ関スル漢土四千年ニ亘ル歴代ノ名医ガ沈痾ヲ医シ痼疾ヲ療シタル名方奇薬ノ経験ヲ集録シタルモノナレバ、医薬ニ関スル無比ノ宝典ニシテ、三百年ノ今日尚ホ燦トシテ其声価ヲ失ハザルモノナリ。

このように『本草綱目』は本草学史上、最高の傑作であるというわけです。シナの万暦六年（一五六八）、時珍（東璧、一五一八〜一五九三）が六十一歳のときに成稿、さらに補訂して万暦十八年（一五九〇）、当時の著名な文人、王世貞の序を得て完成、万暦二十一年に刊行されました。時珍はこの年に七十六歳で死去しています。そして万暦二十四年には、皇帝、神宗に献上されます。

3

『本草綱目』の世界

『本草綱目』は、現代の南京（明代では金陵とよぶ）で出版されましたので、〈金陵本〉とよばれ、これが初版本ですが、現代では稀覯本に属します。しかし十年後、万暦三十一年（一六〇三）、江西巡撫の夏良心が校訂して出版したものがあり、〈江西本〉とよばれ、いわば再訂本です。さらに崇禎十三年（一六四〇）に、武林（現、杭州）で、銭蔚起が右の〈江西本〉を全訂して刊行、薬図三冊にまとめて出版しました。これを〈武林銭衙本〉とよび、日本にはこの三本が江戸初期に舶載されたようです。日本ではこれに訓点（日本語風な読み）を付して和刻本として出版しました。これにも数種の版があります。(1) その他シナ、日本でもつぎつぎに出版されていますが、もとより基本になったのは〈金陵本〉です。現代、中国北京、中国書店刊で出版され、比較的普及している版は清の光緒十一年（一八八五）刊の張氏校正による〈張刊本〉です。

『本草綱目』は〈序例〉によりますと、〈嘉靖壬子〉（日本、天文二十一年・一五五二）、時珍が三十五歳のときに着手、万暦六年（日本、天正六年）、六十一歳のときに、いちおう完成したといいます。しかしすぐに出版できず、何とか出版社をみつけようとしたのですが果せず、その後も補訂をつづけます。時珍には、息子のよき協力がありましたが、出版については、何としても王世貞の助力と推薦があずかって大であったといわれます。

白井光太郎がふれていましたが、時珍はそれまでの厖大な資料、文献、具体的には〈歴代諸家本草八十四種、古今医家書二百七十七大家〉の著書を参看、さらに〈古今百家、経史書〉に事例を求めて、参考文献、五百五十一本をあげています。まことに壮大きわまりない書物の海であり、後輩がしたがってこれを読み研究するにも努力精進が必要となるわけです。

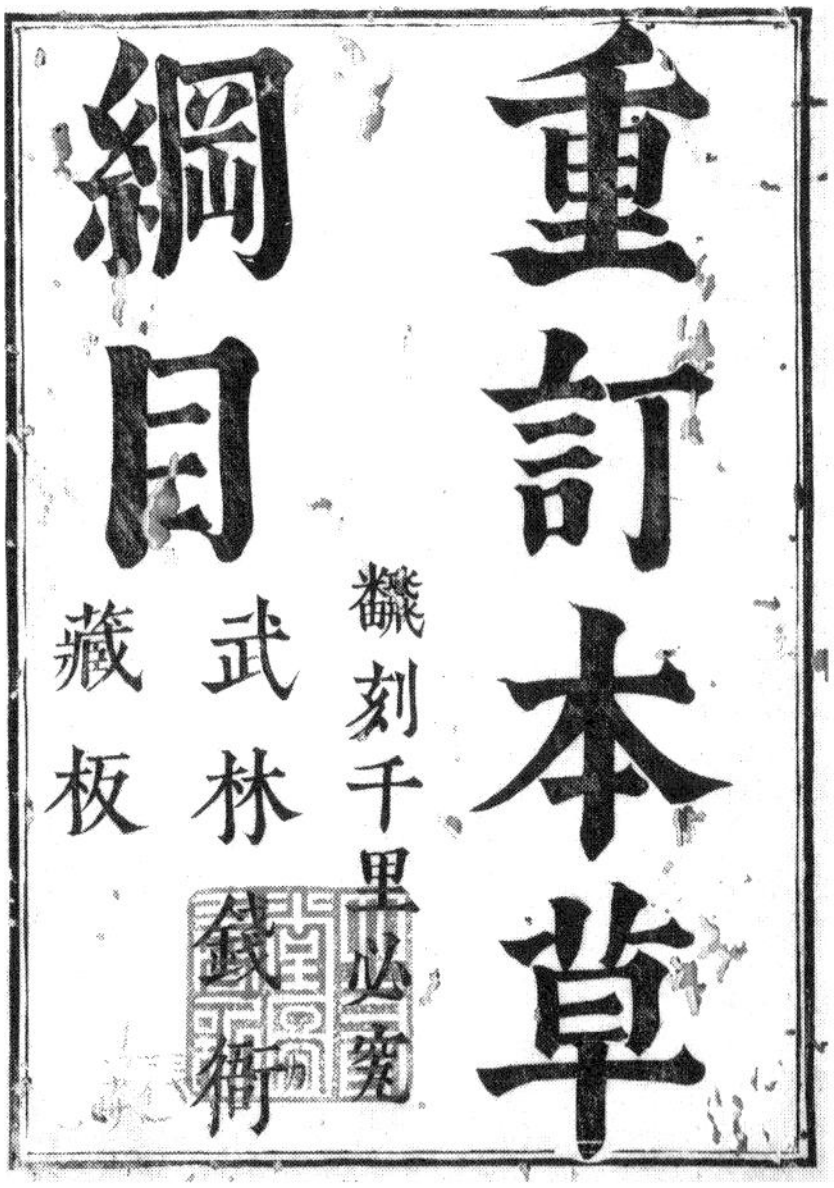

重訂本草綱目

攡刻千里必究

武林錢衙

藏板

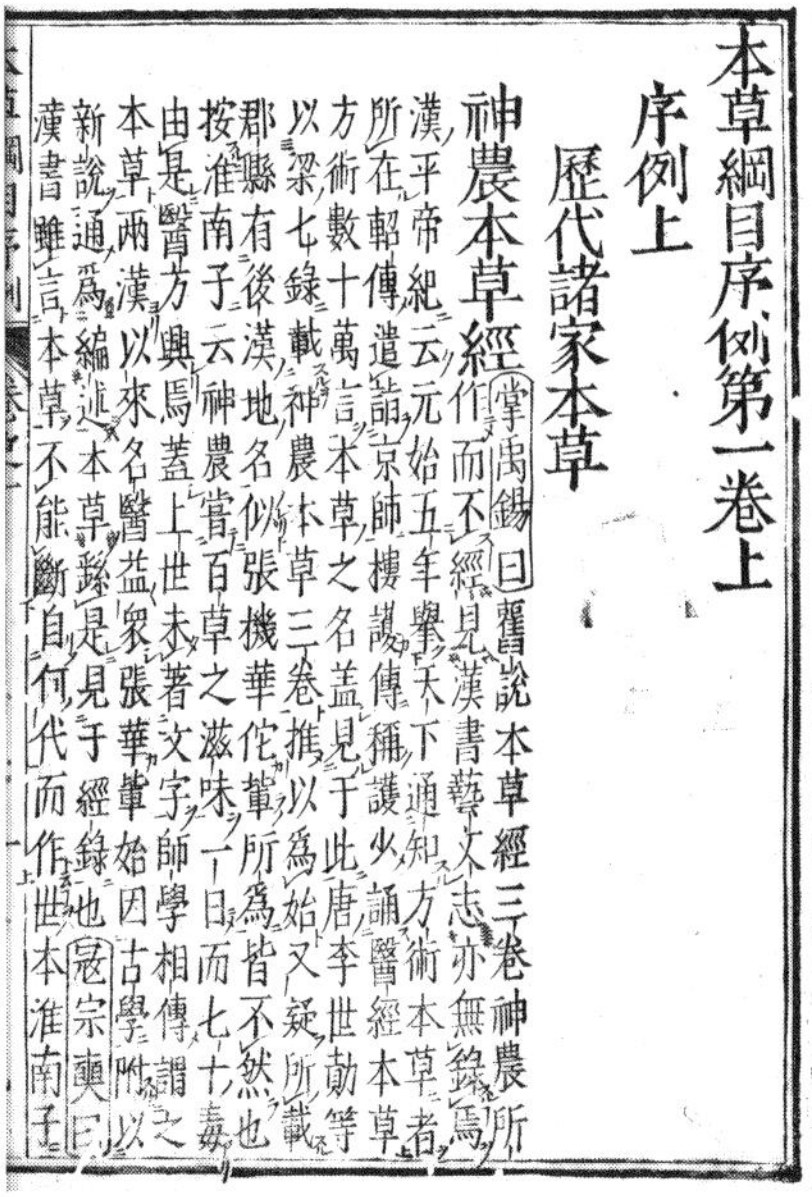

本草綱目序例第一卷上

序例上

歷代諸家本草

神農本草經（掌禹錫曰）舊說本草經三卷神農所作而不經見漢書藝文志亦無錄焉漢平帝紀云元始五年舉天下通知方術本草者所在軺傳遣詣京師樓護傳稱護少誦醫經本草方術數十萬言本草之名蓋見于此唐李世勣等以梁七錄載神農本草三卷推以為始又疑所載郡縣有後漢地名似張機華佗輩所為皆不然也按淮南子云神農嘗百草之滋味一日而七十毒由是醫方興焉蓋上世未著文字師學相傳謂之本草兩漢以來名醫益衆張華輩始因古學附以新說通為編述本草繇是見于經錄也（寇宗奭曰）漢書雖言本草不能斷自何代而作世本淮南子

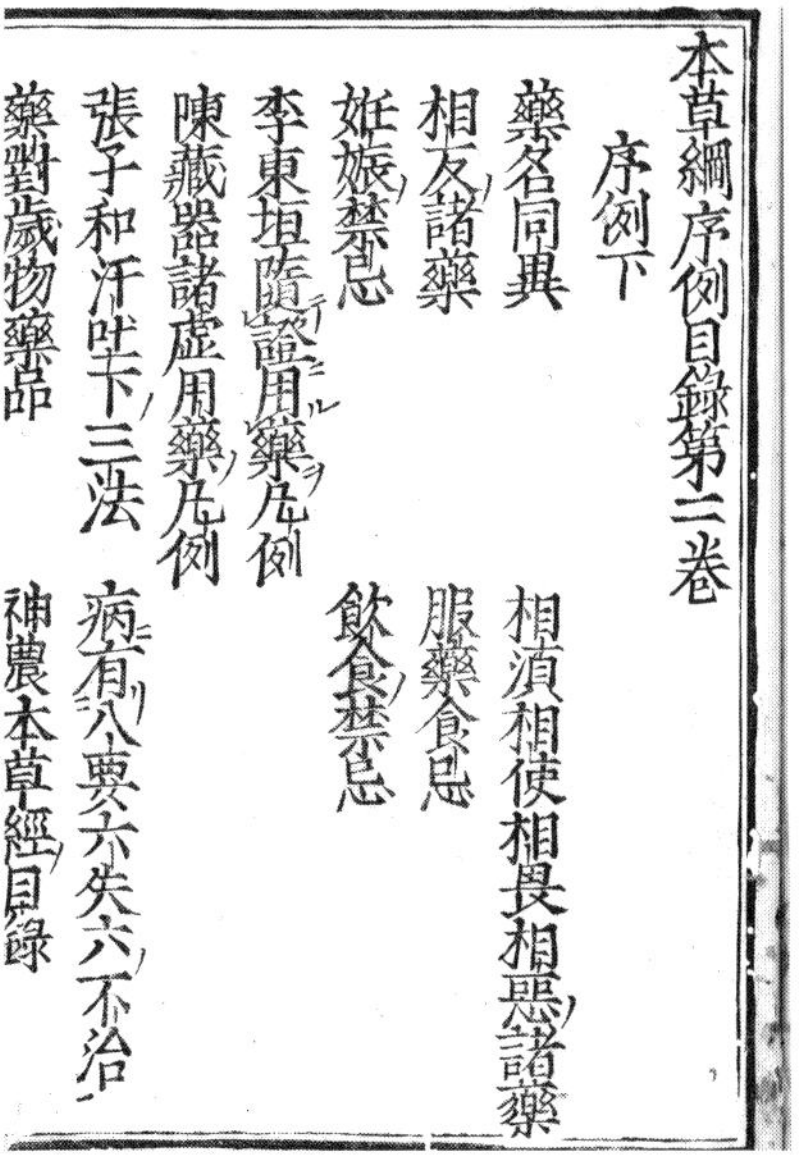

本草綱序例目錄第二卷

序例下

藥名同異　相須相使相畏相惡諸藥

相反諸藥　服藥食忌

妊娠禁忌　飲食禁忌

李東垣隨證用藥凡例

陳藏器諸虛用藥凡例

張子和汗吐下三法　病有八要六失六不治

藥對歲物藥品　神農本草經目錄

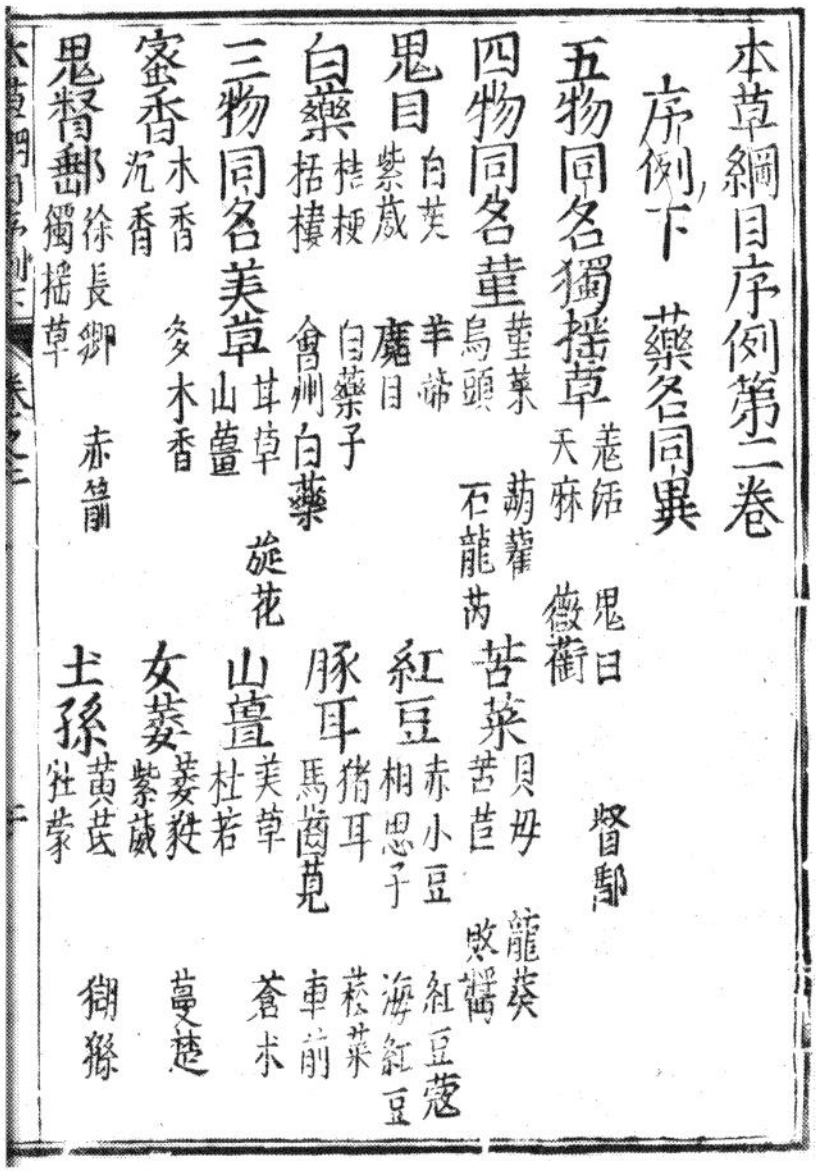

本草綱目序例第二卷

序例下　藥名同異

五物同名獨搖草　羌活　天麻　鬼臼　薇銜　督郵

四物同名堇　堇菜　烏頭　蒴藋　石龍芮　苦菜　貝母　苦苣　龍葵　敗醬

鬼目　白英　紫葳　羊蹄　麂目　紅豆　赤小豆　相思子　紅豆蔻　海紅豆

白藥　桔梗　栝樓　白藥子　會州白藥　豚耳　豬耳　馬齒莧　菘菜　車前

三物同名美草　甘草　山薑　旋花　山薑　美草　杜若　蒼朮

蜜香　木香　沉香　多木香　女萎　萎蕤　紫葳　蔓楚

鬼督郵　徐長卿　獨搖草　赤箭　土孫　黃芪　牡蒙　獼猴

『本草綱目』（重訂本草綱目、武林銭衙板の和刻本）
右上より：見返し、序例上冒頭、序例下目録、薬名同異

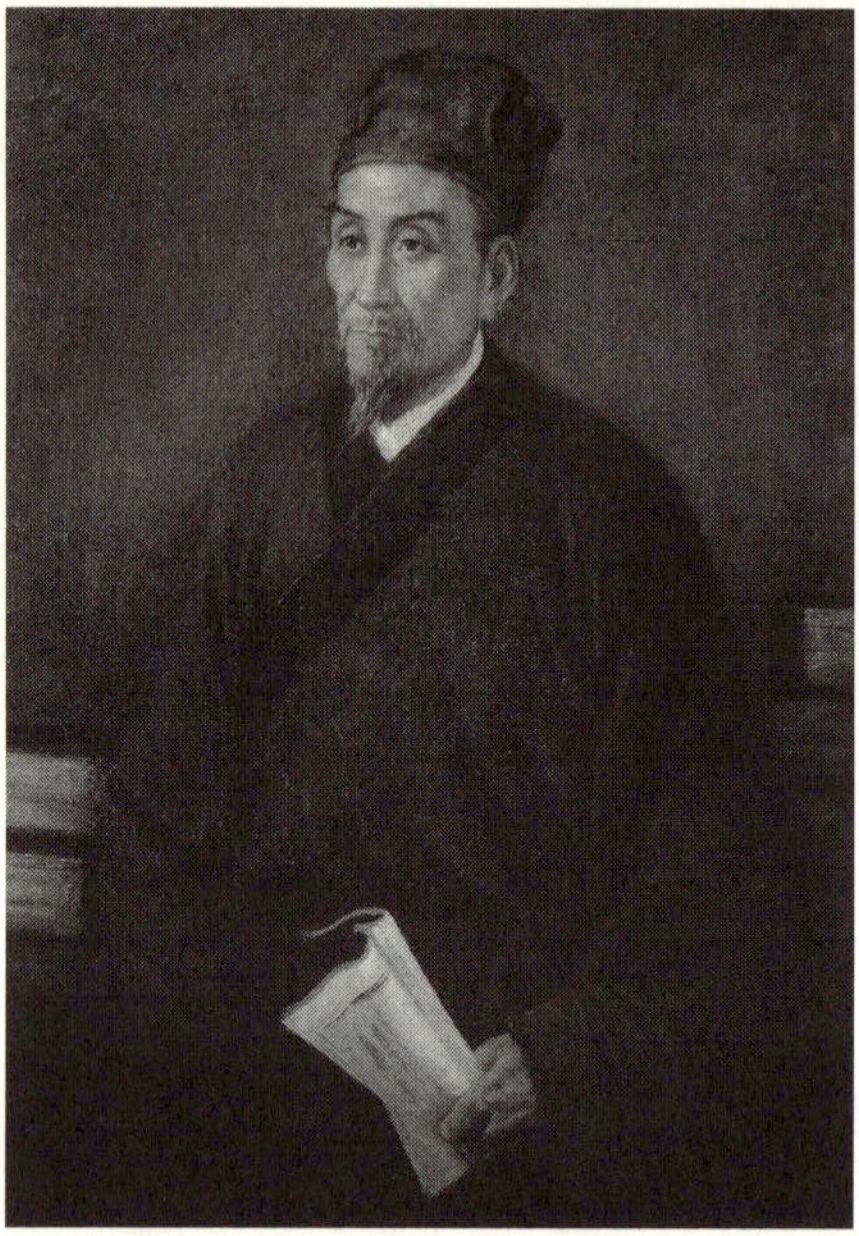

李時珍（王徳娟画）

いずれも彼独自の方法で分類し、十六部六十二類としましたが、〈凡例〉には、〈今通ジテ一十六部ニ列ルヲ綱《こう》ト為シ、六十類ヲ目《もく》ト為ス〉とありますから、書名の〈綱目〉もその意味でしょう。

李時珍がほぼ基本的に拠ったのは『証類本草』ですが、しかし同書では、本草を上・中・下（品）とランクづけしていますが、こうした方式を廃しているなど、時珍の独自、独創の分類が評価されます（後述参照）。

時珍の思想の一端は〈序〉でうかがうことができますが、つぎのようにのべています。

人生において、もっとも重要で切実な問題は、人間の行為と生命の問題である。そこで古代の聖人、神農氏も万機の政務にたずさわって暇がないにもかかわらず、眇たる一草一木までも、非常な熱心さでこれを尋ね求めたのである。倉廩（米蔵）が充ちれば人民が飢饉で命を落とすことを免れ、医薬が完備すれば、人民が不治の病で死没する不幸からのがれることができる。それによって人民の一生を幸福にすることができるのである。

とうてい五百年もむかしのことと思えぬほど、現代と共有する思想でしょう。時珍の頭にあることは高貴なる薬（本草）でもなく、貴族や社会的地位の高い人への奉仕などでもありません。人民のため、病に苦しんでいる人びとへの医師、本草学者としての自覚と使命感にもえていることがうかがえます。彼の祖父も父も町の医師で、時珍も父を助けて貧民の治療にあたりました。

時珍は初版の〈金陵本〉の〈序〉で、自ら田舎生まれの幼時から病気がち、資性も魯鈍な少年であったとのべます。そして成長するにつれて、次第に典籍をむさぼるように読みふけったといいます。辞書の類もあさり、百家の説をあつめ、理解したところなどを書き留めました。中でもむかしから伝わる本草書を手にして、その註解するところを検討するようになって、誤りやおちも見出し、それらを整理して編集しようという野心をもつようになったそうです。時珍の師は特定の人物ではなく、父であり、それまで伝えられた先輩の手になる万巻の書というわけです。そしてこれまでの千五百十八種に、さらに三百七十四種の本草を加えて、十六部（綱）、六十二類（目）、五十二巻にまとめ、〈深山石室に蔵して秘書とすべきではない〉と公刊にふみ切ったというのです。古代シナでは――実は日本でも――書物は一部特権階級のものでした。ここに〈本草綱目〉と名づけ不朽にこれを後代にも伝えたいと念じた――その誇りと自信がみられます。まさしくこの『本草綱目』が現代に伝えられ、活用されていることで実証されているといってもよいでしょう。わたくしは平成元年、中国に外務省の仕事として派遣された際、李時珍の本草学が中国の学者によって研究され、李時珍奨学金などの制度も設けられていて、文字どおり現代に生きた学問として活用されている現状をつぶさにしることができました。江戸時代、日本の学者がこれをしっかりと受けとめ、庶民のために研究、活用することになったのはまことに幸運といわねばなりません。やがて江戸時代の日本本草学にもふかくかかわってくるので、『本草綱目』の全体構成を紹介しておきましょう。

巻一　序例上、巻二　序例下、巻三　百病主治薬上、巻四　百病主治薬下、巻五　水部（二類）、巻六　火部（一類）、巻七　土部（一類）、巻八〜巻十一　金石部（五類）、巻十二〜巻二十一　草部（十一類）、巻二十二〜巻二十五　穀部（四類）、巻二十六〜巻二十八　菜部（五類）、巻二十九〜巻三十三　果部（六類）、巻三十四〜

巻三十七　木部（六類）、巻三十八　服器部（二類）、巻三十九～巻四十二　蟲部（四類）、巻四十三・巻四十四　鱗部（四類）、巻四十五・巻四十六　介部（二類）、巻四十七～巻四十九　禽部（四類）、巻五十・巻五十一　獣部（四類）、巻五十二　人部（一類）
計十六部六十二類、千八百八十種

なお原本五十二巻に加えて、附薬品総目一巻、図三巻などがあります。また、〈序例下／薬名同異〉には、〈五物同名〉～〈二物同名〉と異称をあげます。たとえば、〈三物同名〉では、〈美草 甘草旋花山薑〉のように、〈美草〉は他に三異称をもつというわけです。また、〈相反諸薬、服薬食忌、妊娠禁忌、飲食禁忌〉（巻二、序例下）など、日常的にも医学・薬学上での注意を示しています（巻末に付した影印版『飲膳摘要』も参照）。

また巻三・巻四の〈百病主治薬〉のところですが、ここではたとえば、〈諸風〉として、〈痛風、破傷風、中気、麻痺〉などをあげます。さらに、〈吹鼻〉では、〈葱葉 挿鼻耳〉とみえ、素人のわたくしには断定しかねますが、風邪で鼻づまりのため、ネギの茎を鼻とか耳に挿入すると効果ありという処方でしょう。あるいは、〈吐痰〉に〈藜蘆 或煎或散〉とあって、これも煎じるか、粉にして服用すべしということでしょう。その他、〈乳癰、夜啼、痘瘡〉などについても薬効のある本草をあげ、処方を示しています。最後は〈小児驚癇 有陰陽二症〉でおわっていますが、まことに充実した文字どおり百病主治をあげて壮観といえるのです。病の多いこともさることながら、自然界にあるあらゆるものが、薬になるわけで、現代薬学の立場から再検討するならば、発明するところもあろうかと思います。こうして巻五の〈水部〉から、いよいよ本文にはいるわけです。

本文での個々の本草についての記述内容とその構成は、原則として九項目、〈釈名・集解／気味・主治・修治・発明・弁疑・正誤・附方〉に分かれて記述されています。しかしすべての項目が完備されているわけではありません。そして〈凡例〉では、まずはじめに〈釈名〉をおいて、〈薬（本草）〉には種々の名があって、今と古とは同じではありませんから、〈一名〉などとあげ、特に標準的名称を示して〈綱〉とします。さらにこの綱の下に目《もく》（細分類）をあげるというわけです。先にもふれるところがありましたが、本草に即していえば、同名異物や同物異称などの点を明確にしておくことが何よりも大切です。これによって、根原も薬効も正確に記述することができるわけです。〈釈名〉は名ヲ正スということであり、名と物とは不離一体と考えるわけで、シナでは、〈名物ノ学／名物学〉と称して、本草学の中でも重要な一分野を占めることとなります。広大なシナ大陸では地域的、方言的相違もあるでしょう。いろいろな点で名物学は同定という作業であり、本草学での基礎的方法でもあります。日本の学者にもつよく影響しました。

つぎは〈集解〉の部ですが、これは生産地、形態、採集法などを取り扱っています。時珍や他の本草家の知識を知ることができる項目でもあります。また民俗《たみのなりわい》という人びとの習俗・生活とも関連して記述します。さらに、〈弁疑・正誤〉では疑わしいものを弁別し、誤りを正すという操作です。以上はいわば外的要素の解説です。ついで、〈気味〉を設定し、いよいよ本草個々の性質や性能を明らかにします。〈主治〉では効能、薬効をしめすということになります。それと関連して、〈修治〉の項において製法などを説くのです。また、〈発明〉では不明な点をよくわかるように解釈、解説する、著者の新見解を反映させています。現代流にいえば、よきアイデアなど考え、感得したところを記述するのです。終りに〈附方〉にあって用法の一種を説くわけですが、具体的、実用的な用法を示しているのです。また、ときに〈附録〉の見出し項目もあります。これはどちらかというと、時珍の研究成果の一端をあげて、彼独自による薬の効用などについて紹介しているところです。単なる附録という二次的なものではありません。

さらにここで、時珍が本草をどう分類したかについて一瞥しておきましょう。それがとりもなおさず、時珍の対本草観でもあり、自然観でもあります。影響を受けた日本の本草学の原点を確認することにもなるのです。時珍は〈凡例〉でこうのべています。

首《はじめ》に水、火、さらに土をおいた。水、火は万物のうち何物より先に存在するものである。土は万物を産み出す母である。つぎに、金、石をおいたが、これは土から生ずるものだからである。つづけて、草、穀、菜、果、木とそれにつづけた。これは微より巨へと順次ならべたもので、さらに服器をつづけた。これは草木から成るものだからである。つぎは蟲、鱗、介、禽、獣とし、最後に人をおいた。これは賤から貴にいたるという意味合いからである。もとより、薬としての本草に、貴賤の区別、上下の品等を設けたわけではない。

以上で、ほぼ『本草綱目』の概観は終りますが、二、三、指摘しておくべきことがあります。たとえば〈莎草〉(巻十四～巻十八、草部)などの本草の五種について、それらの〈集解〉と〈時珍曰〉としてつぎのような記述がみえます。

○莎葉如老韮葉而硬、光沢有剣脊稜、五六月中抽一茎、三稜、中空、茎端復出数葉、開青花成穂如黍、中有細子、其根有鬚(後略)
○茉莉(末利)原出波斯……弱茎繁枝、緑葉団尖、初夏小白花、重瓣無蕊、秋尽乃止(後略)
○野菊(苦薏)処処原野極多、与菊無異、但葉薄小而多尖、花小而蕊多如蜂窠状(後略)
○雞冠処処有之、三月生苗、入夏高者五六尺矬者纔数寸……其茎赤色、成円或扁、有筋起、六七月梢間開花、有紅白黄三色、其穂円長而尖者……扁巻即平者、儼如雄雞之冠、花大有囲一二尺者、層層巻出可愛、子在穂中、黒細先滑(後略)
○蛇苺此物就地引細蔓、節節生根、毎枝三葉、葉有歯刻、四五月開小黄花、五出、結実鮮紅、状似覆盆……俗伝食之能殺人、亦不然(後略)

右を一読して判明しますように、薬としての効能や処方などではなく、葉や茎、花の生態や形状、性質、さらにその出方、開花の状況や時期、いうならば、理科的、博物学的な説明がみられることです。花ではさらに〈重瓣〉などこれまた理科で記述する花弁の形状です、おそらくこうした花弁やまた蕊――のちに日本ではこれを一つの基として〈雄蘂、雌蘂〉などの用語をオランダ語から創訳すると思われます――についても理科的記述です。子〈種子〉もどのような状態や形、色であるのか、葉についても、硬、薄、小、尖をはじめ、付き方、葉に歯刻あることなど細かく観察して記述しているのです。〈蛇苺〉などでも、地をはう蔓の生態、葉の形、花の色、開花の時期を記述しています。そして、わたくし自身、子供のころ食べると毒とおそわりましたが、やはり俗説であることも〈然ラズ〉と明示しているのです。あるいはまた、〈茉莉〉のように波斯《ペルシャ》からの渡来植物である由も記しています。〈苗〉の用語はむしろ発芽した状態をさすようですが、現代よりは広い概念をもつ用語と思われます。

いずれにせよ、本草書である『本草綱目』も一面ではいわば東洋博物書といっていい内容と記述をみるわけです。やがて本草学から博物学――博物の語は古くからシナにもありますが、西欧的概念による――が派生ないし発展していくのも必然性があるといえるでしょう。こうした点をがっちりと受けとめて、日本にあって一大本草学隆盛の時期が形成されるわけです。またすでに時珍自身、シナに紹介されたヨーロッパの西洋本草学、博物学の洗礼を受けているわけです。明という時代はシナにとっても近代化への重要なターニングポイントだったのです。

シナにおいて、宋・元・明の時代は自然科学史上注目すべき時代です。たとえば宋代の沈括（存中、一〇九五没）の『夢渓筆談』――日本の蘭学者、杉田

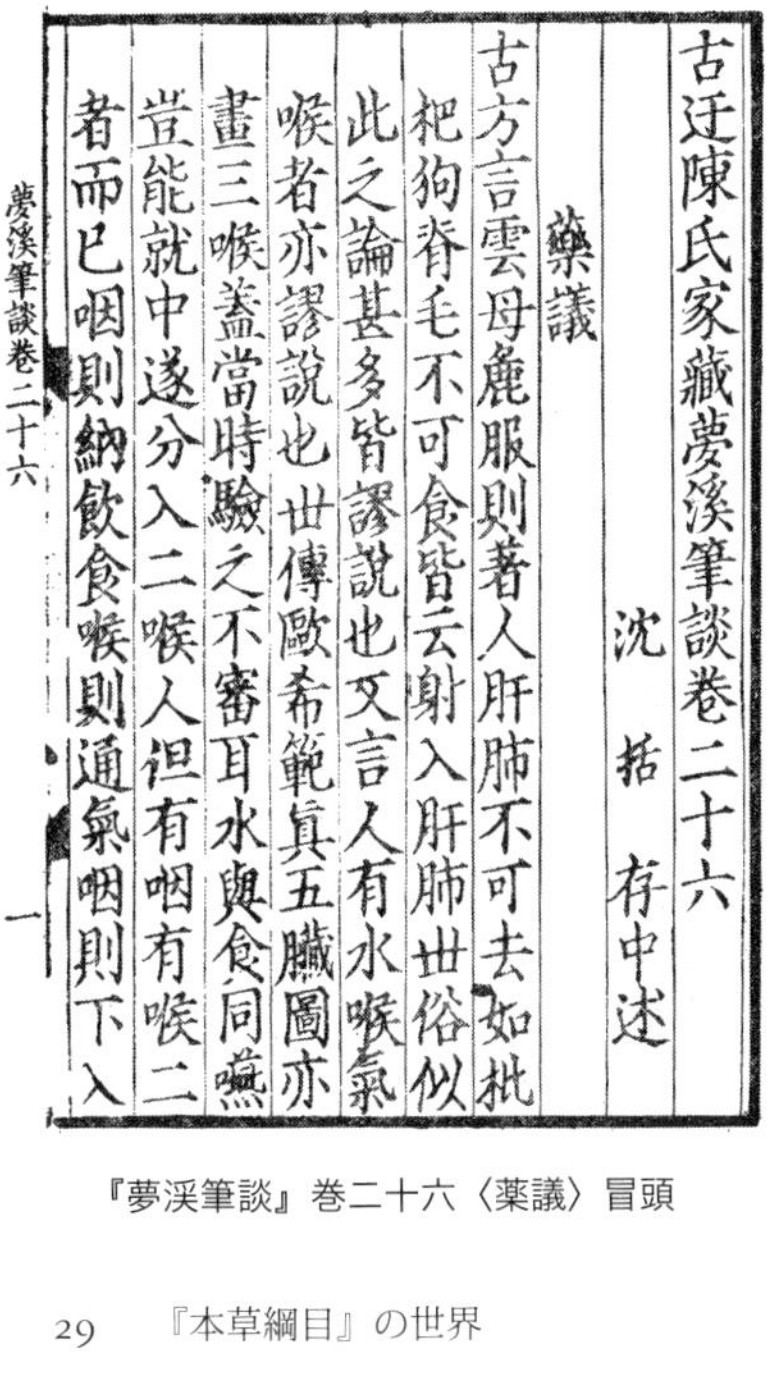
古迂陳氏家藏夢溪筆談卷二十六
沈　括　存中述
藥議
古方言雲母麄服則著人肝肺不可去如枇
杷狗脊毛不可食皆云射入肝肺世俗似
此之論甚多皆謬說也又言人有水喉氣
喉者亦謬說也世傳歐希範眞五臟圖亦
畫三喉蓋當時驗之不審耳水與食同嚥
豈能就中遂分入二喉人但有咽有喉二
者而已咽則納飲食喉則通氣咽則下入
夢溪筆談卷二十六　一

『夢渓筆談』巻二十六〈薬議〉冒頭

玄白『解体新書』などにも活用されています――あるいは明代の方以智（密之、一六一一～?）の『物理小識』――この書なくして蘭学者の西洋医学・理学の認識と受容は実現不可能でした――など、日本にも大きな影響を与えています。いわばこうしたシナの自然科学者の一人が時珍ということもできます。時珍が〈果〉についていわゆる果物《フルーツ》と木の実を区別している点はヨーロッパの博物学の影響であろうと考えられます。日本語の果物《くだもの》は木《ク》ダ物《モノ》の意で、木になれる物で、果子（菓子）は本来は木の実で、古典では柿も栗も果物と表記しています。さらに和菓子、洋菓子、水菓子などと細別されていくわけですが、本草的には区別なく果子でした。

先に具体例をあげましたが、『本草綱目』には、のちに日本で〈植物学〉が成立するときに用いる述語〈茎、葉、瓣（花弁）、英（花、花びら）、蕊（しべ、雌雄の区別なし）、蔕《へた》／子（種子）、果、苞（含、イガ）、萼、莢〉などいわば植物の形態を記述するのに必要な用語をきちんと用意していて、同じ漢字を用いるという点からも、日本に多くの専門用語を供給した点もみのがすことはできません。

これまでふれましたとおり、本草学において、シナ・日本ともに同定作業、考察が大切なことは認識していました。しかし多くの研究者が指摘しますように、『本草綱目』が完璧であるかということになれば、当然、問題になる点も存在します。時珍自身、同じシナの本草でも古代のそれと同時代のものとを誤断して記述している点がみうけられます。たとえば〈石膏〉の〈集解〉では、〈別録曰・宏景曰・恭曰・大明曰・斅《がく》曰・頌《しょう》曰・閻孝忠曰・承曰・宗奭《そうせき》曰・震亨《しんこう》曰／時珍曰〉のように、多くの学者の説の引用がみられます。いうならば、他人、歴代諸本草家の説を引用するにあたり、自己のヨミで適宜引用しているところがあるわけです。このことは、時珍が原典から忠実に引用せず、引用の引用の方式、ときには改竄を加え、結果として後世にまで誤伝を流したところありと非難されることになります。シナでは孫星衍が『神農本草経』を編集し、〈序〉に、〈明の李時珍本草綱目を作る。其名すでに愚、僅かに大観本草を取り、旧文を割裂し妄りに増駁を加え、後学を迷誤せしむ〉と批判しました。また日本でも、江戸時代、多紀元堅は孫氏の説を引用して、〈蓋し李書は意を肆《ほしいまま》にして旧を改め強いて条理を立つ。故に学ぶもの眩惑されて奉じて圭臬となし、援拠駁雑にして誣妄一ならざるを知らず、孫氏の言、切に其病にあたる〉と批判しています。現代でも『本草綱目』を〈無用の書〉とまで排した日本の学者もいます。

また〈鱗部〉（巻四十四）の〈石斑魚〉を一見してみますと、〈時珍曰石斑生南方渓澗水石処、長数寸、白鱗黒斑、浮游水面、聞人声則劃然深入（後略）〉とあります。また同じく〈河豚〉は、〈時珍曰今呉越最多、状如蝌蚪、大者尺余、背色青白、有黄縷文、無鱗無鰓無胆、腹下白而不光、率以三頭相従為一部（後略）〉などとみえます。前者は川魚でしょう。後者はオタマジャクシのような魚というのです。日本では前者はメダカにあて、後者はフグにあてます。いずれも疑義あるところで、同定作業は骨の折れる仕事です。しかしこうした誤断の根本は一つ一つ実際に本草を採集して観察して是非を論じたのではなく、それまでの先賢の実証したところを引用し机上で考証したからです。しかし他人の論考の引用は、できればその論考をもう一度原典ないし現物により確証すべきなのです。その手続きをとることが必要です。反面また学問、研究は一つの受け継ぎであってみれば、伝統や先輩の研究成果を

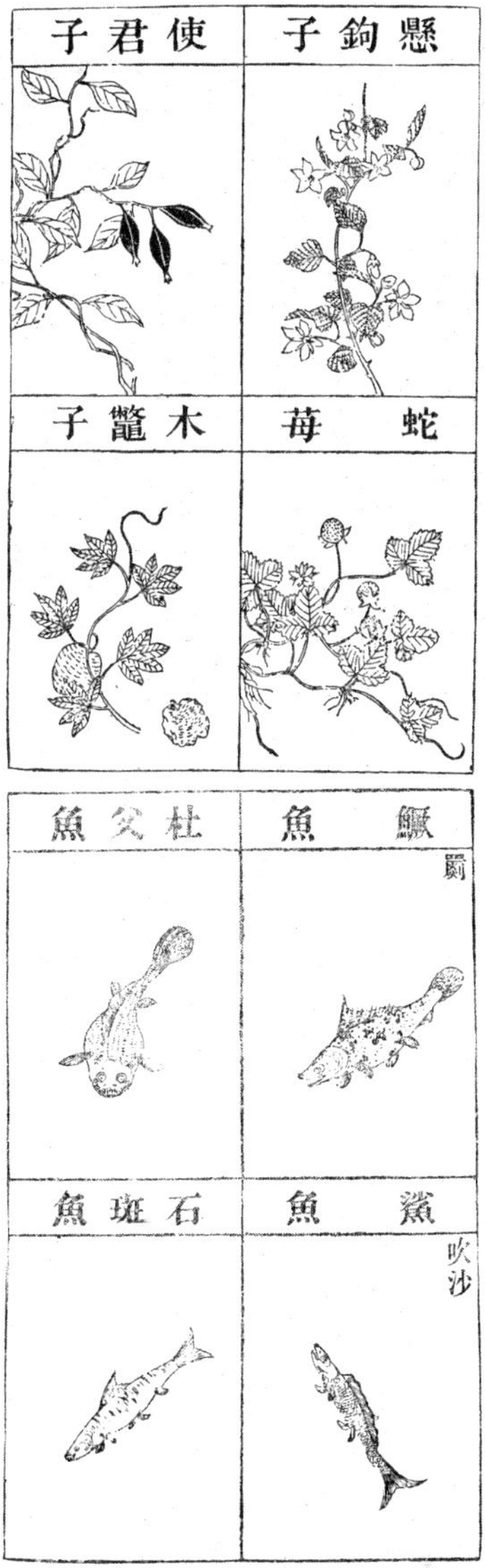

『本草綱目』の絵図（張刊本）
上：蛇苺など（図巻中）
下：石斑魚など（図巻下）

なぞらえ、さらに発展させることも後輩の使命です。ときに個人の力以上の点を考慮せねばなりません、丁寧で慎重な考察と訂正が望まれましょう。個人の学問には当然限界があるわけで、時珍を責めることはできません。

また、時珍が参考にした本草書の一つに『救荒本草』があります（周の憲王の著というのは誤りで、定王が正しい）。救荒の〈荒〉とは文字どおり、天災による飢饉や飢餓をさします。それを救済する意味で、いわば非常の際の本草学として〈救荒〉を名としたわけです。万一の場合、主食に代って、どのような代替物が食料として有益であるかというわけです。

江戸時代の日本を考えますと、旱魃や洪水などで飢饉はしばしば、この世に地獄を出現させています。したがってこの〈荒〉なる状態を救う〈救荒本草〉もまた、日本人に緊急のものでした。時珍はその解説で、人民の飢饉を憂い、〈農民や古老の言伝え、経験をたずねしらべて、代用になる草木を精査し、よく形状や性質を考察して食法の説明を加えた書〉とものべているのです。このように、『本草綱目』は日本人にもきわめて有効な本草書でした。本草学は常に人間の生命を尊重し、その保全に力をそそぐわけで、単に動植鉱物の生態観察におわるものではないのです。原文が漢文であることも日本の学者に有効、有益でした。

4 『本草綱目』を学ぶ——日本の〈本草学〉

さていよいよ江戸時代の初頭、長崎に『本草綱目』が舶載されます。慶長十二年（一六〇七）のことで、徳川家康のブレーンといわれる林羅山（道春、一五八三～一六五七）が入手し家康に献上したのがはじまりです。江戸時代の本草学は本書を軸にして展開していくことになるのです。一口にいえば、江戸時代の本草学の教科書として『本草綱目』が金科玉条とされ、それをいかに日本人に適合するように改変するかが、学者に課せられた課題といってもよいでしょう。いうまでもなく、そこに日本本草学の樹立もあり、日本の学者は批判的に『本草綱目』を受け入れて、同定と採薬、実地検分という課題に真剣に取り組んで、大いなる成果をあげていくのです。

『本草綱目』が輸入され、江戸の国家学ともいうべき朱子学の基礎を確立させた林羅山によって、しっかり受けとめられたことは注目されます。羅山は『本草綱目』によって『新刊多識編　一名、古今和名本草并異名』（慶長八年・一六〇三）を刊行しています。さらに貝原益軒『大和本草』（宝永六年・一七〇九）、松岡玄達『用薬須知』（享保十一年・一七二六刊）、平賀源内『物類品隲』（宝暦十三年・一七六三）、小野蘭山『本草綱目啓蒙』（享和三年・一八〇三～文化八年・一八一一）、畔田《くろだ》翠山『古名録』（天保十四年・一八四三成、刊行は明治時代）など、いずれも、『本草綱目』の研究ないしは解読によって著述している労作です。中でももっとも『本草綱目』と対決し、これを真正面から研究したのは、『本草綱目啓蒙』です。著者、小野蘭山（享保十四年・一七二九～文化七年・一八一〇）は蘭学者、大槻玄沢、宇田川玄真などとも交渉をもった本草学者です。

さて、羅山は入手した『本草綱目』を考察するとともに、独自に『新刊多識編』（五巻三冊）を編述し、副題として、〈一名、古今和名本草并異名〉と与えました。このように、同定が一つの目的です。なお〈多識〉は『論語』の〈多ク草木虫魚ノ名ヲ識ルニアリ〉からでています。本草学は文字どおり、博《ひろ》く物について知る学問であり、出発点から博物学的内容をもったのです。別称、〈多識学〉が本草学です。『新刊多識編』の見出し語の漢名は『本草綱目』を下敷きとし、品目は二三一五種、これに対して和名、二六六二語で、別名、異名、派生語を加えて合計四六八一種の本草が登録されています。比較しますと巻一～巻四・巻五の一部は完全に、『本草綱目』と一致します。巻五の残部は、同じくシナ東晋の王禎《おうじょう》の『農書』により、〈田制門〉の分野などを補足していることが判明します。『農書』は時珍自身も参照しているところですが、日本では宮崎安貞『農業全書』（元禄十年・一六九七刊）などにも参照されており、これまた日本への影響は少なくありません。さらに、〈文躰部〉などは、このころ刊行された『和名類聚抄』——先にあげた日本最古の百科事典です——などから補足したと思われます。このような改編は日本人の得意な業といってよく、現代でも同様の方法をみます。模倣してかつ、それなりに改めるわけです。しかしたとえば、〈甘草　阿末岐《アマキ》「異名」蜜甘《ミツカン》別録　国老《コク》同　美《ビ》草同〉とあって、本草の細目はことごとく省略され和名と異名のみにとどめています。甘草の日本名はアマキであり、他にシナ本草では三種の異名あることを記すわけです。〈蜜甘〉の下部の〈別録〉は原本の『本草綱目』に表示している資料名をそのまま記したものです。すなわち、『名医別録』（三巻）の略称で、当時の名医の諸書を網羅した医書です（これを否定する説もあります）。

このように、『新刊多識編』は日本人のための本草書として、『本草綱目』を読解するためのいわば索引的便覧風のものという役を果たしています。また〈液雨水　今案ニ志久《グ》礼〉のように、〈今案〉のある語は羅山自身によって同定され和名を与えたものです。中には再吟味を必要とする本草も散見します。たとえば、〈潦水　仁和多美豆《ミヅ》　今案ニ　那《ナ》可《ガ》阿米《メ》〉の場合、前者のニワタミヅは古語のニワタヅミの誤刻であり、今案のナガアメもおそらく誤りで、〈潦水〉は溜り水かと思われます。記述内容には古語なども比較して再検討が必要です。

いうまでもなく、すべて名称のみでおわっているわけではありません。たとえば、〈石鹼〉――本書で石鹼が日本で最初にあらわれるのですが――では、〈今案ニ　波伊乃加多末里《ハイノカタマリ》、又タ岐奴阿良比波比、蓋シ今マ南蛮ヨリ来ル志也保牟之《シャボンノ》類ヒ耶、居家必用ニ糙粉《サウフン》有リ、亦タ云ク布垢膩ヲ浣フト云々〉のように説明しています。『本草綱目』で〈石鹼〉（巻七・土部）を一見しますと、〈石鹼補遺「釈名」灰鹼、花鹼「時珍曰」状如石、類鹼、故亦得鹼名、「集解」「時珍曰」石鹼出山東済寧諸処（後略）〉などとあって、鹼は塩水、灰汁《あく》を表す漢字ですから、それが石のような状態なので石鹼と名づけたわけですが、岩塩などと同じく、自然に産出するので、産地をあげて山東済寧など諸処での出土と記しています。もとよりシャボンのことなどみえません。シャボンは〈南蛮ヨリ〉とあるとおり、ポルトガル語の sabõa であって、これは人工のもので材料も脂と、石鹼の灰とは異なるはずです。当時の日本では、シャボンはいわゆる南蛮渡りの一つですが、羅山はこれと同定しているわけです。シナの日用家庭便覧書ともいうべき『居家必用』の解説も引用して、〈糙粉〉（米の粉）なども同定しているのです。こうした点は『本草綱目』にはみえないわ

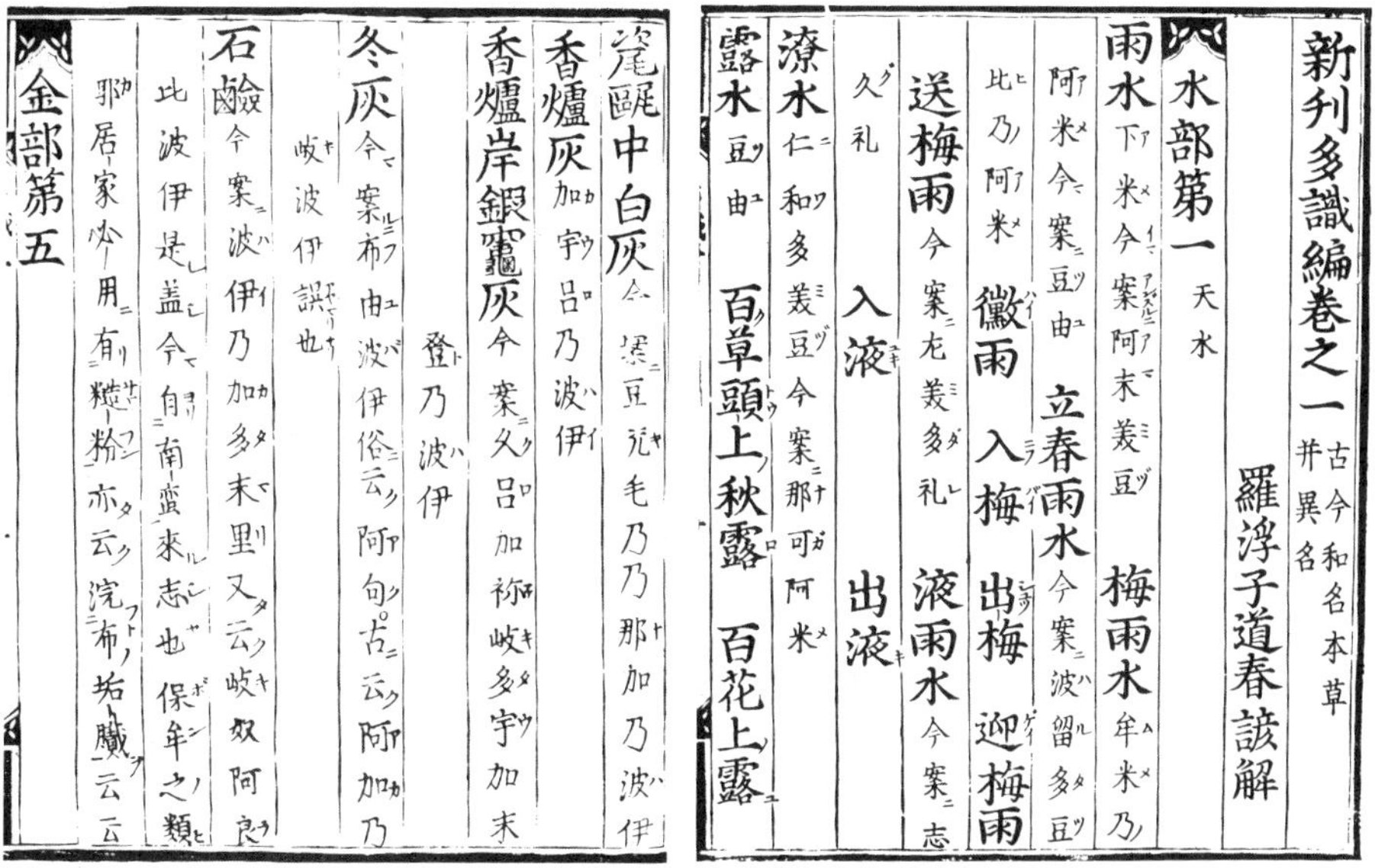

新刊多識編巻之一　古今和名本草并異名

羅浮子道春諺解

水部第一　天水

雨水　阿米　今案阿末美豆　梅雨水　牟米乃阿米　今案豆由　立春雨水　今案波留多豆比乃阿米　黴雨　入梅　出梅　迎梅雨　送梅雨　今案左美多礼　液雨水　今案志久礼　入液　出液　潦水　仁和多美豆　今案那可阿米　露水　豆由　百草頭上秋露　百花上露

甆甌中白灰　香爐灰　加宇呂乃波伊　香爐岸銀竈灰　冬灰　石鹼

金部第五

『新刊多識編』巻一〈水部第一〉冒頭／〈土部第四〉（〈石鹼〉など）

けで、羅山の学習成果の一端です。なお西鶴（一六四二〜九三）には、〈洗濯屋《せんだくや》〉が登場します。反面、同書の〈主治〉にある〈去食滞〉といった石鹼の薬効などは取りあげていません。〈南瓜〉なども、〈南蛮ウリ〉とみえます。他に〈班枝花・木乃伊・駝鳥〉には、ポルトガル語、換言すれば、外来種の〈波牟仁也《パンニヤ》（panha）・美伊良《ミイラ》（mirra）・食火鶏《ひくいどり》〉などを同定しています。食火鶏は駝鳥では誤りですが、『本草綱目』の〈集解〉を一読しますと、羅山の誤りとはいえず、根本的には時珍の誤解であったと思われます（のちに蘭学者によって訂正されます）。

〈石炭〉では日本名に、〈イシアラスミ、モノカキスミ〉の二語をあげ、〈近江ノ国ニ栗本ノ那《あたり》ニ地ヲ掘ツテ土ヲ取り、炭ヲ加ヘテ之ヲ燃シテ薪ニ代フ、須久毛《スクモ》ト曰フ〉とみえます。〈石脳油〉では、〈越後ノ国ニ石油《いしのあぶら》有リ〉とみえ、古代から越後の七不思議の一つである〈燃える水〉の紹介となっています。『本草綱目』でも、〈石脳油／石油〉（巻九・金部）で、〈土人多以灯甚明得水愈熾不可入食……勝于手松烟〉とみえて、土地の者が灯火に用いていること、シナの人民の民俗的風習を記録しています。こうした点もまた羅山は時珍から学んだのでしょう。

〈鯨〉では日本名のクヂラをあげるとともに、日本の海畔で食料とし、その脂を賤民は灯油の代用とすること、さらに土佐の漁師は、〈鯨の屎《くそ》〉を最上者、領主に献上すること、南蛮で〈薫丸〉というのは阿牟倍良《アムペラ》とこの鯨屎とを一緒に混合して作製し、商人も珍重すると解説しています。このように民俗、生活の一端も記述するわけです。〈厠籌〉では〈志里奴久比乃岐《シリヌグヒノキ》（尻拭ひの木）〉を紹介し、〈信濃岐蘇《キソ》山ノ民、木ノ篦《へら》屎ヲ以ツテ尻ヲ拭フ〉と木曾の民の風習を紹介しています（篦ヲ以ツテ尻ノ屎ヲとあるべき）。また木曾で樺を燭代りにする生活も記録しているのですが、日本民俗学の雄、柳田国男もこの尻拭いの木や藁について紹介しています。しかしこの羅山には言及しないのは残念です。こうした〈民俗《たみのなりわい》〉を羅山はきちんと記録し紹介しているのです。これはいうまでもなく『本草綱目』には記述されていないわけで、羅山がどう『本草綱目』を理解し、読みとり、これを手本にしたかを推測させます。もちろん、時珍もシナでの民俗について、それなりに記述するところがあるので、これもまた本草学のもつ性格の一端ということができます。羅山もこうした点をふくめて多くの方法を時珍から学んだわけです。この点は、本草学からやがて〈民俗学〉的研究が派生し、いよいよ本草学の豊かさが示される必然性をもの語るといっていいと思います。

終りにもう一点、興味あるところを紹介しておきます。すなわち、〈烏喙〉（毒草部）で、これを〈於宇乃布多末多古〉と同定し、〈今案　伊布須《イフス》、蝦夷《カニ》、茎ヲ擣キテ汁ヲ煎ジテ箭《ヤ》ニ伝ヘ禽獣《キンジウ》ヲ射《イ》ル〉とあり、古名〈イフス〉というトリカブトのことで、アイヌが狩猟で矢にこれを塗って用いるとのべるのです（『本草綱目』にも、〈烏頭〉の見出しで、毒薬で禽獣を射るとのべています）。さらに、〈桔梗　阿利乃比布岐《アリノヒブキ》〉の解説で、〈薺苨《セイネイ》〉の名をもつ〈甜桔梗〉と〈桔梗〉は別類であるので混同しているとして、〈其ノ二物為ルコト明ケシ、多ク庸医、誤ツガ為ニ引テ証ス〉として、世の医者（庸医）への批判をつづっています。しかしこれを『本草綱目』でみますと、やはり桔梗と甜桔梗とは、〈分為二物、然其性味功用皆不同、当以別録為是＝分ケテ二物ト為ス、然シテ其ノ性味、功用、皆同ジカラズ。当ニ以テ別ニ録スヲ是《ぜ》ト為ス〉とあって、庸医云々はともあれ、混同すべからずという点は、原本の『本草綱目』に拠るのであって、羅山の同定作業ではありません。しかし誤認は薬として即、生命にかかわることをこころすべきというのでしょう。

5

食物と本草学

いうまでもなく、羅山は医師でも本草学者でもありません。『本草綱目』は先にふれましたように、つぎつぎに和刻本も出版されます。薬学を離れて民俗の学にも、同定という名物（言語）の学にも発展する可能性を秘めているわけです。また当然のことですが動植鉱物の形態や生態の観察による科学的な博物学、植物学、動物学、鉱物学などにも発展する可能性をもつわけです。そしてもう一点、本草は薬である点で原則として口から体内に入れるわけで、食物と同じレベルで関心がもたれます。人間生命の保持は根本においては薬ではなく口から入れる食餌の問題が重要なはずです。この点、上であげましたように、確かに『本草綱目』でも、〈妊娠禁忌〉や〈飲食禁忌〉をあげています。後者ではたとえば、〈牛乳忌生魚酸物〉など、俗に食べ合わせの良し悪しというところでしょうが、要は薬の学のうえからの是非の判断です。シナには医食同源という考えがあって、根本的にシナ・日本で考えが異なるかもしれません。ことに〈鱗部〉（巻四十三・四十四）は二巻のみであり、しかも〈水族〉――現代語の〈水族館〉の用語の水族もここに一源流があります――は、〈鱗之三魚類三十一種〉と〈鱗之四無鱗魚二十八種〉のみです。それに、そもそも日本人の敬して食する鯛などは取りあげられず、それこそ煮ても焼いても食えない〈金魚〉などはみえるのです。〈宋ヨリ始メテ畜者アリ……今人家ニ養玩ス〉など養殖の点まで解説します。これは参考になるでしょう。しかしこの金魚の薬効は日本人に無縁で、食することもないでしょう。日本人には必要ないというわけで、『本草綱目』の欠点と感じる点や記述は削除することがおこなわれるわけです。

基本において、時珍のいう水や土の大切な点をふまえてのことですが、この食用としての魚と本草の関連については、野（人見）必大によって、『本朝食鑑』（十二巻）として元禄十年（一六九七）に刊行されます。本文はすべて漢文です。その〈自序〉（原文は漢文）につぎのようにみえます(2)（振り仮字は私施）。

（前略）源刺史（和名類聚抄、源順をさす）ガ載スル所ノ鯛《タイ》、鮭《サケ》、蕗《フキ》、骨蓬《コウホネ》、山葵《ワサビ》ノ類ハ本邦今古ニ賞スル所ニシテ、諸本草中未ダ言ハズ。惜ヒカナ。（中略）僕毎《ツネ》ニ謂《オモ》ヘラク、飲食ハ民物平素ノ大欲、死生存亡ノ職由（よりどころ）ニシテ、水ヲ飲ミ火ヲ吹キ土ヲ穿チ穀蔬《コクソ》ヲ茹《ク》ヒ、禽魚ヲ炙リモノニシ、獣虫ヲ択ビテ、悉ク其ノ気味主治ヲ捜リ求ルコト凡《ス》べテ三十余年、漸ク大略ヲ得テ、品類ヲ分チ曾テ古言ノ余苴ヲ拾イテ以テ己ガ志ヲ附シ、輯《アツ》メテ十二巻ト成シ之ヲ目《ナヅ》ケテ本朝食鑑ト曰フ

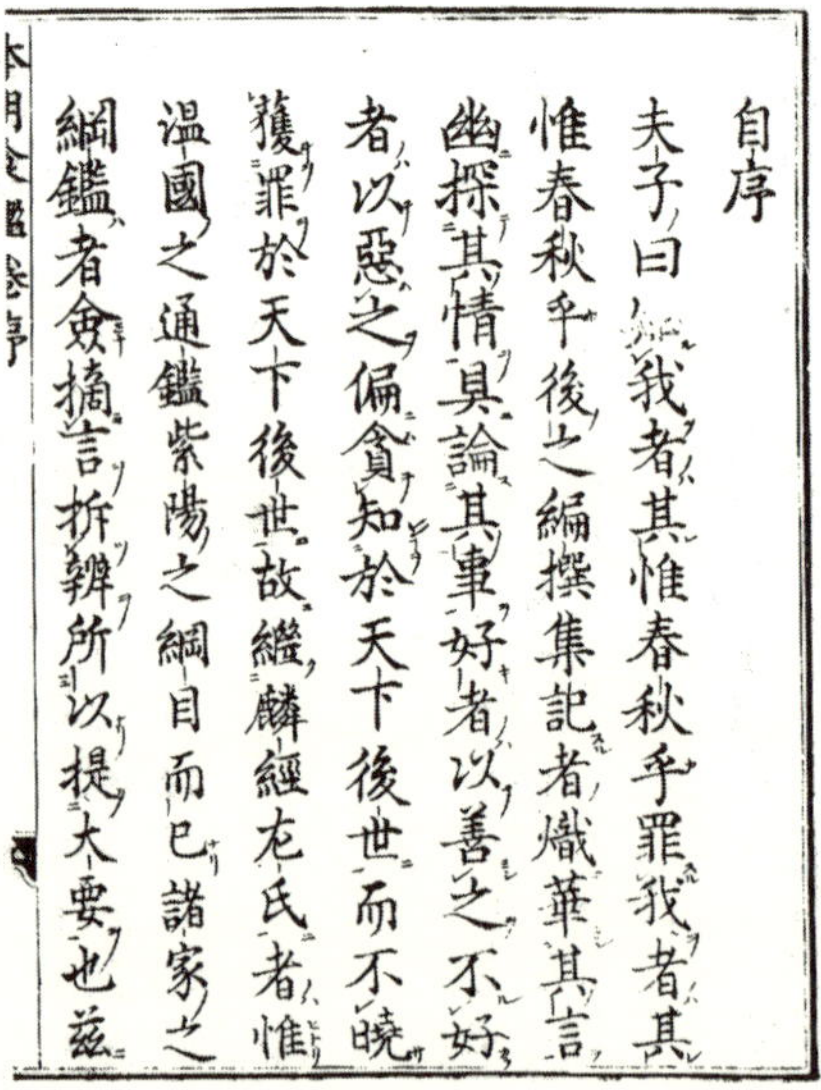
自序
夫子曰知我者其惟春秋乎罪我者其
惟春秋乎後之編撰集記者織華其言
幽探其情具論其事好者以善之不好
者以悪之偏貪知於天下後世而不曉
獲罪於天下後世故繼麟經左氏者惟
温國之通鑑紫陽之綱目而已諸家之
綱鑑者僉摘言折辨所以提大要也茲

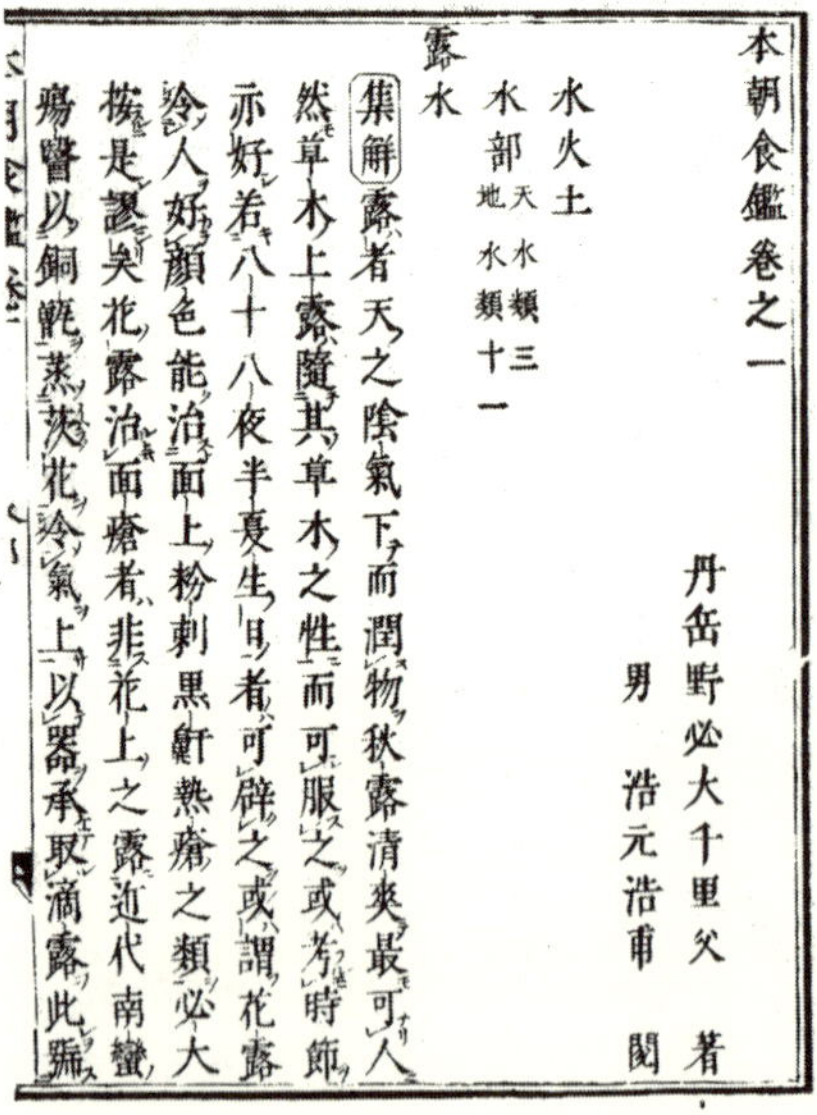
本朝食鑑巻之一
丹岳野必大千里父　著
男　浩元浩甫　閲
水火土
水部　天水類三　地水類十一
露水
集解 露者天之陰氣下而潤物秋露清爽最可人
然草木上露隨其草木之性而可服之或考時節
亦好着八十八夜半夏生日者可辟之或謂花露
冷人好顏色能治面上粉刺黒皯熱瘡之類必大
按是謬矣花露治面瘡者非花上之露近代南蠻
觴醫以銅甑蒸夾花冷氣上以器承取滴露此

『本朝食鑑』自序／巻一冒頭

〈食物本草〉——寛永七年（一六三〇）に、『和歌食物本草』が出版されます——ということばもあって、食物もまた本草学で扱う一分野ではありますが、ここには日本の食物が『本草綱目』などでは対象として取り扱われていない点を一つの欠陥と認識して、必大が日本の食物の研究に精進したわけです。かつてわたくしは『大和本草』（後述参照）をもって、日本本草学の樹立と評価しました。現代でも大勢はそのごとくでしょう。しかしこの『本朝食鑑』こそ、まさに本朝＝日本を自覚し、日本的な本草学の第一歩を示すものと再評価すべきかと思います。本草学も生命が第一に尊重されるわけです。いうまでもなく、〈地渋〉におけるように、〈本草ニ所謂ル地漿ナリ〉とあって、必大も座右に『本草綱目』をおいて、十二分に参照したわけです。本書についてはあらためて論述したいと思いますが、つぎに同書から〈鯛〉（巻八・鱗部二）のところを意味をとって、わたくしの言葉になおして引用してみます。民俗学的な記述であふれています。

○鯛は能く神霊に通じ、永寿きわまりなく、一般の家では冠婚や大饗の贈物として必ずこれを用いる。しかし備前の国俗だけは賞美しない。これは神皇の鉤を啣《の》んだことを憎むためである。また摂州西宮社前の海上でとれたものを、〈前《まえ》の魚〉（神前の魚の意）といい、毎歳十月二十日に近境の漁師たちは鯛を釣って西宮の社壇に供えて神を祭る習俗がある。／○干鯛《ほしだい》『延喜式』内膳に国の歳始の例として、千門万戸でも双の青松、双の青竹を相対してたてて上には横に注連縄《しめなわ》を引き、その中間に干鯛を双尾、海老の煮て紅くなったものを一尾、および橙橘・白柿・昆布・海藻・譲葉などの数品をかける。官家では大干鯛を用いるがその他は中小の鯛を用いる。これを懸鯛《かけだい》という。これは寿を祝するためか邪をさけるためか、なぜそうするかしらないが、ふるくからの流儀《ならわし》である。

〈鯛〉に関してはさらに、備前の国の民俗、漁師の鯛祭り、さらには歳始めの〈懸鯛《かけだい》〉のことなど、庶民的習俗の記録が興味ふかく記録紹介されています。当時、西鶴の『好色一代男』（一六八二）などにも、〈掛鯛《かけだい》〉のみえる庶民生活が描写されていて、ごく一般的風習だったようです。エビス大黒が何故に鯛を横に抱えているのか、古代と現代と、西と東、各地のそれぞれの民俗的変容や落差など、日本人の生活と食文化がたっぷりかつ史的考察をまじえて記述されている労作が、『本朝食鑑』です。文字どおり、本草学的鋭い眼をもって、日本人独自の食文化を記述した傑作というべきでしょう。

つぎに〈飯 伊比《イヒ》、米之《メシ》〉（巻一・穀部）を一見してみましょう。これには炊き方により、〈湯取飯《ゆとりいひ》〉と〈焼乾《たきほし》〉ができますが、前者からはその湯汁が〈煮抜（オネバ）〉として分けられます。そして残った〈湯取飯〉は味もうすく、やわらかいので、〈衰老、久病《（ながわずらい）》、脾胃の弱い人〉にすすめられるといいます。また後者は、味も濃く強いので、〈壮実の人向き〉といいます。さらに、〈菜飯《なめし》、赤小豆飯《あづきめし》、芋飯、豆腐ノ滓飯、荷葉飯《はすのはめし》、蕎飯《そばめし》〉など計十五種の飯を紹介してその効用をのべるのです。米と関連する〈苗代〉について〈民俗称《ス》二苗代《ナハジロト》一〉としてこうのべています。

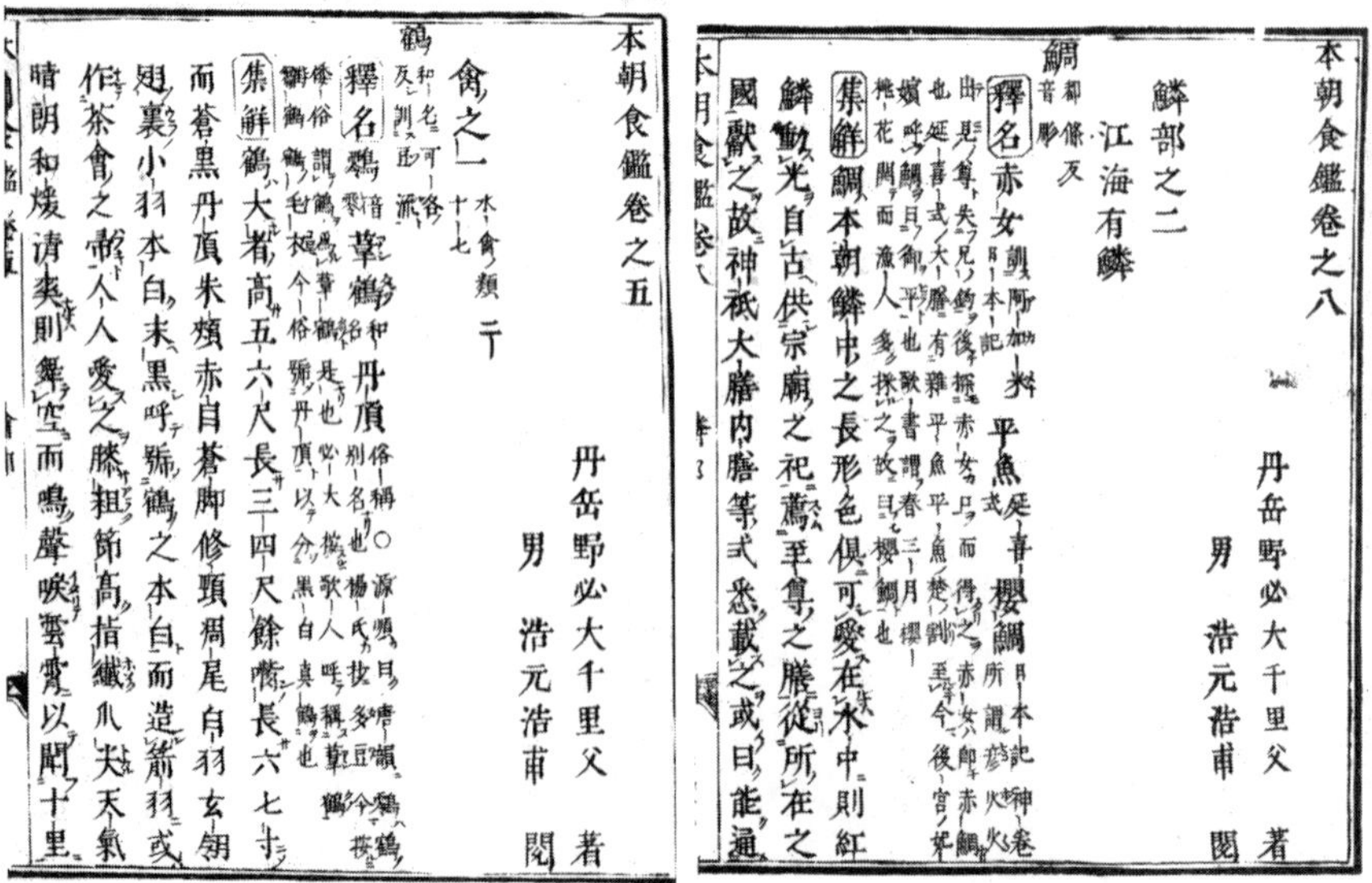
本朝食鑑卷之八
丹岳野必大千里父 著
男 浩元浩甫 閲
鱗部之二
江海有鱗
鯛
釋名 赤女 平魚 櫻鯛
集解 鯛本朝鱗中之長形色倶可愛在水中則紅鱗動光自古供宗廟之祀薦至尊之膳從所在之國獻之故神祇大膳内膳等式悉載之或曰能通

本朝食鑑卷之五
丹岳野必大千里父 著
男 浩元浩甫 閲
禽之一
鶴
釋名 鶴 丹頂
集解 鶴大者高五六尺長三四尺餘嘴長六七寸而蒼黒丹頂朱頬赤目蒼脚修頸禿尾白羽玄翎翅裏小羽本白末黒呼鶴之本白而造箭羽或作茶會之羽人人愛之膝粗節高指纖爪大天氣晴朗和煖清爽則舞空而鳴聲唳雲霄以聞十里

『本朝食鑑』〈鯛〉（巻八）／〈鶴〉（巻五）

毎ニ恐テ二鳥獣来リ窺一コトヲ張リレ縄ヲ、建テレ竿ヲ繫ケ二鳴子《ナルコ》ヲ一或設ケテ二藁《ワラ》偶人ヲ一以驚スレ之ヲ或作二小竹筒六七寸者ヲ一節上貫キ二小簪ヲ一為シ二低昂ノ之機ヲ一受テ二潤流ヲ一而水満則翻リ繫レ石ヲ有リレ響、歌人ノ所謂山田ノ僧都也

鳴子ないし案山子《カガシ》のことですが、民俗《たみのなりわい》にも注意は怠りません。いうまでもなく米の生産地、それと関連する品質などについてものべています。また〈露水〉の〈集解〉にあっては、〈近代南蛮ノ瘍医以テ二銅甑ヲ一蒸シテ二茨花《イバラ》ヲ一以テレ器ヲ承ケテ取レ滴ル露ヲ此レヲ号ス二花ノ露ト一阿蘭陀謂テ二之ヲ呂佐呂牟《ロサロム》ト一而療スル二頭面ノ悪瘡及ヒ疔腫ヲ一〉とみえます、ここは医師の発言です。『本朝食鑑』もまた医療の書物なのです。ロサロムはオランダ語の roos dauw（ロサドウ）の訛りで〈バラの露〉の意と思われますが、のち平賀源内の『物類品隲』にも、〈薔薇露　和名バラノツユ、紅毛語ローズワアトル〉（roos water）とみえるところです。オランダ語と関連して、同じ〈水部・地渋〉にも、〈釈名〉で、〈土ノ油阿蘭陀呼テ二土ノ油ヲ一称ス二阿阿留登《アアルト》ト一〉とみえます。もとよりアアルトはオランダ語の aard（土）で、ここは土ノ油の油《ヲヲリ》（olie）は省略しての紹介です。こうして必大もまた、オランダの薬学に接していることが判明します。

もう一例、〈鶴〉（巻五、禽之一）の場合を紹介してみましょう。異名、雅名はもとより、形状、飛び方、食用、棲息場所、交尾のこと、〈其ノ卵《かいこ》如二椰子大サノ一〉などと博物学的観察の記述を示し、鶴の種類数種をあげています。

丹頂ノ者ハ肉硬《コハク》、味ヒ美ナラズ……但官家籠中ニ養フ、或ハ庭池ノ間ニ貯フ、或ハ巣ヲ作ル者有リ、其ノ性智有リ、卵ヲ池嶋ニ育ス、孤犬ノ害ヲ避ケテ雌雄代《かはる〳〵》之ヲ護ル……本邦鶴ヲ賞シ上饌〔食卓にのせるもの〕ト為ル者、未ダ何レノ時ヨリ始ルト云コトヲ知ラズ、今、江都ノ官符、鷹ヲ放テ之ヲ捕フ……近代禁裡、毎歳始例シテ鶴ノ庖丁ト云者有リ、庖人ノ秘スル所ニシテ妄ニ其ノ儀ヲ伝ヘズ……神大君ノ養鶴放テ武野ノ田沢ニ在リ、六七十年ヲ経テ尚ヲ飛翔ス、源二品ノ放鶴モ亦五六百年ニ暨《およん》テ駿遠ノ田沢ニ来往ス、偶《たま〳〵》之ヲ観ル者謂フ、翼間ニ金札有テ年号支干ヲ記ス……此ノ鳥千年ノ物ヲ以テ中華ノ人食品ト為ズ、朝鮮ノ俗呼テ斗禄

トナシテ禽言ヲ以テ之ニ名ク亦之ヲ食セズ。

果して千年かどうかはともかく、日本人は鶴を食し、また家康が養鶴を行ったこと、遠く鎌倉時代に源頼朝も標色を付して鶴を放ったことなど興味ある記述です。鶴の文化が小さいながらここに凝集してのべられています。『本朝食鑑』に〈序〉(漢文)を寄せている林信篤(鳳岡、羅山の孫、一六四四〜一七三二)はこうのべています。

飲食ハ人ノ大欲存セリ、之ヲ慎マズンバアルベカラズ、是ノ故ニ君子以テ之ヲ節ニス。死生亦繫レリ。之ヲ養ハズンバアルベカラズ、是ノ故ニ君子以テ之ヲ正ス……名異ニシテ類同ジキモノアリ、類同ジクシテ名異ナルモノアリ、ソノ名ヲ標シテソノ趣ヲ記ス

朱子学の立場から、シナの医・薬同源の方法と態度をのべ、さらに名と物との同定、名物学にまで及んでいます。必大自身も〈凡例〉に、〈斯ノ食一部ノ大意ハ民生日用ノ食物好悪有ルヲ弁ズ〉と明言しています。日本の本草学が着々と建設されていくわけです。シナと異なり、日本では民生日用がきわめて鮮明に表面にうち出されるのです。これはやはり、ことば、識字層の厚さとも関連していると思います。江戸時代の学問や教育の普及とも関連するところです。こうしてやがて日本の本草学が、いよいよ貝原益軒により九州の一隅において本格的に樹立されるのです。

6 貝原益軒と本草学

貝原益軒（篤信《あつのぶ》。寛永七年・一六三〇〜正徳四年・一七一四）は北九州、福岡の出身です。儒者、医者として、専門の本草学者というより、広く教育者というべきでしょう。父は医師（儒医）として福岡黒田藩に仕えていました。しがたって、本草学とはきわめて有縁といえます。その著『大和本草』（宝永六年・一七〇九）は開巻の〈本草ノ書ヲ論ズ〉で、ずばりと、〈本草綱目に品類を分つに可キレ疑フ事多し〉とのべています。時珍の説に従いつつも批判的です。『本草綱目校正』なども手がけていて、『本草綱目』をよく学習していたことは確かです。もとより『大和本草』もそれぞれ考察の本草の排列、立項など、基本は『本草綱目』によっています。益軒の本草学の師匠は誰に発するかといえば、長崎の向井元升（一六〇九〜七七）といわれています。勉学の場は遊学した京都でした。

『大和本草』はその名称のとおり、大和《やまと》＝日本の本草学という意図で著わされたもので、益軒八十歳の時の労作です。本篇は十六巻、付録二巻、計十八巻からなり、別におくれて刊行された『諸品図　上・下』二巻（三冊）があり、なかなか充実した内容です。益軒も、〈本草学ハ以テ民生日用ニ切ナリトナス〉（自序、漢文）といい、古代から外来種も多く、民用に益あるものもすくなくないとして、『本草綱目』にはみえない〈和品・蛮種〉も採択しています。高等な学術書というより、〈見聞及ブ所〉に従って書きあげた経験の書でもあります。しかし、〈不佞（私）幼ヨリ多病、好ミテ本草ヲ読ミ、物理ノ学ニ志アリテ尚《ひさし》〉（同上）のように、〈物理〉（物の理）をとことんまできわめようという態度、のちの究理学（科学に通じます）と同じ理念と精神がうたわれています。こうして考えることと、それに行動がともなったわけですから、益軒が歴史を画するような本草書を著作したのも、大いにその資質が関係するといえるでしょう。〈開闢ノ初ハ未人類アラズ、人生之初ハ形化ナシ、気化ヨリ生ず（ママ）、万物ノ初生皆然リ〉といい、貴より賤にわたる〈胎生、卵生、湿生、化生〉の四種の生成化とその順位をあげます（湿生は蚯蚓《みみず》の類、化生は孑孑《ぼうふら》の類）。〈人類〉を高々とうたいあげたのも本書を第一とするでしょう。生物にあって具体的に、鳥では雄が雌より美しくかつ猛であり、この点は人間と異なること、また、草木において、〈群花〉は一般に五出で、六出や二出は珍しいといいます。桜花など五弁をスタンダードとみるのでしょう。形態もよく観察しています。柑橘類は寒さをおそれ、京都などでは稀であり、地域的に、東北地方の茶は畿内、近江、美濃などから越前の敦賀に送られた茶であるとのべ、茶の生産地域と流通、販路についてもふれています。またつぎのような意味の説明はなかなか興味があるところでしょう。

今の世中は民俗《たみのなりわい》の好みによって、草木、花の容《かたち》、変態などが百出して、人が愛賞している。自然の力をまたず人力によるものである。

江戸時代、栽培技術や品種改良が――ことに後期において――きわめて盛んになるわけですが、その下地はすでにこのころ実行されていることが推測されます。先に『本草綱目』で〈金魚〉の一部を引用しましたが、『大和本草』には、〈昔ハ日本ニ無之、元和年中（一六一五～二三）異域ヨリ来ル、今世飼者多シ、小ナル時黒色、長ジテ紅ニ、老テ白シ、白キヲ銀魚ト云、才々蟲ヲ餌トス、或麪餅ヲ食ス、藻ノ内ニ子ヲ生ズ〉（十三　河魚）とみえ、シナから日本に輸入されて、日本では薬物としてよりはむしろ趣味として、完全に観賞用の金魚として受け入れ、品種改良など、努力して現代に至るといっていいわけです。西鶴（一六四二～九三）の『西鶴置土産』に、江戸の金魚売りの話があり、五両、七両（一両は現在の十万円ほどの見当）で買い求めて大名の若子様の慰にするという話があります。〈遠国に無い事なり〉と、江戸での異国趣味の一端ですが、金魚は急速に日本人の趣好にマッチしたのでしょう（なお『大和本草』には古い金魚を〈銀魚ト云〉などとありましたが、これは『本朝食鑑』や西鶴にもみえたところです）。江戸後期には園芸文化ともいうべく、草木の品種改良も盛んにおこなわれています。それにあわせて本草学もいよいよ細分化され、薬学どころかむしろ生活学というべき方面にも発展していくわけです。

益軒は本草学者の資質として、〈凡ソ博物之学ハ広覧強記ノ識〉、すなわち多識を必要とするといいます。先に羅山の著にもありましたが、〈多識ノ学〉が本草学で、それは東洋の〈博物之学〉の中核でもありました。目の前のみではなく、古今の文献にもよく通じていなければなりません。また疑うことの重要さも主張します。益軒は〈餅《ベイ》〉をモチと訓じたのは誤りと指摘――その通りで、シナの餅の材料は小麦粉で、日本のモチは米です――します。漢字、すなわち漢語、シナ語と日本語の異同、物と物との比較対照――いわばシナ語と日本語の知識を正確にもって、名ト物の学、〈名物学〉も成立するわけです。いよいよ本草学ではコトバが重要な一部門となります。この点、『大和本草』の〈凡例〉につぎのような記述があります。

一本邦諸州ニ産スル所ノ品物、各其ノ郷土ノ方言アリ。然シテ其ノ名称同ジカラズ。四方ニ通称シテ闔国（国中）、其名ヲ同ジクスル者鮮シ。

一口にいえば同物異称、方言の問題です。同じ日本国内においても、それぞれの方言が注目されます。たとえば、〈○海金沙《ウミクサ》　七月に日に乾してたゝき、日本産も中国産に劣らず／つるがあってやぶの内、岸の側に多く繁茂する／京都近辺にてかにぐさ又かんつると称す。江州

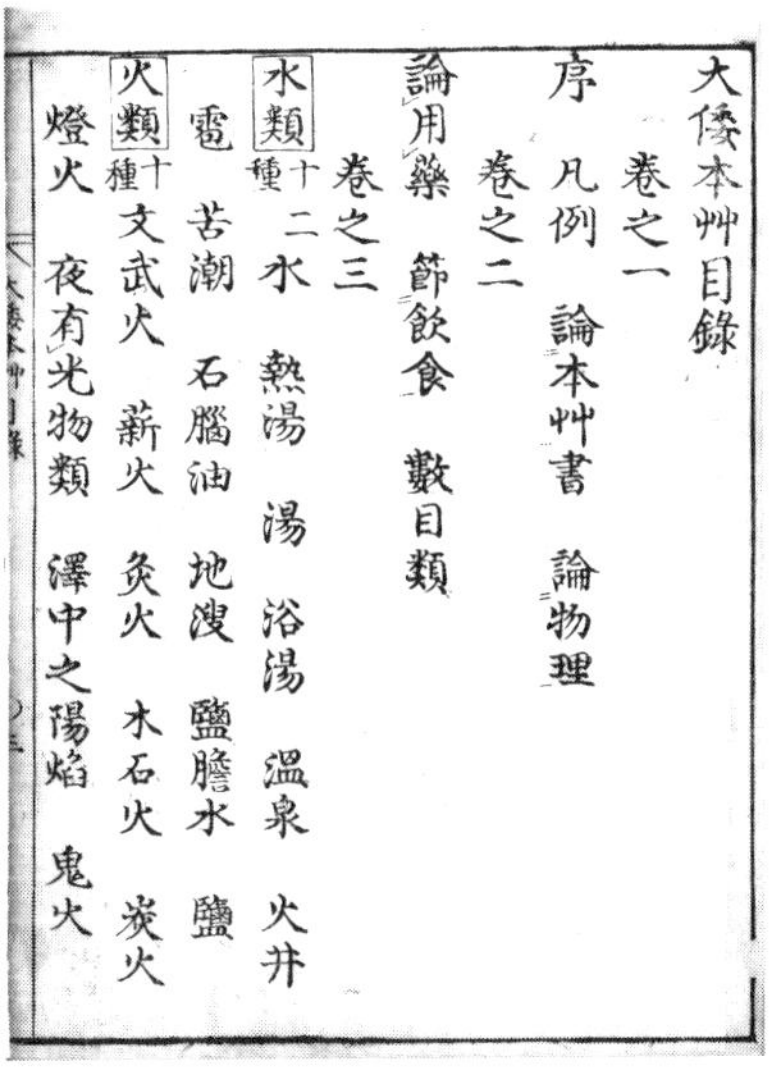
大倭本艸目錄
巻之一
序　凡例　論本艸書　論物理
巻之二
論用藥　節飲食　數目類
巻之三
水類十二種　水　熱湯　湯　浴湯　温泉　火井
雹　苦潮　石腦油　地溲　鹽膽水　鹽
火類十種　文武火　薪火　灸火　木石火　炭火
燈火　夜有光物類　澤中之陽焰　鬼火

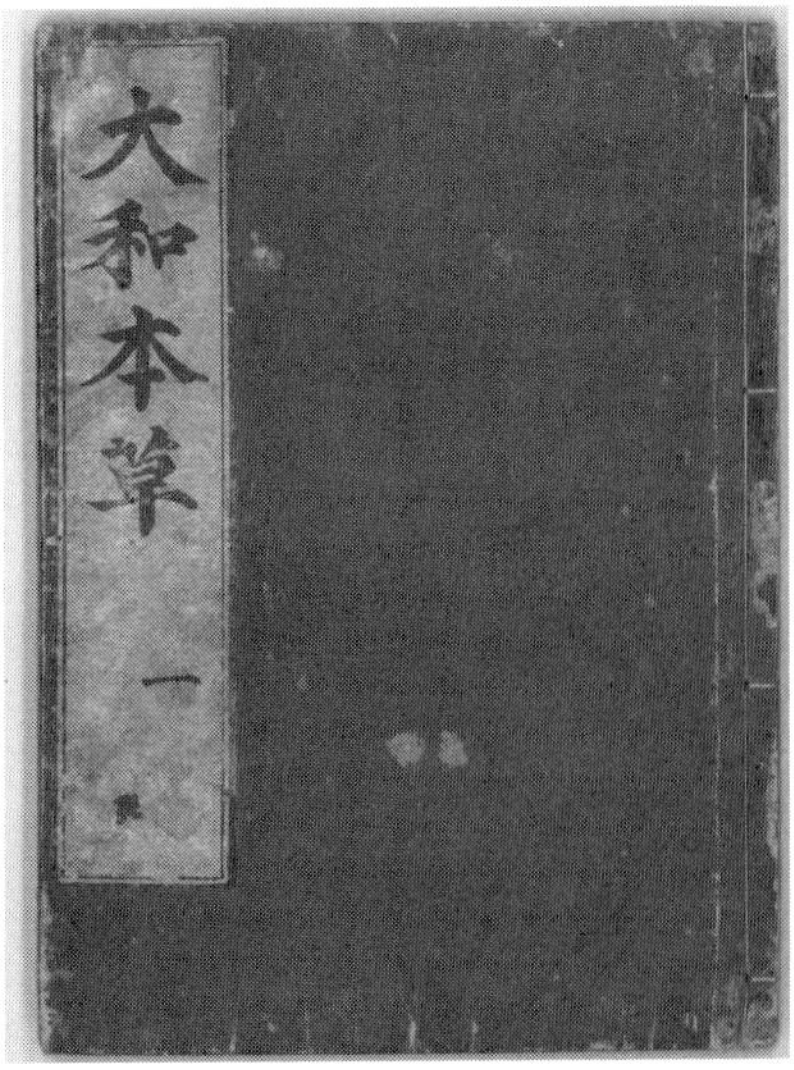

『大和本草』表紙／目録冒頭

〈滋賀県〉にて、たたき草と云、又いとかづらと云。西国にて、はなかづらと云。／／〇いざり松「和品」京の方言也、筑紫にてそなれ松と云。まれなり、古歌によめるそなれ松は別なり〉などと指摘するわけです。益軒の分類した方言地域は、〈京都・京畿近辺・西国・西土・筑紫・江州・甲州・関東・奥州〉などですが、別に漠然と、〈鄙俗・世俗・国俗・方土〉などともことわっています。九州に活動の根拠をおいた益軒ですから、どうしても京都より西に重点がおかれています。しかし日本語の歴史のうえからも本草学者により、方言が注目され採録されたわけで、日本方言研究の一原点を本草学が演じたのは注目に価するのです。これまで言語学者や国語学者が、特に本草学と方言学とのかかわりに言及することがほとんどありませんでした。この点は批判されるべきでしょう。益軒は注目すべき言語研究家でもあるわけです。

つぎに方言と関連して、〈民俗〉についてもふれている点があげられます。これは江戸時代の本草学が、『新刊多識編』、『本朝食鑑』といずれも、この方面に筆をついやしている態度、方法と共通するところで、根源は『本草綱目』にみられるところですが、当然のことながら日本の民俗は、日本人こそが記述すべきです。

民俗は直接、食糧とは関連がないので、『本朝食鑑』には著者周囲の伝統的と思われる場合のほかは、あまりみえませんが、『大和本草』には石油、すなわち『本草綱目』でいう〈石脳油／石油〉（巻九・金部）などがみえます。先に引用しましたが、時珍も、〈土人多以然灯甚明〉とのべ、土地のものが灯火に用いている由を記していますが、益軒も〈燃水《もゆるみづ》（日本では古代よりみえます）は是くさうづなるべし、灯油とする事。筑紫にくじら油をともし、北部につのじの油をともすがごとし、其価、他の油より甚いやし、賤民は此油の出る処にわらをひたして、これをともして家業をつとむ〉と記録しています。シナ・日本同様です。〈くさうづ〉は石油の別称で、くさき水（臭水）の訛りです。また〈つのじの油〉のつのじは、柳田国男監修『綜合日本民俗語彙』に、〈ツノジ〔漁〕山陰東部の海岸でいう鮫の一種〉とありますから、鮫の油をさしていうのだと思われます。〈北部〉とはおそらく山陰東部より広い地域でしょう。柳田はふれていませんが、民の営みとして、鯨油に代って鮫油もまた灯火に用いたことが判明します。また魚類と関連して、〈青魚《かど》〉（巻十三）の全文をつぎにあげてみましょう。

和品 青魚《かど》 鰮《イハシ》ニ似テ大ナリ 長一尺余、味モ鰮ニ似テマサレリ、冬春多クトル 総州常州奥州殊ニ津軽蝦夷等ノ海ニ多シ 朝鮮ヨリモ来ル故筑紫ノ方言ニ高麗鰮《イハシ》ト云 東医宝鑑ニ此魚ヲ記ス 其形状カドニ能合ヘリ昔年朝鮮人ニ 或人カドノ魚ヲタツネシニ青魚ト云ヘリ 又一名ヲニシント云 其子乾タルヲ俗ニカズノ子ト云 世俗コレヲ年始及婚嫁ニ用ユ 四五日水ニ浸シ水ヲカヘテ醤油煎《イリ》酒ニ浸シ食フ或酒糟味噌ニツケテ食ス

○案本草ニ所謂青魚与此別ナリ

右のように形状、棲息、方言、さらに朝鮮――『東医宝鑑』は朝鮮の医薬書――との関連と多識を示し、民俗の一端として〈カズノ子〉も紹介しています。〈和品〉とありますので、純日本産というわけです。『本朝食鑑』でも、〈鰊〉に加登《カト》、〈数子〉で加豆乃古《カツノコ》と示し、〈自レ古多《ク》用《ヒテ》レ数《ノ》子《ヲ》而不レ知食《フコトヲ》レ鰊《カトヲ》、近来略ホ為二《ルナリ》貴人之食《ト》一〉とあります。数ノ子について、〈松前数ノ子〉といって大きく色は黄色のものが甘美で最高品とあげています。また十二月、正月に数ノ子を売り歩くが他の月にはなしといい、〈今本朝流俗、歳首ニ家家、数ノ子ヲ以テ規祝ノ一具ト為シテ子孫繁多ノ義ニ取ル〉と、野必大と益軒とはほぼ同様のことを披露しています。しかし益軒の博物学的考察、朝鮮や方言への記録はまた独自といえるでしょう。もっとも、野必大の博識は益軒に優るとも劣ることがなく、朝鮮や朝鮮語は思うに本草学者の常に視野にあったところと思われます。

先に『本朝食鑑』で例示した〈鶴〉（巻十五）は必大の民俗的記事の方が優るようです。ただし益軒は、〈味為二上品一、嘉話録ニ云鶴ハ胎生、今案ニ鶴ハ卵《ラン》生ス非二胎生一嘉話録《ニ》ニ胎生スト云ハ別ニ又有二一種《カ》一〉と、慎重な判定の態度が推測できます。その他、松前、朝鮮、琉球などの鶴を紹介しています。〈鶴ノ骨ニ塩ヲ加ヘ黒焼ニシテ婦人ノ血暈金瘡ノ気ツケトス、黒塩ト云、鶴ノ油ヲ羹ニ少加レハ味佳／○或曰、鶴能鉄ヲ食フ〉など、やはり

民生を重んじる態度であり、日本の本草学者には人間や生活が常につきまとっています。『本草綱目』（四十七巻）の記述と比較して、はるかに日本学者の鶴記事の方が豊かで多彩であることも確かです。その点益軒はほとんど内容的には『本草綱目』から影響を受けていないともいえます。さらに、〈鰶《コノシロ》〉と関連して民間伝承――子《コ》の代《シロ》にかけて生じたものでしょう――を紹介しています。コノシロは益軒のみではないのですが、〈コレヲヤケバ油多ク其臭キコト人尸ヲヤクガゴトシ〉と人屍＝コノシロと関連させての紹介です。しかし、また〈本草綱目ニ曰海上ノ鱅魚其臭コト如レ尸ノ海人食レ之ト、今案ニヤキテ其臭如レ尸ナルモノ別ニナシ……○別ニ一種長キアリ西州ノ方言マヽカリト云形状コノシロト同〉と記しています。後者については特に由来をのべていませんが、一説にあまり美味ゆえに、隣から飯《ママ》を借《カ》りたいくらいという点からといわれています。このへんも真偽不詳ですが、また、〈本朝食鑑第八、二十張鯯ノ下ニ見エタリ〉とあって、益軒もまた『本朝食鑑』を座右において参考にしたのでしょう。しかし同書の記事の方がはるかに豊かであることも確かです。ママカリについて、江都で〈小鰭〉、京師で〈麻

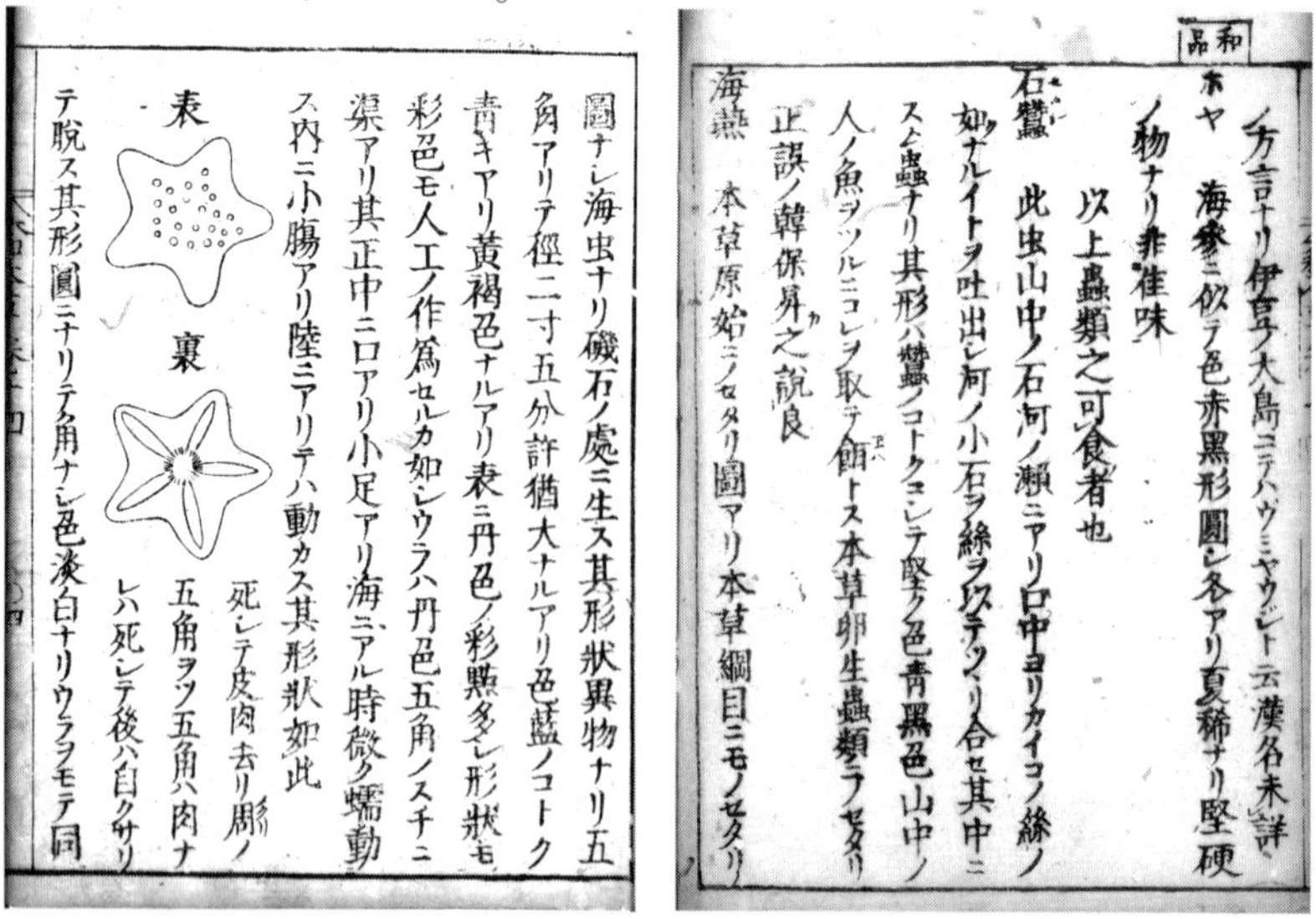
ノ方言ナリ伊豆ノ大島ニテハウミヤウジト云漢名未詳
和品 ホヤ　海參ニ似テ色赤黒形圓ニシテ角アリ夏稀ナリ堅硬
ノ物ナリ非佳味
以上蟲類之可食者也
石蠶　此虫山中ノ石河ノ瀬ニアリ口中ヨリカイコノ絲ノ
如ナルイトヲ吐出シ河ノ小石ヲ絲ヲ以テツヽリ合セ其中ニ
スム蟲ナリ其形ハ蠶ノコトクニシテ堅ク色青黒色山中ノ
人ノ魚ヲツルニコレヲ取テ餌トス本草卵生蟲類ニセタリ
正誤ノ韓保昇之説良
海燕　本草原始ニノセタリ圓アリ本草綱目ニモノセタリ
圓ナレ海虫ナリ礒石ノ處ニ生ス其形狀異物ナリ五
角アリテ徑二寸五分許猶大ナルアリ色藍ノコトク
青キアリ黄褐色ナルアリ表ニ丹色ノ彩顯多シ形狀モ
彩色モ人工ノ作爲セルカ如シウラハ丹色五角ノスチニ
溝アリ其正中ニ口アリ小足アリ海ニアル時微ク蠕動
ス内ニ小腸アリ陸ニアリテハ動カス其形狀如此
表
裏
死シテ皮肉去リ鵰ノ
五角ヲツ五角ハ肉ナ
レハ死シテ後ハ白クサリ
テ脱ス其形圓ニナリテ角ナシ色淡白ナリウラヲモテ同

『大和本草』
〈ホヤ〉などの記述（巻十四・水虫）

宇加利＝鯯童〉というと紹介しています。そして、〈民間ノ食ニシテ賤士モ亦用ルニ不レ足、独リ小鰭ヲ以テ鮓ト作ス、味ヒ稍可ナリト雖モ亦賞スルニ不レ足〉と。さらに興味のありますのは、〈通俗謂フ富士山ノ下トニ大河有テ江ニ入ル、鯯多シ、是レ山ノ神ノ愛スル所ロナリ、故に冨嶺ニ詣ズルノ人最モ之ヲ忌ム、或ハ市街ノ淫祠、狐神ヲ祭ル者亦タ制魚ヲ供ス、此モ亦狐ノ嗜ム所ロナリ、凡ソ婦女之ヲ忌ム者多シ、是レ其ノ尸〔屍〕気有ルニ因《ヨレル》カ〉と。真偽はともかくコノシロの生活誌はまことに豊かで、他の学者をよせつけません。さらにまた、〈曾テ聞ク昔シ野州室ノ八嶋ノ市中ニ冨商アリ、美娘子ヲ生テ嫁時ヲ過ルニ未ダ他ニ通カズシテ空ク深窓ノ中ニ在……〉とはじまる物語が紹介されています。やがて流寓の貴公子とひそかに結ばれます。しかし時の施政者の強い要求で娘をさし出すはめになり、いつわって柩に鯯を数百尾入れて焼き娘は死んだとあざむくことができました〔娘と公子はひそかにのがれて他国で暮らしたといいます〕。――そこで、必大は、〈予謂ラク此ノ言――斯ノ魚、娘子ノ死ニ代ルナリ――児女ノ戯談、之ヲ用ルニ足ラズ〉と一笑に付しています。益軒の伝承する継母と継子との悲話とは異なるわけですが、民間ではさまざまに言い伝え、話がつくられたのでしょう。いささか本草学を逸脱しています。

『大和本草』で注目されるもう一点は、〈蛮種〉〔外来種〕を採録していることです。これもすでに『本朝食鑑』にらしきものはありましたが、とくに立項しているわけではありません。その点、『大和本草』には、〈附録巻之一／巻之二／巻之十六〉にはっきり〈蛮〉であることを示して、つぎのような本草がみえます。

(1)〔蛮種〕海椰子《ウミヤシ》　海中所レ生藻実也、其形椰子ニ似テ小也　桃ノ大サニテ大腹皮ノ如ナル皮アリ暹羅《シャムロ》国ヨリ来ル、病ヲ治スト云未レ詳ニセ二其功〔効〕ヲ一

(2)〔蛮〕ルザラシ　功能既ニ見二本編ニ一　蛮語ナリ　紅夷《ヲランダ》ノ名スランカホウト、云フ　ソロルト云フ国ニアル木也

(3)カズワル　蛮語ナリ、火食鳥《ヒクヒトリ》ナリ　大サ四尺バカリ本草ニ所レ謂駝《ダ》鳥ナルベシ

(4)トロンベイタ　蛮語ナリ　川太郎《カハタラウ》ノ事也　其骨《ノホネ》薬ニ用ユ
(5)ヘイタルボルコ　猪ノ腹中ニ生スル石ナリ、蛮語也
(6)〔蛮種〕人類／ミイラ　輟耕録及博物志補ニ木乃伊ヲ載ス　本草綱目亦引レ之、本邦ノ先輩木乃伊ヲミイラナリトス　然ルニ紅毛医ノ曰ミイラハ木乃伊ニアラスト云、未レ知二何《カ》是《コトヲ》一、亦曰ミイラハ中華天竺ヨリ来ラズ、キネヤ国并紅毛ノ隣国ヨリ出、ミイラニ五説アリ、四説ハ不レ可レ信。第五説ニ罪人ヲトラヘテ薬ニテムシ焼ト云、此説是ナリ、他ノ説不レ可レ用《ユ》……○ミイラノ功能世人伝《ル》処ノ説ヲコヽニ記ス　○気ツカレ胸痛胸ニ結痰アルニ酒湯ニテ用　○牙歯痛虫食ヒ歯穴アキタルニハ蜜ヲ加ヘテ付ル又穴ニ入テヨシ　○小便不レ通淋病ニ煎服。

＊もとより益軒は〈ミイラハ人肉ナリ用二人間一者《ヲ》以レ人食《フ》レ人《ヲ》非二仁厚之事《ニ》一……〉と儒教的否定的立場をとります。

以上。蛮種について中にはそれと明示せずして採択してもいます。薬効の解説にまで至らぬものもあり、(3)カズワルのように、〈火食鳥《ヒクヒトリ》〉と駝鳥とを錯誤しているところもありますが、積極的に外来種も取りあげている点、評価すべきでしょう。やはり本草学の基本である薬用について記することを怠っていません。なお、〈附録巻二・薬類〉につぎの紹介があります。参考までに抜きだしておきます。

(a)丸薬《グハンヤク》　糊ニテ丸シ蜜ニテ丸ジタル薬、未レ乾《タ》不レ可レ服《ス》、服《スレバ》レ之《ヲ》停滞シテ為《ル》レ病《ト》、烈日ニホシヨクカハキテ服スベシ、若雨天ナラバ紙ヲヘダテ、少《シ》アブルベシ、火ヲ忌《ム》薬アラバ不可也
(b)附子《ぶし》　中華ヨリ来ルハ皆塩気アリ　是小便ニヒタセルナリト唐人云リ、然レバ日本ニテ製スルニ童便ヲ用ベカラズ、李中梓ガ説ノ如ク熱湯ニツケ塩気ヲ去リ皮臍ヲ去テ四ニワリ甘草ノ濃汁ニテ煮カハカスベシ　此製法最ヨシ（下略）

(c)煎《ズル》補湯《ヲ》法　薬一匁以上至《テ》二匁半《ニ》為一服《ト》、新汲清水四盞ヲ用テ煎ジテ一盞半トシ三度ニ服ス、滓ハスツベシ（下略）

(a)(b)(c)いずれも調剤に関するところであり、当時の医師の具体的な薬方を知る一端となるでしょう。(c)の〈三度ニ服ス〉とは、けだし現代と同じく朝昼晩などと服用するのと同じでしょう。また、清水四盞など、現代流にいえば、コップ四杯の水などという計量と同じでしょう。本草また医薬・医療と直結していることが了解できるわけです。

益軒は自然科学者であり、研究者としてその態度をつぎのようにのべています。

凡ソ他人ノ論説ヲ奪ヒ而《シカ》シテ己《おの》レノ説トナシ、他人ノ功ヲ竊《ぬす》ミ、以テ我ガ力トナス。是レ小人ノ為ス所、古人ノ賤シミ悪《ニク》ム所、予（益軒）愚ナリト雖ドモ亦タ恥ズル所ナリ

現代でも右の主張はまったく正しい。したがって学

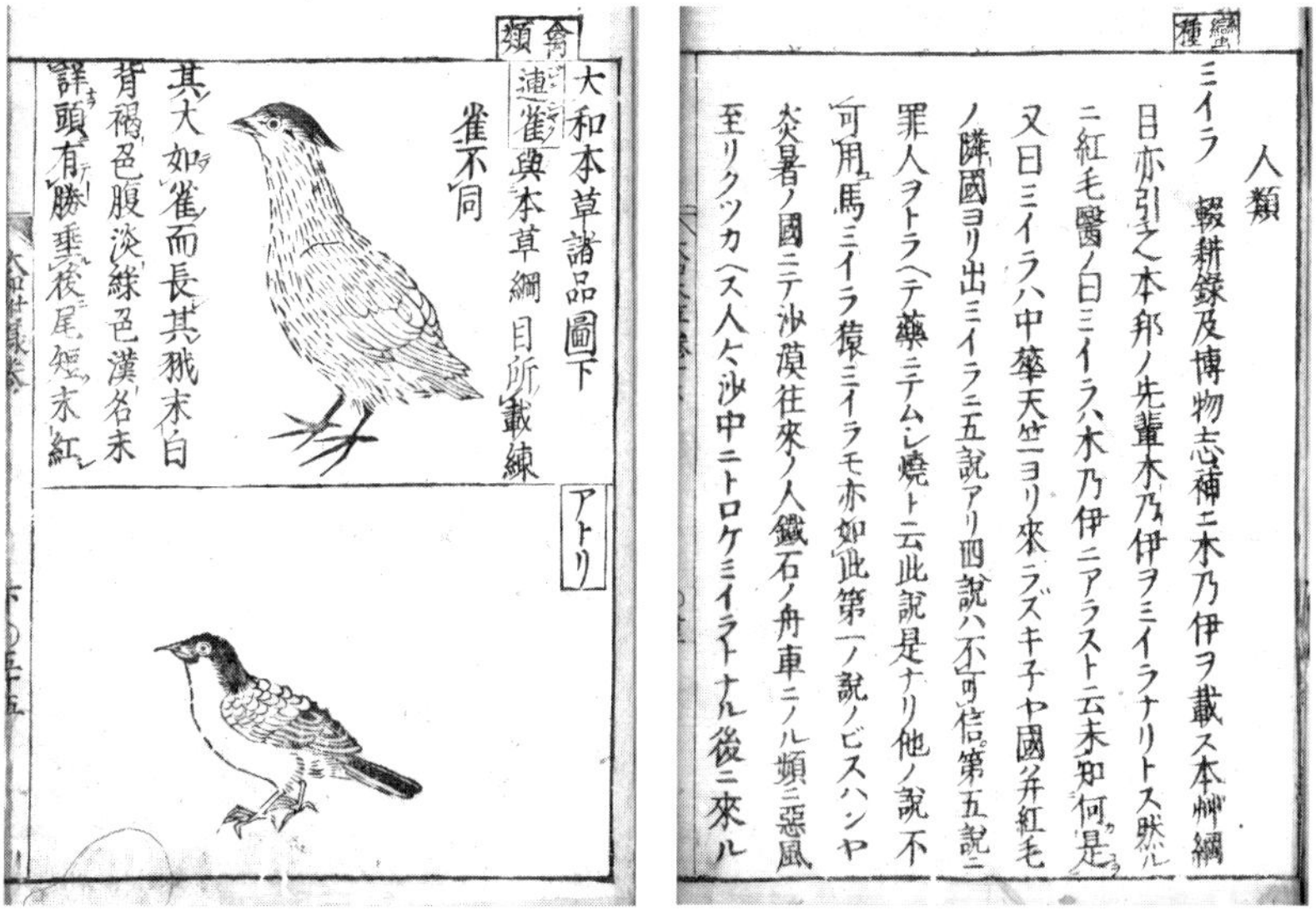
蠻種
人類
ミイラ　輟耕録及博物志補ニ木乃伊ヲ載ス本艸綱目亦引之本邦ノ先輩木乃伊ヲミイラナリトス然ルニ紅毛醫ノ曰ミイラハ木乃伊ニアラスト云未知何是又曰ミイラハ中華天竺ヨリ來ラズキ子ヤ國并紅毛ノ隣國ヨリ出ミイラニ五説アリ四説ハ不可信第五説ニ罪人ヲトラヘテ薬ニテムシ焼ト云此説是ナリ他ノ説不可用馬ミイラ猿ミイラモ亦如此第一ノ説ハビスハンヤ炎暑ノ國ニテ沙漠往來ノ人鐵石ノ舟車ニノル類ニ悪風至リクツカヘス人ヽ沙中ニトロケミイラトナル後ニ來ル

禽類
大和本草諸品圖下
連雀與本草綱目所載練雀不同
其大如雀而長其觜末白背褐色腹淡緑色漢名未詳頭有勝垂後尾短末紅
アトリ

『大和本草』
〈ミイラ〉（巻十六・人類）／〈諸品図下〉冒頭

者として、〈⑴見聞のすくないこと　⑵みだりに見聞したところを信ずること　⑶自分の説に固執すること　⑷軽率に決定を下すこと〉――この四か条をあげて自戒としているわけです。益軒が、〈かつて見し時、詳ならざる所にも、うたがはしくてふたたび其里々に行てよく見聞し、其事実をきはめるもの多かり／国の内を里ごとにあくがれありき、高き山に登り、ふかき谷に入り、けはしき道、あやうきほきちをしのぎ、雨にそぼち、露にぬれ、寒き風暑き日をとはずして、めぐり見ること凡そ八百邑《むら》にあまれり……見し事聞し事をみづからふところ紙に書しるし侍る〉（『筑前続風土記』〈自序〉）と記しています。その真摯できびしい学問への精進ぶりは、現代のフィールドワークに通じ、もって範とするに足ります。ここには自然科学者、益軒の実証的態度と方法をはっきりよみとることができるでしょう。科学スル、学問スルとはこういうことなのです。研究室や実験室で精緻な器械を駆使してこと足りる時代ではありませんでした。文字どおり足と頭と全身で自然と対峙しかつ自然の懐にわけ入って薬になる〈物類〉を求め、その真を見究めることこそ本草学者の使命と自覚しているのです。これはただ益軒のみでなく、本草学者のすべてについていえることでもあります。なお益軒はまた、日本語の語源にも関心と探求心をもち、語源研究の書、『日本釈名』（元禄十三年・一七〇〇）の一書を執筆刊行しています。

7

享保六年と本草家たち

享保六年（一七二一）は江戸の本草学にとって大切な年です。前年、吉宗（貞享元年・一六八四～宝暦元年・一七五一）は国内産物の開発と奨励のため、採薬使を諸国に派遣します。まず本草学の泰斗ともいうべき稲生若《いのうじゃく》水《すい》の門人、松岡玄達が幕府の要請で、二月に薬物鑑定のため京都から江戸へ招致され、本草学をも講じます。七月、幕府は布告を出して、本草学者から論文を募集し、人材発掘にのりだしました。これに応募しやがて幕府の医官となった奥州南部の人、阿部将翁（友之進、宝暦三年・一七五三没）が召し出されました。すでに幕令で、野呂元丈や丹羽正伯――もと町医師で稲生若水に師事したのですが、薬草・種芸にくわしいことから幕府に召し出されたものです――などの本草学者は南葵《なんき》（南和歌山）や吉野山、奥州で採薬旅行をおこなっています。将翁はどちらかといえば傍系ですが、その門から俊秀が輩出しています。将翁はかつて蝦夷をふくめ全国に足跡を印し、盛岡から船で大坂に向かう途中、難破してシナ、広東の近くに漂着します。その後杭州へ移っていわば本場の医術、本草学を学ぶこと八年ほどで帰国したという変りだねです。

さらに注目されることは、八月に幕府が小石川白山御殿跡地（総坪数、四四、八〇〇坪）を開墾して、従来の薬園に加えて薬園を東西二区に分けて設立したことです（次頁に、藩の薬園をふくめて幕府直属の薬園の沿革表を示します）。

さらに翌七年には、町医師、小川笙船の請願をいれ、ここに貧民救済のための養生所――小石川養生所が設けられました。こうして本草学の飛躍発展するときがやってきました。それまでどちらかというと京都が本草学のイニシアチブを握っていましたが、次第に江戸がこれにかわり中心となります。この年また幕府は大坂、京都、堺、駿府の薬種問屋の代表を江戸に招集して、〈和薬改会所《わやくあらためかいしょ》〉を開設、先にふれましたように採薬使として本草学者が派遣されることと相まって、この方面がいっそう充実してきたわけです。ことに和薬改会所は、これまで薬用植物は一部特権階級の専有物であり、薬種はほとんどすべて唐物に依存していたのですから、その設置の意義はきわめて大です。のち松平定信は寛政二年（一七九〇）に江戸・駿府・長崎の官園に令して、従来分配を禁止した漢産・蛮産の諸薬種苗を民間希望者に頒布させました。和薬改会所において市場流通販売を許された和産生薬の品目を一見しますと、〈和連翹・和乾漆・和阿片・和草烏頭・伊豆縮砂・和鼈甲・和莨若子・和杜仲・和沙参・ハハコ草・イヌ山椒皮・ロウハ〉など九十三種、いずれも日本自生のものを加工したもので、益軒も、〈延喜式ニ諸国ノ貢薬ヲ載ス、其内ニ数州ヨリ人参附子ヲ多ク貢ス、人参は沙参ナルベシ、附子ハ日本ニアルトリカブト

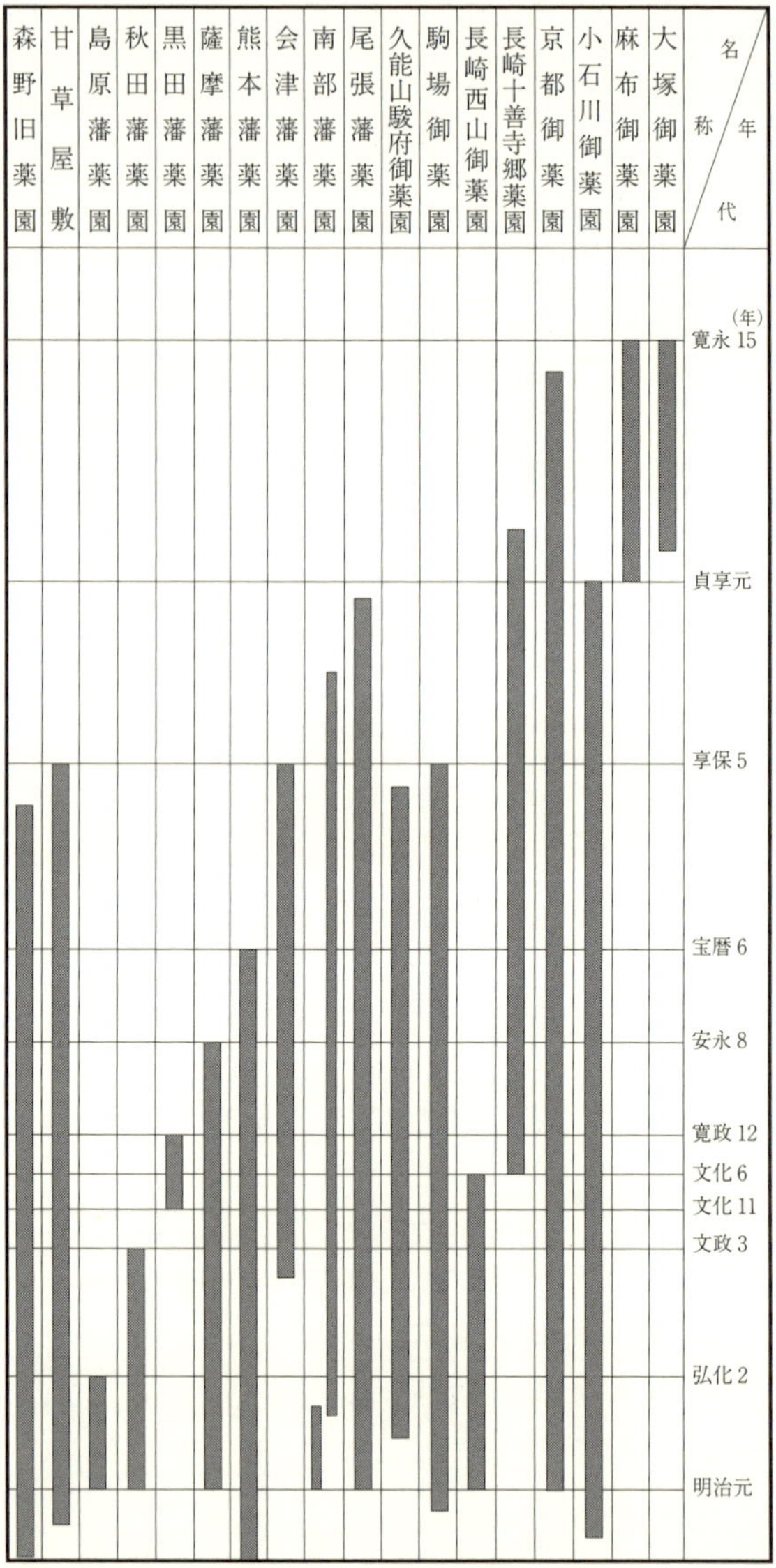

江戸時代薬園の沿革表

＊上田三平・三浦三郎編『増補改訂日本薬園史の研究』（渡辺書店）参照

ナラバ性ヨカラズ、イブカシ、古日本ニハ是ヲ用薬トセシニヤ〉（附録巻二）とのべている点に照応します。

享保十九年（一七三四）、幕府は加賀藩で着手し未完成のままとなっていた『庶物類纂《しょぶつるいさん》』――全一千巻の予定で約三分の一の三六二巻まで完了していました――を増修する計画をたて、責任者に丹羽正伯を指名、各地の産物の目録を整備して、民生日用の要に備えることとしました。そのため各藩でも藩内の本草や産物について調査、開発をすることとなったのです。享保乙卯二十年（一七三五）、〈公儀ニ従ツテ諸国ノ産物、御尋ネノ案文〉という調査を実施、〈国名、産物名・名称（異名、方言）〉を質問、いわば基礎的な資料作成がおこなわれました。以後、各藩の〈産物帳・産物留・産物記・産物絵図帳・産物図・産物志・産物簿〉が編集献上されます。正伯の編集した『庶物類纂』も、元文三年（一七三八）には正続一〇五四巻が完成されました。ただし官庫に納まって一般には公開されず、その点の批判もありました。またこの年、幕府は青木文蔵（昆陽）に命じ、小石川薬草園内に甘藷苗一八一個を薩摩から取り寄せ、栽培させます（ただし関西地方ではすでにカライモの名で普及していました）。

以上のように、幕府の政策は当然のことながら、民間でも本草や産物への関心と興味が強く刺戟されました。本草学も物産学へと展開していきます。将翁の門弟、田村藍水（元雄）やその門弟、平賀源内（鳩渓）らにより、〈薬品会〉（物産会）が開催されることとなります。薬種商や花肆がスポンサーですが、とりわけ宝暦十二年（一七六二）、平賀源内が江戸湯島天神前、京屋九郎兵衛方で開催の薬品会がしられています。この出品目録がやがて、『物類《ぶつるい》品隲《ひんしつ》』として一冊にまとめ出版されます。三十か国より千三百余種の〈物類〉の出品があり、その際配布の〈海内同志ノ者ニ告グ〉という引札（広告）も現存しています。それには、『物類品隲』の校定者、青山茂恂の名がみえますが、青山は〈諸国産物取次所〉にも名をつらねるように、信濃善光寺の青山仲庵と同一人物で、地方の薬肆、セミプロ本草学者です。また世話人に植木屋が参加しています。現代も〈樹医〉などといわれるように、当時の植木屋は品種の改良などにも熱心なプロといってもいい存在です。ここに当時の本草学のあり方を推測することができます。この薬品会は第一回から数えて第五回目にあたりましたが、源内はそれまでの薬品会の出品物も勘案して、解説つき出品目録『物類品隲』を編集、翌宝暦十三年（一七六三）に自費で出版したのです。こうして本草学も一方で物産学へと分かれ、その基礎学となります。なお〈物類〉とは〈人類〉に対する用語ですが、それが人間の生存と深くかかわるモノとして本草学の対象となる自然をさします。

『物類品隲』は六巻六冊、終りの二巻が〈産物図絵〉です。〈蛮種木綿樹　蛮産鼉龍　蛮産蛤蚧　以薬水畜硝子壜中図〉（左図上段参照）のように、外来種もあり、また〈甘蔗培養并ニ製造ノ法〉は図入りで詳細に記述してい

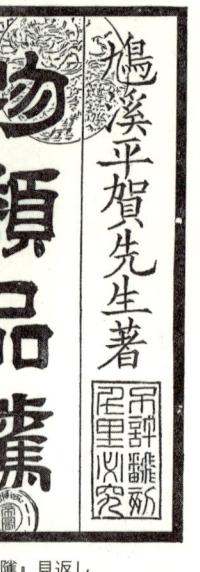

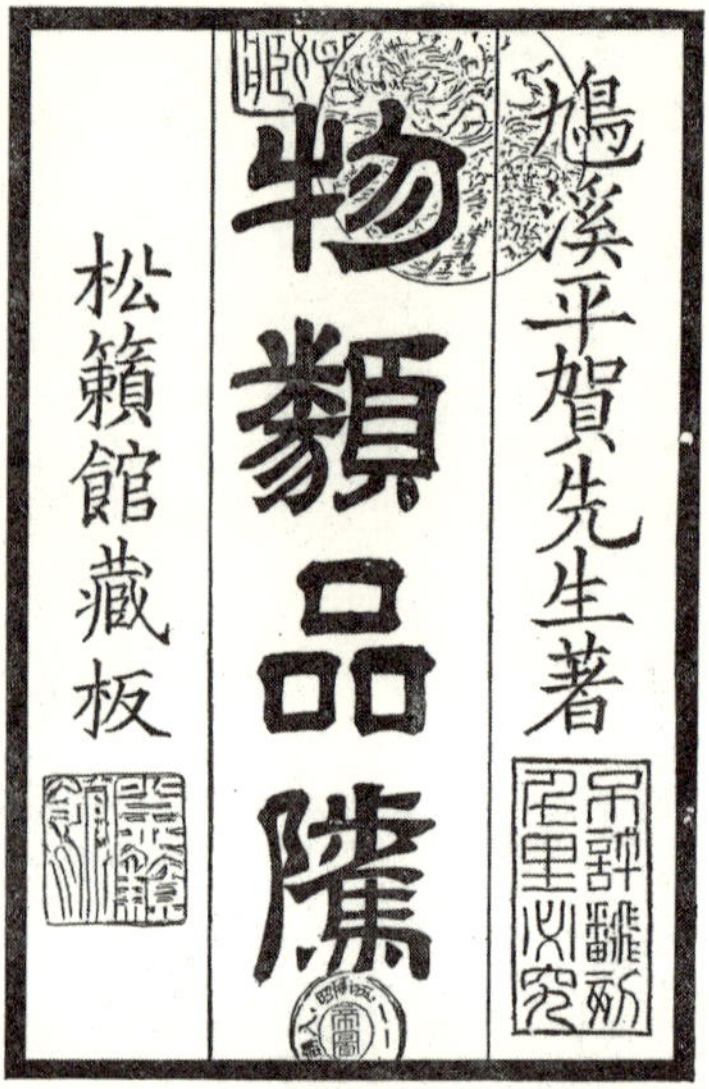

『物類品隲』見返し

ます。(3) 日本での貴重な砂糖栽培、製造の論考です。ただし〈軋《テ》レ蔗《ヲ》取《ル》レ漿《ヲ》図〉と図を示し、〈鳩渓山人自画〉と図中に源内がいるものの、シナの『天工開物』の〈軋蔗取漿〉より模写したものと推測できます（次頁の図中・下段参照）。ただし両者を比較すれば、源内の図の方が具体的、実用的に描かれています。

本書は〈凡例〉に、〈今此ノ書、部ヲ分チ物ヲ列スル一ニ綱目ヲ以テ準ト為ス〉と、やはり『本草綱目』を一つの基準として編集しています。したがって第一番目は〈水部〉で、その〈薔薇露〉では、〈綱目、露水条下ニ出タリ、和名バラノツユ、紅毛語ローズワアトル。紅毛人都テ刺棘《バラ》アルモノヲ、ローズト云。ワアトルハ水ナリ。……此ノ水外療ニ用テ功効多シ。紅毛人常ニ持来ル。近世本邦ノ人亦其《ノ》伝ヲ得テ是ヲ製ス（下略）〉などとみえます。〈油煙〉の項でも、〈薬用ニハ松煙ヲ上トシ油煙ヲ次トス〉など、基調はやはり薬物であり、同定です。源内は長崎に遊学し、大通詞で蘭学にも秀れた吉雄耕牛に師事して、オランダ語や本草学を習得しました。つぎに、比較の意味で『新刊多識編』であげた〈石鹸〉をぬきだしてみます。

石鹸　和名シヤボン、煉モノナリ、和産ナシ。○蛮産、紅毛語、セツブ、ラテイン語サボウネト云。シャボンハラテイン語ヨリ転ジ来ルナルベシ。紅毛、新流外科家ニ多ク用レ之《ヲ》。亦衣ヲ洗ニ少許入レバ甚妙ナリ

もとよりシャボンは sabõa でポルトガル語ですが、セツブはオランダ語 zeep（ゼープ）であり、サボウネはラ

テン語sapone（サポネ）です。長崎で吉雄耕牛から西洋本草書を学び、翻訳の指導も受けた点、やはり源内は、ラテン語、ポルトガル語、オランダ語などを、西洋本草学とともに学習したようです。さらに同じ物類でも、上品、中品、下品と文字どおりその品質を評価しています（品隲は品定めの意）。しかし源内以前の本草学と異なる点として、〈古貝《パンヤ》〉（巻四）で、〈此ノ物本邦産絶テナシ。其ノ綿漢土ヨリ来ルモノ価貴シ。若シ此ノ物本邦ニ多産スルコトヲ得バ、其ノ益不レ少。故ヲ以テ田村先生是ヲ官ニ告ス〉として、〈台命アリテ此種ヲ清商ニ徴ス然ルニ清人不レ知レ之〉と。そしてついに入手しますが、その経緯をつぎのようにのべています。

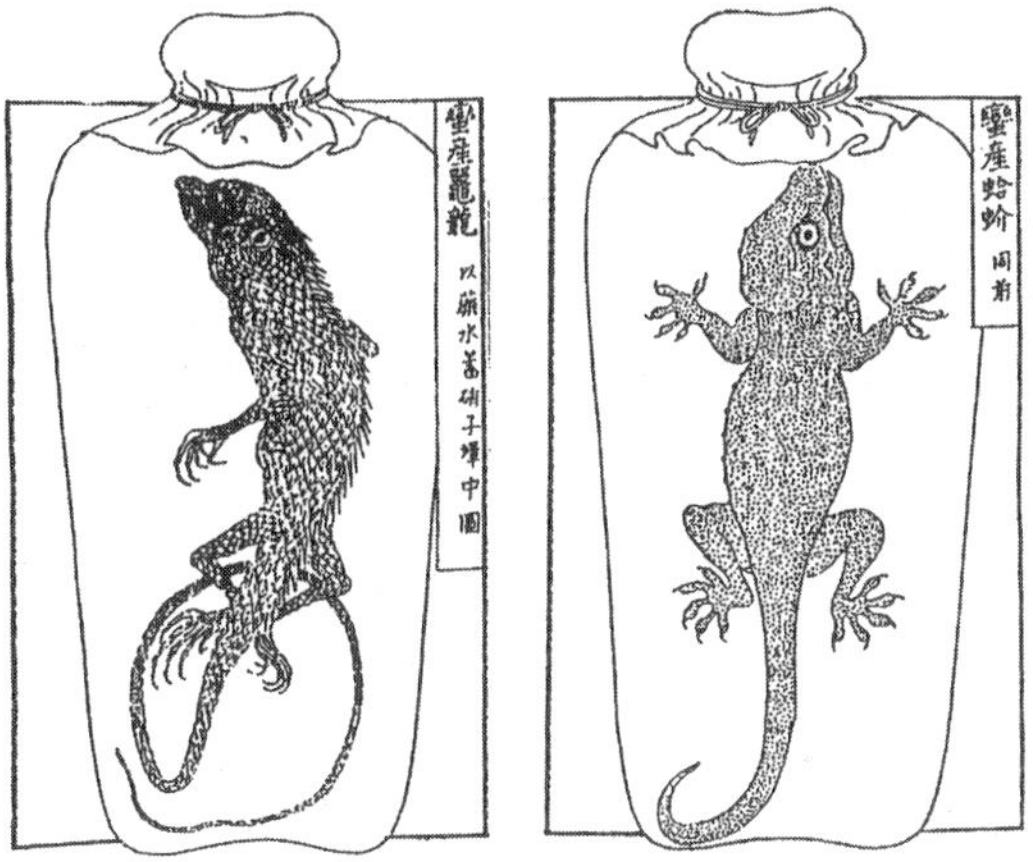

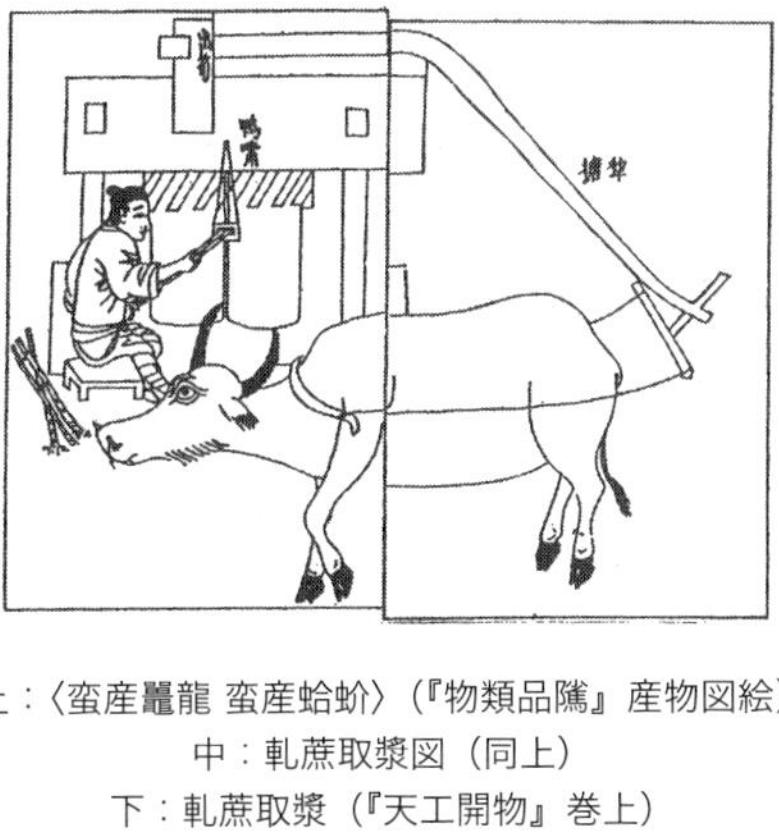

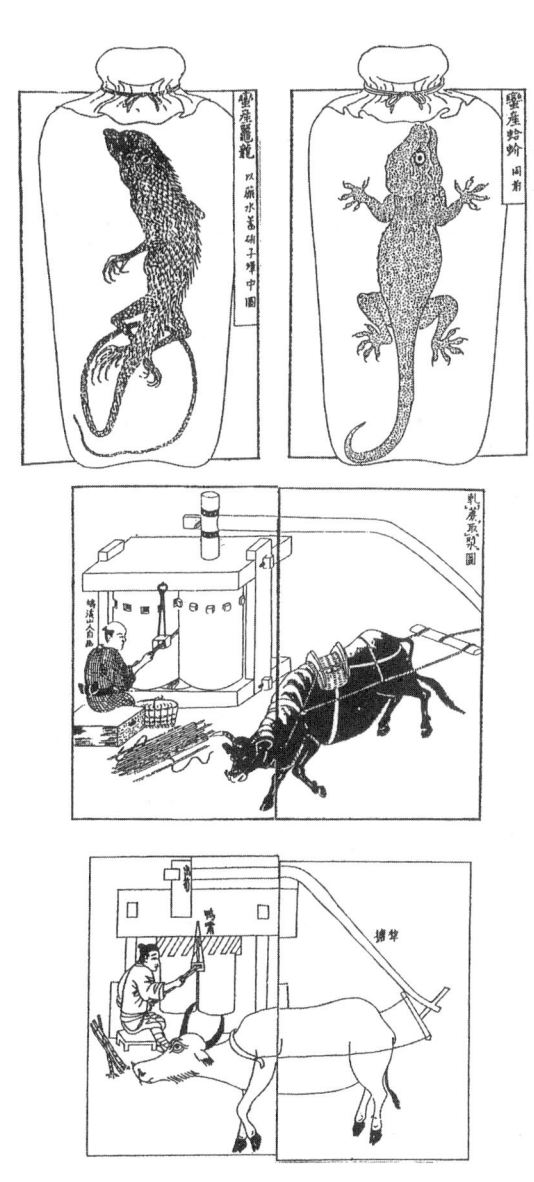

上：〈蛮産鼉龍 蛮産蛤蚧〉（『物類品隲』産物図絵）
中：軋蔗取漿図（同上）
下：軋蔗取漿（『天工開物』巻上）

台命アリテ是ヲ蛮商ニ徴ス。己卯ノ歳紅毛人咬𠺕吧《ジャカタラ》種、木綿樹子数斤ヲ齎来ル。同年八月長崎郡官高木君是ヲ東都ニ献ズ。紅毛語、木綿ヲカトウンボヲム、ト云。草綿ヲカトウンコロイト、云。カトウンハ綿ナリ。ボヲムは木ナリ。コロイトハ草ナリ。庚辰ノ歳／台命アリテ是ヲ諸国ニ植シム。希《（まれ）》ニ生ズルコトアリ。此ノ時ニ至リテ始テ見ルコトヲ得タリ。形状図中ニ詳ナリ。但長ジテ後、葉ノ形胡桃ノゴトシト云。此物甚寒ヲ畏ル。至レ冬テ尽ニ枯クル。按ズルニ此種亦南国ニ出ヅ。暖地ニアラザレバ生育セズ、若シ紀伊伊豆薩摩土佐等ニ植バ必繁茂スベシ。古草綿ノ種ヲ伝テヨリ其ノ益被ル二天下ニ一モノ至テ広大ナリ。今又木綿繁殖ヲ得バ、国益多カルベシ。再此ノ種ヲ得テ南国暖地ニ植試ンコトヲ思ノミ。

台命とは幕命ですが、源内は幕府の要路に立つ人との特別なコネがあって、本草学からさらに、物産学へと志を立て、右の引用分にあるように、〈国益〉を意識しその実行にも意欲的です。本草学がいわば、政治と手をにぎるようにもなるのです。こうした政治的発言や意向は、これまでの本草学者からは必ずしも積極的に発言されませんでした。さらに〈百部〉の項で、源内はつぎのような発言もしています。

百部　蔓生、特生ノ二種アリ（中略）按ズルニ先輩東壁真物ヲ知ズシテ却テ鄭樵ガ説ヲ謬レリトスルハ何ソヤ。気味発明ノ説モ妄説ナリ。釈名、野天門冬ト並ニ削去ルベシ（巻三・草部）

つづけて、〈野天門冬〉を〈東璧誤テ百部ノ一名トス。然ドモ是レ別物ニシテ百部ニアラズ〉とはっきり否定し、李時珍が実物を知らず、その説を妄説と批判するわけで、まことに厳しいことばです。また〈野天門冬〉の大なるものを和名サウチクというが、それと関連して、〈貝原先生曰。キジカクシ赤実アリ。（その）一種実ナキヲサウチクト云。是レ百部ノ雄ナルベシト。此ノ説誤ナリ〉と。大先輩、貝原益軒の説も誤ナリと批判します。こうして、

〈妄説ナリ、誤ナリ、非ナリ、削去ルベシ〉の表現をしばしば大先輩にも与えています。ごく身近な大学者、松岡玄達（怡顔斎）に関しても、〈龍骨〉（巻四・鱗部）の項で、〈松岡先生、是（シナ学者の説）に雷同シテ真ナルモノ絶テ稀ナリト云ヨリ、吠ルレ声ニノ徒、管見ヲ以テ弁説ヲナス。皆夏中不レ知レ氷ノ論、挙テ論ズルニ足ズ〉と痛烈です。現代流にいえば、本草学者の最高権威者ともいうべき学者がシナの説に盲従することを非難し、かつこれに共鳴する学者たちをも論ずるに足らずと切りすてたわけです。他にも、〈依レ名迷レ実コトナカレ〉とのべています。

　こうした彼がどのように逆に批判されるか、およそ日本人離れしたその言動は、確かに科学者としての批判精神、実証主義、真理を愛する学者的良心からでているのですから、是認されるべきでしょう。しかし時代はまだ封建制度と、きわめて保守的な社会の爛熟期であり、それなりに本草学の歴史もあり、いささか時代から遊離してしまったことは不幸なことだったと思います。あえていえば、時代の先取りはこの天才的人物を結局、やがて獄中で狂死させる破滅の結末へと導くことになります。〈芒消〉（巻二）の項で、〈予辛己ノ秋　家僕ニ命ジテ薬ヲ伊豆ノ国ニ採ラシム。留ルコト三月余、産物ヲ送致スモノ数十度〉とその実証的態度と方法は、確かに手堅い手法で本草学そのものを実行しています。やがて源内自ら伊豆まで足を運び結論を出すのです。現代の先端科学、文化人類学者の一面を源内に認めることができましょう。否、自国のことをしらずして、横文字を縦に置き換えて文化人類学者ナリとうそぶく現代の擬学者より、本質的に優るものと評価できます。彼のフィールドワークは、またその行動力は高く評価できます。そして赴いた地方にもそれなりの文化の種を蒔き育成させています。源内という個性豊かな本草学者により、幕府の政策と相まって、本草学は急速に物産学へと傾斜し、さらに国内産業の改革へとすすまんとしたわけです。しかしそれは、医学、薬学としての本草学とはかなり変質してきました。あるいは内容的に拡大して、一つのジャンル、〈物産学〉を形成するようになったということができます。

　源内はまた〈沙参〉（巻三・草部）の項で、〈○沙参　和名ツリガネニンジン又ト、ギニンジン。山城、山科方言ビシヤビシヤ。但馬方言　キキヤウモドキ。筑紫方言　シテンバ。南部方言　ヤマダイコン。所在多ク産ス種類多シ（下略）〉とこれまでの本草学者と同じく方言への関心も高いのです。江戸（東都）方言をはじめ、〈日光方言、伊豆方言、西国方言、讃岐方言、近江彦根方言、備前方言、備後方言、越前方言、伊勢方言、佐渡方言、紀伊方言、筑紫方言、肥後方言、南部方言、会津方言、仙台方言、松前方言、伏見方言、長崎方言〉などと広範囲に及びます。これに和とか俗とかいった俗称やさらに紅毛語、ラテン語など外国語に及びます。彼の言語感覚や関心度はかなり高いことも判明しています。方言への関心と研究はまさしく本草学の正統派であり、益軒を受け継いでいます。源内の友人で、本草学者の後藤黎春（先生）も、源内が若いときから、〈名物之学〉を学んで、十分なトレーニングを受けていた由を語っています。源内も例示するように、異物同名で医師が誤って処方した点はみのがせないのです。さらに源内は、シナの自然科学書『天工開物』、『物理小識』など、舶載の科学書、科学技術書をもよく学習しています。現代におきかえれば、先進国の情報や学問をいちはやく入手し、その方法を自分のものにしようと精進した進歩的学者と評価されるでしょう（本書第二部「7 本草学と方言研究」を参照）。

いうまでもなく民俗の記事もすくなくありません。たとえば、その一つに〈地脂〉（巻二・石類）の記述があります。ここでは『本草綱目』の〈石髄〉（巻九）の条を引用し、地脂と石髄は別物であり、『本草綱目』の記述は誤ナリといって、〈讃岐阿野郡東国陶村、三好喜右衛門具ㇾ之《ス》〉と実証しています。これは時珍がシナ、方鎮の『編年録』を引用して、〈老吏ノ面ニ塗ルニ皺皮頓ニ改リ少年ノ色ノ如ク展べ、以為《おもへら》ク神薬ナリ〉と紹介している〈地脂〉こそ本物であると同定しているところです。源内の場合、固有名詞や年月日、さらに村民の実名を明示するなど、実証性に富んでいて、やはり科学する心をよく理解していたことが推測されます。先に引用した必大、益軒の態度や主張とも共通する本草学者の資質と言動です。終りに、先にも引用した〈沙参〉を例にさらなる博物学的考察、記述の一端を披露しておきましょう。

○沙参　（前略）葉有ㇾ毛モノ。無ㇾ毛モノ。両葉相対スルモノ、四五葉相対スルモノアリ。又長葉ノモノアリ、細葉ノモノアリ。花碧色、又白花ノモノ、淡紫花ノ者アリ。……和産ハ花ノ大サ二三分ニ過ズシテ根短シ。（漢産は）花ノ大サ五六分許、深碧色愛スベシ。根長コト二尺余ニ至ル。二月種子ヲ蒔テ其ノ年花ヲ開ク、二年ニシテ掘取ベシ。

右を一読すれば、現代の理科の教科書にあるような形状観察の記述です。形状、色、品質、場所、種類などよく丁寧にその物類の観察にも力を注いでいます。『物類品隲』が明治以前、日本博物史上の傑作と評される点も十分納得がいくことでしょう。

8

西洋本草学の輸入

江戸時代での本草学の流れ、展開を寸描してきましたが、享保という時代、いいかえれば将軍、吉宗の時代に、伝統的な本草学のみでなく、明、清代のシナの自然科学者の著書が日本にはいっていました。また享保二年（一七二七）、〈蘭学を御免あり禁書解禁の事也〉（『通航一覧』）となります。すなわち、一つはすでに平賀源内の本草学でふれましたが、明代の宗応星『天工開物』――はやくシナでは失われ日本に生き延びた貴重な技術百科事典です――や、同じく方以智『物理小識』――『解体新書』をはじめ日本人が西洋の自然科学を理解するのに有効であった科学書――などの舶載があります。加えてシナに在住の西洋人宣教師によるシナ語で執筆されたヨーロッパの科学書・世界地理書が舶載されました。さらにもっとも注目すべきは、西洋本草学、薬学の書物（主としてオランダ語やラテン語で書かれています）が日本にはいってきたことです。いうまでもなくこれらは蘭学者によって翻訳されることになります。蘭学者といっても、基礎の教養として漢文をよく修めていたわけですから、シナの書も横文字の書もおおいに活用できました。とりわけ本草学に参考になるつぎのような西洋の書物、辞典を手にすることができたのです。漢字表記の訳名は当時の蘭学者の翻訳によります。

(1) N. Lemery ; Woordenboek of algemeene verenkele droogeryen, ect. 1743. ／列墨歴伊《レメレイ》『鐸路阿業列英《ドロオゲレキン》』

(2) J.J.Woyt ; Gazephlacum Medico-Physicum, of Schatkamer der Genees ... 1741. ／窩葉都《ヲーエッ》＝伍乙都『西洋医事宝函』

(3) R. Dodoneus ; Herbaris oft Cruydt-Boeck, 1618. ／独度涅烏斯《ドドネウス》『遠西独度涅烏斯草木譜』

(4) W. van Lis ; Pharmacopoea Galeno-Chemico-Medica Probatissimis ... 1747. ／栗斯《リス》『三宝方典』

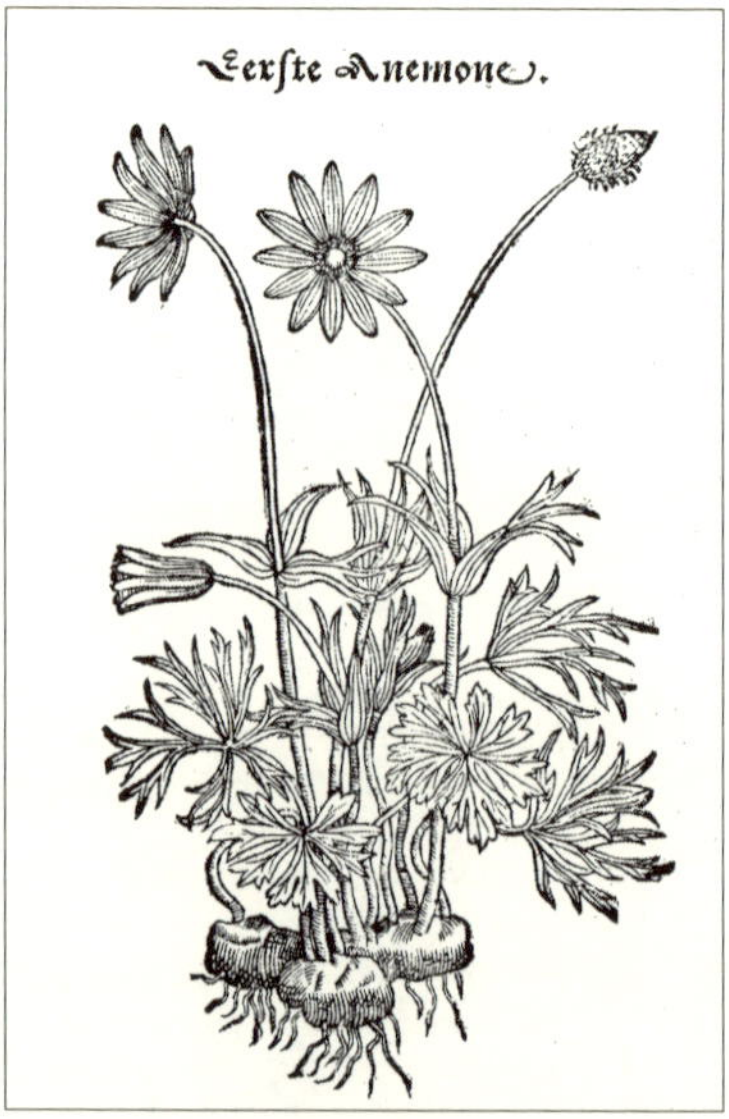

『遠西独度涅烏斯草木譜』
〈アネモネ〉の図

右のうち具体的には(3)の R. Dodoneus『遠西独度涅烏斯草木譜』が翻訳活用されます。薬草図鑑です。平賀源内などもこの『コロイト・ブック』（コロイトは薬草の意）を参照していますが、なんといっても将軍、吉宗がこれを一見してすっかりとりことなった西洋本草書です。そこで吉宗は儒者の青木昆陽と本草学者の野呂元丈に命じて、オランダ語を学習させこれを翻訳させることにしたわけです。元丈には翻訳した『阿蘭陀本草和解《わげ》』（寛保二年・一七四二）があり現在に伝えられています（国立公文書館所蔵）。もっとも実質的に翻訳は、長崎通詞、吉雄藤三郎によります。藤三郎の跡継ぎが、杉田玄白も師事した吉雄耕牛です。通詞ながら外科医としても、また本草研究家としても、最高の実力者になりました。先にふれたように、長崎遊学の源内も師事して西洋本草学を習っています。吉雄一家は、藤三郎をはじめ、その孫の権之助（如淵）、耕牛の孫、俊蔵（尾張藩侍医となる）まで、ヨーロッパ伝来の医学、薬学、自然科学などの分野ですばらしい業績をあげています。当然のことで、オランダ語、ラテン語にも通じていました。また吉宗は商館長の献上したJ.Jonstonsのつぎの動物図鑑にも興味を示しました。

○Nauwkeurige Beschryving van de Natuur der Viervoetige Dieren, Vissen en Bloedlooze Water-Dieren, Vogelen, Kronkel-Dieren, Slangen en Draken. Amsterdam, 1616 (1664)　＊四ツ脚獣・禽・魚・冷血動物・蛇・昆虫類などの図録の意

これも元丈は、『阿蘭陀禽獣虫魚図和解』（寛保元年・一七四一）と、同じく通詞の手を借りて訳しています。しかし薬用に益なしと全訳はとりやめます。

通詞たちは江戸時代初期から、来日の蘭医、たとえば博物学に優れていたE・ケムペル Kaempfer（ドイツ人、元禄三年・一六九〇来日）や同じく、C・P・ツュンベリー Thunberg（スウェーデン人、安永四年・一七七五来日）などとも接触して指導をうけ、かつ協力しています。前者は帰国後、持ち帰った中村惕斎『訓蒙図彙』（寛文六年・一六六六刊）――日本最初の絵入百科事典――の魚・亀などの図をほぼそのまま利用して、その著『日本帝国志』の中で日本の博物を紹介しています（小著『訓蒙図彙』（早稲田大学出版部）を参照）。後者は世界的に著名な博物学者、C・フォン・リンネ Linné（一七〇七〜七八）の門弟であり、耕牛とも親交を結びますが、江戸の蘭学者ともよく接し、帰国後『日本植物誌』を刊行しています。日本に〈植物学〉の種を蒔いた恩人でもあります（後述参照）。

先の(1)、レメレイの薬学書は、大槻玄沢『蘭学階梯 下』（天明八年・一六八七）に、〈レメレキ、ドロゲレキン、諸薬物ノ主治功療ヲ委ク集メタル書ナリ〉とみえます。また玄沢の処女作品、『六物新志』（一七八七刊）には、列墨歴伊の『薬学辞典』・伍乙都の『西洋医事宝函』から、〈肉豆蔻〉の部分を翻訳し、ドドネウスのものからもその図を引用しています（次頁以下の図版参照）。また〈列墨歴伊《レメレイ》・窩葉都《ヲーヱツ》＝伍乙都〉を参考にするのみでなく、さら

列墨歴伊所撰之鐸路阿業列英名書曰肉豆蔲樹凡
一歳三結實其熟在二月六月十月殊以二月者爲
最盛其物産於印度之諸國番達嶋最多
主治
窩葉都之書曰益脳髓強神經或療胃及諸臓之諸
病或治子宮之諸疾故姙婦用之則有壮胎氣之功
或挫積聚消風塊而能使其氣下降
斛墨兒之書曰肉豆蔲性香竄故壮神氣順呼吸強

肝胃明眼目利小便通大便散風塊兼療子宮之諸
疾大有神効
又曰消飲食殺髪虱使人益強記除面部班點擽雀班類
肝脾壅塞而固結者服之則得融通和解
附考
李氏本草綱目肉豆蔲附方漢人偏以爲有暖胃
之功故但用之療諸吐利之病耳又未嘗知是本
爲脳髓神經之要藥旁有諸臓腑之諸疾及眼目
懐孕積聚風塊大小便髪虱等並治之之功若能

分娩次發血暈止而煩渇大發因與泊夫藍湯之
有効
右二條淳菴中川氏試効
東都本所松井街近江屋某女懐孕未滿期而産
輙發血暈戰慄殊甚脉微欲絶與泊夫藍湯諸症
頓除
東都淺草鳥越街海老屋某室崩血腹痛恰若錐
刺急與泊夫藍湯痛輙即止次投全功
右二條鶴齋先生試効

肉豆蔲果枝葉相連圖

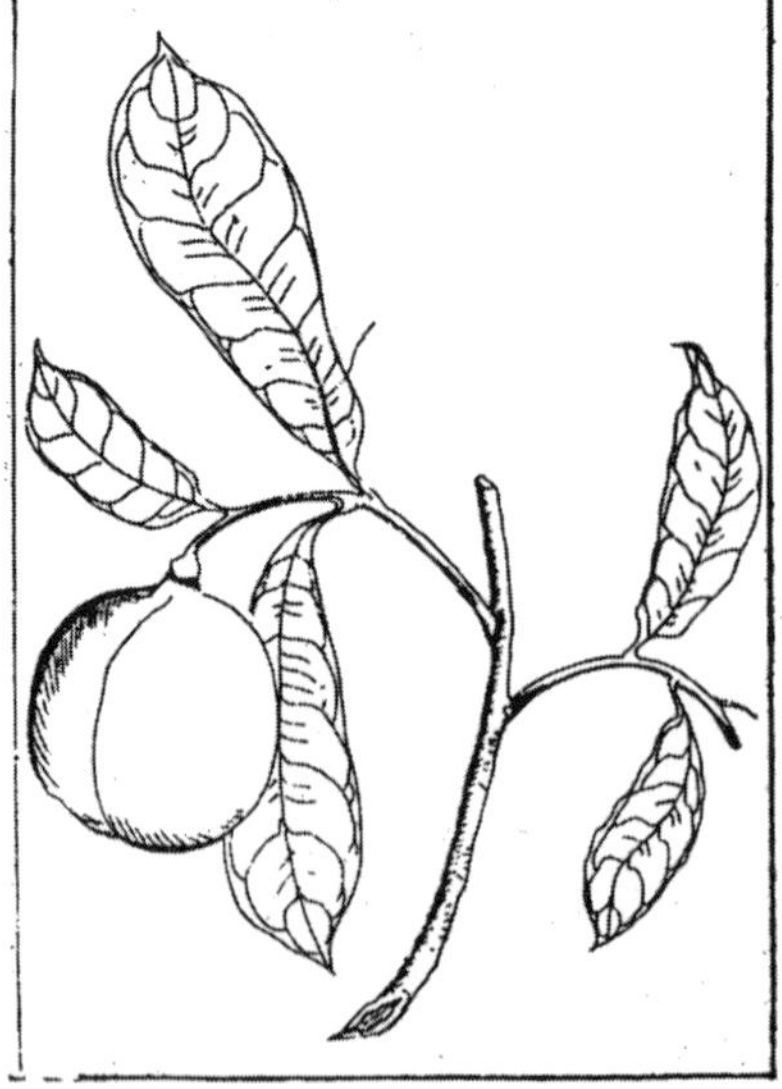

大槻玄沢『六物新志』（次頁上も）
〈レメレイ・ヲーヱツ・シヨメル・ドドネウス〉からの引用がみえる

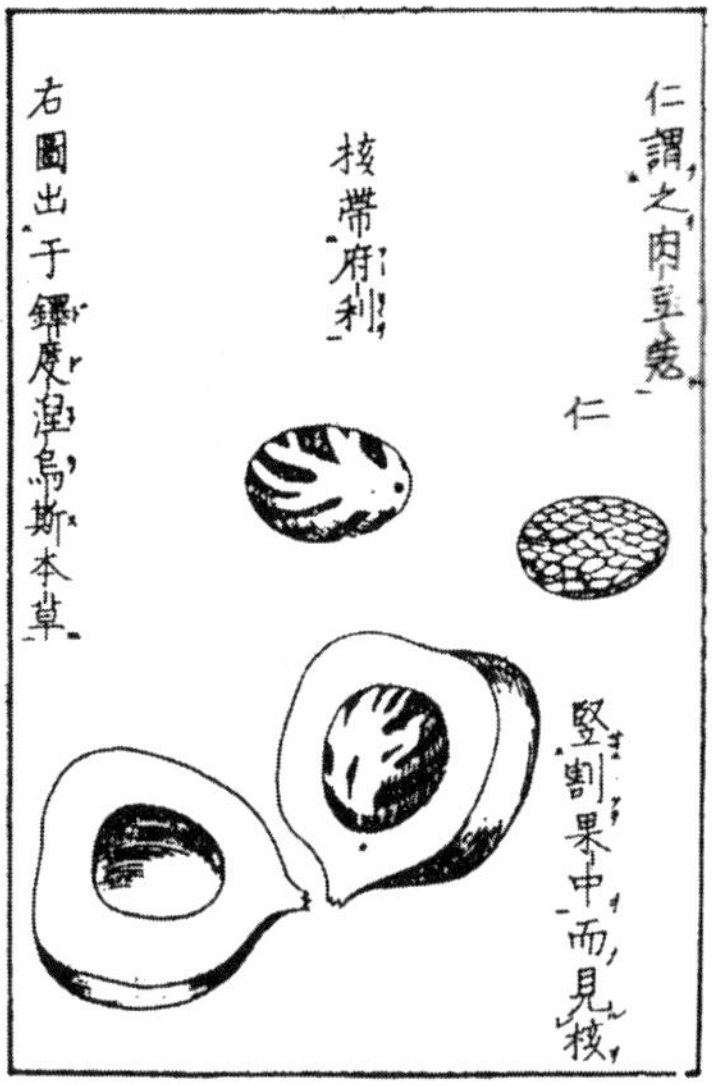

に〈削墨児《ショメル》〉を参考にしていることもわかります。これは上でふれた西洋百科事典の原本で、日本では『厚生新編』の書名でやがて幕府が翻訳にとりかかりますが、原名はつぎのとおりです。

○ Noel Chomël ; Huishoudelijk Woorden Boek, Leyden, 1768.

〈削墨児〉は編者の名で、ショメール Chomël はフランス人ですから、原本はフランス語で書かれた家庭百科事典です。これをオランダ人のシャルモット Chalmot がオランダ語に訳し、さらにやがて蘭学者が日本語に翻訳することになります。ただし幕府で翻訳をはじめたのは文化八年（一八一〇）ですから、それ以前には個人的に活用されたわけで、右に引用のように、大槻玄沢（一七五七〜一八二一）などのグループでは、その塾（杉田玄白の芝蘭堂など）の書架にあったと思われます。玄沢には、『蘭畹摘芳《らんえんてきほう》』（三巻、一八一九刊。写本四十巻のうち）なども注目されます。

(3)に紹介した『遠西独度涅烏斯草木譜』はやがて松平定信により、白河藩の事業として全巻約三千ページを約四分の一世紀にわたって翻訳することになります。幕府による『厚生新編』の翻訳とともに、江戸時代の二大翻訳事業です。これには旧長崎通詞、石井恒（常）右衛門、同石井文十郎ら父子二代と多くの藩医の助力がありました。吉田九市（正恭）という、これまで知られていませんが、実力のある田安家の西洋本草学者――吉雄耕牛に師事したようです――が参加して、最終的に完了させています。原本、"Cruydt-Boeck" は、しばしば蘭学者の著書にみられる〈コロイト・ブック、紅毛本草〉、すなわち西洋本草書です。そして上にあげた図版中の引用文の〈附考〉

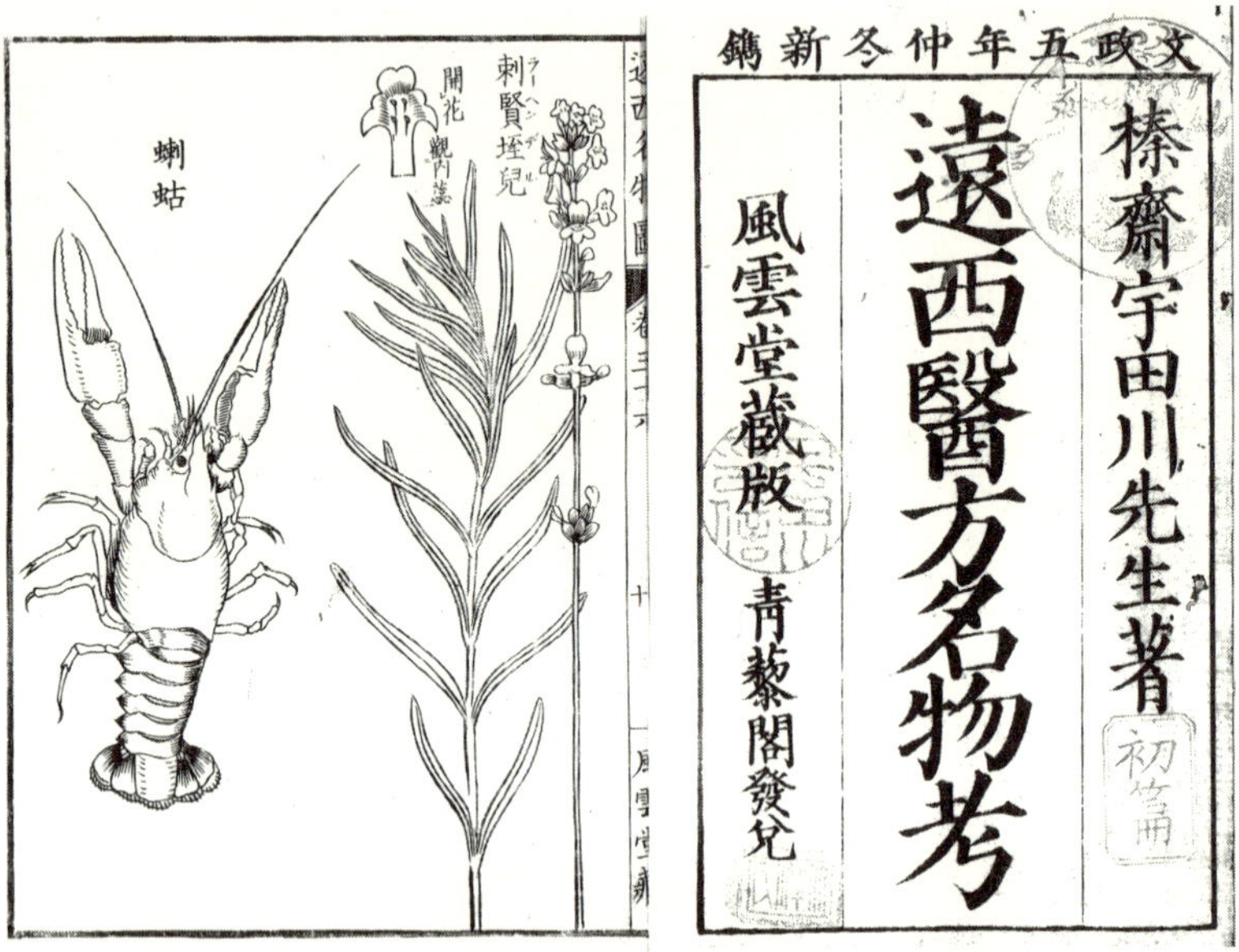

宇田川玄真・榕庵『遠西医方名物考』見返し／名物図

には、〈李氏本草綱目〉とみえますように、翻訳にあたってはやはり『本草綱目』が参考書としてみられます。おそらく玄沢など蘭学者もこれを座右において活用したであろうことが判明するのです。

以上、西洋本草、薬学関係の蘭書は、他の蘭学者の著訳書などにもみられるわけで、先の『六物新志』の記述中にみられる〈淳庵中川氏〉には、今は散逸して存在が不明ですが、『和蘭局方』（局方＝pharmacy）の著がしられています。ほかに桂川甫周（国瑞）——『解体新書』の翻訳に参加した将軍侍医の蘭方医——に、『和蘭薬撰』（寛政七年・一七八七成）、大坂の蘭学者、橋本宗吉に、『三法方典』（一八〇五～一三。六巻六冊）があります。前者はレメレイのものによっていますが、後者は上にあげた(4)の栗斯《リス》のものの全訳です。ここには本草部・薬方部・製薬部などがあり、〈製薬＝精煉術〉がScheikonst, scheikundeの訳語として用いられているところもあり、次第に西洋薬学と密接な医化学（iatrophysics）へと関心と研究がむけられていきます。また桂川甫周の門弟、吉田長淑によって、『泰西熱病論』（文化十一年・一八一四刊）や『和蘭鏡原』（文政三年・

一八二〇刊）などが翻訳出版されています。そして、ややのちになりますが、宇田川玄真・榕庵父子による江戸期最大の西洋薬物辞典、『遠西医方名物考』、『同補遺』が文政四年（一八二一）から天保五年（一八三四）にかけて編集刊行されます（前頁の図を参照）。

こうして新しく紹介された西洋本草学もまた薬学（Pharmacology）に解消されます。そこには絶えず伝統的な本草学が関与しています。そして日本の本草学は、新しいヨーロッパの植物学によって、東洋の植物学としての使命を終えます。本来の本草学と〈植物学〉とははっきり袂を分かちます。すなわち、幕末の蘭学者、宇田川榕庵（一七九八〜一八四六）によって、日本の本草学は、西洋の〈植学〉（botanica）とか、〈西洋植物学〉（榕庵の大槻玄沢宛手紙）とよばれる別系統のものと認識され、榕庵は日本人としてはじめて、ヨーロッパの植物学と対比してこれを論じるようになります。本草学が根本的に植物学と異なること、その独立を告げる論文『植学独語』を執筆し、さらに『植学啓原』（一八三四刊）を執筆刊行します。しかしこの榕庵の植物や動物への学習と研究に豊かな知識を与えたのは蘭山ら日本の本草学者の論、観察でもありました(4)。

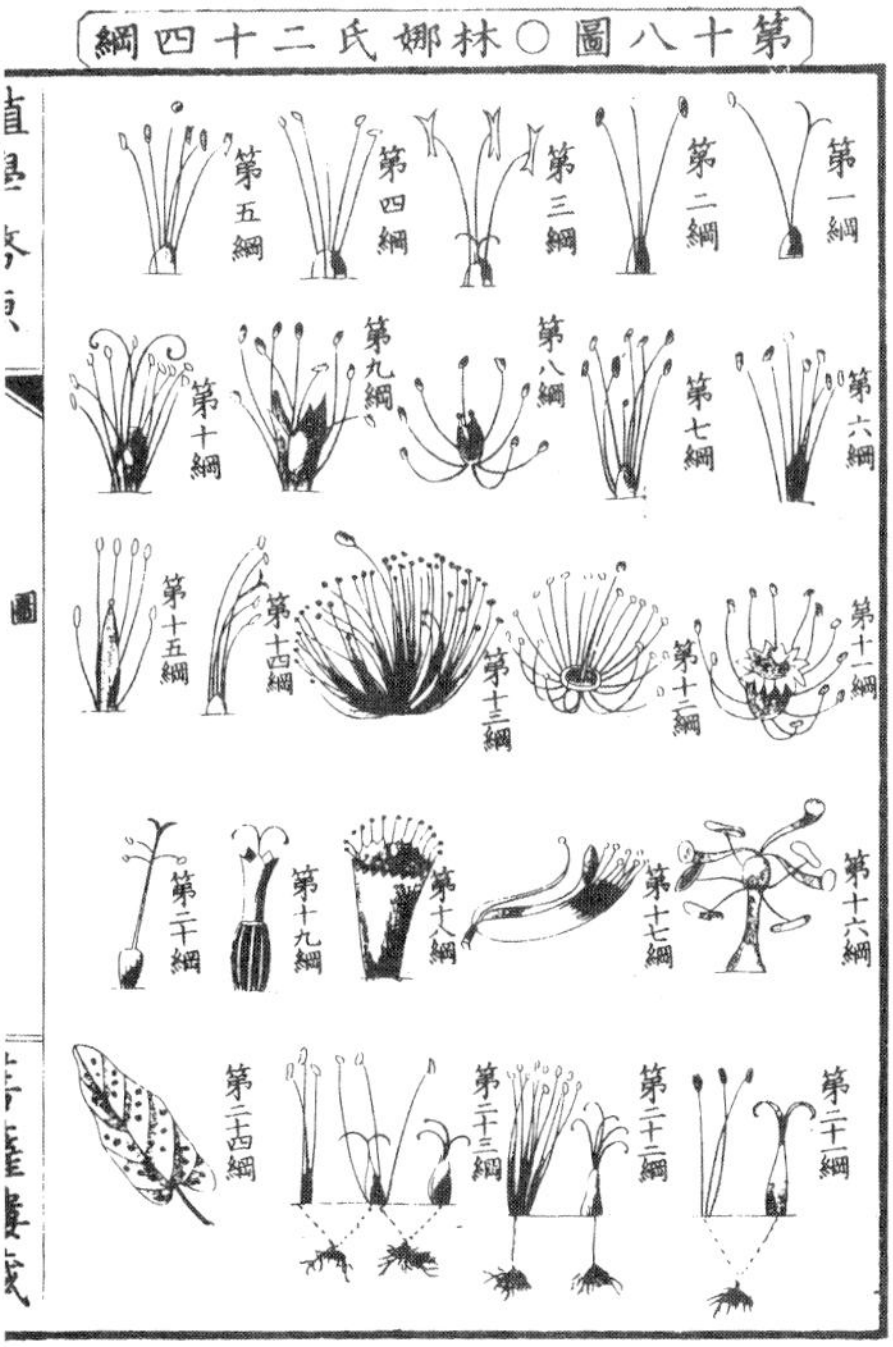

『植学啓原』
〈林娜氏（リンネ）二十四綱〉の図

榕庵はさらに薬学を発展させて医化学を専攻します。彼の用語では〈舎密《セイミ》〉（Chemie, 英語 chemistry, 化学）です。温泉の成分の分析やスパ（Spa）の存在、効用をも紹介、日本化学の祖の名を得、幕末、天保期にはいって、『舎密開宗』を執筆刊行します。そして幕末には川本幸民により、シナでの訳語〈化学〉が〈電気〉とともに導入されます。

9

『雲根志』と木内石亭

本草学は時代とともに官民の間にいよいよ盛んとなり、その内容も分化してきて、物産学やあるいは博物学、植物学など、独立した学問として樹立されるようになるわけです。そうした中で、本草学の正統としてもっとも注目されるのは、小野蘭山（職博《もとひろ》。享保十四年・一七二九～文化七年・一八一〇）で、その著『本草綱目啓蒙』です。延享三年（一七四六）に、松岡玄達死没、宝暦二年（一七五二）に、丹羽正伯死没、翌年には阿部将翁死没となります。この時に小野蘭山はまだ二十五歳で、京都に私塾をもって本草学を講じる新進気鋭の学者としてデヴューすることとなります。この時代、すなわち十八世紀後半は、本草学のうえで、また一つの展開を示すときです。したがって蘭山が『本草綱目啓蒙』の編集刊行をはじめた享和三年（一八〇三）まで、京都での蘭山の活躍は、むしろ江戸では田村藍水や平賀源内が活躍する時期で、京都は江戸に伝統の正座、その活躍の場を譲っていたことになります。

『本草綱目啓蒙』を語る前に、注目される学者、木内石亭の作品『雲根志』（前、後、三編、計十五巻）を紹介したいと思います。石亭（小繁《こはん》。享保九年・一七二四～文化五年・一八〇八）は、蘭山と同門の津島如蘭（恒之進）に師事しました。いわば松岡玄達の孫弟子ということになります。さらに如蘭の死後、田村藍水に入門、平賀源内とも交友をもちます。兄弟弟子というところです。そして、生来の資質からでしょう、当時必ずしも多くの本草学者が関心をもつことのなかった石に興味をもったのです。五十歳の時、『雲根志』の〈前編〉を、七十八歳の時、同じく〈後編〉を刊行しています。〈雲根〉とはシナ語で、石の異名です。雲は石の間から湧き出る、その根源こそ〈石〉であるというところからの命名です。

八十二歳のとき、〈小子年八十余、老イヌト雖モ、益々壮ニシテ業全ク名栄ユ、実ニ斯ノ神ノ威ニ依ル。性石ヲ好ミ、珍奇ナルモノ家ニ満テリ〉（漢文、下略）と石亭は刻しています。文化五年三月十一日に死去。〈石亭処士之墓〉の墓誌銘の一端がつぎのようによめます（振り仮字は筆者）。

君、天資雅澹《がたん》、湖東ニ棲遅シ、利禄心ニ経ズ、幼クシテ他ニ翫弄ナク、唯奇石コレ好む。遠近捜索シテ獲ズンバ置カズ。シカモ載籍石ニ渉《わた》ルモノハ窺ハザルアルナシ。若シ試ミニ之ヲ叩ケバ、応対流ルルガ如シ（中略）著ハス所、雲根志、石筌及ビ百石図等、嗚呼、人ノソノ業ニオケル君ノ石ニオケル如クンバ、何ゾ成ラザルヲ憂ヘン。是歳文化五年三月十一日終。享年八十有五（中略）、銘ニ曰ハク、湖上ノ遺老、石ヲ以テ名ヲ成ス。水トトモニ同ジク潔ク、石トトモニ同ジク貞ナリ。八秩ノ後、斯ノ佳城ニ帰ス（原文、漢文）

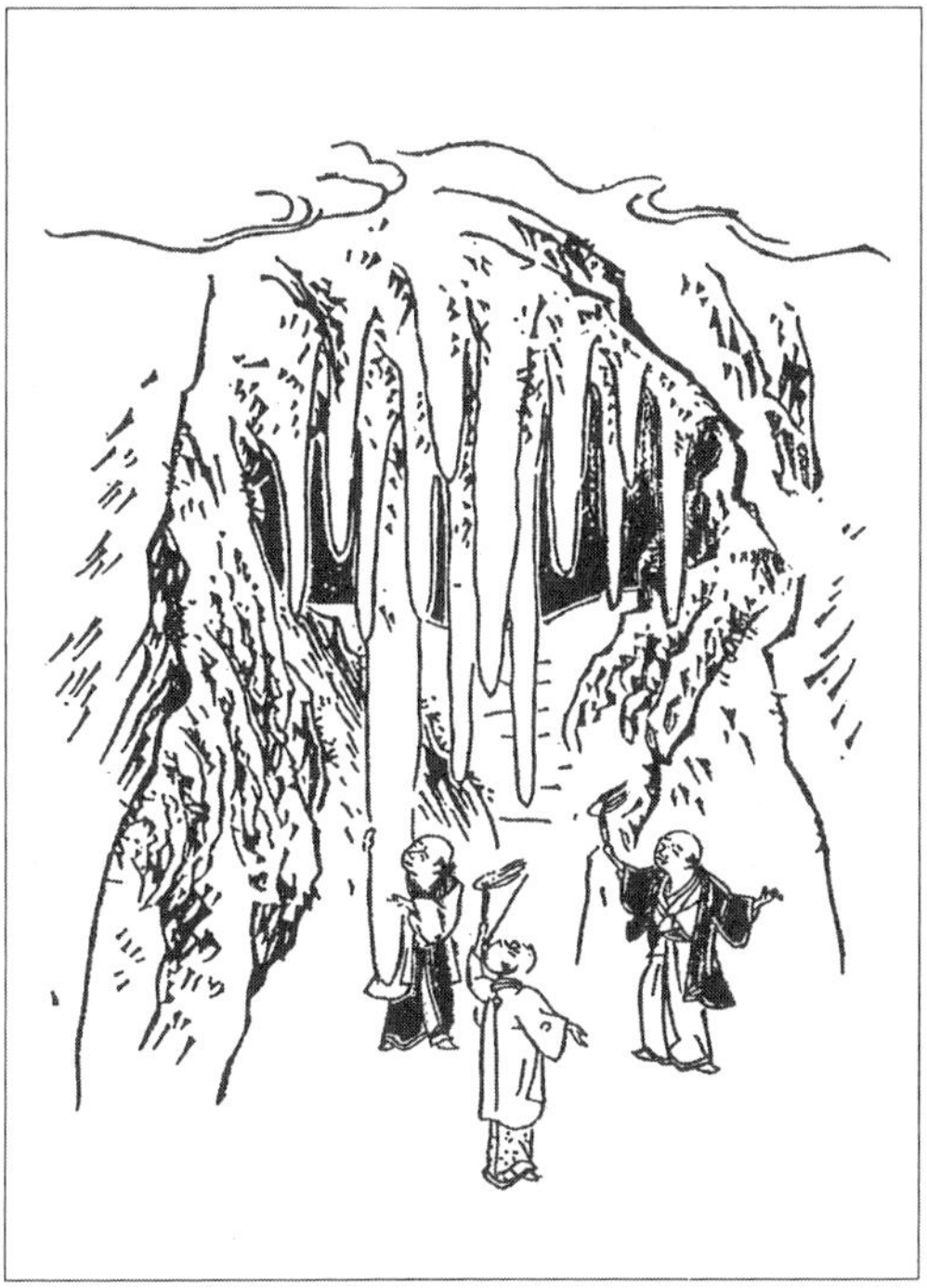

木内石亭『雲根志』〈石鍾乳〉（前編二之上）

右のように、琵琶湖畔、膳所《ぜぜ》の生まれで、彼が収集した奇石二千余点、珍蔵の〈葡萄石、金剛石、貯水紫水晶、仏光石〉など三十一種、『奇石産誌』（未刊、寛政元年・一七八九成）は、全国の石について考古学上の資料を加えてまとめられたものです。これは江戸時代の鉱物、地質学の資料を集成したものといわれ、各産地も記録しています。また、〈予、鏃石一千種ヲ蔵ス〉（『雲根志』後編巻四）と記しています。これはのち、尾張の本草学者、伊藤圭介が、師シーボルトに提供のため執筆した蘭文論考に生かされて、シーボルト“Nippon”（日本）によってヨーロッパに紹介され、石器や勾玉に関する考古学的研究として高く評価されます。同じころ、同門の木村孔恭（蒹葭堂）には、『貝よせの記』（一冊。安永四年・一七七五）や『奇貝図譜』（同上）があり、さらに寛政七年（一七七五）に『一角纂考《いっかくさんこう》』（玄沢が主として訳す）、同十一年、『日本山海名産図会』（五巻五冊）を編集出版しています。当時の日本の産業を絵入で紹介したもので、博物学上も貴重な記述にみちています。このころのいわば自然科学者たちの豊かな業績がしのばれます。もはや本草学からは抜け出して、鉱物学、博物学さらに考古学と領域は広がり発展していくといえるでしょう。

なお安永四年（一七七五）には、〈名物学〉の一発展とも考えられる越谷吾山『物類称呼』（五巻五冊）が出版されます。吾山は戯作者、滝沢馬琴の師であり、本職は俳諧師ですが、同書は書名のとおり、〈物類〉についての異称を全国に採集したものです。結果として、内容的には日本最初の方言辞典となっています。ここには人間のことばだけではなく、〈物類〉という動植物の豊かな方言が丹念に収集されています。専門の本草学では実現できなかった日本的〈名物学〉の一成果と評価してもよいでしょう。この精神と方法は幕末の本草学者、畔田翠山によって集大成されます。その著、『古名録』は名物学の一大金字塔です。

小野蘭山と本草学

さて、以上のような東西の学問の精髄をもって日本の本草学は変貌をとげていきますが、この本草学の世界にあって、小野蘭山『本草綱目啓蒙』が刊行されます。二十七冊・四十八巻、享和三年（一七七九）より約四年間をかけて出版されますが、全体の類別、構成は次頁のようになっています。[5]

蘭山は京都で私塾をもって本草学を教授していたのですが、寛政十一年（一七九九）春、幕命こばみがたく江戸へ下向、居を医学館の西隅におき、〈月俸三十人口銀一歳毎ニ四十枚〉を支給されることになりました。時に七十一歳という高齢です。江戸へ召されてからは、いわば国立大学医学部の教官ということで、官の束縛は受けるものの、反面また生活は安定し研究条件も充実してきたわけです。そこで、関八州および甲州、駿州、濃州、信州、勢州、紀州など各地の採薬研修旅行に出かけています。ときには五十日、百日と長い時間をついやします。帰府してからは採集した本草を整理し、品目表を作り報告を記述して、幕府に献上するのです。いうまでもなく、旅行にあたっては医学館の学生を同道し、旅先では直接に本草の教授をし、自身も多くの採薬記録を作成、異名・方言などもノートしています。さらに、その地方の人びとと接触する中で、土地の人びとにも栽培や薬物の効能などについて教示するわけです。先輩の必大や益軒同様に、蘭山も民俗《たみのなりわい》をも丁寧に記録しています。『駿州志州採薬記』『妙義山并武州三峰山採薬記』など本草学を専攻してより実行の採薬記録こそ、のちに刊行する『本草綱目啓蒙』（以下『啓蒙』と略示）の基礎資料となっています。また後述のように『啓蒙』には、全国にわたる多くの方言、約二万語近くも採集記録されています。〈惟《ただ》本草ノ一家ハ人命ノ系ハル所、凡ソ之ヲ学ブ者、務メテ真ヲ識ルニ在リ、他書ニ比ベズ、唯説ヲ求ムル也〉（『通志昆虫草木略』、原文漢文）――シナ宋代の本草学者、鄭夾漈（樵）

『本草綱目啓蒙』（初版本）の構成

冊数	巻数	部別	目録（丁）	本文（丁）	小計（丁）	合計（丁数）
1	序	—	—	6	6	50
	1	水	2	18	20	
	2	火	1	5	6	
	3	土	2	16	18	
2	4	金	2	27	29	45
		石	—	16	16	
3	5	石	1	23 ＊＋1丁	25	61
	6	石	1	21	22	
	7	石	1	13	14	
4	8	草	1	47 ＊＊＋1丁	49	49
5	9	草	1	45	46	46
6	10	草	2	47	49	49
7	11	草	2	52	54	54
8	12	草	2	70	72	72
9	13	草	2	51	53	53
10	14	草	2	27 34	63	63
11	15	草	1	20	21	54
	16	草	1	17	18	
	17	草	1	14	15	
12	18	穀	1	9	10	49
	19	穀	1	12	13	
	20	穀	1	12	13	
	21	穀	1	12	13	
13	22	菜	1	25	26	59
	23	菜	2	31	33	
14	24	菜	1	24	25	25

冊数	巻数	部別	目録（丁）	本文（丁）	小計（丁）	合計（丁数）
15	25	果	1	15	16	54
	26	果	1	37	38	
16	27	果	1	22	23	56
	28	果	1	12	13	
	29	果	1	19	20	
17	30	木	1	35	36	36
18	31	木	2	43	45	45
19	32	木	2	47	49	49
20	33	木	2	22	24	46
	34	服	2	20	22	
21	35	虫	1	24	25	51
	36	虫	1	25	26	
22	37	虫	1	32	33	81
	38	虫	1	27	28	
	39	鱗	1	19	20	
23	40	魚	2	95	97	97
24	41	介	1	18	19	59
	42	介	1	39	40	
25	43	禽	1	29	30	52
	44	禽	1	21	22	
26	45	禽	1	31	32	54
	46	獣	1	21	22	
27	47	獣	2	58	60	73
	48	人	1	9	10	
	後序	—	—	3	3	
⋮ 27	⋮ 48	—	—	—	⋮ 1482	⋮ 1482

＊〈＋1丁〉は五丁目が重複。／＊＊〈＋1丁〉は十丁目が重複。

から学んだことばです。蘭山の学問はこの一文に凝縮されているといってよいでしょう。

『啓蒙』は蘭山が江戸に下って四年目の享和三年（一七七九）から出版しますから、多くは京都の私塾時代に成稿したものです。『啓蒙』には、〈蘭山小野先生口授〉とあり、〈板貯衆芳軒之書蔵（印）〉（衆芳軒は蘭山の塾名）とみえて、蘭山の自費出版も判明します（ただし官の助成金もあった）。しかし文化三年（一八〇六）三月の江戸大火で医学館が消失、友人、村松標左衛門宛の手紙（現存）の一節に、〈尚々啓蒙之儀、旧冬ニ至テ剞劂相揃候処、此度板木皆為烏有……〉とあり、〈生涯之大厄難にて御座候〉とつづっていますから、蘭山は罹災し板木も消失のため、初版本はごく少部数で終ったようです。そこで文化八年（一八一一）～文政十二年（一八二九）の間に再版本、『重修本草綱目啓蒙』全三十六冊が出版されます。一般にはこれが普及しています。

『啓蒙』は現代風のケイモウという軽い意味ではありません。むしろ質量ともに蘭山のライフワークともいうべく、蘭山七十年間の研究の結晶です。見出しの本草は拠った『本草綱目』に準じ、各本草の説明記述にも、〈一名、釈名、集解、気味〉など、同じく『本草綱目』に準じて記述されています。しかし、〈主治・発明・弁疑〉などは省略され、決してただ『本草綱目』の解説をなぞり、その注釈に終始したものではありません。その書名のとおり、文章は多くの人を啓蒙すべく、漢字片仮字まじりの平易な文章態です。一例として、〈紫石英〉（巻四・金石類）により、拠った『本草綱目』と比較して例示してみます。

◇『本草綱目』（張刊本）：紫石英 本経上品（金石類・巻八）

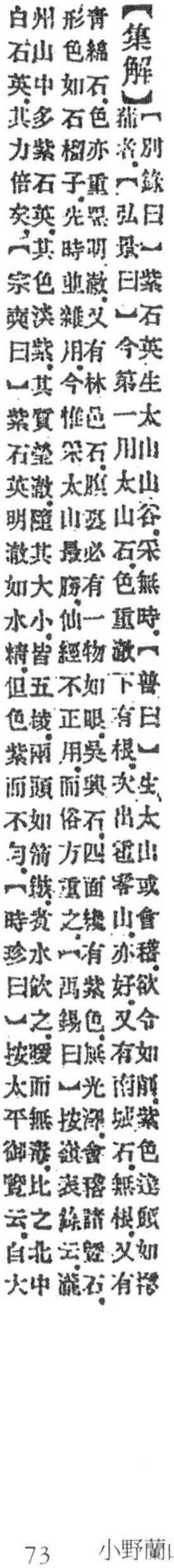
【集解】〔別錄曰〕紫石英生太山山谷采無時〔普曰〕生太山或會稽欲令如削紫色達頭如樗蒲者〔弘景曰〕今第一用太山石色重澈下有根次出雹零山亦好又有南城石無根又有青綿石色亦重黑不明澈又有林邑石腹裏必有一物如眼吳興石四面纔有紫色無光澤會稽諸暨石形色如石榴子先時並雜用今惟采太山最勝仙經不正用而俗方重之〔禹錫曰〕按嶺表錄云瀧州山中多紫石英其色淡紫其質瑩澈隨其大小皆五稜兩頭如箭鏃煮水飲之暖而無毒比之北中白石英其力倍矣〔宗奭曰〕紫石英明澈如水精但色紫而不勻〔時珍曰〕按太平御覽云自大

覘至太山皆有紫石英太山所出甚瓌瑋平氏陽山縣所出色深特好烏程縣北壟山所出甚光明但小黑東莞縣爆山所出舊以貢獻江夏礬山亦出之永嘉固陶村小山所出芒角甚好但小薄耳

【修治】【時珍曰】凡入丸散用火煅醋淬七次研末水飛過曬乾入藥

【氣味】甘溫無毒【別錄曰】辛【普曰】神農扁鵲味甘平李當之大寒雷公大溫岐伯甘無毒【之才曰】長石爲之使長扁青附子惡鮀甲黃連麥句薑得茯苓人參療心中結氣得天雄菖蒲療霍亂【時珍曰】服食紫石英乍寒乍熱者飲酒良

【主治】心腹欬逆邪氣補不足女子風寒在子宮絕孕十年無子久服溫中輕身延年本經療上氣心腹痛寒熱邪氣結氣補心氣不足定驚悸安魂魄塡下焦止消渴除胃中久寒散癰腫令人悅澤別錄養肺氣治驚癇蝕膿甄權

【發明】【好古曰】紫石英入手少陰足厥陰經【權曰】虛而驚悸不安者宜加用之女子服之有子【頌曰】乳石論無單服紫石者惟五石散中用之張文仲備急方有鎮心單服紫石煮水法胡演及千金方則多雜諸藥同用今方治婦人及心病時有使者【時珍曰】紫石英手少陰足厥陰血分藥也上能鎮心重以去怯也下能益肝溼以去枯也心生血肝藏血其性煖而補故心神不安肝血不足及女子血海虛寒不孕者宜之別錄言其補心氣甄權言其養肺者殊昧氣陽血陰營衛之別惟本經所言諸證甚得此理

【附方】舊二新一虛勞驚悸補虛止驚令人能食紫石英五兩打如豆大水淘一遍以水一斗煮取三升細細服或煮粥食水盡可再煎之張文仲方風熱瘛瘲風引湯治風熱瘛瘲及驚癇瘛瘲紫石英白石英寒水石石膏乾薑大黃龍齒牡蠣甘草滑石等分㕮咀水一升煎去三分食後溫呷無不效者仲景金匱方癰腫毒氣紫石英火燒醋淬爲末生薑米醋煎傅之亦得日華本草

◇『本草綱目啓蒙』：紫石英（巻四・金石類）／ムラサキズイセウ　ドウメウジ 下野

内外倶ニ紫ニシテ透明ナルヲ貴ブ、外ノミ紫ナルハ下品トス、ソノ形ミナ六稜ナリ、集解及ビ本経逢原ニ五稜ト云ハ皆誤リナリ、白石英出ル国々ニ皆アリ、佐州石州ニ上品アリ、江州奥州南部越州敦賀ニモ上品アリ、ソノ両頭尖ルヲ撰ブベシ、白石英黒石英ニモ此形アレドモ禹錫ノ説ニ両頭如箭鏃ト云図ニモ両頭光ル者ヲ書ク、故紫石英ニ於テ此形アルヲ撰ブナリ、又含水ノ紫石英アリ、又舶来ノ紫石英古渡ハ至テ上品ニシテ明徹ナリ、今来ルモノハ緑色ト相雑リ斑ニナリテサラサ石ノ如クニシテ、稜モナク透明ナラザルモ雑レリ、下品ナリ、故ニ和産ヲ勝レリトス〔集解〕弘景曰青綿石ハ黒色ノ者ヲ云　環瑋ハ高壮也　荘子天下篇ニ出

両者を比較してまず内容において、いちじるしい違いのあることは明白です。『啓蒙』には〈修治・気味・主治・発明・附方〉の項目記述がすべて省略されていることになります。共通する〈集解〉も六種の引用部分のうち、〈弘景曰〉の部分のしかも一部を日本語文にしているにすぎません。もっとも蘭山が記述した部分に、〈集解及ビ本経逢原／禹錫ノ説〉などとみえて、〈集解〉から部分的にいわば摘記しているのです。しかし蘭山は薬物解説であるはずの〈主治〉や〈附方〉の薬用、薬効は完全に切り捨てています。『本草綱目』に記述する、女子不妊にも薬効があったり、おできを癒すのに紫石英を焼いて粉末にし酸で洗い、薑などと一緒に煎じる――こうした薬効なども削除しています。薬としての紫石英にはまったくふれていません。その代りといいますか、それに対して、『啓蒙』は日本名の〈ムラサキズイセウ・ドウメウジ〉などを示し、さらに結晶状、品質、産地をあげ、時珍の誤りも指摘しています。〈佐州・石州・江州・奥州南部・越州敦賀・舶来〉と産地と品質に重点をおいています。やはり『啓蒙』はより博物学的、物産学的、日本的になってきたといえます。また同類の〈白石英〉では、日本での別称、いわば方言、〈シロズイセウ　剣舎利、ケンサキノシヤリ摂州西宮　カザブクロ佐州　山ノカミノタガ奥州カブトズイセウ〉をあげて、〈一名〉として、〈広石郷薬本草・白⿰石付亦白坿ニ作ル並ニ正字通・白素飛龍石薬爾雅・素玉女・銀華・水精共ニ上同〉など、『爾雅』『正字通』などからシナでの――『本草綱目』にとりあげています――別称をあげています。しかしやはりこの紫石英の場合のように、〈本邦ニテ皆水晶ト呼ブ〉として、形状、品質、産地など、日本での白石英のことを細述するにつとめています。さらにつぎのような地方誌も紹介します。江戸時代の日本における水精〔晶〕の産地が一目瞭然となっていることにもなります。

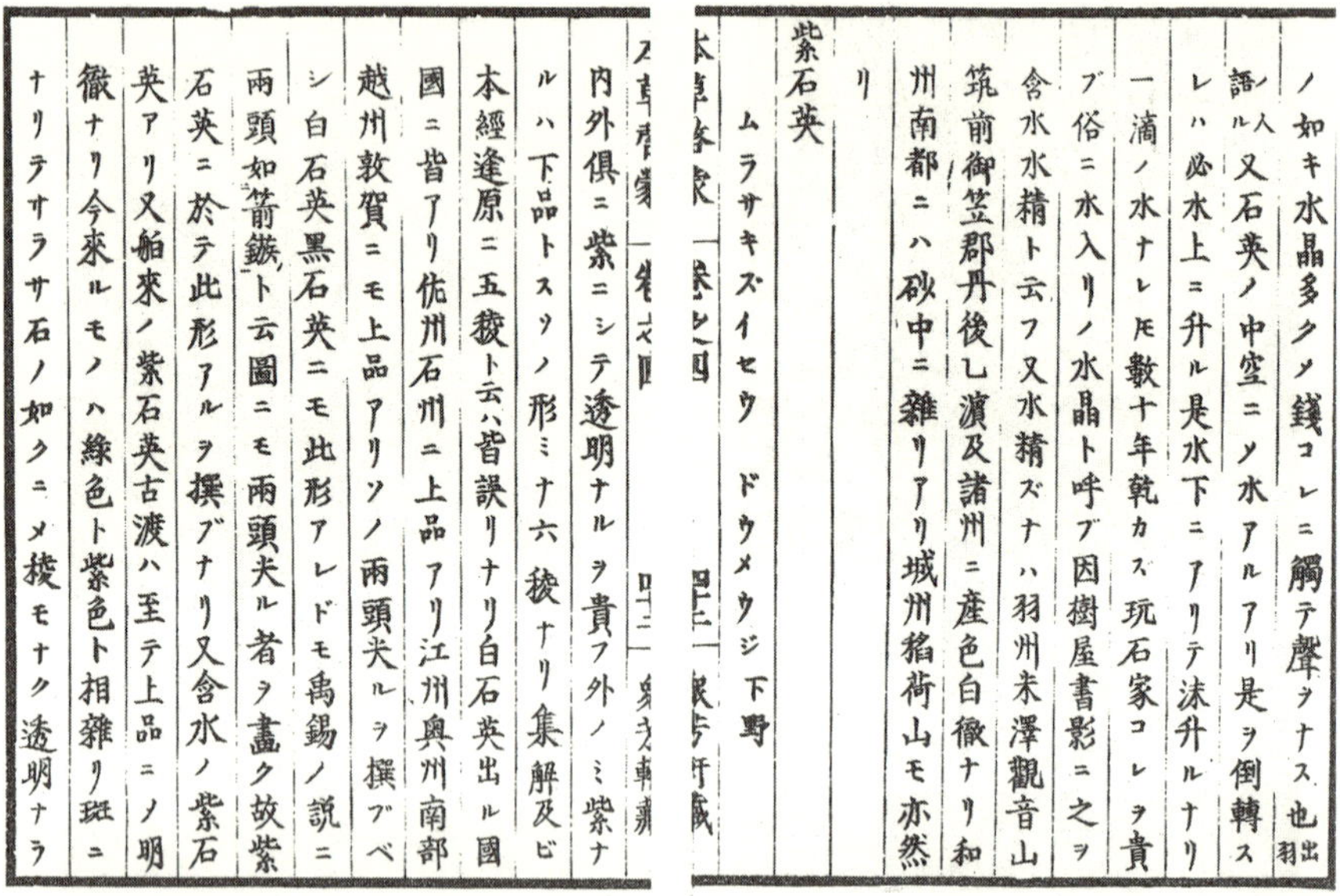

ノ如キ水晶多クソ錢コレニ觸テ聲ヲナス也出羽
人ノ語ル又石英ノ中空ニシテ水アルアリ是ヲ倒轉ス
レハ必水上ニ升ル是水下ニアリテ沫升ルナリ
一滴ノ水ナレ𪜈數十年乾カス玩石家コレヲ貴
ブ俗ニ水入リノ水晶ト呼ブ因樹屋書影ニ之ヲ
含水水精ト云フ又水精ズナハ羽州米澤觀音山
筑前御笠郡丹後ㇾ濵及諸州ニ產色白徹ナリ和
州南都ニハ砂中ニ雜リアリ城州稻荷山モ亦然
リ

紫石英

ムラサキズイセウ　ドウメウジ下野

本草啓蒙　卷之四　四十三　衆芳軒藏

内外倶ニ紫ニシテ透明ナルヲ貴フ外ノミ紫ナ
ルハ下品トス其ノ形ミナ六稜ナリ集解及ビ
本經逢原ニ五稜ト云ハ皆誤リナリ白石英出ル國
國ニ皆アリ佐州石州ニ上品アリ江州與州南部
越州敦賀ニモ上品アリソノ兩頭尖ルヲ撰ブベ
シ白石英黑石英ニモ此形アレドモ禹錫ノ說ニ
兩頭如箭鏃ト云圖ニモ兩頭尖ル者ヲ畫ク故紫
石英ニ於テ此形アルヲ撰ブナリ又含水ノ紫石
英アリ又舶來ノ紫石英古渡ハ至テ上品ニシテ明
徹ナリ今來ルモノハ綠色ト紫色ト相雜リ斑ニ
ナリテオラサ石ノ如クニシテ稜モナク透明ナラ

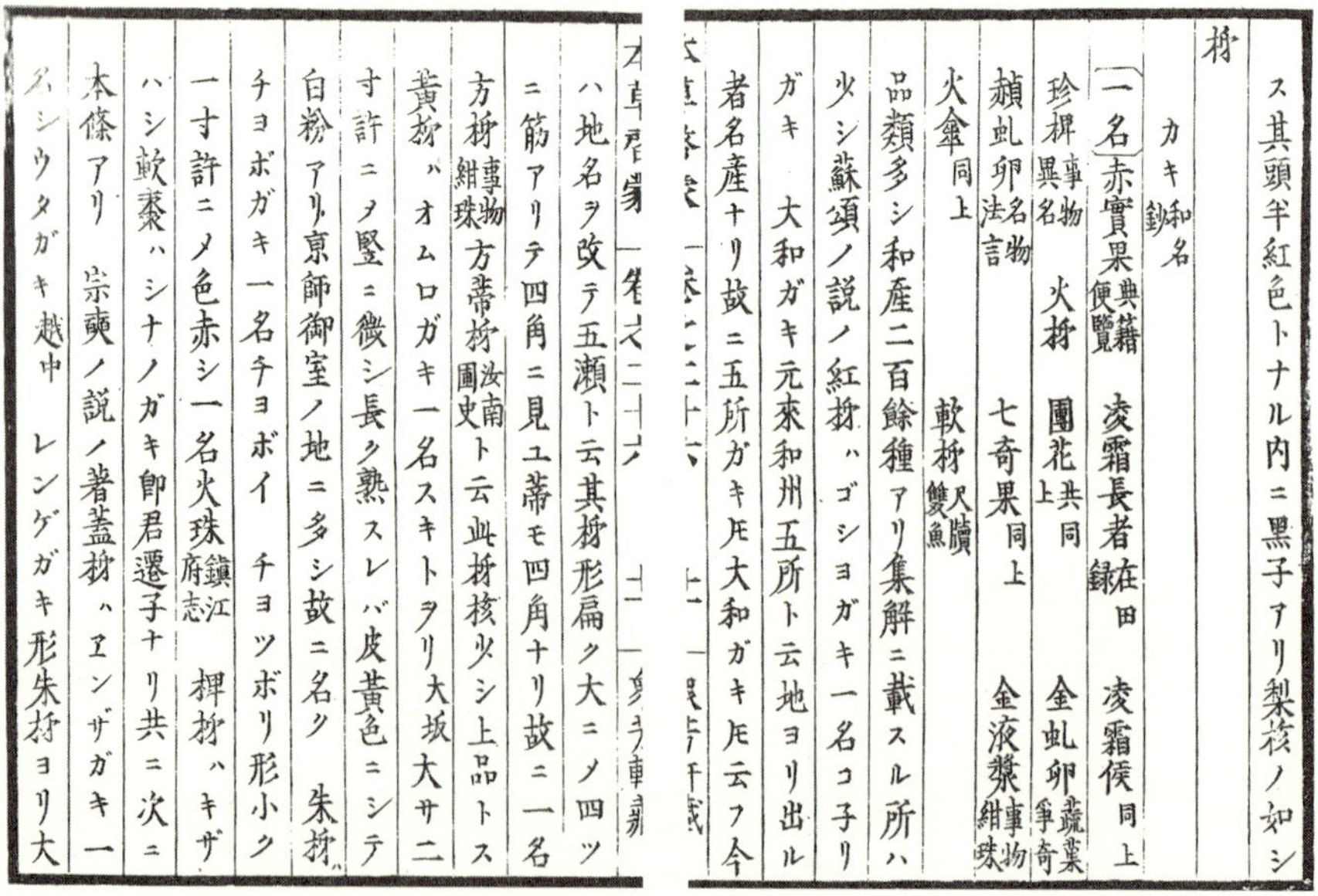

ス其頭半紅色トナル內ニ黑子アリ梨核ノ如シ

柹

カキ和名鈔

一名赤實果典籍便覽　凌霜長者在田錄　凌霜侯同上
珍柹事物異名　火柹　團花共同上　金虬卵蔬葉爭奇
赬虬卵名物法言　七奇果同上　金液漿事物紺珠
火傘同上　軟柹尺牘雙魚
品類多シ和產二百餘種アリ集解ニ載スル所ハ
少シ蘇頌ノ說ノ紅柹ハゴショガキ一名コ子リ
ガキ　大和ガキ元來和州五所ト云地ヨリ出ル
者名產ナリ故ニ五所ガキ𪜈大和ガキ𪜈云フ今

本草啓蒙　卷之二十六　十一　衆芳軒藏

ハ地名ヲ改テ五瀨ト云其柹形扁ク大ニシテ四ツ
ニ筋アリテ四角ニ見ユ蒂モ四角ナリ故ニ一名
方柹事物紺珠　方蒂柹汝南圃史ト云此柹核少シ上品トス
黃柹ハオムロガキ一名スキトヲリ大坂大サ二
寸許ニシテ堅ニ微シ長ク熟スレバ皮黃色ニシテ
白粉アリ京師御室ノ地ニ多シ故ニ名ク　朱柹
チヨボガキ一名チヨボイ　チヨツボリ形小ク
一寸許ニシテ色赤シ一名火珠鎮江府志　椑柹ハキザ
ハシ䡾棗ハシナノガキ卽君遷子ナリ共ニ次ニ
本條アリ　宗奭ノ說ノ著蓋柹ハヱンザガキ一
名シウタガキ越中　レンゲガキ形朱柹ヨリ大

『本草綱目啓蒙』
上：〈紫石英〉（巻四）／下：〈柿〉（巻二十六）

江州大堀村相谷ノ奥ニ水精ガ嶽アリ、千本水精ヲ生ズ、長サ二三寸許闊サ二三分許ナルモノ多ク乱レ生ズ、又出羽ノ東禰ニ水晶ノ井ト呼ブアリ、自然ノ洞穴ニシテソノ中四百ニ水晶生ジ盈テ牡丹ノ花ノ如シ、銭ヲ以テソノ中ニ投ズレバ落ル事遅ク鳴ル事久シ、コレ井深ク花ノ如キ水晶多クシテ銭コレニ触テ声ヲナス也出羽ノ人語ル又石英ノ中空ニシテ水アルアリ、是ヲ倒転スレバ必水上ニ升ル、是水下ニアリテ沫升ルナリ、一滴ノ水ナレドモ数十年乾カズ、玩石家コレヲ貴ブ、俗に水入リノ水晶ト呼ブ

このように『啓蒙』もまた、十八〜十九世紀の日本列島の豊かな自然誌、博物誌となっています。もはや本草書ではないともいえるでしょう。つぎはもっとも日本的ともいえる〈柿〉の場合をとりあげてみます。

○柿（山果類・巻二十六）カキ 和名鈔

〔一名〕赤実果 典籍便覧　凌霜長者 在田録　凌霜侯 同上／珍椑 事物異名　火柿　団花 共同上　金虬卵 蔬菓争奇／赬虬卵 名物法言　七奇果 同上　金液漿 事物紺珠／火傘 同上　軟柿 尺牘雙魚　＊シナでの異称。

品類多シ和産二百余種アリ、集解ニ載スル所ハ少シ、蘇頌ノ説ノ紅柿ハ、ゴショガキ一名コネリガキ大和ガキ、元来和州五所ト云地ヨリ出ル者名産ナリ、故ニ五所ガキトモ大和ガキトモ云フ、今ハ地名ヲ改テ五瀬ト云、其柿形扁ク大ニシテ四ツニ筋アリテ四角ニ見ユ、蔕モ四角ナリ、故ニ一名方柿 事物紺珠 方蔕柿 汝南圃史 ト云、此柿核少シ上品トス、黄柿ハオムロガキ一名スキトヲリ 大坂、大サ二寸許ニシテ竪ニ微シ、長ク熟スレバ皮黄色ニシテ白粉アリ、京師御室ノ地ニ多シ、故ニ名ク　朱柿ハチヨボガキ一名チヨボイ　チヨツボリ、形小ク一寸許ニシテ色赤シ、一名火珠 鎮江府志　椑柿ハキザハシ、軟棗ハシナノガキ即君遷子ナリ、共ニ次ニ本条アリ

宗奭ノ説ノ著蓋柿ハヱンザガキ一名シウタガキ 越中、レンゲガキ形朱柿ヨリ大ニシテ蔕ノ処肉周リニ出デ、円座ヲシキタルガ如シ、故にヱンザガキト云、形ニ円ナルト微長ナルトノ二種アリ、円ナル者ハ初ヨリ甘シ、

長キ者ハ初渋ク熟シテ甘シ

牛心柿ハフデガキ、一名フデゴネリ　ヲソゴネリ紀州、長サ二寸半許闊サ二寸弱ニシテ頭光リテ筆頭ニ似タリ是キザハシノ内ニテ青キ時ヨリ渋味ナク食フベシ、十月ニ出ヅ

蒸餅柿ハヒラゴネリ、是大和ガキノ一種、大ニシテ扁ナル者ナリ、味渋キ者多シ　塔柿ハミキノガキ、即漆柿《シブガキ》ノ中形長大ナル者ニシテ濃州ノ名産ナリ、皮ヲ去リ乾シテ白柿トナシ蜂谷《ハチヤ》ガキト云、蜂谷ハ濃州ノ地名ナリ、此柿尾州ヨリ献上アリ、又芸州ヨリモ白柿ヲ出ス、西城《サイジヤウ》ガキト云、西城ハ備後ノ地名ナレドモ芸州ヨリ献上アリ、西城ガキノ中至テ大ナルヲ祇園坊ト云、コノ柿ハ又別種ニシテ彼地ニモ少シト云、他国ニテ祇園坊ト呼ブ者ハ皆西城ガキナリ、乾柿ノ白粉ヲトリ薬用トス、柿霜ト云、他粉ヲ著テ偽ル者ハ蛀(いた)ミ易シ　時珍ノ説ノ烘柿ハ漆柿ノ青キ者ヲ採リ、皮ヲ去ラズ稲草《ワラ》ニ包ミ、器ニ入レ置キ熟スルヲ云、故ニツツミガキト呼ブ、又酒樽中ニ入テ熟スルモアリ、故ニタルヌキ勢州 ト呼ブ又スボガキ豊後 ツトガキ筑前 ノ名アリ　白柿ハツルシガキ　ツリガキ　枝ガキ　ヲシガキ、即蜂谷ガキ西城ガキナリ、一名釣柿邵武府志 椑乾書影 霜柿行厨集 烏柿ハフスベガキ一名アマボシ、漆柿ノ皮ヲ去リ、竈上ニツリ置キ黒ク熟スルヲ云　醂柿ハサワシガキ、漆柿ヲ灰《ア》汁《ク》ニ浸シ、或ハ水ニ浸シ、渋味ヲ去タルヲ云、肉柔ニ爛レテ皮硬シ、十月ニ多シ、故ニ京師ニテハ十夜ガキト云　如二木鼈子仁一ト云ハ大和ガキノ核ヲ云、他柿ノ核ハ長シテ相似ズ　如楪ト云ハ大和ガキヲ云八稜稍扁ト云ハ八稜柿群芳譜 ナリ、俗名八王子ガキ一名八百屋ガキ　タカノセ播州 ヤツミゾガキ石州、形大和ガキヨリ小ク色黄ニシテ竪ニ八稜アリ　鹿心ハ鹿心柿ナリ、俗名イノキモ一名フデガキ、石州人丸ノ社ノ旁ニアリテ名産トス、牛心柿ノ形ニシテ最小ナリ　折二銭ハ二銭ニ代ヘ用ユル銭ナリ、三銭ニ代ユルヲ折三ト云　猴棗ハサルガキ一名ヤマガキ、即漆柿ノ形小ニシテ数多ク簇リ生スル者ナリ、故ニセンナリガキトモ云、皮ヲ去テ乾柿トナスヲ　コロガキト呼ブ、城州宇治ノ名産ナリ／柿餻　カキヅキ一名カキイリコ讃州 カツコ筑前 漆柿ノ熟シタルヲ用、糯米《モチゴメ》ノ粉ヲ雑ヘ搗テ餈《モチ》トスルヲ云、又漆柿ノ未熟ナルニテ製スルハ蒸シテ搗クト云

〈薬用トス〉もみえることはみえますが、柿そのものの紹介です。〈一名〉、方言、異称など、方言的なものがよく列挙されています。伊勢での〈タルヌキ〉が、地方で〈スボガキ豊後・ツゴガキ筑前〉とみえるところも多くあげています。種類、産地、異称など、基本的には品種の異なりが関連しているわけですが、〈品類多シ和産二百余種アリ〉といわれるとおり、まことに柿の万華鏡です。根本的理由は豊かな柿の国、日本ゆえでしょう。シナでも世界でも、柿は種類少なく、日本が独自の柿世界を形成している実証的記述となっているのです。

『啓蒙』では、当然のことながら、本草学として同定の点が大切ですから、結果的には方言の採取登録も熱心です。つぎに異称・方言を山草類で二例、〈白頭翁・石蒜〉を、虫部で四例、〈蝸牛・蛞蝓・水黽・砂挼子〉をあげてみましょう。

A 白頭翁《はくとうおう》（山草類・巻八）

ナカグサ 和名鈔　ヲキナグサ 同上　ゼガイサウ 信州筑前　シヤグマザイコ　シヤグマグサ 石州　チ、カウ　チゴバナ 加州播州　チンコバナ 信州　チ、ンコ 仙台　チチコ 野州　カハラチゴ 同上　チンゴ 但州　チゴノマヒ 越中　ヲチゴバナ 水戸　カハラバナ 仙台　カハラザイコ 炮炙全書　ガクモチ 濃州　カヅラ 同上　ガクサウ 同上　ツワブキ 参州　ネコグサ 筑前　ネコバナ 筑後　ケシ〱マナイタ 加州　ダンゼウドノ 讃州　ダンゼウ 阿州　ゼウドノ 四国　カブロ 木曾　カブロサウ 伊州　ヒメバナ 大坂　ヲニゴロ 越中　テングノモトヾリ 同上　ウナイコ 花家　ウネコ 薩州　ヲナイコ 肥後　ウバガシラ 松前　ヲバガシラ 津軽　ヤマブシバナ 石州　シヤンゴバナ 播州龍野　ホウコグサ 同上姫路　コラ〱 同上木梨村　コマノヒザ 仙台　ケイセンクハ 備前作州　ケイセイサウ 甲州備中　ヌスビトバナ 肥前　ナヌスドバナ 和州　ハグマ 泉州　キツネコン〱 備前　ラカンサウ　モノグルヒ 飛州　カツチキ 同上　ガンボウシ 上野　ジイカヒゲ 芸州　合計五十二語

〔一名〕野丈・老翁鬚・注之花　＊シナでの異称、以下同。

B　石蒜《せきさん》（山草類／草之二・巻九）

マンジユシヤケ 京　シビトバナ 同上　テンガイバナ 同上　キツネノイモ 同上下久世　ヂゴクバナ　カラスノマクラ　ケナシイモ　キツネバナ 備前　サンマイバナ 勢州　ヘソビ 同上粥見凶年ニハ団子トナシ食用スヘソビダンゴト云フ　ホソビ 同上　シタカリバナ 同上松坂　キツネノタイマツ 越前　キツネノシリヌグヒ 同上　ステゴノハナ 筑前　ステゴグサ 同上　シタマガリ 江州　ウシノニンニク 同上　シタコジケ 同上和州　ヒガングサ 仙台　セウ〳〵バナ 同上　クハヱンサウ 同上　ワスレグサ 同上　ノダイマツ 能州　テクサリバナ 同上　テクサリグサ 播州　フヂバカマ 同上三ヶ月　シビレバナ 同上赤穂　ヒガンバナ 肥前　ドクスミラ 同上　キツネノヨメゴ 同上　オホスガナ 熊野　オホヰヽ 同上　マンジユサケ 同上　ユウレイバナ 上総　カハカンジ 駿州　スヾカケ 土州　ウシモメラ 石州　ハヌケグサ 豊後　ジユズバナ 予州　イチヤニヨロリ 同上今治　ホドヅラ 同上松山　テアキバナ 丹州笹山　キツネノアフギ 濃州　ウシヲビ 同上　イツトキバナ 防州　ヤクベウバナ 越後　ハミズハナミズ 加州　　合計四十八語

〔一名〕石垂・天蒜・重陽花・酸頭草・兎耳草・脱紅換錦・脱緑換錦

C　蝸牛《かぎゅう》（虫部／湿生類・巻三十八）

カタツブリ 古名　マイマイツブリ 江戸　マヱマヱ 筑前　マイマイ 同上防州 遠州作州 筑前備後　カサバチマイマイ 駿河　デヽムシ 京　デムシ　デブシ 予州松山　デツボロ 同上　カタヽ 共同上吉田　デゴナ 勢州津　デバノ 桑名　デイデイ 共同上松坂　デンデンコボシ 和州　デンデンゴウ 讃州高松　デンデンムシ 同上阿州 丸亀備前　デンノムシ 播州立野　デノムシ 同上四国 赤穂九州　デンボウラク 相州　ヤマダニシ 隅田川辺　マイボロ 常州　オホボロ 下野　ヘビノテマクラ 仙台　ヘビノタマクラ　ツノダシムシ 共同上　メンメン 涌谷　タマクラ 同上　ダイダイムシ 雲州　モウイ 石州　デンガラムシ 能州　クワヘヒヤウ 隅州　ツンナン 琉球　　合計三十二語

〔一名〕瓜牛・寄居・書梁・篆壁・附蠃・野螺・麦牛児・蝸・蝸舎・僕纍・草螺子・蝸虫・都馬蛇・海羊・海洋・蜒蚰・水蜒蚰・蜣蛑・篆愁君・水牛

D
蛞蝓《かつゆ》（右同）
ナメグチ 和名鈔　ナメクヂ 防州讃州仙台　ナメクヂリ 京　ナメクヂラ 同上　ナメクド 作州　ナメタレ 雲州　ヘリ 越後　ヤ
マナマコ 同上　タイロウ 信州　メヤメヤツブリ 肥前　ハダカマイボロ 常州　合計十一語
〔一名〕石夾子・無殻月乙板伊

E
水黽《すいぼう》（右同）
ミヅグモ 江戸　ガハグモ　アメンボウ 備後府中　テフマ 共同上水戸　ミヅスマシ 水戸畿内　サンテンボウ 備後東城　カツホムシ 畿内
シホクミ 丹後　シホノミ 越後　シホ 高田　アメヤカンザウ 共同上新潟加州　トビトビムシ 加州　シケ 同上　アメ 城州伏見　ア
メムシ 加州勢州　シホタ 勢州山田　シホフリ 山田　サメ 亀山　ナベトリムシ 津　ナベツカミ 共同上津　ジヤウセン 江州　シホ
ンシホ　アメンド 共同上予州大州　センドウ 予州西条　タイコウチ 松山　チヤウタ 大州　庄太郎 大州　アメンボ 共同上吉田讃州丸亀
ナヱトリ 讃州丸亀　アメキリ 同上高松　アメタカ 筑前　アメタカソウ 同上　シホウリ 西国若州　アメダカ　アメカタ　ジヤウ
センカヨウ 共同上　シホカラ 若州　シホトリムシ 播州酒見北条　アミダ 姫路　権兵衛ゴンニヤク 明石　シホカイ 小谷雲州
シホハイ 共同上立野備前　シホカ 雲州　シホタキ 土州　アメカス 遠州　アメゾ 薩州　アメンドウ　カハセンドウ 共同上
アシタカ 信州　ギメ 隅州　アメシホハイ　ノマ 南部　アマムシ 能州　エビノムマ 日州　ドンドンムシ　カモ 佐州
カイカキムシ 同上　ギヤウセン 豊前　アメヤノオカツ 同上小倉　カツパムシ 仙台　マンコ 同上　合計六十一語
〔一名〕水秀才

F
砂挼子《さだし》（右同）
シンジヨレ　ヂゴクムシ　アリヂゴク 京　タウヱムシ　ウシムシ 大和本草　カハホリムシ 淡州　スリバチムシ 加州
ツボムシ 日州　サヲトメ 備後南部　シヤウトメ 同上　クルモウジ 東城　クルモジ 共同上同上　クボクボムシ 江州　スケスケ
シリヒキムシ 日野　チヤホリムシ　タンバムシ 石部　コボコボ 下迴村播州　コトコト 共同上上野村　ケンケンケソヽ 紀州　ク
リマンジヤウ 防州台道　コソバイ 同上旦村　コモコモムシ 雲州　メヽラコウジ 和州南都　ベヾ 同上高取　ベヾコジ 勢州　コマコマ

同上亀山備中　ベコ　仙台　ウシコムシ　同上涌谷　サンネンザル　松前　ヲヂヲヂ　筑前　べヾクロ　丹後　モモンジヨ　但州　コツテ

イ　肥前　合計三十六語

〔一名〕砂俘・俘鬱・沙雞母

A・Dにみえる『和名鈔』はいうまでもなく、日本最古の百科事典をさし、古語であり本来の日本語を示しています。A白頭翁は当時はヲキナグサとかシャグマザイコです。各方言の下にその地方名を明示、五十二語ときわめて多く、一名のシナ語とも通うところがあるでしょう。『牧野日本植物図鑑』にはオキナグサでみえます。〈花家〉とはもっぱら花屋での通用語ということでしょう。B石蒜のマンジュシャケは京都方言ですが、『翻訳名義集』（十二世紀成。シナで仏典を翻訳した訳語集）によるとのべ、シナ語とは無縁です。キツネノタイマツ、クハヱンサウなど、命名にはユーモアやウイットがうかがわれます。

Cは現代も古語と江戸語系が標準的となっていますが、当時は京都方言のデヾムシが一般だったわけです。これにも蛇ノ手枕などユーモラスな命名がみられます。シナ語にもさまざまな方言があるようです。柳田国男の名著、『蝸牛考』のいわば原点を示すのが蘭山のそれです。柳田が方言周圏論を発表するきっかけは、蝸牛の異称を収集、解釈したところからといわれていますが、彼自身、蘭山の『啓蒙』を活用していることにふれています。周圏論より多源論こそ望ましいはずです。伝統的な京ことばナメクジリ（クジラ）ではなく、防州・讃州・仙台の方言、ナメクヂが一般的、標準的となったわけです。あるいはナメクジリの略称が一般化したともいえます。ハダカマイボロはマイボロ（蝸牛）の裸、殻無しということでしょう。(6)

Eの江戸方言ミヅグモ、畿内のミヅスマシ・カツホムシも標準語的地位を獲得できず、四国の方言、アメンボが選択されて、現代の標準的地位を得ているわけです。方言の六十一語もいかにアメンボが日本人の生活・自然に密着していたかを推測させます。Fのアリヂゴクは、京ことばが現代語となっている正統性を証するわけですが、シナ語の〈砂俘〉と共通一致する意味でもあります。案外、シナ語からの翻訳かもしれません。反面、サヲトメなど物の見方のさまざまな点を教えられる異称です。仙台のベコは牛のことですから、ウシとアリジゴクもどこか共通する生態があるというのでしょう。方言もまた蘭山にとって興味あり、ふかく関心をもったところです。琉球まで手をのばしている点、当時の情報網、門弟知人の広がりを思わせます。

いうまでもなく、蘭山もまた、民俗誌、生活誌を豊かにつづっています。わたくしの子どものころよく母からもきいたカマイタチ（渓鬼虫、湿生類／虫四・巻三十八）についても、〈筑後七奇中ノカマイタチ〉としてあげています。〈カッパ（水虎）〉については、〈諸州皆アリ、濃州及ビ筑後柳川辺尤多シト云、凡ソ旧流大江辺時ニ出テ児童ヲ魅シテ水ニ沈メシメ或ハ人ヲ誘ヒ角力シテ深淵ニ引入ル、ソノ体甚粘滑ニシテ捕ヘガタシ、女青藤《ヘクソカヅラ》ヲ以テ手ニ纏ヘバ角力勝ヤスク捕ヘ易シト云フ〉など、さまざまなカッパ撃退対策をのべています。その他、〈蟲蟲　マジモノムシ・イヌガミ〉など、土俗的架空の虫類などを民俗学的に採択して、柳田国男の民俗学の世界を補充するに足る貴重な記述がみられます。〈龍類〉（巻三十九）にみえる蜃気楼、すなわち〈蜃楼〉について、つぎのようにのべています。

蜃／蜃楼ハ本邦ニモ多シ勢州桑名ニテキツネノモリト云、奥州津軽ニテキツネダチト云、越中魚津浦ニテハ喜見城ト云フ、海辺ニハ何レノ国ニモアルコトナク、津軽ニテハ春ノ末雪消ル時ニアリテ他時ニハナシ、夕陽ニ映シテ海上或ハ地上ニ白気上リテ人物或ハ楼台屋舎ノ形ヲ現ズ、人集リ観ル芸州ニテ四月厳島ノ山ノ後海上ニツヾキテ屛風ノ如ク、諸物ノ形象ヲ現ス、緑色アリ紅色アリテ美ハシ、山前ニアレバ色深ク、海前ニアレバ色浅シ、コレヲ　ホウライジマト云フ、是皆海気ノナス所ニシテ蜃龍ノ気ヲ吁《ママ》スルニ非ズ

〈キツネノモリ・キツネダチ・喜見城・ホウライジマ〉などの異称をあげ、その自然現象であることを説明します。シナでは、〈蛤一名蜃、能ク気吐キテ楼台ト為ス〉（『彙苑』）とあって、蛤が気を吐くことでつくられる楼

台が蜃気楼といわれたのです。蘭山ははっきり〈蜃龍ノ気ヲ吁スルニ非ズ〉と否定しています。さらに蘭山は、〈海辺ニ限ラズ高山ニ神仏ノ形現スルヲ山市〉というと、同類の〈山市〉現象もつぎのように解説します。

本邦ニモ諸州ニアリ、予州石鎚山ニハ権現ノ像現ジ、佐州金北山ニハ朝日ニ映ジテ現ズ、俚人弥陀ノ来迎ト云フ、城州鷲峰山《ジブセン》ニ五光ノ滝アリ、朝日映ジテ仏像ヲ現ズト云フ、阿州鶴林寺ニ灌頂ノ滝アリ、夕陽ニ映シテ不動ノ像映ズト云フ、播州七種《ナグサ》山ノ滝モ同ジト云フ、是レ皆飛泉《タキ》ノ水花《ミズケムリ》ニ日光ノ映ズルナリ、日光ノ雨雲ニ映ジテ虹蜺《ニジ》ヲナスト同理ナリ

最近テレビでも山市現象を映像で放映していました。科学は蘭山にもすでにはいりこんでいることが推測できます。彼はまた〈親験目睹《しんけんもくと》〉と実証的考察をするうえで、蘭方医のように顕微鏡を使用していたようです。〈蚊〉に関して、〈頭ニ絮《ワタ》ノ如キ者ヲ戴クアリ。顕微鏡ニテ見レバ大ニシテ鳥羽ノ如シ是雄ナリ、絮ナクシテ身肥タル者ハ雌ナリ〉（巻三十七・蜚虻）とみえます。医療器具としての顕微鏡なども舶載され、蘭山にとって研究上の大切な道具となっているのです。もう近代はすぐ隣まできているわけです。

民俗誌関係では、正月用飾りのオニドコロ・キドコロ（草薢）、酒中花（通脱木。水中花に似て酒中に人物、草花の形に刻したものを入れ、花のように咲かせるもの。はやく井原西鶴の小説にもみえます）、柿餅の製法（柿）、痘瘡よけのまじない（鹹草）、茶摘み（茗）、紙の製造（紙）、弓工用のニベ（鱁鮧）、天気うらないのウンカ・カツボ（蜚虻）、雁風呂湯（雁）などさまざまです。〈海豚《ユルカ》（イルカ・ユルカ 南紀 筑前）ノ宮詣〉（海豚魚）は、〈行ク時ハ群ネ列ヲナス、先ナル者ハ大、後ナル者ハ漸ク小、一浮一沈シテ上下ニ隊ヲナス、或ハ一浮一中一沈シテ上中下三隊ヲナス、俗ニユルカノ宮詣ト云フ、其鼻上ニ向フ、漁人捕ヘテ岸ニ躑トキハ鳴ク、ソノ皮厚クシテ油多シ、漁人煎シテ灯油トス〉と、日本人と海豚、自然と人間の共存は豊かであり、細かい観察の記述が判明します。現代では失われた日本の自然誌の

貴重な一ページではないでしょうか（海の食物は『本朝食鑑』とも多く共通します）。また〈食塩〉（巻七）の部には、〈井塩・塩泉〉などについてつぎのような珍しい記録がみえます。

奥州伊北郡会津月輪庄大塩村山上二十町許ニ長サ十余町闊サ二町余ノ池アリテ潮ノサシヒキアリコノ水ヲ汲ミ煎シテ塩トナス、白色ニシテ味佳ナリ、西行法師ノ歌ニ海士モナク海ナラズシテミチノクノ山ガツノクム大塩ノサト、一説ニ六十里越ト云山ノ麓ノ駅ヲ大塩ト云、民家八十余、皆塩戸《シホヤ》ナリ、河岸ニ塩泉大小二ツアリ、此泉ヲ汲テ塩トス、海ヲ去ルコト四十余里ト云、是井塩ノ類ナリ、池塩ハ和産詳ナラズ

右のとおり塩池というか、塩水について記録しています。〈井塩〉については時珍などの用いていない『天工開物』――当時日本に舶載されるも現在シナには紛失して日本より逆輸入されています――も参照しています。いうまでもなく、〈播州ノ赤穂塩〉など各地の塩田のこと、品質の上・下品などにもふれ、さらにシナの〈崖塩〉（岩塩）も紹介しています。この点は江戸時代の日本の塩誌として貴重な記録として評価されると思います。

終りに〈象〉（キサ和名鈔　ゾウ今ノ名）に関する記事を紹介しておきましょう。すなわち、〈享保十三年戊申南京ノ鄭大威一ニ成ニ作ル広南ノ子象牝（五歳）牡（七歳）二頭ヲ貢ジ六月七日肥前長崎ニ来リ十九日十善寺ニ置ク〉と象の来日をのべます。象の体の容貌、大きさ、食べ物などについてもふれ、牝は死に、一頭のオスのみで、〈享保十四年三月十三日〉に長崎を出発、京都で叡覧あり、御製及び群臣の詩歌があって、書物にまとめ刊行されました。やがて江戸に来て、二十余年を生き、ついに死んで江戸郊外の中野宝泉寺に葬られたこと、『象志』に詳らかであると記しています。象牙、象油が舶載され、後者は〈痰ヲ治スルノ薬〉といい、さらに〈今薬舗ニ販トコロノ象皮ハ薄クシテ色黒シ犀皮ナリ〉とまがいものであることを指摘し、薬としての象皮を批判します。

いうまでもなく、まだ『啓蒙』には豊かな記事が多くのこっています。とうてい小冊子では書き尽くしきれま

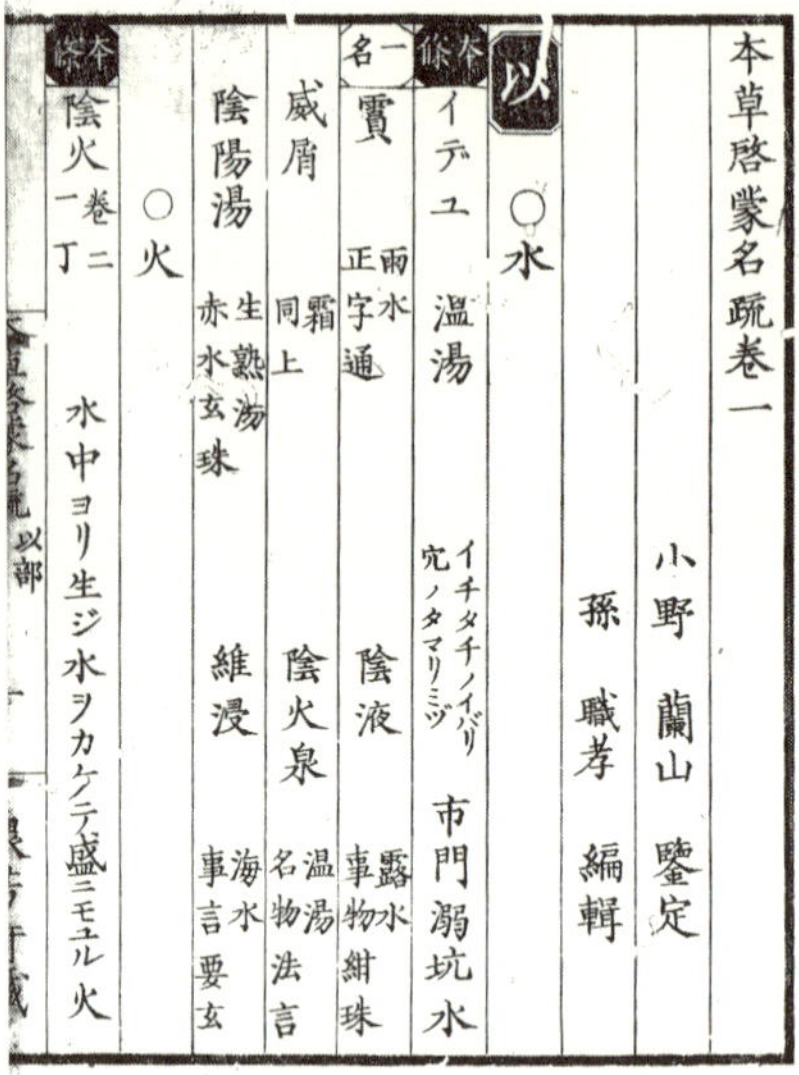
本草啓蒙名疏巻一
小野 蘭山 鑒定
孫 職孝 編輯
以
○水
本條 イデユ 温湯 イチタチノイバリ 究ノタマリミヅ 市門溺坑水
一名 貫 雨水 正字通 陰液 露水 事物紺珠
威屑 霜 同上 陰火泉 温湯 名物法言
陰陽湯 生熟湯 赤水玄珠 維浸 海水 事言要玄
○火
本條 陰火 巻二 一丁 水中ヨリ生ジ水ヲカケテ盛ニモユル火

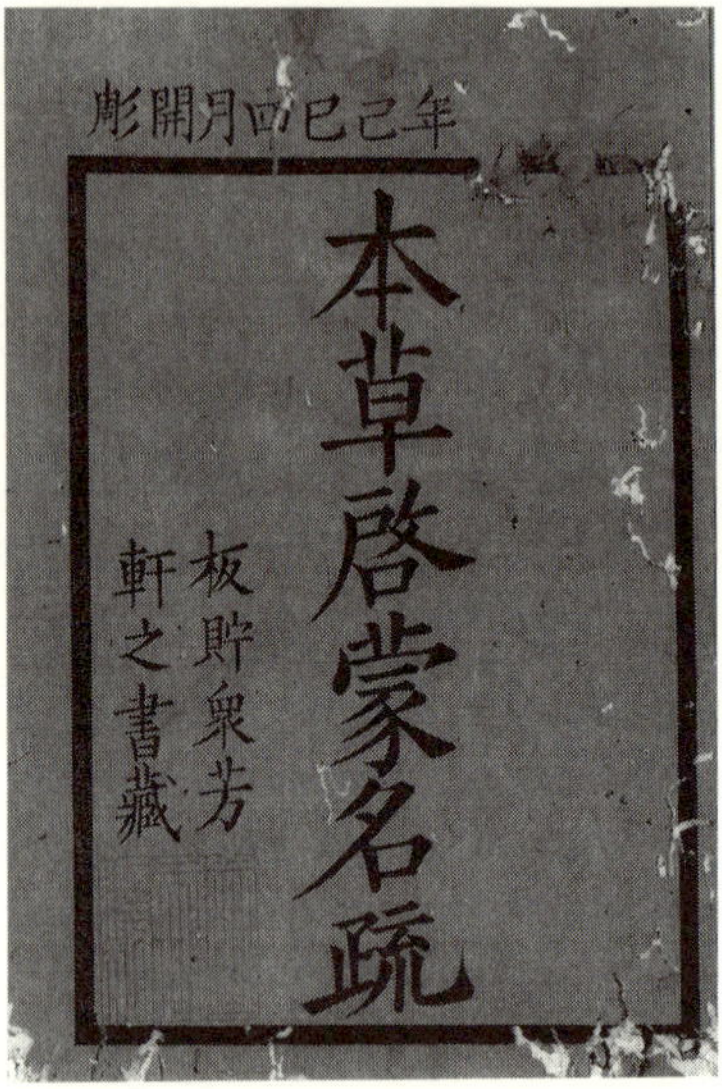

『本草啓蒙名疏』見返し・巻一〈以〉冒頭

せん。『啓蒙』の〈序〉(原文、漢文)で丹波(多紀)元簡は、〈蘭山翁ハ松岡氏ノ門ヨリ出、独リ李氏綱目ヲ以テ宗トシ……之ヲ群籍ニ参シ、之ヲ親験目睹ニ取リ、之ヲ沈思黙想ニ得、歴渉数十年ノ久シク、殆ド其ノ積微博大ヲ極ム〉と最大級の評価を与えています。親験目睹には深山渓谷の跋渉という自然との闘いがあり、しかも年齢的に七十歳をこえてから、その研究成果を完成するために努力精進したわけです。しかも先にふれましたように、『啓蒙』の初版本版木はほとんど全部消失という不幸にも見舞われたのです[7]。

なお厖大な物類の名を載せる『啓蒙』をいち早く検索できるように、いろは別・分類別の総索引に近いものが、孫の職孝《もとたか》により文化六年(一八〇九)に編集刊行されました。『本草啓蒙名疏』(七巻)です。当代の碩学、屋代弘賢(輪池)の序をもち、孫、蕙畝、佐伯職孝による〈凡例〉に、〈一此書ハ先ニ大父(蘭山)著ス所ノ本草綱目啓蒙中ニ載ルトコロ和漢ノ名称ヲ類聚シ国字四十七篇ニ分チ以テ卒撿ノ便ト為ス仮名法混ジ易キモノハ輪池先生ニ請テ是ヲ正ス都テ七巻名テ本草啓蒙名疏ト云〉とみえます。見出し語は〈本条〉(陰刻)で示し、日本・シナともに出典をあげ、方言の異称には各地名を与えています。惜しいことに本文の見出しの漢語語彙にのみ巻数・丁数を与え、他の一名や異称などには巻数丁数を与えていないので、いささか隔靴掻痒の感はまぬかれません。しかしこの種のものは他に存在することをしりません。当時としては新しい試みだと思います。なお巻首内題は、〈本草啓蒙名疏一（二～七）〉／小野蘭山鑒定／孫職孝編輯／以（陰刻）〇水〉とあります。いずれも図版を参照してください。

文化五年（一八〇八）三月二十一日、門人らは師の八十歳の祝宴をはりました。蘭山は『耋筵小牘《てつえんしょうとく》』の一小冊子をあらわして配布しました。翌年、門人、谷文晁に肖像を描かしめ、息、安部有義に伝えました。〈文化七年正月小二日　所労ニ依リ登城能ハズ、諸家ヘノ年礼皆相勤メズ〉と日記に記し、同月二十七日、永眠（表向きは三月四日となっています）、翌々日、江戸浅草誓願寺塔中、向（迎）接院（現、練馬区内）に葬られました。八十二歳です。法名は、〈救法院殿顕玄道意居士〉、絶筆として病床で執筆した『広参説』一篇がしられています。蘭山の学統は孫によって受けつがれました。生来多病、虚弱であったといわれるこの学究の徒は、八十二歳までの長寿を得て、日本の本草学のために全力を尽くして大往生をとげたのです。

11

畔田翠山と名物学

日本本草学の掉尾を飾る学者、和歌山生まれの畔田翠山《くろだすいざん》（伴存《ともあり》、寛政四年・一七九二～安政六年・一八五九）で拙稿を終りたいと思います。『明治前日本生物学史』をひもときますと、『古名録』の成立した天保十四年（一八四三）の条に、〈五月二十一日、山本亡羊は、読書室に物産会を開いた〉とあり、畔田翠山に関係する記事はまったくみえません（『古名録』も明治期にはいっての刊行です）。弘化二年（一八四五）にも、〈六月五日、山本亡羊は、物産会を読書室に開いた〉とあり、この年に〈畔田翠山は『紫藤園攷証』二巻を作った〉と出てきます（これはわたくしが影印として出版した労作です）。そのほか安政四年（一八五七）の条に、〈六月十八日、畔田翠山は、孝子観音山に採薬した。八月二十七日、龍門山に採薬した、九月十四日、大鳴山に採薬した〉と採薬のことが記述されています。しかし、日本の生物学史における翠山の位置はついに明確にされていません。明確にされていないというよりも、小野蘭山・岩崎灌園（常正）・伊藤圭介などの前に、その存在を失っているといっていいでしょう。その点、上野益三博士は、『日本博物学史』の〈江戸時代末期の博物学とその動物学への発展〉の中で、翠山の史的位置とその学問の特色を論評され、この忘れられた学者に大いなる照明をあてられました。

すでに小著、『小野蘭山「本草綱目啓蒙」本文・影印・研究』でも記述したところですが、江戸時代の本草学は、〈本草・名物・物産〉の三分野からなるといえます。そして多かれ少なかれ、本草学者はこの三分野を兼ねているといえるでしょう。さらに、曾槃（曾占春。宝暦八年・一七五八〜天保五年・一八三四）のいうように、〈本草ハ方技ノ材〉であり、〈名物ハ詩書ノ用〉であり、〈物産ハ農事ノ本〉であって、日本では幕末に向かって〈物産〉が〈本草〉より派生独立した観がありますが、この三者はかなりの距離と本質的な異なりをもってきます。中でも〈名物ノ学〉は名と物との厳密な対応を考証するという点で、出発点ではシナにおいて詩書の用に資する方向と内容をもちました。江村如圭編『詩経名物辨解』（享保十六年・一七三一。七巻三冊）はその典型です。シナ最古の詩集、『詩経』の名物の解説です。江村は蘭山と同じく松岡玄達に師事しました。しかし『本草綱目』などにおける名と物との対応異同を考える学問として、次第に変質していったとみられます。そして同じ〈名物学〉でも、〈名〉に重点をおくか、〈物〉に重点をおくかで、さらに内部的に方法や態度が分化し変質するということです。上にあげた曾槃には、『国史草木昆虫攷』（文政四年・一八二一成）という名物学の傑作がありますが、彼自らも名物学について、〈夫レ国史ヲ観ル者ハ、未ダ尽ク本草ニ通ズルコト能ハズ、本草ヲ検スル者ハ、多ク国史ニ疎ナリ。是故古ノ名物、今復タ得テ識ルベカラズ〉とその困難さをのべています。翠山が名物学において、真に秀れていること、むしろ名物学を独立した学と認識していることが推定できます。

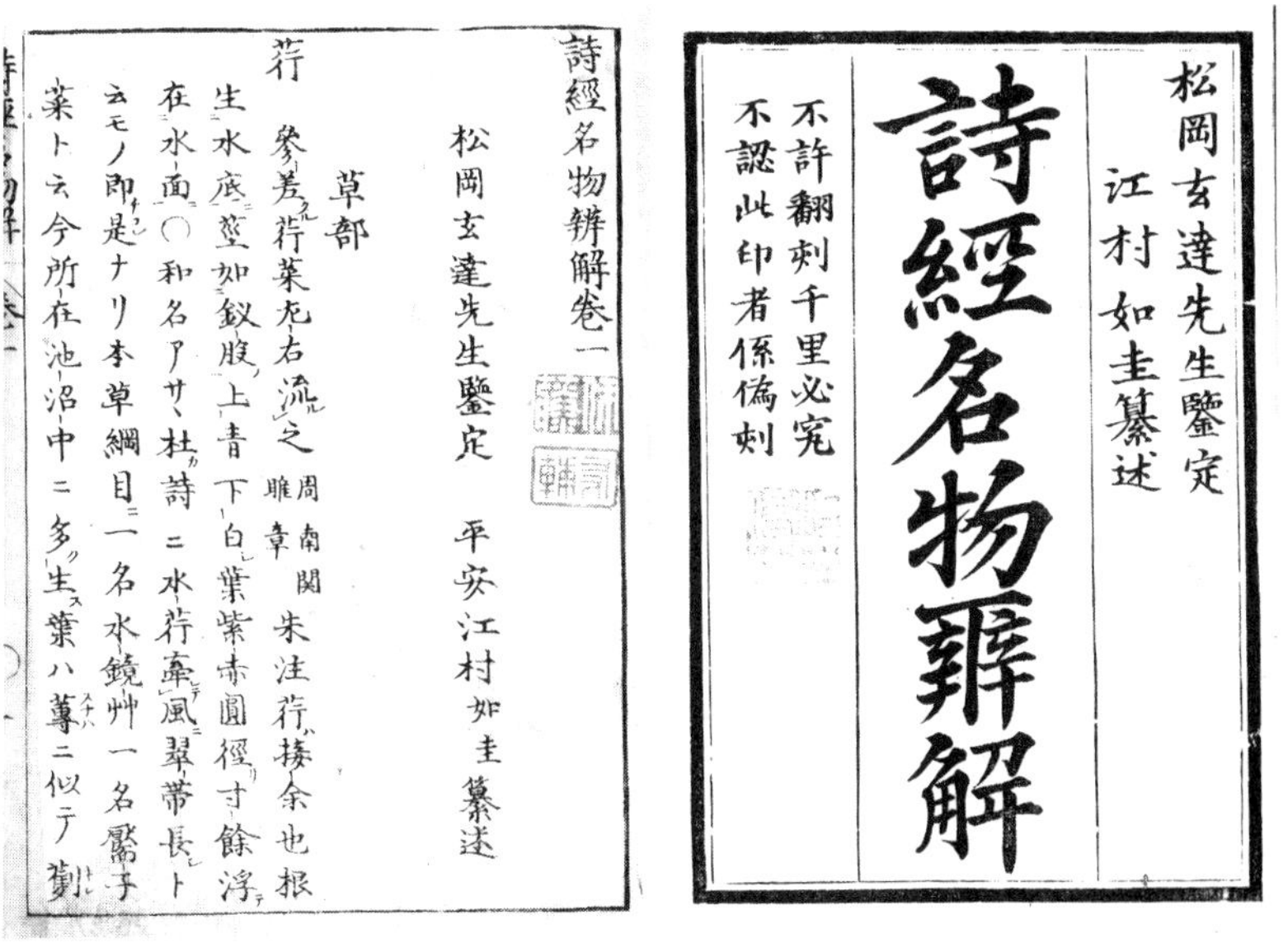
松岡玄達先生鑒定
江村如圭纂述
詩經名物辨解
不許翻刻千里必究
不認此印者係偽刻

詩經名物辨解卷一
松岡玄達先生鑒定　平安江村如圭纂述
草部
荇　参差荇菜左右流之　周南関雎章　朱注荇接余也根生水底茎如釵股上青下白葉紫赤圓徑寸餘浮在水面○和名アサヽ杜詩ニ水荇牽風翠帯長トモ云ノ即是ナリ本草綱目ニ一名水鏡草一名鳧葵ト云今所在池沼中ニ多ク生ス葉ハ蓴ニ似テ

『詩経名物辨解』見返し・巻一〈草部〉冒頭

さて翠山にとっても、『本草綱目』はいうまでもなく研究の対象として絶好のものであり、自らも他の学者と同じく『綱目注疏』（四十八巻）をつくっています。上野益三博士の引用されている翠山の書翰に、〈右之書者一世一代之書之事ニ付、後世へ写シ残シ度候事ニ御座候〉と自信のほどを示しているのです。これはつぎのような蘭山への批判にもうかがわれます。すなわち、〈大黄蜂山バチ／啓蒙ニマルバチヲ以テ大黄蜂トス非也、マルバチハ人家簷下ニ来テ桁柱ヲ嚙テ穴ヲナシ内ニ子ヲ生ズ其刺極テ短小二分許形状蜜蜂ニ似テ大也（後略）〉と。こうした態度と発言は、上でもふれたように蘭山自身にもあり、平賀源内など広く本草学者に共通する批判精神で、あえて翠山の特色ということではありません。しかし、こうした学問に対する厳しさが翠山の学問を成立させる根本的なものでした。

翠山は本草学者一般と同じく、生まれ故郷の紀州を中心によく採薬旅行に出向いて、常に現実を師として、自然や民俗《たみのなりわい》に関心と注意をはらっています。その上に、『古名録』にみられるように、和漢古今の諸文献を駆使して厳密細心な考証をとげ、文字どおり〈名物、

古名錄卷五十二

紀藩　岭田琴山源伴存撰

蟲部

甲蟲類

加《カ》美《ミ》木《キ》理《リ》無《ム》之《シ》 倭名類聚鈔 〔漢名〕天牛 本草 〔今名〕カミキリムシ

本草綱目曰天牛大如蟬黒甲尖如漆甲上有黄白點甲下有翅能飛目前有二黒角甚長前向如水牛角能動其喙黒而扁

一

如鉗甚利亦似蜈蚣喙六足在腹乃諸樹蠹蟲所化也夏月有之

〔一名〕加美岐利無之

天文寫本和名鈔○倭名鈔曰齧髪虫玉篇 ○大和
云蠰齧髪虫也漢語抄云加美木理無之 〔形状〕 本草曰
木蠹蟲蠐螬ニ似テ節長ク足短ク腐木ノ中ニ生レテ木ヲウカチクラフ齧ニ似タリ後ニ天牛トナリテトブ

沼《ヌ》加《カ》豆《ツ》木《キ》無《ム》之《シ》 倭名類聚鈔 〔漢名〕叩頭蟲 本草 〔今名〕コメツキムシ

帝京景物略曰有玄身而兩截形剛而性媚。掐其後、首則前頓、爆噪然。仰置之彈而上、還復其故處。不能遂覆而走也、曰叩頭

二

みすて云云又曰いみしうぬかつきれこなひてねたりしかは又曰念佛する僧のあかつきにぬかつく音のたうとく聞ゆれば大鏡曰御ぬかつかせ給ひしも見たてまつり侍り云云

〔一名〕沼加豆岐無之

天文寫本和名鈔○倭名鈔曰叩頭虫和名沼加豆木無之

ぬかづき虫 枕草紙 〔形状〕

枕草紙曰ぬかづき虫又あはれやさる心に道心おこしてつきありくらん又おもひかけずくらき所などにほとめきたる聞つけたることうをかしけれ○大和本草曰叩頭蟲小虫黒色少長シ俗ニ木切ムシト云木ヲキル聲ヲナス其勢人ノ額《ヌカ》ヅクガ如シ按ニ大者一寸許小者二三分天牛《カミキリムシ》ニ似テ窄ク頭長ク黒褐色

四

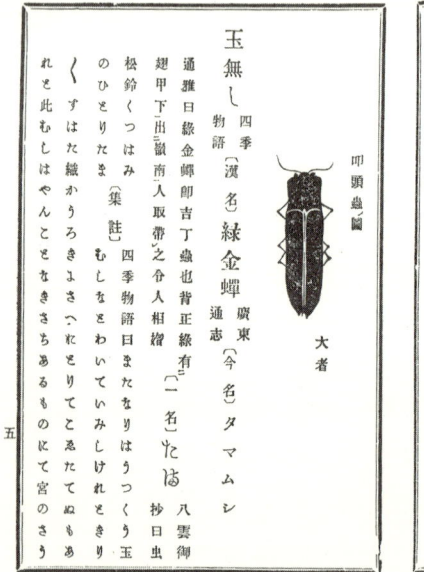

叩頭蟲ノ圖

大者

玉無し 四季物語 〔漢名〕緑金蟬 廣東通志 〔今名〕タマムシ

通雅曰緑金蟬即吉丁蟲也背正緑有翅甲下出嶺南人取帶之令人相媚

〔一名〕たは 八雲御抄曰虫

松鈴くつはみ 〔集註〕 四季物語曰またなりはうつくう玉のひとりたまむしなとわいていみしけれときり〳〵すはた織かうろきよさへれとりてこゑたてぬもあれと此むしはやんことなきさちあるものにて宮のさう

五

『古名録』巻五十二〈虫部・甲虫類〉冒頭（〈カミキリムシ／ヌカヅキムシ〉など）

多識ノ学〉を展開しました。古今独歩といってよかろうと思います。質量ともに小野蘭山に優るとも劣らず、むしろ〈名物学〉のあるべき方法と態度と成果において、翠山が優ることはあっても劣ることはありません。おそらく幕末における国学や漢学の考証学・文字学、さらに京都・紀州における本草学の伝統を受けついで、日本における〈名物学〉を集大成した幕末の偉大な本草学者が、畔田翠山であるといってまちがいないでしょう。

地の利を生かして、嘉永二年（一八四九）に『水族志』（一冊）を完成させ、明治十七年になって田中芳男により刊行されます。しかし何といっても、『古名録』が最大の労作です。〈二十五部八十五類〉と全六〇七〇頁に及び、名物がびっしり詰まっています。まさしく古名、古語の宝庫であり、本来の呼称、名称が明示されます。しかし私見では翠山の師、小原桃洞（良貴。延享三年・一七四六～文政八年・一八二五）の学問とその方法が、やはり色こく翠山に投影していると思います。さらにさかのぼれば、桃洞の師、吉益東洞・小野蘭山の学統が個性豊かなこの紀州の一学徒によって発展させられたと評してよかろうと思います。シナの本草学に起源するところながら、日本の〈名物学〉が独立し、純正学問として桃洞—翠山によって完成したといっては過言でしょうか。

その名のとおり、古名を古文献にたずねるのを主とする点、当時の異称・方言などはほとんどみえません。つぎに〈蝸牛・紅鶴〉の二例をあげて内容紹介とします（引用文中の〔 〕内は私註）。

(a) 加太豆不利《カタツブリ》 倭名類聚鈔 ［漢名］蝸牛 本草 ［今名］デ、ムシ／正字通〔シナ字書〕曰蝸牛似蠃白色背有肉負殻行、行則顕出、頭有両黒角驚則首尾縮入殻中、常夜夜出盛夏日中則縣〔懸〕樹葉下往々升高涎沬休枯尽即自死［一名］加太川不利 本草類編曰蝸牛和 加太川不利 倭名鈔曰蝸牛和名加太豆不利 加太豆夫利 新撰字鏡〔古辞書〕曰、蜗加太豆夫利、明衡往来曰、一有蝸舎蝸牛舎也狭少貧家也［集註］豆相記曰、蝸牛か角をあらそうごとく物にもたらすかし 詠百寮和歌曰、あちきなや家をはなれぬかたつぶり世にあらそひの角をおらばや

＊第五十一巻〈蟲部・水湿蟲類〉。『本草類編』は『康頼本草』ともいい、偽撰とされます。シナの字書、『正字通』、日本の文献、〈和

名鈔・新撰字鏡・明衡往来・豆相記・詠百寮和歌・本草類編〉。当時の標準的呼称はデヾムシ（京都方言）。古代からのカタツブリをあげています。おそらくカタツムリはこの訛り語形でしょう。

(b)豆木《ツキ》倭名類聚鈔〔漢名〕紅鶴本草〔今名〕トキ／本草鷺集解曰、人有紅鶴相類色紅禽経所謂朱鷺是也〔一名〕桃花鳥《ツキ》日本書紀曰、安寧天皇元年冬十月丙戌丙申葬《カクレマツル》二神渟名川耳天皇ヲ於倭ノ桃花鳥《ツキ》田丘上陵《ヲカノウヘ》ニ一垂仁天皇二十八年十一月丙申葬二倭彦命于身狭《ムサツ》桃花鳥坂《サカ》一、延喜式巻第二十一曰、諸陵寮桃花鳥《ツキ》田丘上陵身狭桃花鳥《ツキ》坂上陵鴾延喜式巻第四曰伊勢大神宮神宝二十一種云云須我流横刀一枘枘長六寸云云枘以鴾羽纏レ之倭名鈔曰鴾〔鳹カ〕玉篇云鳹嘲和名豆木赤喙自呼之鳥也楊子漢語抄云、紅鶴和名上同俗用鴾字今按所出並未詳日本紀私記云、桃花鳥都岐天文写本和名鈔豆支新撰字鏡曰鴾鵇二字豆支又云太宇、太宇見上古今著集〔著聞集か〕曰、とう○管領記曰、鳥羽《トバ》鴾ノ森ニ陣ヲ取ル又曰、御勢ハ本《モト》海道鳥羽鴾森ニ陣ヲ取テ敵ヲ待掛タリ言塵集曰、稲負鳥はたら共唐ノ鳥御随身三上記 赤羽名月記曰、赤羽用矢鳥也〔集註〕古今著聞集曰、此むつ家の兵衛尉懸矢をはがすとてとうの羽を求けるが不足しければ郎等共にもしや持たるとたづねければ、上六大夫といふ弓の上手聞て此辺にとうやはみ候見よといひければ、下人立出てみて只今河より北の田にはみ候といふを聞て、則弓矢を取て出たるに、とう立て南へとびけるを上六太夫矢をはけて左右なくも射す、いづれかはこがれたるといひければ、しりに飛をこがれたるといふを聞て、なをもいそがずはるかに遠く成て河の南の峯の上飛ほどになりける時、よく引てはなちたるにあやまたず射をとしてけり云云其事に候近かりつるをいをとしたらば、川に落て其はねぬれ侍りなん、むかいの地に付て射をとしたれば、かくはねはそんぜぬとぞいひける。又曰左衛門尉平助綱はつや〳〵弓引はたらかす事叶はざりけるもの也けり、家の棟にとうの飛きてわたりけるを、是はいむなる物をと思て立出てみるほどに、下人左右なく弓矢をとりてあたへたりければ、なをざりにとりていたりける程に。あやまたず射をとりてけり〔形状〕○本朝食鑑曰、ツキハ似二白鷺一無冠毛、而帯レ紅翎莖最モ紅シ能高ク飛ビ能宿レ水能巣レ樹ヒ憩《イコヒ》レ梢ニ能捕レ魚、其形悉ク不レ殊二于鷺類一、其味雖レ美有二躁気一煮レ之則脂肪如二紅玉之浮一レ水、故食レ之少亦不レ為二上饌一、椎湖沢芦荻之間偶レ之、大和本草曰、紅鶴水鳥ナリ味不レ佳頭ニ無レ勝羽《カザシ》ノ色淡紅色。

＊第六十三巻〈禽部／水禽類下〉。ツキ。トウの古い名をあげています。また漢字表記をあげていますが、〈鴇〉がみえないのはなぜでしょうか。〈唐ノ鳥・赤羽〉の異称もあげています。文献にシナの書は〈禽経・玉篇〉。和書は、〈和名鈔・延喜式・日本書紀・明月記・古今著聞集・管領記・御随身三上記・本朝食鑑・大和本草〉をあげます。トキの名称以前の呼称、ツキを古文献を引用して論証しているわけです。『本草鷺集解』は国籍未詳。

おわりに、明治期にはいってですが、『古名録』の出版刊行の美挙と、その苦心を語る土岐政孝氏の刊行完了の喜びを〈古名録の印成に就きて一言を添ふ〉（巻末）より引用しておきます。『古名録』の存在するかぎり、永遠に語りつがれねばならぬ出版文化の尊い遺言でもあります。

古名録の一書を月刊せんと田中ぬし（田中芳男）の思い立たれたるは。いにし明治十七年の末つかたにて。陽ぬしは其の印刷を諾はれ。おのれはこれが閲読を諾ひて。第一巻を刷り出しゝは。明治十八年の三月にぞありける。かかりしよりこのかた。歳を経ること六年にして。ことし明治二十三年の今月に至り。本編八十五巻総目一巻及索引一巻を完成させらるゝことゝはなりぬ。此の印刷のはじめにあたり。おのれ全部の通覧を心得たりしかど。年ごとに事繁くて。東に行き西に走りて。暇なかりしかば。一部のうち読過したるは三分の二を出でず。然るに陽ぬしは始より終まで倦まず印刷の事を督せられたればこそ。今日のめでたき結果をば得たれ。是に由りて思へば。畔田ぬしは彼の世に喜ばれ。田中ぬしは此の世に喜ばれ。此の印本を購はれたる人たちも。悉く成し畢へたるを喜ばれざらんや。此のさま〴〵の喜びを一つに集へて喜ばるゝは陽ぬしにして。おのれも倶に其の喜を申さんとす。たゞ恐らくは魯魚の誤植あらんことを。さるはおのれの見たると見ざるとに拘はらず。みづから罪を謝するより外はあらず。偏に覧者の訂正を乞ふ。

右は『古名録』の〈緒言〉と相補うところですがさながら大槻文彦の『言海』編集の困苦にも通じます。〈田中ぬし〉とは翠山自筆の『古名録』を発見した貴族院議員で、伊藤圭介に師事して本草学を専攻した学者でもある田中芳男氏であり、〈陽ぬし〉は莫大な出版資金をつぎこんだ社長、陽其一氏です〈おのれ〉はいうまでもなく、終始閲読校正に従事した土岐政孝その人です。こうした人びとの総力を結集して、全八十七巻、本文四十三冊、総目録一冊索引一冊の体裁として、丸家善七こと丸善より印行されたわけです。

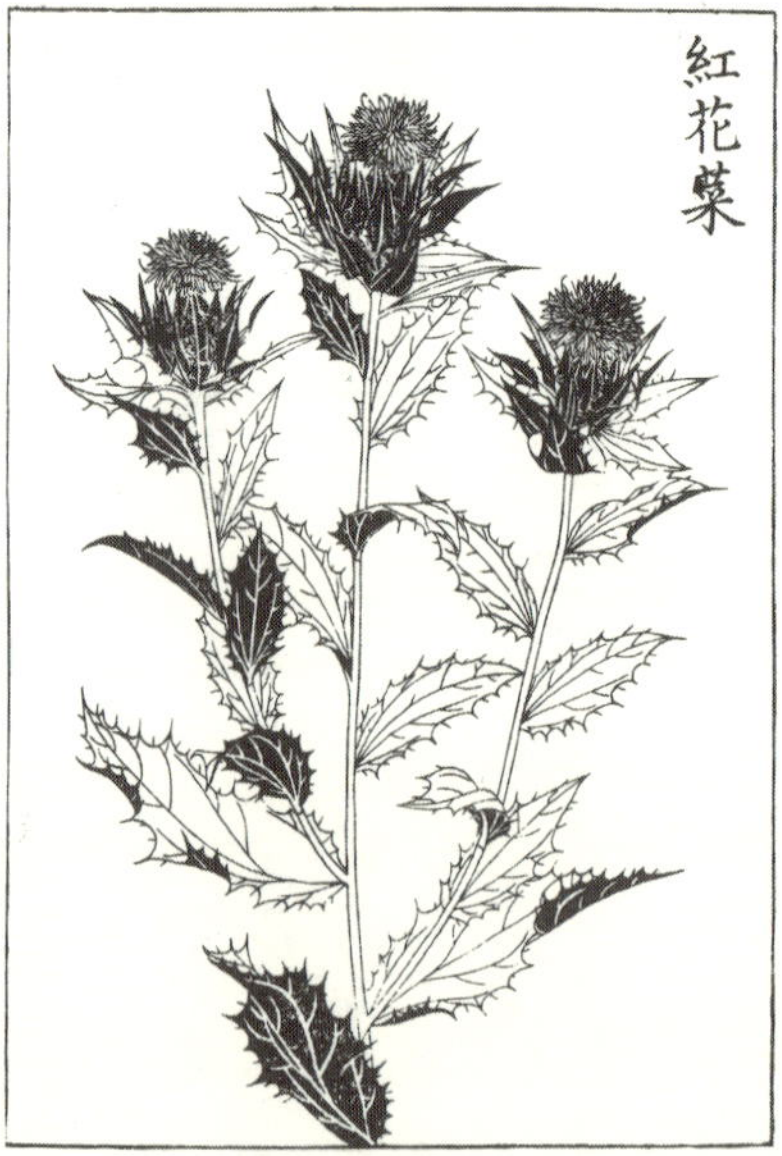

『花彙』
〈紅花菜〉（ベニバナ）の図

なお『古名録』は明治二十三年に刊行完了されてから、再度昭和十二年に日本古典全集の一つとして復刻されました。しかし全体として、部数は多くなかったか一般に出まわっていません。古書展などでもかなりの高値をよんでいるのです。それに巻数・冊数の多さは使用上も不便です。その点を考慮して、やや原本より縮刷はされましたが、一冊本（総索引は別冊）としてわたくしが編集しなおし出版しました。最後に生涯をかけ、全力投球によって『古名録』を著述した畔田翠山の霊に感謝をこめて筆をおきます。

この豊かな江戸時代の本草学は徳川幕府の崩壊とともに忘れさらされます。将翁や蘭山の子、孫、門弟曾槃、翠山なども史上から消えます。一方国内では蘭学者、宇田川榕庵が、〈植学・植物学〉の独立を告げます。日本の本草学は新しいヨーロッパの学問——幕末にはシナから訳書『植物学』が輸入されます——の前には、その存在まで否定されてしまうのです。本草学の正当な受け継ぎは絶えます。しかし来日のフランス人、P・A・L・サバチエ Savatier によって、蘭山の『花彙《かい》』（宝暦十三年・一七六三）が、フランス語に翻訳され、Botanique Japonaise Livres Kwa-wi, Paris, 1873 の書名で出版されます。浮世絵などと同様に日本人の捨て去った宝を西洋人が大切に拾いあげて世界に紹介したわけです。

蘭山以後、蘭山の本草学を受けついだ者は少なくないのですが、特にあげるべき本草学者が二人います。一人は『魚鑑《うおかがみ》』（天保二年・一八三一）――いろは順に分類して魚類を紹介――の著者、武井周作（櫟涯）で、その〈自序〉に、〈吾幼ニシテ大西《タイセイ》《おらんだ》ノ医学ニ従事シ。又嘗テ褚鞭《シャベン》《ほんぞう》ノ学ニ従フ……本邦海国魚蝦頗繁シ《わがくにうみくになるゆへうをるいよほどをゝし》〉とあり、日本橋の近くに居を構えて、日本の魚について本草学の立場から観察、医学上の所見も示しています。もう一人は江戸、幕府の下級武士、岩崎灌園（常正。天明六年・一七八六〜天保十三年・一八四二）がおり、注目されます。彼は文政七年（一八二四）、『武江産物志』を執筆刊行しています。武江とは現代でいえば東京二十三区に埼玉県、千葉県、神奈川県の一部をとりこみ、日本橋を中心に半径約三十キロの範囲です。わずか十六丁の小冊子ですが、付録として絵図もあり、武江に限定しての本草（動・植物）ながら細かく観察、記録した力作です（巻末に付した翻刻を参照）。江戸の葛西や千住には、鶴、鸛《こうのとり》、紅鶴《とき》が飛び交い、水獺《かわうそ》や狸《たぬき》などが生息しています。こうした自然豊かな武蔵野の自然誌が報告されているわけです。灌園はまた、『本草図譜』（九十六巻）を編集しています。本草の名をもちますが、むしろ博物書の一つといってよく、『古名録』とともに幕末の傑作と評すことができるでしょう。

なお日本本草学の俯瞰の意味で、(A)江戸時代、本草学の流れ、略年表　と、(B)江戸時代、本草学者の略系譜の二点を作成して末尾にのせました。また小論に引用の原文中、筆者による読み仮字は（　）内に示し、筆者の注記は〔　〕で原文と区別しました。

江戸時代、本草学の流れ、略年表

一六〇七（慶長十二年）　李時珍『本草綱目』舶載。林羅山、これを徳川家康に献上、かつ研究をすすめる。

一六三〇（寛永七年）　林羅山『本草綱目』を研究、『新刊多識編』を著し刊行。

一六三七（寛永十四年）　『本草綱目』和刻本刊行、中国、宋応星が『天工開物』編集。

一六六六（寛文六年）　中村惕斎『訓蒙図彙』刊。

一六九〇（元禄三年）　E・ケムペル（ドイツ人）来日、帰国後『日本帝国志』を著す。

一六九七（元禄十年）　野（人見）必大『本朝食鑑』（十二巻）刊。宮崎安貞『農業全書』刊。

一六九九（元禄十二年）　稲生若水『庶物類纂』（三百六十二巻）編集。

一七〇九（宝永十年）　貝原益軒『大和本草』刊（十六巻、付録二巻）、諸品図二巻（のち一七一五）。

一七一三（正徳三年）　寺島良安『和漢三才図会』刊。

一七二二（享保七年）　幕府、和薬改会所を設置。但し元文三年（一七三八）に廃止。

一七二六（享保十一年）　松岡玄達（恕庵）『用薬須知』（前編、五巻三冊）刊。

一七三八（元文三年）　丹波正伯補編『庶物類纂』（一千五十四巻）完成。

一七四二（寛保二年）　野呂元丈『阿蘭陀本草和解《わげ》』（翻訳書）成。

一七五七（宝暦七年）　田村藍水、江戸ではじめて薬品会（物産会）を開く。

一七六三（宝暦十三年）　小野蘭山・島田充房『花彙』刊。平賀源内『物類品隲』（六巻）刊。

一七六五（明和二年）　木内石亭『雲根志』（全十五巻）刊。

一七七五（安永四年）　木村孔恭（蒹葭堂）『貝よせの記』刊。越谷吾山『物類称呼』（六巻）刊、全国方言辞典。
C・P・ツュンベリー（スウェーデン人）来日。

一七八四（天明四年）　C・P・ツュンベリー『Flora Japonica』（日本植物誌）刊。

一七八八（天明八年）　喜多川歌麿『画本虫撰《えほんむしえらみ》』（一冊）刊。

一七九九（寛政十一年）　木村孔恭『日本山海名産図会』刊。

一八〇二（享和二年）　深根輔仁撰『本草和名』（上下二冊）刊。

一八〇三（享和三年）　小野蘭山『本草綱目啓蒙』刊行はじまる。　＊一七六五：『花彙』（八巻）刊。

一八〇四（文化元年）　曾槃ら『成形図説』（三十巻）刊。

一八二一（文政四年）　曾槃『国史昆虫草木攷』（十巻）成。　＊昭和十二年『日本古典全集』にて刊行。

一八二二（文政五年）　宇田川榛斎（玄真）・榕庵『遠西医方名物考／補遺』（四十五巻）刊行はじまる。

一八二四（文政七年）　岩崎灌園（常正）『武江産物志』（一巻・地図一舗）刊。シーボルト来日。

一八二八（文政十一年）　岩崎灌園『本草図譜』（九十六巻）成。

一八二九（文政十二年）　伊藤圭介『泰西本草名疏』（一巻）刊。

一八四七（弘化四年）　岸和田藩版『重訂本草綱目啓蒙』刊行。

一八六二（文久二年）　飯沼慾斎『草木図説』（二十巻）刊行完了。

一八七三（明治六年）　フランス人、P・A・L・サバチエ『花彙』Botanique Japonais Livres Kwa-wi, Paris. 刊。

一八八四（明治十七年）　畔田翠山『水族志』（一冊）刊。

一八八五（明治十八年）　畔田翠山『古名録』（天保十四年成。八十七巻、二千六百七十七種）刊行開始（〜明治二十三年）。

江戸時代、本草学者の略系譜

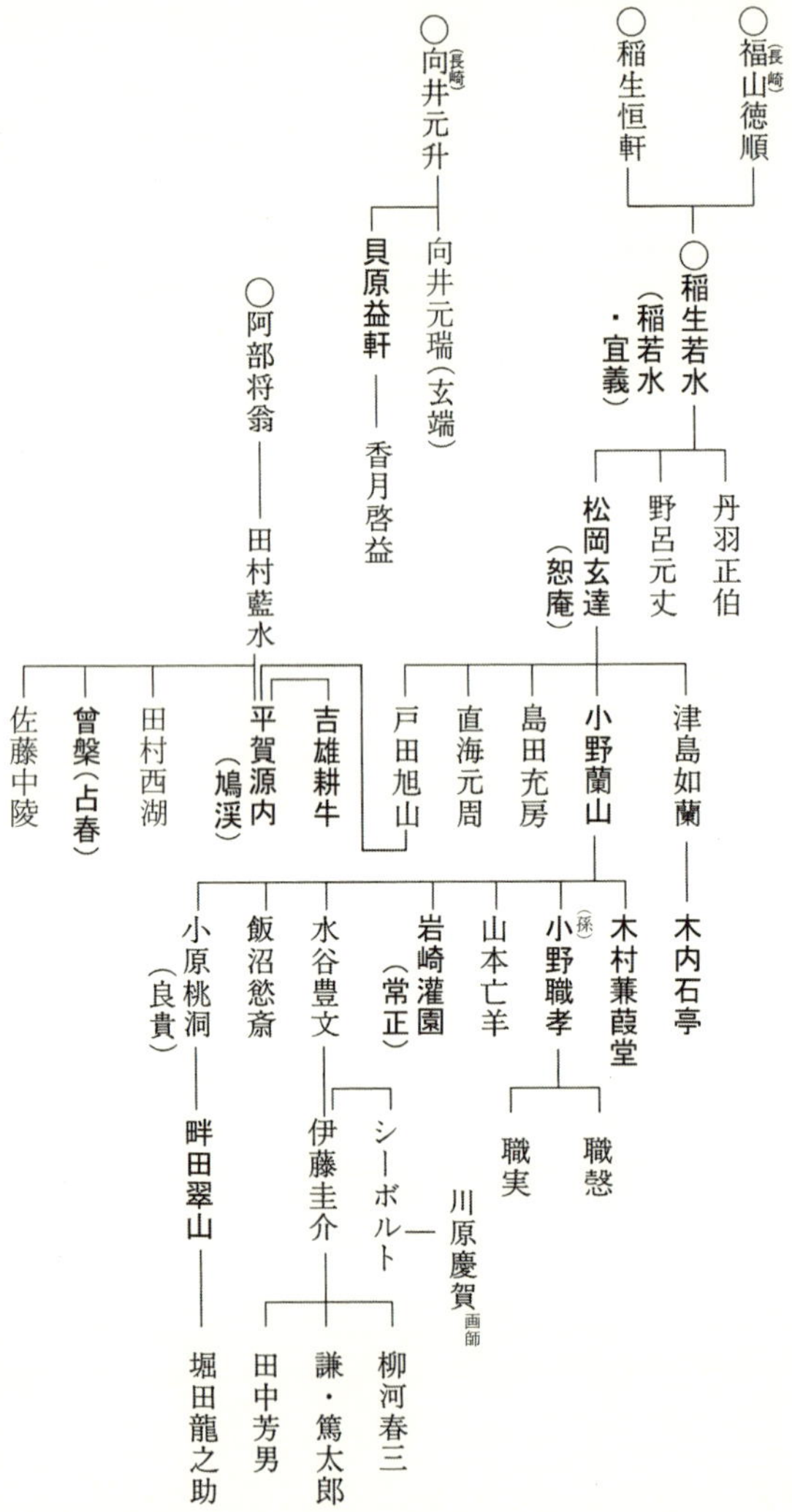

＊幕末の本草学・博物学の研究グループ⑧
富山藩主、前田利保など：赭鞭《しゃべん》会
尾張藩士、水谷豊文など：嘗百《しょうひゃく》社

註

(1) 日本での和刻本としては、(a)寛永十四年（一六三七）刊本（重印江西本による）、京都書肆、野田弥次右衛門、(b)承応二年（一六五三）刊本、これも(a)によりますが、図のみ〈武林銭衙本〉で改めています。(c)万治二年（一六五九）刊本、野村観斎による訓点本。題簽が篆字であるところから、〈篆字本〉といいます。(d)寛文九年（一六六九）刊本。前者の系統、松下見林による訓点で、〈松下本〉といわれます。(e)寛文十二年（一六七二）刊本、貝原益軒が〈武林銭衙本〉に訓点を施し、毎巻末に〈和漢薬名対訳表〉などを刻し、〈貝原本〉といいます。(f)正徳四年（一七一四）刊本、稲生若水が(b)の承応版を補訂しました。〈若水本〉〈新校正本〉といいます。なお外国語版として、仏訳本に二章からなる一七三五年刊のものがあります（『中国史地年事政治記録』に収録）。独訳本は一九二八年、T・E・シュライベル社刊、達里契 Dalitzsch 羅斯 Ross による全十四冊本があります。他に英訳本、ベトナム語訳などがあります。なお日本では昭和四年に『頭註国訳本草綱目』が春陽堂から出版されました。さらに、昭和五十三年『新註校定国訳本草綱目』が刊行されました。前者のいわば改訂版です。

(2) 『事実文編27』により、野必大の伝を引用しておきます。

人見家伝　逸名

儒官法眼、姓小野、諱宣卿、字時中、称二葛民一、或号二括峯一、号二鶴山一号二竹洞一、後倣二陶元亮一、以レ字為レ諱、改二時中一、俗称二友元一、遠祖道悳、高祖道嘉、曾祖道西、祖友悳、父元悳、先祖業レ医、元悳特妙二幼科一、仕官叙二大蔵卿法印一、賜二七百石一、友元幼名又七郎、修二儒業一、為二羅山子門人一、池聴（ママ）台聴、屢侍二軽筵講一、官有二国喪一、登二日光東叡之二山及増上寺一、預二法会之儀一、甲戌繙二書於昌平講堂一、聴者如レ堵、有二牛島別荘一、而致仕、丙子正月十四日卒、歳六十　葬二下野西場村括峯下一、諡二安節一、有二五男一、沂楷勛担鏗、有レ弟篤、後改二名必大一、以レ医仕レ官、其子孫為レ儒、次弟陸、養二叔父之家一、嫡子沂、字魯南、号二桃原一、娶二延寿院道三橘玄淵女一、活字行察、号二白峯一、又号二雪江、黙斎、大椿、知在一、称二帯刀一、後改二又兵衛一、其先出二敏達帝一、三世大織冠妹子始賜二小野姓一、中興相公篁、以レ徳聞二天下一、廿五世四郎政経属二頼朝一、武州人見原戦、為二七騎中之一一、敗二平氏一、其功出レ群、今在二丹州人見氏廟中一、高祖友悳居二高京一業レ医、曾祖賢知字玄悳、出二入禁闈一、献廟賜二采地武州一、叙二法印一、祖節還為二学士一、叙二法眼一、母今大路玄淵女、兄弟六人、皆先死、以二貞享四年丁卯十月十日一、生二本郷御弓街一、配御士中島氏女、生二男黙太郎一、夭、後配豊岡牧臣京極氏女、有二三男三女一、享保十六年継レ業、寛延己巳致仕、宝暦九年四月六日卒、歳七十三、仙台侯国出二三足雀一、献レ之、徳廟偏問二諸臣一、莫レ答、望月三英来与レ活語、対曰、自レ古有之、天智帝紀某処、梁書某処、皆不レ妖レ視レ之也、三英入二御府一捜レ之、一如二活言一、徳廟感二其博物一

(3)〈甘草・朝鮮種人参〉など植物関係、二十種もみえます。後者は〈人参培養ノ法〉として図入りで詳述しています。翻刻本『物類品隲』（生活の古典叢書2、八坂書房）を参照。

(4)榕庵ははやく文政年間に、〈西洋植物学〉（大槻玄沢宛手紙）の用語を用いている。しかし在来の〈植物・うえもの〉の用語をあえてさけて〈植学〉を用いたのでしょう。

(5)拙著『小野蘭山「本草綱目啓蒙」―本文・研究・索引』（早稲田大学出版部）を参照。

(6)柳田国男『蝸牛考』（刀江書院）を参照。

(7)嘉永三年（一八五〇）、岸和田藩医、井口望之（楽山）編で、『本草綱目啓蒙図譜』〈山草部〉が上下四冊で刊行されました。これは『啓蒙』に図のない点を惜しんでのことといいます。収録二百二十七種。ここでは弘化四年（一八四七）、藩主、岡部長慎の肝煎で、藩費をもって、井口望之を責任者に、『啓蒙』を補訂して出版、『重訂本草綱目啓蒙』（二十冊）として刊行していました。複刻版では図譜とともに出版しています。

(8)本草学の別称に〈赭鞭ノ学／甞百ノ学〉をみますが、これは『史記』〈三皇本紀〉に、〈（神皇が）以二赭鞭一鞭二草木一始甞二百草一始有二医薬一〉に淵源します。日本では『訳鍵』（文化七年・一八一〇）中に、〈皇国ノ赭鞭家〉とあるのが比較的はやい用例です。

参考文献

『新註校定国訳本草綱目』（春陽堂）・上野益三『日本博物学史』（平凡社）

拙著『畔田翠山「古名録」―本文・研究・総索引』（早稲田大学出版部）・『早稲田大学蔵資料影印叢書　西洋本草書集』（同上）・『「新刊多識編」本文・影印・研究／本草和名』（文化書房）・『越谷吾山』（さきたま出版会）・『江戸の博物学者たち』（講談社学術文庫）・「週刊朝日百科・日本の歴史82・本草の世界と鉱山町」（朝日新聞社）　＊本文中にあげた参考文献は再録しません。

（平成七年七月二十九日講演・於昭和薬科大学諏訪校舎）

第二部

日本本草学の世界

1　林羅山と『新刊多識編』——日本名物学の種を蒔く

〈余論〉『本草和名』寸見

『新刊多識編』とは何か

『多識編』は、従来、漢詩文を作るのに用いたと説かれてきた（『日本文学大辞典』亀田次郎執筆）。しかし亀田次郎はこの書が何を底本としたかは言及しておらず、また川瀬一馬は本書を〈『本草綱目』を林道春が抄出して和訓を加へた編纂書で、本草類の簡易和訓辞書である〉とされ（「かがみ」第四号、大東急記念文庫、昭和三十五年十月、〈多識編について〉）、さらに『寛永七年古活字版多識編』の書誌にも言及されている。同氏は特にことわっていないが、〈古活字版〉は〈多識編〉の書名であり、ここでとりあげるものは、〈新刊〉を頭においている。おそらく前者を補訂し決定版としての意をふくめて〈新刊多識編〉の書名を与え出版したのであろう。以下、わたくしは『新刊多識編』によって論をすすめることとする。いうまでもなく、『新刊多識編』（寛永八年・一六三一）は編者、林道春（羅山。一五八三〜一六五七）が生存中の刊行である。しかし書名〈新刊多識編〉をはじめ、なお基礎的な点——構成とその方法・語の分類・板種・典拠など——はほとんど言及されていない。まして『新刊多識編』が本草学史のうえで、あるいはまた辞書（事典）史上において、いかなる意義をもち、どのような文化史的役割を担ったか、これらは究明されてはいない。おそらく本書は本草学の分野でとりあつかわれるべき作品であろう。だが、まずこうした考えを排するところから研究の一歩をふみださねばならないだろう。わたくしの考えによれば、日本の本草学（江戸時代ノとかっこつきであるが）それ自体が、まず学問的に再検討されてしかるべきであるし、この学のうち、とくに江戸時代中頃から興ったであろう名物学、ないしは名辞学については、語学的なアプローチが必要と思われるのである。『新刊多識編』はまさに、日本本草学の中で〈名物ノ学〉の先駆的作品であり、時代を考慮すれば、日本本草学の第一歩が本書によって踏みだされたということができる。もとより羅山は本草学者ではない。『新刊多識編』も本草書として充実し完備した『本草綱目』と比べれば、その研究としてもまことにほど遠い内容構成と分量である。しかし『本草綱目』を日本人学者として、はじめてしっかりと受けとめてこれを日本語にうつした林羅山の労作なのである。

本草学はいうまでもなくシナが根源である。その点、漢土と日本との対応関係にあっては、古代の『新修本草』と『本草和名』、中世の『証類本草』と『本草色葉抄』との関係を想起すれば、江戸時代の『本草綱目』と『新刊多識編』の関連もおのずと理解できよう。いうまでもなく、『新刊多識編』もまた、『本草綱目』とふかく関係し、その検索のための書という性格をもち、対訳字書（漢―和）の一種ということもできるのである（もっとも、本書は『本草綱目』だけを底本とするものではない）。

漢土における本草学の歴史がいかなるものであったかは、専門書によられることを望むが、わが国における本草学は、私見によれば、便宜上、大まかに三つの時代にわけられる。研究の中心となった本草書によってつぎのように日本の本草学史を区分できようか。

(一) 唐の『新修本草』を研究した時代	――およそ平安時代	例：『本草和名』など。
(二) 宋の『証類本草』 〃	―― 〃 鎌倉・室町時代	例：『本草色葉抄』など。
(三) 明の『本草綱目』 〃	―― 〃 江戸時代	例：『新刊多識編』など。

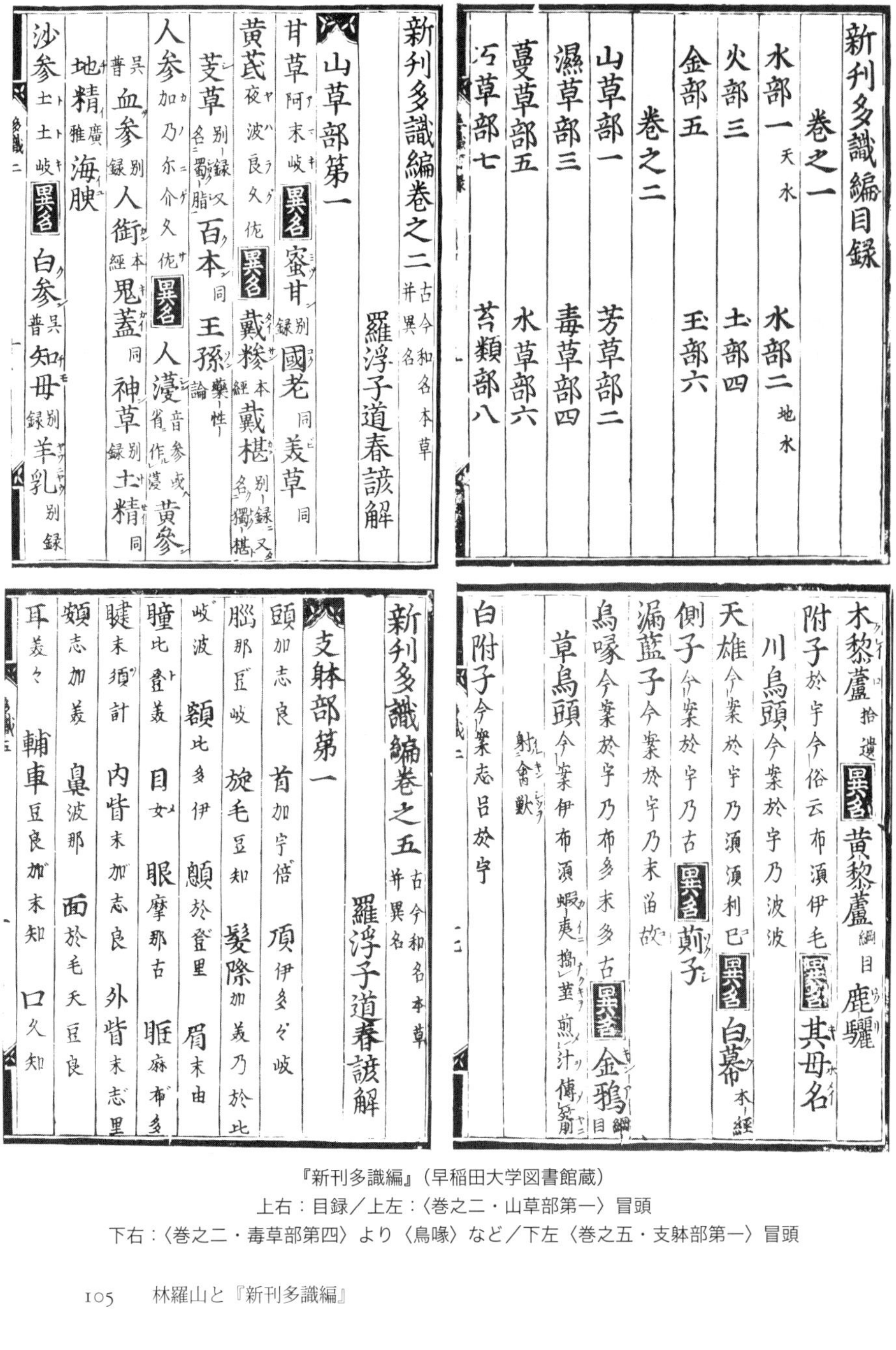

『新刊多識編』(早稲田大学図書館蔵)
上右：目録／上左：〈巻之二・山草部第一〉冒頭
下右：〈巻之二・毒草部第四〉より〈鳥喙〉など／下左〈巻之五・支躰部第一〉冒頭

右の唐、宋、明のそれぞれの時代の中心的本草書三本の研究の出発点あるいは成果が、それぞれ『本草和名』であり、『本草色葉抄』であり、この『新刊多識編』であるといえよう。ただし、㈢の重要な意義は、やはりもっとも新しい江戸時代ということであり、さまざまな意味において、本草学が日本的な展開をしていく出発の時期でもあるという点であろう。それだけに㈠・㈡と比すべくもなく、その研究の厚みをぬきにしては言及できない。この江戸時代の研究は、『新刊多識編』を出発点として、初期に『本草綱目』の和刻本の開板、註釈や批判と、学者としては貝原益軒や稲生若水等の研究をへて、一応、小野蘭山に至って集大成されると俯瞰できる。蘭山の『本草綱目啓蒙』は、『本草綱目』研究の至りついた日本での頂点であり、かつまた日本的展開の終局でもあった。そしてこの伝統は、はるか後、昭和八年刊行の『頭註国訳本草綱目』にまで流れ、受けつがれるのである。

このように『新刊多識編』がその後の『本草綱目』研究の基点・出発点に位置することは重要であるが、さらにいえば、本書の〈和訓〉が終局においては後続の本草書における〈和名〉の基準ないし批判の対象になったということも充分に注目される。たとえば、寛文十二年（一六七二）板の『本草綱目』の和刻本は、世に益軒本と称せられ、貝原益軒が訓点を施したものであるが、この書の各冊末部に白井光太郎のいうところの〈和漢名対訳表〉がついている。それは〈本草和名〉という標題を有するのであるが、一見すれば、『新刊多識編』の抄出ということがしられる。また〈貝原篤信輯録旁訓　本草綱目品目〉に付された和名の多くも、『新刊多識編』をもとしており、〈……非〉という註文は、おおく『新刊多識編』をその批判の対象としてのことばである。こうしたことは『本草綱目啓蒙』でもままみられるところである。かくて本書が、日本本草学において、〈和名〉の考定上、ひとつの大きな役割をはたしたことはいなめない事実である。むしろ『本草綱目』も和名の同定をへずしては日本において真に本草書として機能しないわけである。漢と和との同定を完了してはじめて、『本草綱目』の学習受容の一段階が完了されたというべきなのである。

また、江戸初期の学芸復興にともない、日本の古典・古辞書への関心と興味が盛りあがり、同時に本来の日本語＝和名への関心は広く人びとの間に浸透していく。その過程で、羅山と同じ儒者、中村惕斎による『訓蒙図彙』などの編集・刊行にも、それなりの影響を与えたわけである。いわば日本文化、学術への醒《めざめ》といってもよかろう。

江戸時代にあって本書がどのように扱われたか。これに関しては『和漢書籍目録』（寛文年間刊）・『増補書籍目録作者附大意』（寛文十年刊）などの書目によれば判明することであるが、多くは〈字書〉の項にはいっている。これによっても本書の性格、用途が判然とするであろう。先にもふれるところがあったが、『新刊多識編』は『本草綱目』のみで成立したわけではない。その点をもうすこし探ってみたい。なお、ここで参考までに、『新刊多識編』の内容、構成の一覧表を作成しておく（次頁参照）。

『新刊多識編』の底本

本書は内容構成からして五巻に分かれているが、本書の採択した底本の違いから、つぎの三部分に分かれる。

(1)『本草綱目』による――〈巻之一～巻之四〉のすべてと、〈巻之五〉のうち〈人部第二〉のみ。
(2) 底本不明――〈巻之五〉のうち〈支躰部第一〉のみ。
(3)『農書』による――〈巻之五〉のうち、〈田制部第三〉以下のすべて。

(1)についていえば、本書の見出し語はほとんどの場合、『本草綱目』の見出し語と対応を示す。この場合見出し語とは上の匡郭に接して位置する漢語をいう。また本書中、行の中間にある漢語見出し語（追いこみ）は、『本草綱目』中にあっては〈釈名〉中の語と対応を示す。また本書中陰刻にて〈異名〉とことわるものもまた多くこ

巻	部門	巻	部門	巻	部門
巻之一（一丁~二十五丁）	目録	巻之四（一丁~四十六丁）	服器部第一	巻之五（つづき）	利用門第十五
	水部第一天水		虫部第二卵生類		麰麦門第十六
	水部第二地水		化生類第三		蚕絲門第十七
	火部第三		湿生類第四		蚕桑門第十八
	土部第四		鱗部第五		織紝門第十九
	金部第五		介部第六		纊絮門第二十
	玉部第六		禽部第七		麻苧門第二十一
	石部第七		獣部第八	丁数合計：百五十一丁	
巻之二（一丁~二十七丁）	山草部第一	巻之五（一丁~二十四丁）	支躰部第一	備考 ＊〈水部第一〉は〈第一水部〉の意。現代ならば〈第一水部〉と順番を示す数字は頭におく。〈服器部第一〉とあってもつぎに同部第二は存在しないので、〈第一〉は本来必要ないともいえる。数字はいずれも順番を示すのみ。 ＊和名はすべて万葉仮字により、部分的に片仮字を漢字に与えている。 ＊各巻とも丁数は独立してつけている。 ＊部門の異同は拠った原本次第であろう。 ＊巻之五は分類は細かいが、丁数からも推測できるように、数量的には全体の二割にもみたない。 ＊異名（陰刻）には振り仮名の有無にばらつきがある	
	芳草部第二		人部第二		
	湿草部第三		田制門第三		
	毒草部第四		耒耟門第四		
	蔓草部第五		钁臿門第五		
	水草部第六		銭鎛門第六		
	石草部第七		銍艾門第七		
	苔類部第八		把杁門第八		
	雑草部第九		蓧蕢門第九		
巻之三（一丁~二十九丁）	穀部第一		杵臼門第十		
	菜部第二		倉廩門第十一		
	果部第三		鼎釜門第十二		
	木部第四		舟車門第十三		
	竹部第五		灌漑門第十四		

『新刊多識編』（寛永8年・1631）構成一覧

の〈釈名〉中に対応が示されている。ただし、〈釈名〉中の異名は多くの場合、数量的には多いが、羅山がなにゆえその中から特定のもののみ、本書に〈異名〉としてとり出したのか明確には判定できない。なお、『古活字版多識編』では〈異名〉といわず〈釈名〉といっていることにも注意されたい。

　さて、羅山の拠った『本草綱目』はどの版であったのか。おそらくは〈金陵本〉であったろうと日本植物病理学の創始者、白井光太郎は説かれ、以来これがほぼ定説である。というのも、羅山は慶長十二年（一六〇七）家康の命で長崎におもむき、『本草綱目』を入手している、これよりさき、『本草綱目』は明の万暦六年（一五七八）に完成し、初版が万暦十八年（一五九〇）に出版された。これを世に〈金陵本〉といい、再刊は万暦三十一年（一六〇三）、いわゆる〈江西本〉であるから、羅山が手にした『本草綱目』は〈金陵本〉であろうという推定が成り立つのである。この『本草綱目』は駿府の家康に献上されるが、羅山はまたこの書によって、『古活字版多識編』『新刊多識編』の他に、『本草綱目序註』『本草序例註』を執筆している。

　⑵は、該所を一見してわかるように、他の見出し語にあたると思われる語も追いこみで排列されており、かつまた〈異名〉がみあたらず、こうした点から、底本のちがいがわかるのであるが、『本草綱目』にもこれらの見出し語に相応する語は見出せない。また、のちにいう『改正増補多識編』には、この〈支躰部第一〉はない。もとより羅山のオリジナルとは思われないから、おそらくこの部は羅山の私意による補いであり、見出し語は『和名類聚抄』など、わが国の先行事典・辞典類によったのではなかろうか。たとえば、〈首 加宇倍・脳 那豆岐・額 比多伊・踵 久比須〉などを二十巻本（元和版）の『和名類聚抄三』〈形体部第八〉で一見すると、一致する和名である。しかし〈髪際 加美乃於比岐波・内踝 宇知久留布志・外踝 曾登久留布志・完骨《クワンコツ》〉などは、同じく『和名類聚抄』では、〈髪際 加美岐波・踝 豆不奈岐俗云豆布々之・完骨 美々勢々乃保禰〉などとあって異なる。両者は細部、微妙な点で相違していることも判明した。もっとも『和名類聚抄』も十巻本と二十巻本、板本と写本で出入、異同があるので、羅山がどの『和名類聚抄』に拠ったかの検証が先行すべきであって、後究を要するところである。

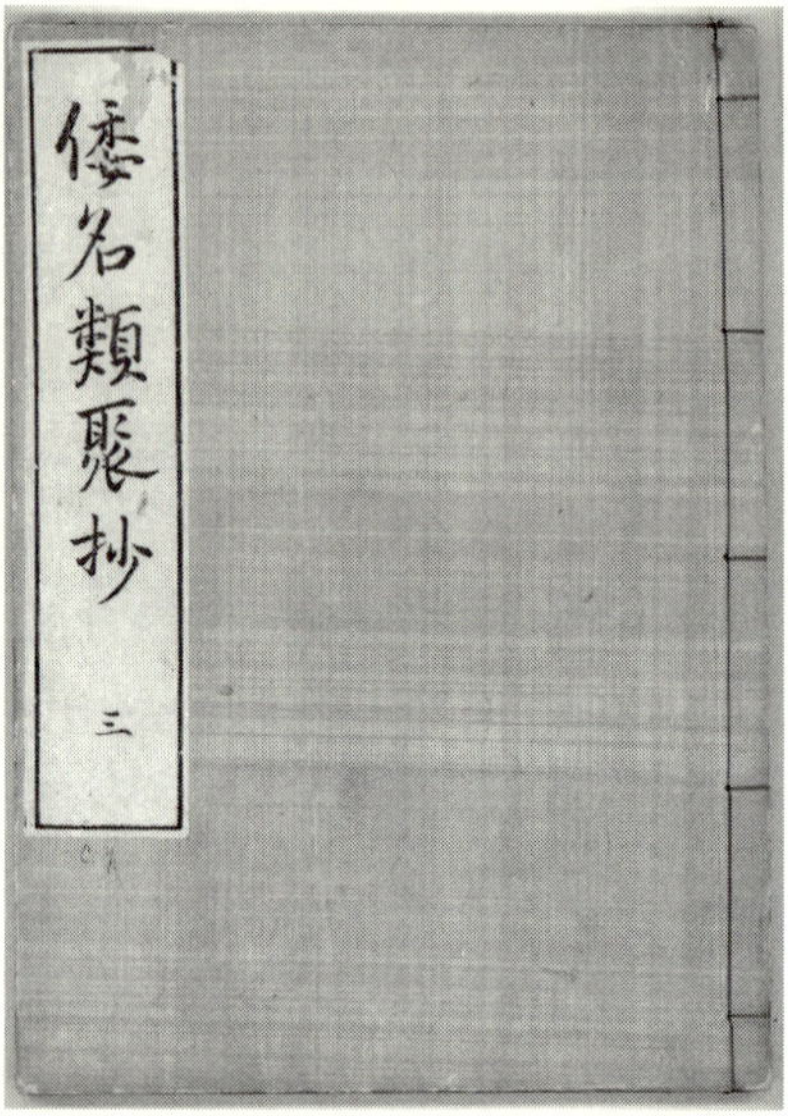

倭名類聚抄 三

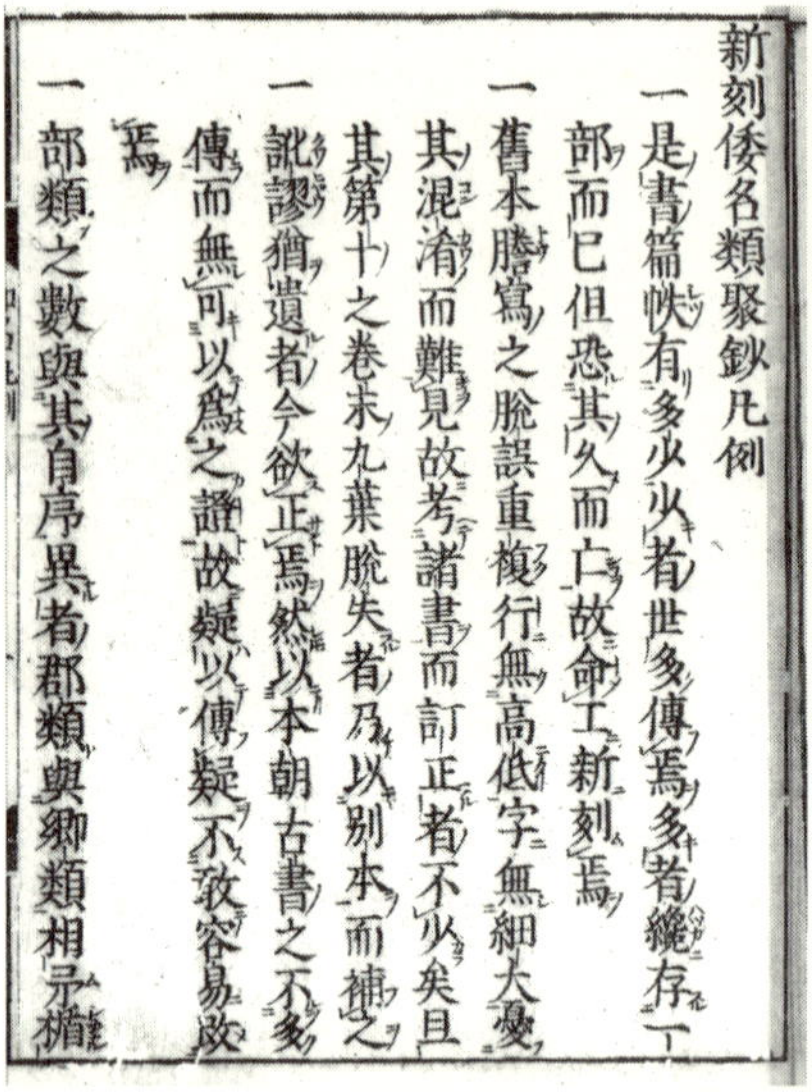

新刻倭名類聚鈔凡例
一是書篇帙有多少者世多傳焉多者纔存一部而已但恐其久而亡故命工新刻焉
一舊本謄寫之脫誤重複行無高低字無細大更其混淆而難見故考諸書而訂正者不少矣且其第十之巻末九葉脫失者乃以別本而補之
一訛謬猶遺者今欲正焉然以本朝古書之不多傳而無可以為之證故疑以傳疑不敢容易改焉
一部類之數與其自序異者郡類與郷類相分猶

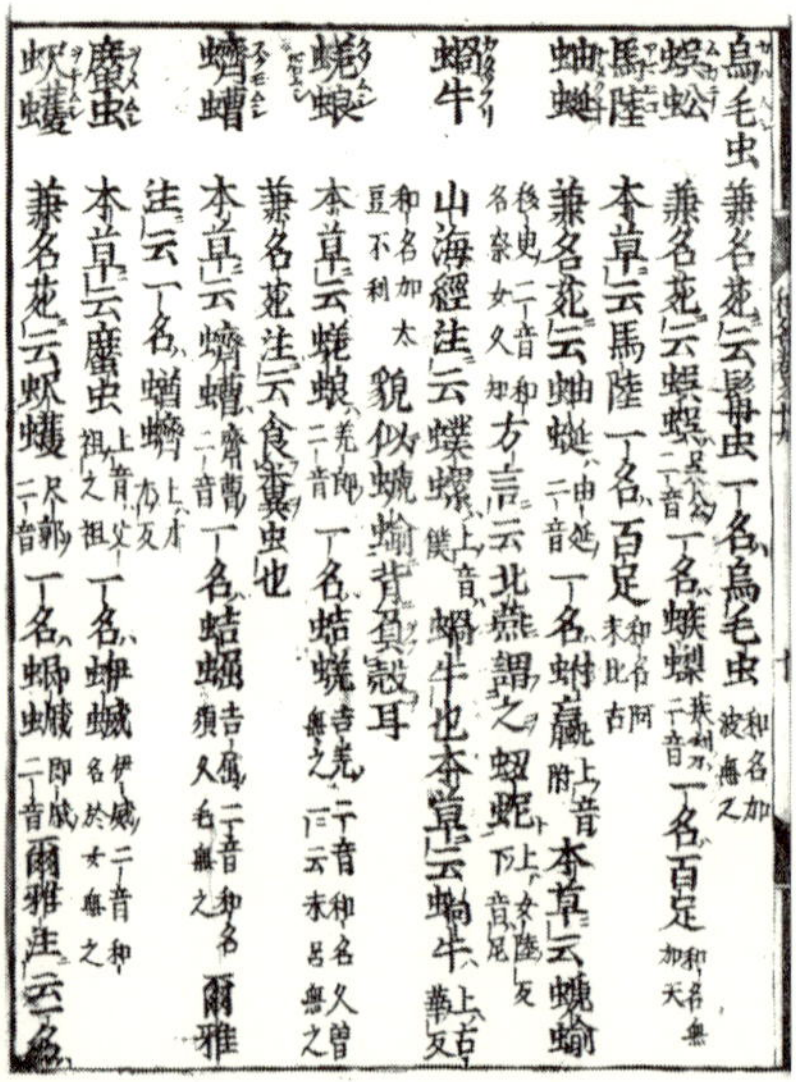

烏毛虫 兼名苑云蛅蟖虫一名烏毛虫 和名加波無之
蜈蚣 兼名苑云蜈蚣 呉公二音 一名蝍蛆 一名百足 和名無加天
馬陸 本草云馬陸一名百足 和名阿末比古
蚰蜒 兼名苑云蚰蜒 由延二音 一名蚰蠃 本草云蛞蝓
蝸牛 山海經注云蝸牛 方言云北燕謂之 本草云蝸牛
蛞蝓 本草云蛞蝓 貌似蝸牛背負殼耳
蠐螬 兼名苑注云食糞虫也 本草云蠐螬 二音 一名蛣蝠 爾雅注云一名蛸蝤
䗪虫 本草云䗪虫 一名地鼈
蚇蠖 兼名苑云蚇蠖 一名蝍蝛 爾雅注云一名

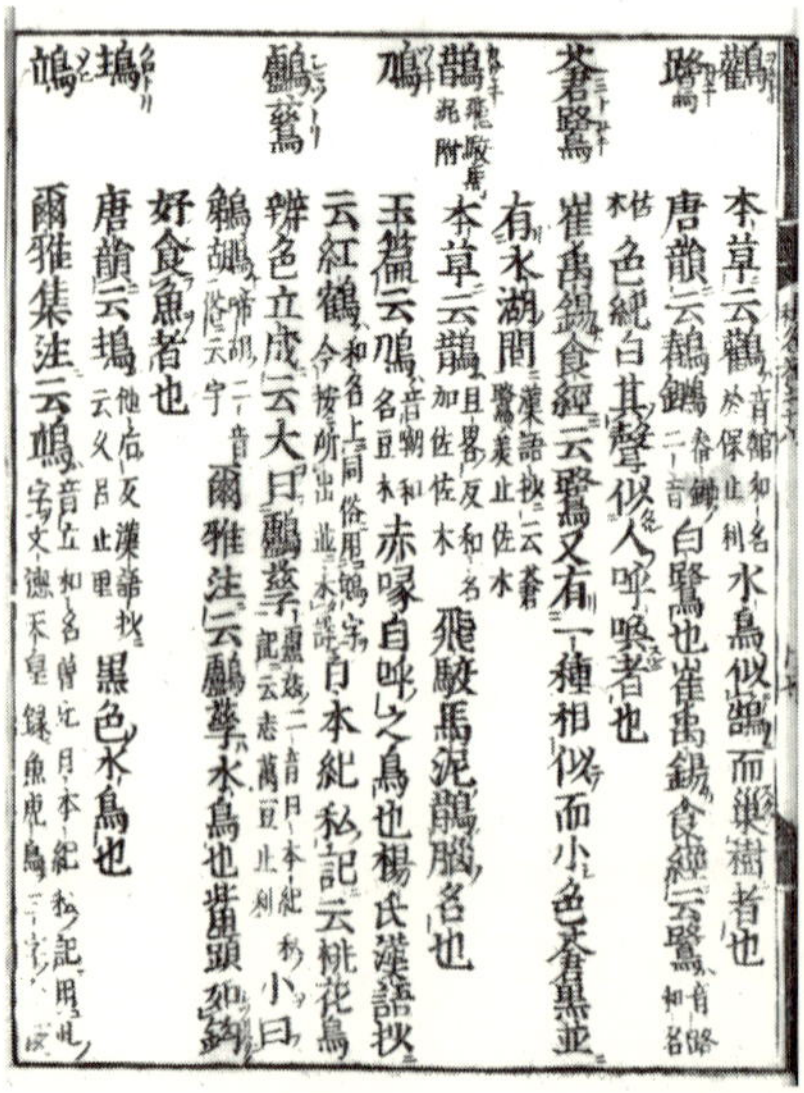

鸛 本草云鸛 音館 和名於保止利 水鳥似鵠而巣樹者也
鷺 唐韻云鵁鶄 二音 白鷺也崔禹錫食經云鷺 音路 和名佐木 色純白其聲似人呼喚者也
蒼鷺 崔禹錫食經云蒼鷺又有一種相似而小色蒼黒並有水湖間 漢語抄云蒼鷺美止佐木
鶄 本草云鶄 和名加佐佐木 飛駮馬泥鶄腦名也
䴈 玉篇云䴈 和名豆木 赤喙白喙之鳥也楊氏漢語抄云紅鶴 和名上同 今按所出未詳 日本紀私記云桃花鳥 辨色立成云大曰鷛鷞 小曰
鵜鶘 鵜鶘 帝胡二音 爾雅注云鵜鶘水鳥也背頭細鈎好食魚者也
鴒 唐韻云鴒 漢語抄云久呂止里 黒色水鳥也
鳩 爾雅集注云鳩

『和名類聚抄』（和刻本）
上右：表紙／上左：〈凡例〉冒頭
下右：〈蝸牛〉など（巻十九）／下左〈鸛・鴋〉など（巻二十八）
＊振り仮名は江戸期による。

(3)は、本書でも、〈農書　東魯王禎撰元朝ノ人ナリ〉（巻五・五丁オ）とことわるごとく、王禎の『農書』に拠っていることは明確である（『農書』の何版かはわからない）。見出し語について『群書一覧』は、〈今此多識篇《ママ》に附する所、其目録也〉といって、その出所を『農書』の〈目録〉としているが、実際は多少くいちがいを生じている。むしろ明、嘉靖刊本『農書』によってその対応を検討してみると、〈目録〉ではなくて、本文の見出し語や、挿図の見出し語と対応するとみられる。

以上、(2)・(3)については従来あまりふれられなかったので特に示しておく。なお、(1)については、参考資料となるので、つぎの一文を抜萃しておく。すなわち『羅山林先生文集』（巻五）に、〈多識編抜書〉としてみえるもので、これによれば慶長十七年（壬子之歳、一六一二）に草稿が成ったと思われる。

壬子之歳抜写本草綱目而附以国訓鳥獣草木之名名不在茲乎因以命名

『新刊多識編』の諸本

現在、『新刊多識編』にはつぎのような諸本が含まれる。

①羅浮渉猟抄多識編（写本）
②寛永七年古活字版多識編（刊本・古活字版）
③寛永八年板新刊多識編（刊本・整板）
④慶安二年板右同（刊本・右同）
⑤無刊記右同（刊本・右同）
⑥改正増補多識編（無刊記・刊本・右同）

以上の相互関係はそれぞれの比較対校によってあらためて検討したい。そのうえで、系統と板種について言及しよう。ただ大ざっぱな言い方をすれば、刊本のうち、②のみ古活字版で他は整板であるが、③④⑤は一部の異同をのぞけば、③とほぼ同一板木を使用したとみられる。⑥は完全な改刻による。

さらにややくわしく解説すると、①は写本一巻で、②（以下）の草稿と思われる。②については川瀬一馬の上記論文を参照されたい。③は巻末に、〈寛永八年辛未孟春吉辰」二条村上宗信」玉屋町田中長左衛門」開板〉の刊記を有する板本である。五巻三冊本にして、第一冊目は巻之一・巻之二を、第二冊目は巻之三を、第三冊目は巻之四・巻之五をおさめる（影印にした〈早大本〉もこれであるが、完全に改装され一冊本である）。〈内閣文庫本〉（函架番号二〇九―二二／二〇九―二五）は、共に五巻三冊本であるが、元題簽は剥離している。巻首内題に〈新刊多識編巻之一古今和名本草并異名羅浮子道春諺解〉とある。このうち、後者二〇九―二五は道春の旧蔵書であった。特記しておく。

④は五巻二冊本にして、〈慶安二年」正月吉日〉の刊記を有し、刊行者の記載を欠く（国会図書館蔵白井文庫本。特一―六七五）。刊記は字様が稚拙で本文とは明らかに異なる。おそらく③の覆刻板であろう。一冊目は巻之一・巻之二、二冊目は巻之三～巻之五を含む。匡郭は、例えば一冊目一丁オモテを③早大本と比較するとやや丈が高い。巻首内題は、③と同様である。

⑤は③と同様五巻三冊本で、〈二条通玉屋町」上村次郎右衛門新刊〉とあるも刊年はない。刊記は第三冊最終丁ウラの三・四行目に亘ってあるが、この二行分は地から四分の三ほど上までが埋木によると思われる。この板は③寛永八年板に比べるとやや小形である（縦二六四粍、横一八三粍。ただし国会図書館蔵、白井文庫本（特一―六七四）による）。また匡郭も全体を通じて天地がせまい。巻首内題は③と同様。この板も③のかぶせぼりによる覆刻板かと思われる。なお国会図書館蔵の他の一本（函架番号、一二六―一一一）は上下各冊に元題簽を存する。すなわち表紙（あずき色）左上に子持枠にて〈多識編一之三〉・〈多識編四之五〉とある。③④⑤の内容はほとんどかわりがない。

⑥は原装五巻五冊本で、『改正増補多識編』の名を有する。内容が増補されあるいは削去され、改変されている。③④⑤に比すれば、まず㈠収録語（とくに異名）が増補されたこと、㈡見出し語の漢語の大部分および万葉仮字

のほとんどすべてに片仮字が付されたこと、㈢〈支躰門〉を欠くこと――以上の三点が著しい相違点である。今、日比谷図書館蔵本（特二二四）をみるに、五巻二冊本でおそらく改装であろう。表紙は緑青色で元題簽を欠く。第一冊には後題簽を有し、〈皇朝和名異名字類　増補多識編　全五合二〉と墨書する。第二冊は表紙に直書きで、〈改正増補多識編巻之四〉との墨書がある。第一冊目の巻首内題には、〈改正多識編巻之一　古今和名並異名〉とあり、〈本草〉なる語はみえない。しかし前述の寛文十年刊の『書籍目録』にはその名がみえるから、瀧元桂（瀧は多紀であろう）によって、改正増補されすでにこの頃刊行されていたことは間違いないようである。また巻之二巻首には〈改正増補多識編巻之二〉とある。巻末に刊記はみえない。

⑥の本文は、③④⑤が十行どり有界であったのが、七行どり無界となり、〈和名〉・〈異名〉・〈増補〉が横書き陰刻で、〈増補異名〉が縦書き二行陰刻で、〈愚按〉が縦書き陰刻で明示される。これは改正増補した人物、多紀氏による按文であろう。〈異名〉のほかは③④⑤にみられなかったものである。また③④⑤の見出し語のうち、註文を有さなかった本草にもこれを附し、増補している。たとえば〈入梅・出梅〉（③の巻之一・二丁オ・6）は、⑥ではそれぞれつぎのように補訂されている。

入梅　芒種ノ後逢レッ壬ニ為二入梅一ト芒種ハ五月ノ節也　（巻ノ一・一丁オ・5）

出梅　小暑ノ後逢レッ壬ニ為二出梅一ト小暑ハ六月ノ節也　（右同・6）

③は〈入梅《ニラバイ》　出梅《シュツ》〉とのみあって、註文記述はみえない。また⑥の内容改変でみのがせないのは前述したとおり、〈巻之五支躰門〉を欠くことである。その他、⑥では巻之五は〈獣部第十四〉ではじまり、〈人部第十五〉・〈田制門第一〉・〈耒耜門第二〉……と続く。〈人部〉が〈第十五〉となっていて、〈獣部〉に直結させたのは、『本草綱目』の順序と一致させたに違いない。ただし〈支躰部〉はやはりここでも、『本草綱目』から立てられた部ではない

ことを示している。
なお、②〜⑥いずれにもつぎの一文が附されている（。印は改行を示す）。

中國自桑土既蚕之後惟以繭纊為務殊不知木綿之為用
夫木綿産自海南諸種藝制作之法駸々北来江淮川蜀既
獲其利至南北混一之後商敗於此服被漸廣名曰吉布又
曰綿布　考之異物志云木綿之為布曰緤布繁縟多巧者曰
城次麁者曰文縟又次麁者名曰烏驎　其幅足之制特為長
闊茸密軽暖可抵繒帛又為衰服毯段足代本物　云云

これは巻之五の〈蚕緑門〉以下の註文と思われるが、何故に巻末においたのか未詳である。あるいは羅山の書入れの一部がここにそのまま刻されたのであろうか。さらに考えてみたい。なお現在まで筆者の管見に入ったものはつぎの諸本である。まさに、よしのずいから天井をのぞくであるが、向後、諸本を渉猟するつもりである。

②に属するもの：大東急記念文庫蔵本（高木家旧蔵）
③に属するもの：内閣文庫蔵本（二〇九―一二）・同（二〇九―一五）／早大図書館蔵本（ホ二―三七二）／大東急記念文庫蔵本
④に属するもの：内閣文庫蔵本（二〇九―一一）／日比谷図書館蔵本（特一一三）／国会図書館亀田文庫蔵本（八一三・二―H三九五t）・同 白井文庫蔵本（特一―六七五）／早大図書館蔵本（ホ二―四四四一）

⑤に属するもの：国会図書館蔵本（二二六―二―一二）・同 白井文庫蔵本（特一―六七四）
⑥に属するもの：日比谷図書館蔵本（特二二四）／山田忠雄氏蔵本

＊（ ）内は函架番号。

若干の語彙について

本書にみえる本草のうち、注目すべきものを五点ほど紹介、考察しておこう。本草への羅山の取り組みをうかがういとぐちとなる。それは上でふれたように、〈和名〉、〈ことば〉の問題であった。まず特徴的な点は、頭に〈南蛮〉を有する語である。これは時代を反映していて興味ぶかい。いうまでもなく、〈今案・今俗ニ〉などは著者、羅山の案文である。

(a) 蓬砂《ホウシヤ》 一名ニ鵬砂《ホウシヤ》一ニ作レル硼ニ今案ルニ南蛮《ナンバン》乃須《ス》那久須《ス》利（巻之一・二十三丁オ）
(b) 胡盧巴 岐波知須今案南蛮大根《コン》（巻之二・十一丁オ）
(c) 南瓜 今俗ニ云ク南蛮ン宇利（巻之三・九丁ウ）

(c)の〈南蛮ン宇利〉というのは現今、熊本・宮崎地方にて、〈かぼちゃ〉を〈なんばん〉と呼称する（『全国方言辞典』）という語の系譜をひくものといえるであろう。のちの刊行である『物類称呼』にはこの方言ナンバンはみえない。〈南蛮〉はいずれも舶載の本草を意味すると思われる。〈南蛮〉とはついていないが、〈石鹼〉の項（巻之一・十丁オ・7）に、〈是レ蓋シ今マ自リ南蛮来ル志也保牟《シヤボン》ノ之類ヒカ耶〉とみえるのも同様であろう。なお〈シヤボン〉の名がはじめてここにみえるわけである。あらかわ・そうべゑ『外来語辞典』には、〈シヤボン〉の項の出典として、平賀源内『物類品隲』（一七六三）をあげているが、それより約一世紀前に『新刊多識編』にあることは注意を要する。また〈榲桲 或云ク利牟岐牟一ニ云ク今マ南蛮ニ云麻留米留《マルル》是ナリ也〉（巻之三・十三丁オ・1）と〈リムキム・マルメル〉が記録されている。和名の〈利牟岐牟〉は一般にリンキンと呼ばれ、〈赤リンゴ〉（『塵袋二』『大和本草十』）の異名である。『物類称呼』にはみえないが、現代も青森・岩手・福島などの方言にみえるという。おそらく〈林檎〉を百姓読みでリンキンと呼んだのであろう。羅山は耳からきいて誤解していたのであろうか。〈マルメル〉とは違うはずで、〈マルメル〉が寛永十一年（一六三四）に初めて日本に渡来したといわれる（平凡社『世界大百科事典』）のも疑問で、はやく舶載されたようである。〈益軒本〉『和名入本草綱目』にも、〈榲桲《マルメル》 未詳〉と註記してある（第三冊「本草綱目品目」（貝原篤信輯録旁訓）十六丁ウ・5）ほか、『毛吹草』巻四には〈肥前〉の部に、〈物産〉として〈マルメロ〉とみえる。これと同一物であろう。わたくし個人では、青森県八戸でマルメロ、マルメ梨などときき、ものも試食した。注目しておきたい。

(d)烏喙 今案於宇乃布多末多古［異名］金鴉《キンア》目綱／草烏頭 今案伊布須蝦夷《カイ》ニ搗レテ茎ヲ煎レシテ汁ヲ伝レシテ箭ニ射ル二禽獣ヲ一（巻之二・十七オ）

(e)樺木 加尓波今云フ加波佐久良《ラ》又云比左久羅《ラ》 信州木曾ノ民作レル燭ニ甚タ能ク燃ユ（巻之三・二十二オ）

(d)の伊布須《イフス》は『和名類聚抄』にみえるが、〈烏頭〉であり、ここでは〈草烏頭〉に対応する和名であるが、一般にも烏頭《ウヅ》とよぶ（『訓蒙図彙』も参照）。蝦夷、すなわちアイヌが登場しており、茎からとる汁を矢につけて禽獣を射るわけで、毒というブス、トリカブトのことである。『本草綱目啓蒙十三』に〈附子〉で立項しており、〈奥州南部松前及蝦夷ノ産根肥大ニナリ易シコレヲ裁テ附子ヲトルベシ／附子ハ子ノ名烏頭ハ母ノ名ナリ〉などとみえる。しかしアイヌがこれを矢にぬって用いることなどはこれにみえず、わずかな記事ながら羅山の記述は民俗学上も注目されよう。民俗《たみのなりわい》の一つといえる。(e)はやはり信州木曾の民の生活の一部として樺木が燭に用いられることを記していて貴重である。同じく『本草綱目啓蒙』では、〈樺木 カバノキ 信州〉として、〈（土人）コノ皮能クモユル者故ニ雨中ノ炬火《タイマツ》ニ作リ或ハ鸕鷀《ウ》ヲ使テ魚ヲ捕ル時ノ火把トス故ニ信州ニテウダイマツト云〉など、さらに具体例をあげて詳述されている。やはり民俗学の母としての本草学の一面を『新刊多識編』は記述していることが立証できよう。カバは古名カニワといい、一説にアイヌ語ともいう。

以上要するに、『新刊多識編』は『本草綱目』・『和名類聚抄』・『王氏農書』などの見出し語（本草）を抄録し、これに和訓を附し、時に解説を加えた江戸初期の本草学、具体的には『本草綱目』を読解するための漢和対訳字書の一種であり、例示したように、きわめて貴重な時代語語彙の側面も具備するものである。この点、十三世紀後半に成立の『本草色葉抄』が、『証類本草』のよき改編本草辞典であるところと相通じる。また、『本草綱目』の分類法を踏襲することによって、〈近世の西洋博物学に匹敵するような新しい分類法〉を伝え、さらに新規に編せられた字書として世上に規範を与えようとした学者への啓蒙書でもある。この両面の意義を認識することによって、より効果的に本書を資料として活用しうるであろう。その利用活用者の一人は、『訓蒙図彙』の編者、中村惕斎である。ある意味では、真の本草学者の出現するまで、羅山や惕斎など、儒者がそのつなぎともいうべき貴重な位置に座すと評することもできよう。ふつつかな研究書中には中村惕斎を本草学者と紹介しているものがあるが、これは明らかに誤りであると思う。あらためて『訓蒙図彙』を検討することにしたい。

〈補説〉書名について

〈多識編〉という書名について、一言私見を示しておく。〈多識〉なることばが『論語』の〈陽貨第十七〉によることは、きわめて一般的な情報となっている。そして従来、〈多識編〉なる書名は、羅山が直接『論語』のこの一文によって命名したともされてきた。しかし、〈多識〉なることばの出典を、この点に求めるのに異論はないとしても、〈多識編〉なる書名が、直接これより出ていると考えるのは早計である。『詩経多識編』[1]（表紙書き題簽、内閣文庫蔵）という唐本一本がある（中国、北京大学図書館でも披閲）。刊年は明らかではないが、七巻六冊本で、『詩経』にでてくる草・木・鳥・獣・虫・鱗を分類し、これに解説を加えている。そもそも『詩経』中の動植物名を本草学的にさぐることが多識をなす第一歩であり、日本でも同様に理解された（第一部でふれた『詩経名物弁解』を参照されたい）。そしてこの本の巻一〈多識編題辞〉冒頭にはつぎのようにみえる。

性天溥塞萬彙鎮紛卽一卉一木一毛一羽靡非載理以運故謂多識為文士資也仲尼其以文命小子也（下略）

この一文がさきに示唆した〈陽貨第十七〉の一文をふまえていることは明瞭であろう。また時代が下るが、わが国でも、たとえば『本草和名』（刊本）の〈刻本草和名序〉中に、丹波元簡が〈弗啻裨益於薬術亦可以資博古多識也〉と書いている。このように羅山も直接『論語』から〈多識〉の語を学んで採択したのではなく、正しくは羅山以前の、あるいは羅山が参考にした〈多識編〉の書名をもつ書から得て採択したと考えるべきであろう。

なお、『俳諧多識編』[2]（文政十年・一八二七刊）なる一本にも屋代弘賢の序につぎのようにある。

はい諧のためのみならす、鳥や虫や木や草なとあまた書あつめて世のあやまりをたゝし、からのやまとの名さへつまひらかにときものせしなり、いてやおさなき人の多識のはしともなりぬへければは、世にひろめなむもしかるへきにや（下略）

本書の著者樨柯は医家、本草に造詣が深かったらしい。本書は季題の動・植物中難解なものをえらび、和名・漢名・古訓・方言などをのべ、古歌・古句を引用して考証したものである。いずれにせよ、以上のように、〈多識〉

なる語は、〈鳥・獣・草・木〉という本草の類に密接な関連があることがしられる。おそらく唐土では、慣用的であり、それが日本でも準用されたと思われる。

したがって、本草書の類で〈多識〉の語が多くとりあげられ、書名となっていることもうなづけよう。もっとも林羅山の『新刊多識編』が、直接『詩経多識編』とむすびつくかどうかは、刊年などの不明から、にわかに断定できないが、おそらくはこれら漢土の先行の類書に、その書名を負っていることにまちがいなかろう。

しかし羅山の『新刊多識編』が、本草に関係することばのみならず、そのほか（の書物）からもことばをあつめていることは、〈多識〉なる語の意味が、シナ的慣用からすこしずれてくる可能性を暗示しているようでおもしろい。以上、〈多識〉が、単に多クヲ識ルということだけではないこと。また〈多識編〉の用語はシナでの慣用があること。さらにそれを羅山がどのように受けとめて、自己の著書の名としたかについて考えておいた。

註

(1)函架番号・経八―一四。明の刊。内題は〈多識編巻一」甫林兆珂孟鳴父纂述〉のようにある。これについては北京大学図書館にも在庫しており、現物を確認した。

(2)中本〈上・下〉二冊。〈東都書林　星運堂 上野五條天神前 花屋久次郎板〉。著者は梶柯。上巻の初めに〈文政十とせ神な月初の三日なゝそちの翁ひろかた書つく〉で終る屋代弘賢の序あり。以上東大本による。なお著者梶柯は江戸の人で、松本氏、名は守雌、また元順。俳諧は雪門系秋良に学び、俳名空然・天谿・紫花園・東杵庵二世。天保十一年（一八四〇）二月十一日没。年五十六歳。

余論　『早大本 和泉屋板 本草和名』寸見

『本草和名』は、早稲田大学図書館に所蔵の一本（函架番号ニ一―七九八）で考察するが、同書は〈上冊・下冊〉からなる二巻二冊本である（以下、早大本と略示する）。刊年は不明であるが下冊末に〈江戸浅草新寺町」和泉屋庄次郎発行〉と出版元をもつ。綴じ糸が切れていることを除けば、表紙・題簽・体裁などほぼ完全に原装を保っていると思われる。大きさは縦二六七粍×横一八五粍前後のいわゆる大本。表紙は上・下とも朱色で、表紙の左上に、〈本草和名　上（下）冊〉の原題簽を有する。紙数は上冊が六十九丁、下冊が五十六丁、奥付（半丁）である。その内わけは上冊――あそび紙一葉、序四丁、提要四丁、本文六十丁／下冊――あそび紙一葉、本文五十六丁。したがって、本文の丁附は、上冊は一から六十まで、下冊は一から五十六までと別付けになっている。なお下冊中、本文の三十四丁目は〈卅四〉とあるべきところ〈卅〉と誤刻になっている。匡郭内の大きさは本文第一丁オで縦一八一粍（上層をふくまず）横一二九粍前後。印顆について誌せば、上・序一オ・のどおよび下・本文一オ・のどに〈岡氏蔵書〉（三二×三二粍）の角印（朱）を有する。また上・序一オ・上欄右および下・本文一オ・上欄右に〈早稲田大学図書〉の角印（朱）がある。なお、底本中、虫喰い、破れおよび墨による書き入れはみられない。きわめて保存のよい美本である。

　構成内容はつぎのとおりである（一二二頁の図版参照）。

○上冊（六十丁）：刻本草和名序（深根輔仁。四丁）。提要（四丁）、漢字一字による伊呂波一覧表図（一丁。裏白）

／本文：本草和名上巻〈前付（参考文献を列挙）〉第三巻　玉石上　第四巻　玉石中　第五巻　玉石下　第六巻　草上　第七巻　草上　第八巻　草中　第九巻　草中　第十巻　草下　第十一巻　草下　第十二巻　木上　第十三巻　木中

○下冊（五十六丁）：本文：本草和名下巻・第十四巻　木下　第十五巻　獣禽　第十六巻　虫魚類　第十七巻　菓　第十八巻　菜　第十九巻　米穀　第廿巻　有名無用。

＊上冊が〈第三巻〉よりはじまるのは不審である。水の部などが欠落か。また同じ〈草〉が〈上・上／中・中／下・下〉などと巻数の分かれているのも不審。なお、和名はすべて万葉仮字による。

『本草和名』は、平安初期に医博士、深根輔仁が勅命を奉じて編纂した（深江輔仁は誤読による）、シナの本草に対してその異名・和名を対応させた本草の字書である。見出し語は唐の『新修本草』（蘇敬ら編。顕慶四年（六五九）成立）を主とし、さらに諸家の薬経の類に拠っている。合計一千二百十五種（本草内薬八百五十種・諸家食経百五種・本草外薬七十種など）をあげる。各本草の下にはこの語の漢語〈一名〉（異名）を出典とともに記し、最後に、和名の対応するときは〈和名〉と明示して万葉仮字で記載する。〈和名〉に異名あるときは〈一名〉と明示しこれを載せる。当該本草の末尾に、その本草がわが国にて産出する時は、原則として〈出伊勢国〉（雄黄）のように産地が記される。これに反し、〈唐〉と断わられるものは国産品なく、かつまた和名がなく、唐土などの品目であることを示す。

現今手にする板本は、徳川時代後期、多紀（丹波）元簡（桂山、安長。一七五五～一八一〇）が偶然見出したという秘閣文庫中の一写本をもとに、同氏が『医心方』・『順倭名鈔』（和名類聚抄）など数本をもって校合して、鼇頭（上欄）を加え、序・提要を附し板に刻んで刊行したものである。それまで久しく所在を失っていたといわれ、かかる多紀氏の業によって再び日のめをみるようになった。ただし先に指摘したように、巻一・巻二がみえず、〈第三巻玉石上廿一種〉からはじまる。ではいつ板行されたか。日本古典全集本（以下『全集本』と略称）の〈解題〉では、

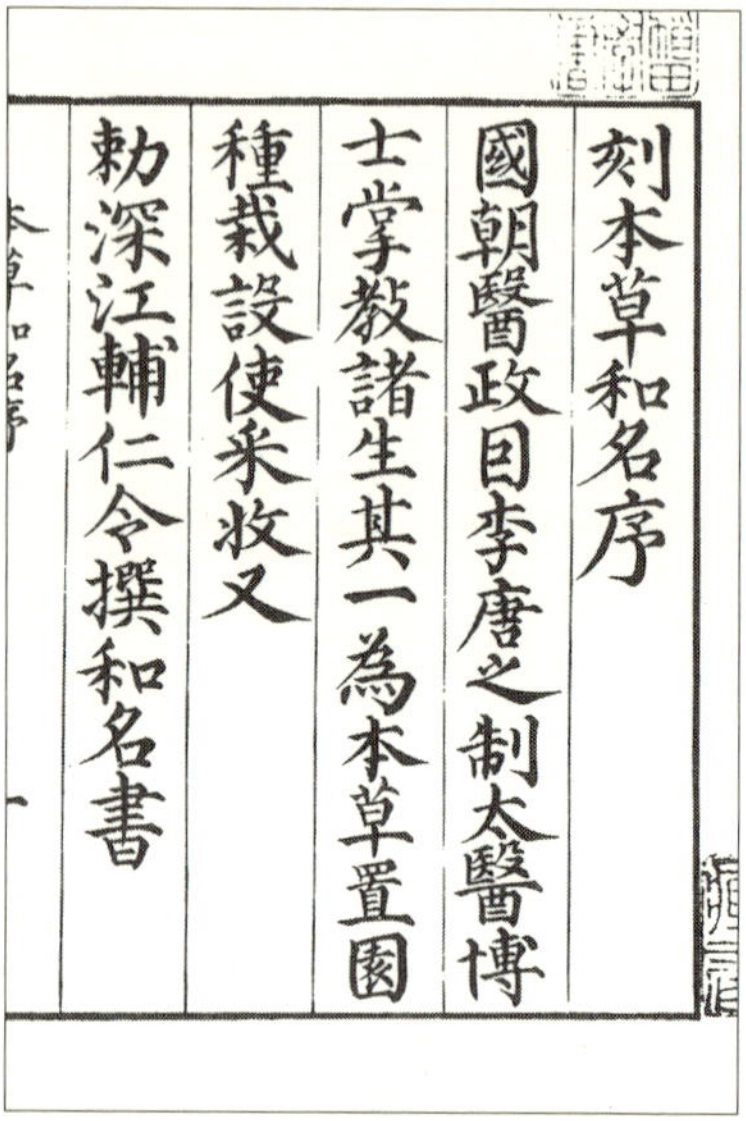
刻本草和名序
國朝醫政因李唐之制太醫博
士學教諸生其一為本草置園
種栽設使采收又
勅深江輔仁令撰和名書

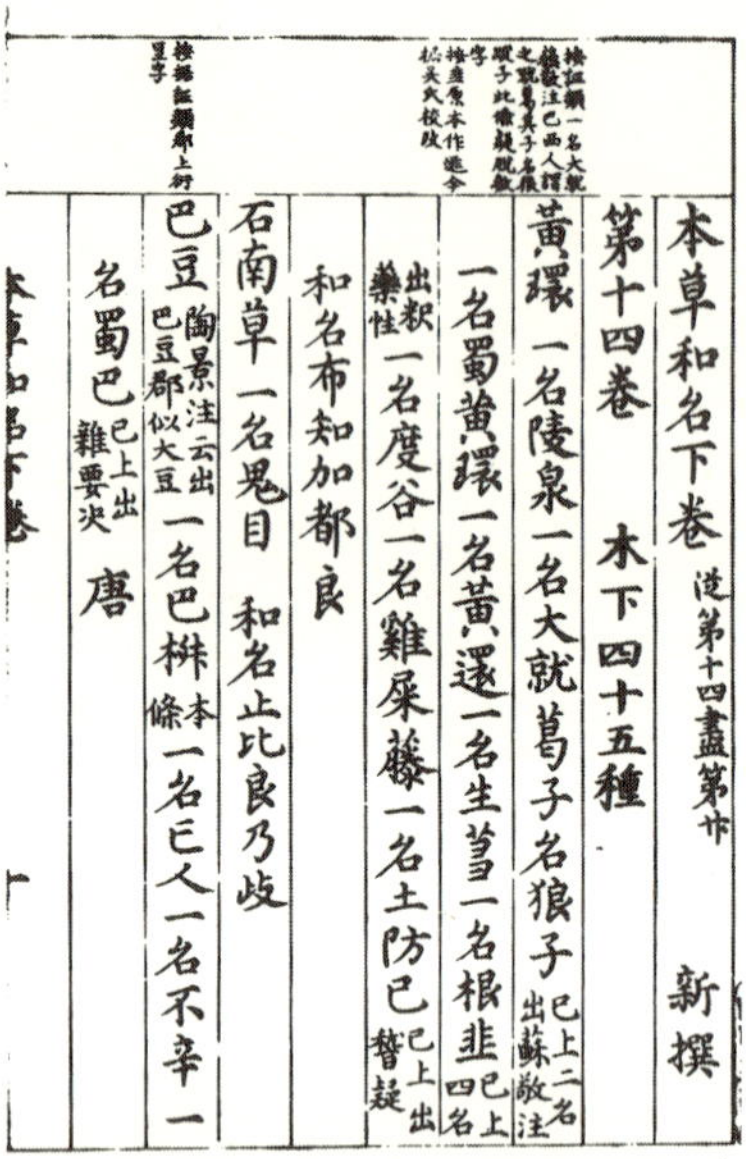
本草和名下卷 從第十四盡第廿 新撰
第十四巻 木下 四十五種
黄環 一名陵泉 一名大就 葛子 名狼子 已上二名出蘇敬注
一名蜀黄環 一名黄還 一名生芻 一名根韭 已上四名出釈薬性
一名度谷 一名雞屎藤 一名土防已 已上出 疑
和名布知加都良
石南草 一名鬼目 和名止比良乃岐
巴豆 陶景注云出巴豆郡似大豆 一名巴椒 本條 一名巳人 一名不辛 一
名蜀巴 已上出雑要決 唐

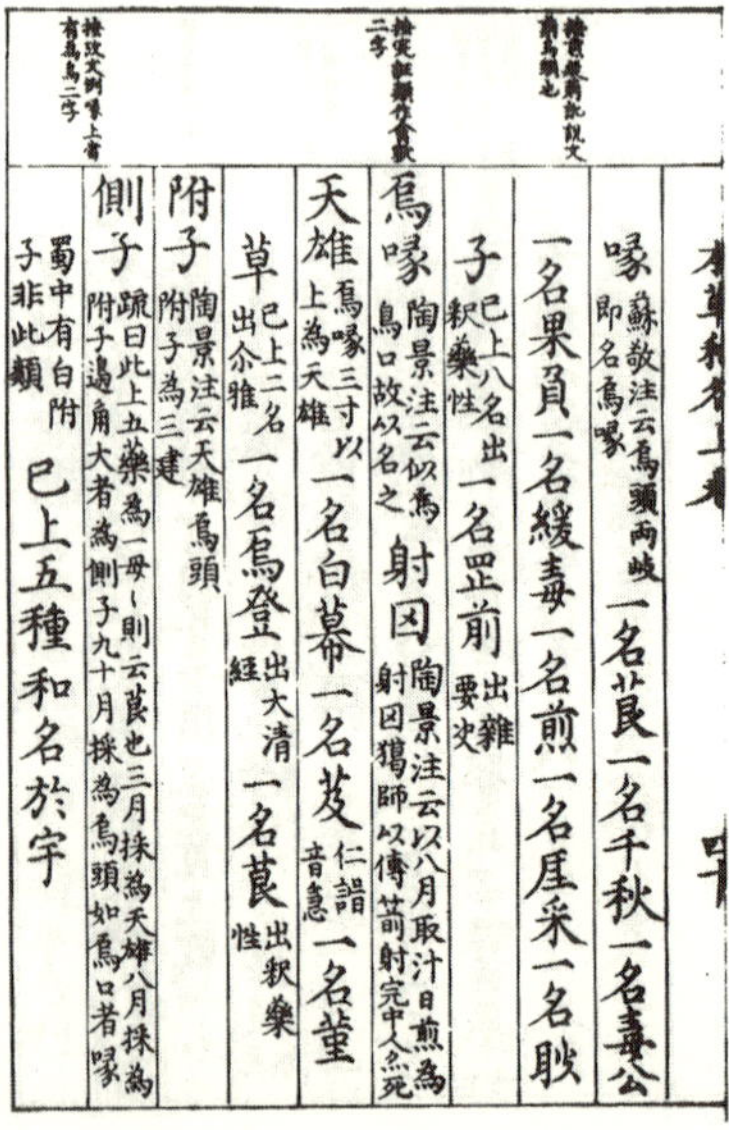
本草和名上巻
喙 蘇敬注云烏頭両岐即名烏喙 一名茛 一名千秋 一名毒公
一名果負 一名緩毒 一名煎 一名星采 一名耽
子 已上八名出釈薬性 一名罡前 出雑要決
烏喙 陶景注云似烏鳥口故以名之 射罔 陶景注云以八月取汁日煎為射罔猟師以傅箭射禽中人亦死
天雄 烏喙三寸以上為天雄 一名白幕 一名芨 仁諝音急 一名堇
草 已上二名出介雅 一名烏登 出大清経 一名茛 出釈薬性
附子 陶景注云天雄烏頭附子為三建
側子 蘇曰此上五薬為一物則云茛也三月採為天雄八月採為附子邊角大者為側子九十月採為烏頭如烏口者喙
蜀中有白附子非此類 已上五種和名於宇

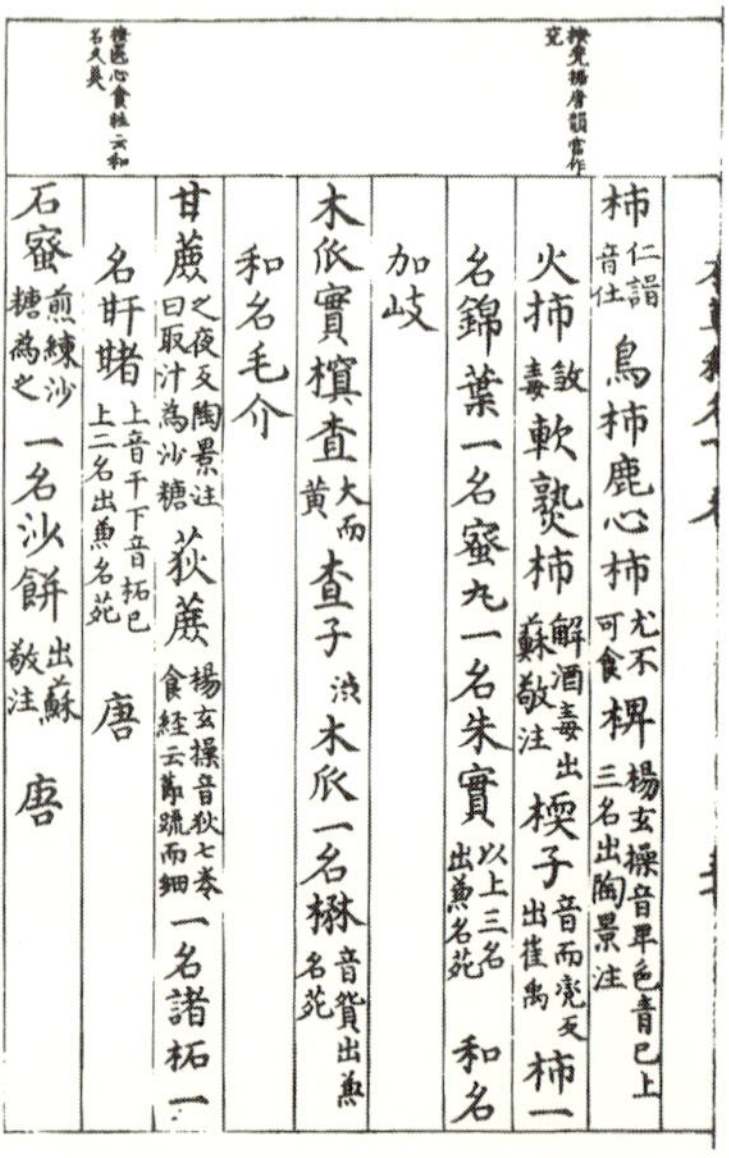
柿 仁諝音仕 烏柿 鹿心柿 尤不可食 椑 揚玄操音卑色青已上三名出陶景注
火柿 毒 敦 軟熟柿 解酒毒出蘇敬注 楔子 音而兗反出崔禹 柿一
名錦葉 一名蜜丸 一名朱實 以上三名出兼名苑 和名
加岐
木仮實 櫝 查 大而黄 查子 渋 木瓜 一名楙 音貿出兼名苑
和名毛介
甘蔗 之夜反陶景注日取汁為沙糖 荻蔗 揚玄操音秋七巻 食経云節疏而細 一名諸柘 一
名竿蔗 上音干下音柘已上二名出兼名苑 唐
石蜜 煎練沙糖為之 一名沙餅 出蘇敬注 唐

『本草和名』（早稲田大学図書館蔵）
上右：〈序〉／上左：〈下冊・第十四巻〉冒頭
下右：〈鳥喙〉など（第十巻）／下左〈柿〉など（第十七巻）

〈寛政八年（一七九六）に板行し〉とある。そして現行の諸書が板行年を〈寛政八年〉としているのが一般である。しかし『全集本』では、刊記の部分には刊行者を刻するのみで刊年はない。おそらく解題者は、上冊のとびらに刻された〈寛政丙辰春開鐫〉か、あるいは〈序〉末の〈寛政紀元八年〉から、これを板行年と誤認されたのではないか、〈寛政八年〉を刊年とするのは当を得ない。

実をいえば、『全集本』の〈解題〉はせっかく貴重な資料を刊行しておきながら、書き入れや跋文の読みとりを粗略にし、その真意を正しく解さなかったゆえの作文であった——同書の写真版を読みとっていくうちに気づいたことながら、やはり同書をもう一度出発点から検討してみることの必要性をしらせてくれる。『全集本』は〈解題〉（担当者未詳）でこうのべている（なお『全集本』には〈大槻文庫・文彦・森氏（陽刻）〉の印顆がある）。

> 一、「本草和名」の寛政版もまた今日においては稀覯本である。（中略）文学博士大槻文彦先生の愛蔵せらるる典籍の中に、森枳園父子の細かな書き入れをした寛政版一本の有ることを聞くに及んで、即ち先生に乞ひ、その上下二巻を悉く写真銅版に由つて玆に複製する事を得た。（同書九頁）

こうして『全集本』は複製本をつくり、〈枳園父子の校注本「本草和名」〉として、〈細かな書き入れ〉を〈解題〉で説明しているわけである。しかし〈小島宝素〉のことなどをふくめて、〈解題〉は残念ながら書き入れを誤読誤解してしまっている。『全集本』はすでに三十年余も前になるので、今さら批判をしてもと思うので割愛する。ただこの〈解題〉をいまだ使用踏襲している研究書もあるので、念のためにここに問題点を記しておきたい。そして刊年に関してまずのべておくと、『本草和名』が寛政八年刊行ではないという証拠も、実は『全集本』の下巻末尾（五十六オ）につぎのように出ていることが判明するのである。

本文　田安殿近習番　岡田多門／序　奥御右筆手伝　屋代太郎／提要　浪人　武田源次郎
享和二年壬戌秋八月廿七日初刷装釘

これに従えば享和二年（一八〇二）の初刷で、その年か、それから間もなく刊行されたと考えるのが普通である。すなわち、寛政八年から六年後である。さらにこのあと小島尚真による〈安長法眼手記〉（安長は多紀元簡のこと）からの抜き書きがある。これによれば、秘閣文庫中で『本草和名』を見出したのが寛政六年だったようである。『全集本』の底本と密接な関連があると思われるものに、国会図書館蔵本『本草和名』がある（以下『小島本』と略称）。これは、〈小島宝素朱校・手跋本〉といわれるもので、前掲の『全集本』と同じく、つぎのような跋文（朱筆）がみられる。

本文　田安殿近習番　岡田多門／序　奥御右筆手伝　屋代太郎／提要　浪人　武田源次郎
享和二年壬戌秋八月廿七日初刷装釘

指摘するまでもなく、まったく両者は同文である。『全集本』との関係の密なことがうかがわれる。〈解題〉で、〈森枳園父子の細かな書入れ〉とのべているのは誤りであって、朱筆奥書は末に〈質誌〉とあるように、小島宝素のそれであって、枳園父子のものではない。〈解題〉は総じて宝素を正しく評価せず、枳園・約之の父子を潜在観念から高く評価しすぎたきらいがあって、この態度が全体の見通しをあやまらせたと思われる（後述参照）。〈解題〉は書き入れに出てくる人物、森枳園（立之）同約之・小島宝素（質）・同尚真・屋代弘賢・狩谷望之（棭斎）・山本恭庭などについて特に筆をさいてはいないが、これはあえて解説の要ない人物であるからだろうか。そして宝素については、〈徳川末期の医学者にして考証家である。其伝は同じく「鷗外全集」第八巻の「小島宝素」に精しきを得てゐる〉（同書十一ページ）とあるだけで、尚真については名前もあげていない。ある意味では『全集本』の底本はこの尚真によって、決定的な事実が書き入れられていることをしるべきであろう（例えば刊年のことなど）。現在まで『本草和名』について論じたものはごくすくなく、つぎの二つを代表としてとりあげてよかろう。

A　日本古典全集刊行会『本草和名』（大正十五年六月）の〈解題〉

B　川瀬一馬『古辞書の研究』（昭和三十年十一月）所収の〈第三章・第五節　本草和名〉（同書七〇〜七五ページ）

Aはすでに上ですこしふれたが、Bは年代からいっても新しいように、現在の一つの至りえた評価の点を示していることにもなろうか。たとえば刊年と関連してつぎのように解説されている。

（前略）森立之父子自筆校正書入本に拠れば、小島尚真が多紀安良の本書上梓に関する手記を抄録附載しておいたものが移写してあって、本書の真の初刷装訂《ママ》は享和二年八月であった事が判るのである。

明確に刊年を享和二年とせず、〈初刷装訂〉の年次としている点、川瀬一馬の真意もはかりかねる。上掲文のすこし前の部分に、〈享和二年に校刻してより世に出たもの〉と、氏は、やはり出版を享和二年と考えられておられるようである（厳密には筆者とも異なる）。そして同氏が、『全集本』、すなわち枳園父子校正書入れ本を御所蔵であることもわかる。しかし同氏の解説（同書　七〇〜七一ページ）も実に迷文で、枳園父子校正書入れ本と国会所蔵の『小島本』との相違については徹底した考察をおこなっていない。あえて川瀬一馬の記述を小島宝素を中心にして推断してみると、つぎのようになるらしい。

①小島宝素が狩谷棭斎の校正書入れ本を以て自ら校正書入れを加えておいた本（寛政板二冊 上野国会図書館蔵）。
②川瀬一馬が、〈棭斎の自筆校正本を小島宝素が借覧してこれを移写し、更に自らも亦香薬抄等で校正書入を加へておいた本（上野図書館蔵）〉と表現しているもの。これは①と異なると思われる。
③枳園が、〈享和版に幕府医館躋寿館の原抄本を以て校正〉したものに、さらに②を子息、立之と共に移写書入れを行なっているもの（日本古典全集に複製されたもので、川瀬氏所蔵）。
④別種の宝素自筆書入れ本（静嘉堂文庫蔵 松井簡治博士旧蔵）。
⑤④を〈森立之が借覧して書入を加へた一本〉があって、〈無窮会文庫蔵〉と考えておられるもの。

右以外にも、〈小島宝素の自筆書入本〉という表現（同書七一ページ八行目）もあるが、これは④をさすのかどうか明瞭ではない。また小島宝素や尚真について特に解説しているわけでもない。そして上の③は筆の勢いか、森立之の移写とも表現している（約之は移写に関係ないのだろうか）。しかしいずれも読みとりのうえでわたくしの誤解・曲解があるやもしれないので、各自が川瀬一馬の著書に直接あたって、解読されることを切望する（大変難解な文章である）。

結局、川瀬一馬のものも、森父子・小島宝素や尚真との関係について明瞭ではなく、その書入れをどう解するかも明確ではない。そこで根本は『全集本』の書入れ、跋を自分なりに読み解くことが研究の第一歩と私考、結論に達した。『全集本』の書入れで大切なものをつぎに抜き出して再検討してみよう（異体字は正字になおした）。

①上巻本文末（六十オ）

a 天保二二年八月据狩谷棭斉（ママ）伊呂波字類抄参校本審訂併及棭老校（ママ）」語質記 癸巳上巻一月廿九日 西城直舎校

＊原本細字三行どり。

b安政乙卯三月廿四日以躋寿館」原抄本比校竟」　華他菴人源立之〔森立之のこと〕

②下巻本文末（五十五ウ・五十六オ）

a安政二年四月初八日以躋寿館所蔵原鈔本比」校竟（此本影抄楓山御庫旧抄本者）福山森立之記

安政元年十二月初七日以多紀本医心方諸薬和名篇」壹校過於薬名大字而已來注細字及和名未遑校之　約之」

安政三丙辰二月廿六日以青□摽抹本」経曰字一名之旁以便検閲耳 □梫庭約之 ＊原本細字二行どり写真一部不分明。

b天保二二年九月三日据伊呂波字類抄参校本　西城直舎灯火朱校往年」余従屋代弘賢借字類抄与亡友山本恭庭同校未就恭庭巳《ママ》為泉下人今」再照狩谷望之手校本卒功併記狩谷氏校語以示子孫之嗣是学者」江戸小島質誌

天保十五年七月廿八日据香薬抄引一校併及香薬抄裏書時雨窓晝」静質又誌 ＊原本細字二行どり。

c本文 田安殿近習番　岡田多門（以下省略）

①a・②bは同筆であるが、①b・②a・cは別筆と思われる。また、①a・②b・cはごく若干の字の異同があるが、いずれも朱書きで、『小島本』にもみられることが指摘できる。

右の文を吟味すると、『全集本』はつぎのようなものであることが推断できる。

まず『本草和名』の上巻についていうと、小島宝素が狩谷棭斎の『伊呂波字類抄』校異本（参校本）を以て審訂し、棭斎の記するところを移写併記した。また下巻についていうと、上巻同様に宝素が棭斎の『伊呂波字類抄』（参校本）を以て朱校を加えた。そして別に宝素が屋代弘賢より『字類抄』（『伊呂波字類抄』のことであろう）を借り、亡友の山本恭庭とともに校定した。しかし恭庭は途中で死亡した。時期は明瞭ではないが、これは〈往年〉のことである。その後再び棭斎の手校本（具体的にどのようなものかここでは未詳）に照らして校定を完了した。同時に椶斎の校語も移写（併記）した。その後、香薬抄などで一校し、香薬抄裏書を移写（併記）した。

以上が小島宝素との関連事項である。したがって、『全集本』にみえる書入れのうち、椶斎関係は宝素のそれであることがわかる。宝素は弘化三年四月二十四日、西丸ノ奥医師より奥詰に貶せられ、嘉永元年（一八四八）に五十二歳で死去している。森立之（枳園、姓は源）・約之（立之の息子）についていえば、①のbと②のaとが注目されるが、これは〈躋寿館所蔵〉の〈原鈔本〉といわれるもので、本文中欄外などにみえる〈立之案／按〉などと関連させて再吟味すべきものである。なお躋寿館は明和二年（一七六五）に多紀元孝により設立の私立医学校であるが、寛政三年（一七九一）に官立に移された幕府の医学館で、東京大学医学部の一原点である。

つぎに小島宝素と森枳園父子との関連であるが、これについては下巻提要の末（四ウ）につぎのようにみえる。

嘉永癸丑大呂廿三日晩書畢於馬米之」皛知薬室南軒下其下巻初葉至廿三葉」家厳所記即是源約之椶庭名士」借写宝素堂本也（原本細字二行どり）

右も結局は、宝素のものを森枳園父子が移写したと思われる。なお約之の書入れで、下巻五十五ウにみえる二か所の校定の記録（上掲②のa）も問題になるが、これは写真が判定しにくく、川瀬一馬のもの（同書七二頁）に同文がみえるので、それにより文章はより明確になるようである。〈未遑校之〉とあるからつぎの読みにくい〈安政三……〉ではじまるもう一つの書き入れは、それを補塡した記事であろう（後に確認を必要とする）。いずれにせよ、椶斎の校異や『香薬抄』などによる校定は枳園父子でなく小島宝素であって、『全集本』の価値もこの宝素の書入れ、校定のある点にあるといわねばならない。

さて最後に残った〈尚真〉のことであるが、これは小島宝素の子であって、上ですこしふれた『小島本』によると、宝素の跋文につづいて、つぎの〈跋文〉が朱で記されている。

此書寛政校刻之際間有誤脱文字曾欲依医学原鈔訂正以事務」倥偬不果頃之友人森立之就原鈔校訂尤詳仍假立之校本校勘一」過更以原鈔本再審卆業聊記其由安政乙卯夏五初二日尚真」識

右で宝素の子、小島尚真が森立之と友人であり、尚真はかねて〈寛政校刻之際〉の不備を補訂しようという考えがあり、これを果たさなかった。しかし、これを森立之が完了した――これが『全集本』にみえるもの、すなわち上掲の①bと②aであろう――しかし尚真はこの立之の校本での校定だけでなく、自身も〈原鈔本〉により再審したという経緯が右の跋文で判明する。尚真の厳密にして、父宝素の考証精神をみごとに受けついだ貌が想像されよう。したがって、『本草和名』の本文校定にはこの『小島本』を座右におく必要がでてくるわけである。

なお蛇足ながら『全集本』の下巻に〈猶一つ我我の幸とする事は、山田孝雄先生が早く此「大槻本」に由つて「本草和名」の「訓纂」即ち「索引」（五十音順による漢字名の見出し）を作つて置かれたのを、先生に乞ひて下巻の末に添え得たことである〉（解題十一頁）として、索引が附されている。しかしこの山田孝雄によるという〈本草和名訓纂〉は、再考を要する。すなわち川瀬一馬によると、これは実は森立之の手によって作成された索引らしい。今その部分の記述を抜き出して参考としたい（なお原本は川瀬一馬所蔵の由）。

森立之は又、本書の五十音別の和名索引を作成してをり、その稿本（自筆稿本、美濃本、一冊。家蔵）が残存してゐる。本文は反古の紙背を用ひ、下段には平仮名を以て「万葉集名物捷見」を記るしてをり、これも亦立之の作成にかゝるものである。渋引の表紙には「本草和名訓纂」と手題があり、本文は上部に片仮名を以て薬名を標出し、その下に漢名と丁数とを注記してゐる（和名のないものは各部の末に列記してある）。巻末に、

慶応丙寅十一月廿四日書了　森立之

とあつて、作成の年時《（ママ）》が判る。本文墨附五十九葉。古典全集影印本に山田孝雄博士作成の同名の書を附印してあるのは、本索引に拠つて改編したものであらう。

右によって、見出しを和名（片仮字）にした文字どおり、〈和名訓纂〉である。『全集本』で、〈山田孝雄先生云々……〉としているのは誤りであることがわかる。わたくし自身の目で確かめられないのは残念である。そのうえ、『全集本』の〈訓纂〉自体にも安易な誤りがあって訂正を要する。わたくしはこれを再検討し、訂正して改編した（未発表）。

以上の小見は『早大本 和泉屋板 本草和名』をひもどく方々の簡単な手引きにしかすぎない。したがって、詳論すべき個処もあえて割愛した。従来の説に対するささやかな疑問の提示であり、資料取扱いのごく基本的考察、作業である。なお枳園父子校正書入れ本は、すでに川瀬一馬の手許をはなれて、その所在をしらない。また棭斎自筆本も同様という（私信による。昭和四十六年三月）。なお森枳園は東京池袋の駅近く洞雲《とううん》寺の墓所に眠る。

参考文献

日本古典全集『本草和名上巻』〈本草和名解題〉（大正十五年六月）日本古典全集刊行会

『明治前日本薬物学史第二巻』／『明治前日本生物学史第一巻』

森潤三郎『多紀氏の事蹟』（昭和八年八月）／森鷗外『小島宝素』

2 中村惕斎と『訓蒙図彙』——本草学を絵筆に描く

執筆の目的と方法

『訓蒙図彙』が中村惕斎の執筆、編集であることは、〈叙〉および書籍目録によって断定できるところである。

まず書名であるが、〈訓蒙〉は、諸橋轍次編『大漢和辞典』をみると、つぎのように説明している。

> 訓蒙《クンモウ》 児童を教へさとす。知慧の未だ蒙昧な児童を訓誨するをいふ。（中略）
> 〔疏〕蒙、謂二蒙稚一、卑小之称、〔小学、明倫、小序〕述二此篇一以訓二蒙士一。

『大漢和辞典』では、〈訓〉に〈クン・シュン〉の音しか与えていない。これはどういうわけであろうか。日本では古典の『十訓抄《じつきんしよう》』、中世の『庭訓往来《ていきんおうらい》』などでもそうであるように、〈訓〉にキンの慣用音がある。本書も、読みはどこにもみえないが、キンモウズイと呼びならわされている。そして、本書につづいて出た〈□□訓蒙図彙〉の一群からいくと、キンモウの読みが正当だと思われる。〈訓蒙〉をキンモウと読む例として、『人倫訓蒙図彙』（元禄三年・一六九〇）の序に〈人倫訓蒙《じんりんきんもう》図《ず》彙《い》と名付る物ならし〉と振り仮字があって、明らかにキンモウズイの読みがみられる。したがって本書も、キンモウズイと読み、意味は上の解釈でよかろう。以下、内閣文庫所蔵本（函架番号二一〇―一一〇）による考察である。本書には〈目録〉があり、それからもわかるように、〈天文〉以下、一例をのぞき、すべての漢語に読み仮字がほどこされているから、〈訓蒙〉をのぞいては、正確な呼称をしることができて、便利でありよく配慮されている。

さてつぎに執筆編集の動機と目的について考えておこう。これは惕斎の叙（漢文）によって明確である。あえて蛇足を加える必要はないかと思うが、一つは、〈典籍載スル所ノ品物、其微意ノ寓スル所ヲ窮ント欲スル時ハ、則、必其名ニ因テ以テ其象ヲ審ニシ以其情ヲ察ニス矣〉という点をふまえていることがわかる。いわば本草学の一分野、名物之学の実行である。この名と物との対応を明確にしておこうとするならば、〈名義情状ハ皆訓釈ヲ以テ之ヲ認ム可ク其ノ形象儀文ノ若キハ則、図ニ験ムルカ亮ナルニ如カズ〉というわけである。物と名と図とがいわば三位一体となって解釈するという知識の宝庫を形成している。この点、充実した絵入百科事典になっていることがわかる。さらに直接の動機として、〈吾家ニ児女有、皆方ニ垂髫焉、内ニ姆ノ従フ可キ無ク、外ニ伝ノ就ク可キ無シ〉ということに発して、一つの啓蒙的、教

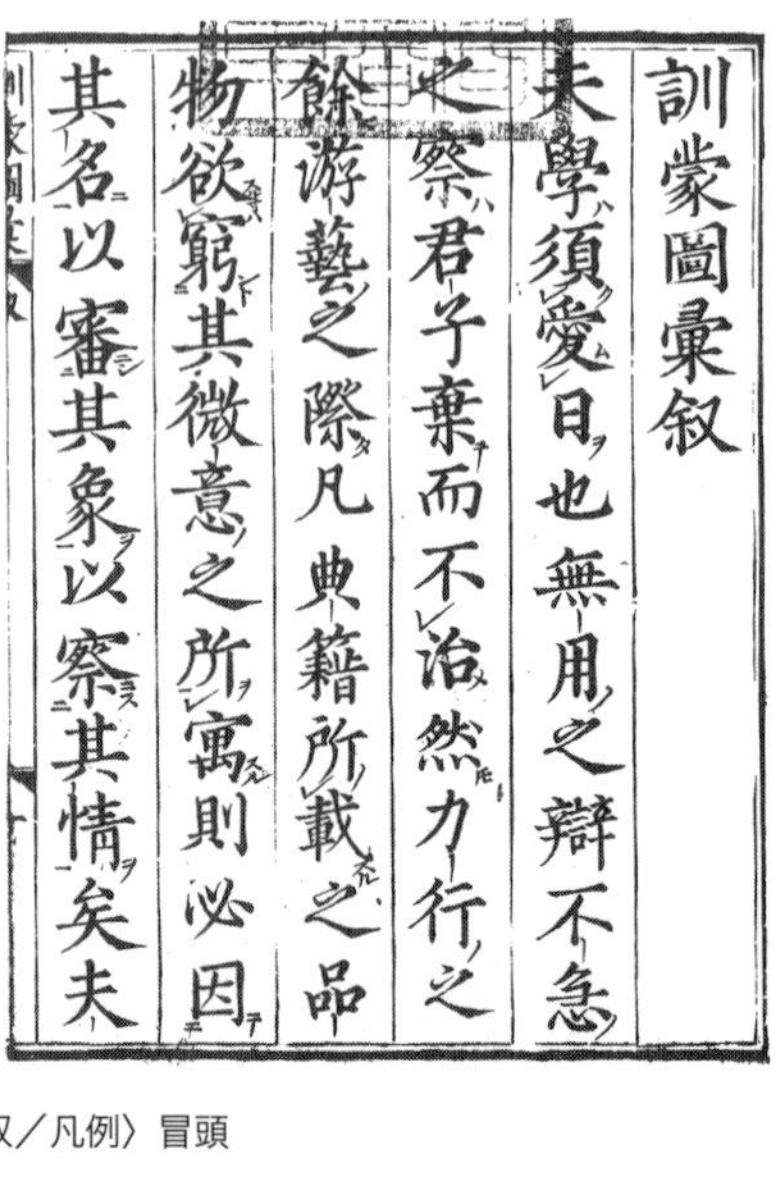
訓蒙圖彙叙
夫學須愛日也無用之辯不急之察君子棄而不治然力行之餘游藝之際凡典籍所載之品物欲窮其微意之所寓則必因其名以審其象以察其情矣夫

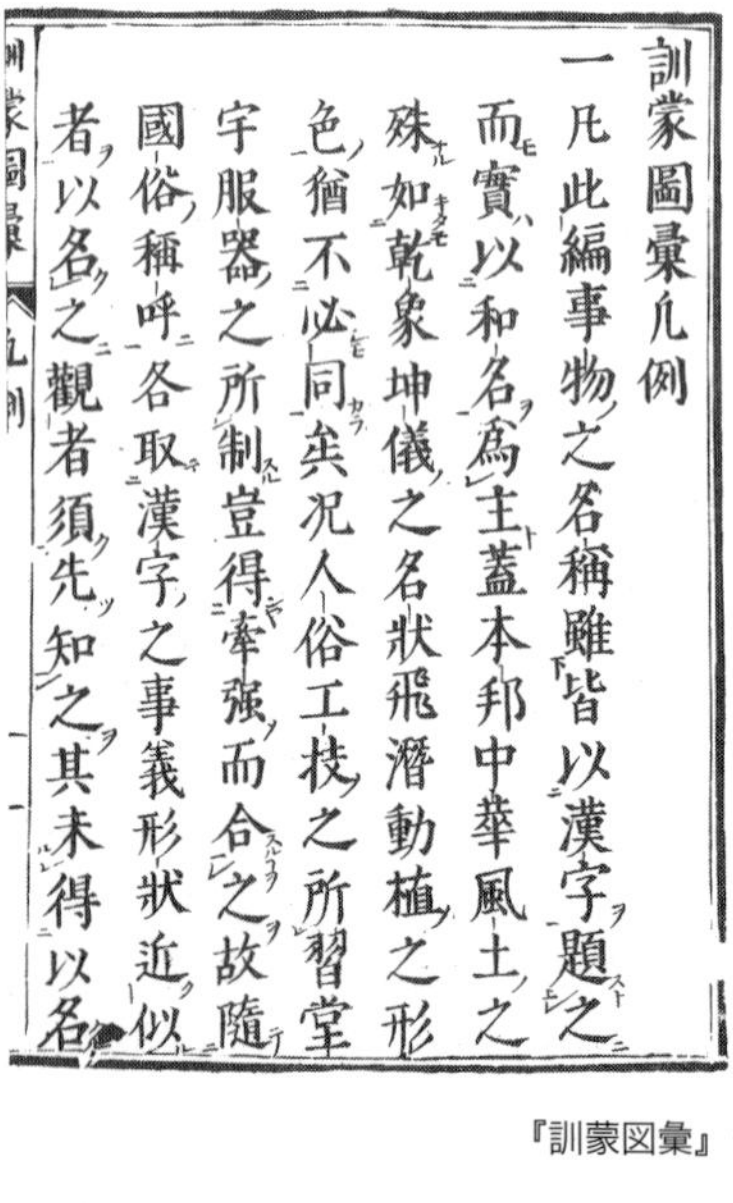
訓蒙圖彙凡例
一凡此編事物之名稱雖皆以漢字題之而實以和名爲主蓋本邦中華風土之殊如乾象坤儀之名狀飛潜動植之形色猶不必同矣況人俗工技之所習堂宇服器之所制豈得牽強而合之故隨國俗稱呼各取漢字之事義形狀近似者以名之觀者須先知之其未得以名

『訓蒙図彙』〈叙／凡例〉冒頭

育的な作品を編集しようと考えたわけである。児女が〈物ヲ覩テ名ヲ呼ヒ、名ヲ聞テ物ヲ弁ジ以テ略字様ヲ識ニ至ル〉という効果をあげたわけである。

こうした教育的、啓蒙的な考えからの執筆は、それ自体、江戸初期の啓蒙思想を反映しているものであり、この時代、いかに百科事典的知識を要求する庶民の渇望があったか、察するにあまりあろう。これは当時の戯作者、井原西鶴が、〈世間の広き事国〳〵を見めぐりてはなしの種《たね》をもとめぬ……世にない物はなし〉(『西鶴諸国はなし』序)とのべている精神とも共通するものであろう。ある意味では現代もまた啓蒙性を要求し、百科事典が量産されている。両者の時代に共通したある種の時代相と精神構造を推定することができる。現代のおびただしいグラビアの氾濫や情報量は、そのまま本書の絵図と出版と同質的文化現象といってもよかろう。ただ本書の質量ともに秀れている点は、むしろ最近の粗製濫造ぶりを嘲笑するかのごとくである。本書はまさしく、近世文化が生みだした最初の、豪華なしかも学問的基礎に裏付けられた絵入百科事典ということができる。しかもその底に、現代のような知識の切り売りとは異なった哲学、ことばと名との厳密な対応を求める言語、認識の学が実在する。すなわち本草学における名物之学の方法である。

本書出版以後、〈訓蒙図彙〉は、分冊的百科事典の代名詞として用いられる。すなわち以後、『人倫訓蒙図彙』など、〈□□訓蒙図彙〉の類が数多く出版されることになるのである。

さらに、編者のつぎの〈叙〉のことばも現代的な有効性をもって心にひびく。

奈何カセン其纂ル所ノ名物、億度ニ出ル者、之ヲ別テ混ゼズト雖モ、而モ猶、間マ《マ》知ラザル所ヲ強ルコト有ルコトヲ免レズ、且印シテ之ヲ行フ時ハ則チ惑ヲ千人ニ遺ルノ罪、実ニ得テ辞スルコト莫シ。深ク恨ム……。

誤った説明や記述をたれ流すことは、まさしく大いなる罪を犯すことになる——学者の無責任な言動が、この方面で、一種の公害拡散をひきおこすことになりかねないという自覚と自戒のことばである。それはまた惕斎の学者としての責任と真理に忠実な学究の徒の発言の重さでもあろう。これも現代の学問研究——自然科学や食品衛生などの点で——が、十分な学者の責任なしに、実験の段階で大企業に売りわたされるゆえに、結果として公害をひきおこし、イタイイタイ病やスモン病患者をつくり出す——まったく同じ状況や条件である。いなむしろ人文科学の分野では、直接にこうした患者が発生しないだけに、その責任の所在はもっと個人個人の学者の自覚と責任に重くのしかかってくるはずである。こう考えてくると、右の惕斎のことばは、まことに現代的意味をもってわたくしにせまってくる。またいう、〈唯恐クハ識ラザル者、之ヲ採テ擇バザランコトヲ也〉という学者としての良心の訴え、これが最後の一線である。以上のように惕斎の学者としての良心と自覚、責任というぎりぎりの線において、本書が成立し、執筆され出版された意義を十分に認識してほしいものである。

さらに〈叙〉は、〈夫学《ハ》須《ク》レ愛《ム》レ日《ヲ》也、無用之辯不急之察《ハ》君子棄《テ》而不レ治《メ》〉といい、〈夫子（孔子）以三多識《ヲ》二鳥獣草木《ノ》之名《ヲ》一為二学《ルコト》レ詩之《ノ》一益《ト》一蓋為《メナラン》レ之也《カ》、名義情状《ハ》皆可下以二訓釈《ヲ》一認《ム》上レ之《ヲ》若《キハ》二夫形象儀文《ノ》一則不レ如《カ》下験《ムルカ》二于図《ニ》一之亮《ナルニ》上、於レ是《ニ》乎後世有二百薬之図一有《テ》二六経《ノ》之図一而至レ有《ルニ》二三才之図一焉、近《コロ》又得《タリ》下一巻《ノ》雑字書画対照《シテ》以便《スル》二于啓蒙《ニ》一者《ヲ》上矣〉と。まさに〈多識之学〉たる本草学の方法をもって範とし、図の益あるシナ書『三才図会』などの教えを学んで、〈啓蒙〉のために執筆したというのである。

編者が本書の執筆にあたって、具体的にどのような用意と方法をもってしたか。これまた、〈凡例〉において明確にのべられている。本書をはじめて手にする方のために、つぎにこの〈凡例〉（漢文）をすべて読み下し文にして引用しておこう（漢字はすべて当用漢字字体に改め、送り仮名、振り仮名、句読点も適宜ほどこした）。

凡例

一　凡此編ハ事物ノ名称、皆漢字ヲ以テ、之ニ題スト雖モ、而モ実ハ和名ヲ以テ主トナス、蓋シ本邦中華風土ノ殊ナル乾象坤儀ノ名状飛潜動植ノ形色ノ如キダモ、猶必シモ同カラズ矣。況ヤ人俗工技ノ習フ所、堂宇服器ノ制スル所、豈牽強シテ之ヲ合スルコトヲ得ンヤ。故ニ国俗ノ称呼ニ随テ各漢字ノ事義形状、近ク似ル者ヲ取テ以テ之ニ名ク。観者須ク先ツ之ヲ知ルベシ。其未ダ以テ之ニ名クルノ字ヲ得ザル者ヲバ題スルニ和名ヲ以テシテ之ニ続ケント欲ス、然レドモ未ダ此ニ及ブニ暇アラズ。

一　凡一事ニシテ而数名ナル者ハ、正名ヲ以テ標ト為テ、異名ヲ其下ニ注ス、或ハ属対ニ拘ルガ為メ或ハ重字ヲ避クルガ為メニ、題スルニ異名ヲ以テスル時ハ則注スルニ正名ヲ以テシテ、曰ク某レ也。曰ク某ガ一名、曰ク某レ之ヲ某レト謂ト。若シ一類ニシテ殊品一体ニシテ、分支スル者ハ則注中圏ヲ隔テテ之ヲ附シ標題ヲ綱ト為テ余ヲ皆目ト為ルナリ。其図スル所、倶ニ正ナル者ヲ主トス。若シ併ニ附スル者ヲ画ク時ハ則図中ニ就テ之ヲ識別ス。

一　諸品ノ名称、大抵、漢字ハ方俗ノ従来熟知慣用スル者ヲ以テ標ト為シ、異称ハ俗ニ近ク、今ニ宜キ者ヲ以テ之ニ属ク。其和名モ亦俗呼有ル時ハ、則チ必ズ之ヲ採テ鄙俚猥雑ヲ避ケズ、皆穉童蒙ノ暁リ易カランコトヲ欲シテナリ。

一　諸品ノ形状並ニ茲邦ノ風俗土産ニ象ル。凡テ目撃スル所ノ者ハ便筆シテ之ヲ摸ス。或ハ画家ノ写スル所ニ拠リ、或ハ審ニ識者ニ問ヒ、然シテ後工ニ命シテ之ヲ描成ス。其間本土ノ無キ所及ヒ有無未ダ審ニセザルコト有ル時ハ、則チ並ニ異邦ノ風物ヲ以テ之ヲ補フ。然レドモ豊偉之体、小図ノ能ク容ル所ニ非ズ。纖密ノ文、曲鑿ノ能ク鐫ル所ニ非ズ。況ンヤ只墨印シテ暈彩ヲ施スコト無キヲヤ乎。得ル所止《タヾ》依稀タル疎影ノミ。

一　引証ノ図書、漢字ハ三才図会、農政全書及ビ諸家ノ本草ノ図説ヲ以テ主ト為ス。凡ソ訓詁、注疏、稗史、雑編ノ中ニ明徴有ル時ハ、則チ採撫シテ、以テ裨益ス矣。国書ハ源氏カ和名集ヲ以テ本ト為シ、林氏ガ多識編ヲ以テ之ニ継グ。凡ソ類編、雑抄ハ字鏡、壒嚢(ママ)、下学、節用等ノ如キ、並ニ之ニ参ヘ、之ヲ補フ。若チ諸ヲ華人ノ化ニ帰スル者ニ質シ、諸ヲ交游ノ物ニ博キ者ニ問ヒ、諸ヲ技術ノ事ヲ親スル者ニ咨ヒ、諸ヲ樵漁ノ野ニ処ル者ニ詢ヒ、合攷シテ、之ヲ独断スル時ハ則チ必ズ今按ト称シテ以テ之ヲ別ツ。其未ダ審ナラザル者ハ或曰クト称シテ以テ参閲ニ備フ矣。敢ヘテ其名ヲ正ストナン（ママ）ヤ也。即チ疑ヲ以テ之ヲ伝ヘルノミ。之ヲ弁明揀択スルコトハ人ニ在ル也。

右の〈凡例〉によって、惕斎の目的に、特に和名と漢字と一体としての修得を考えていることがうかがわれる。〈三才図会、農政全書及ビ諸家ノ本草ノ図説ヲ以テ主ト為ス〉は重い発言であり、〈林氏ガ多識編〉が重要である。ここにシナの本草学が基本であることを宣言していることになる。そしてことばは和名が主であるが、その手段に漢字を表示するという方式である。これも日本語を学ぶうえでの基本であり、このころの学問のあり方として当然であろう。〈字鏡〉以下は日本書であり、〈和名集〉は『和名類聚抄』のことと思われる。さらには、正と異という対応が考えられている。一つの規範というか正式なるものを教示するという態度である。しかしかといって異をしりぞけるものではなく、〈鄙俚猥雑ヲ避ケズ、皆穉童蒙ノ暁リ易カランコトヲ〉願う教育者、啓蒙学者の態度がみられる。

惕斎が本書を編述するうえで採択した方法は、〈目撃〉を重んずることであり、審らかにその道の識者に問うことである。中世から日本には一つの論理考証の方法として、〈現証・文証〉という方法があるが、その伝統を受けついでいることである。そして専門家に質正するという点は、多くの専門書を参照するという方法とともに、これまた伝統的な〈文証〉の方法に通ずるものである。論理の糸は一本、二本、明確にぴんと張りわたされている。正と異、真と偽とを明示分別する学者の態度は明快そのものといってよかろう。こうして〈図ヲ列スルコト凡テ一千一百有六十二ニシテ同文ヲ相避ク、附スル者又四百余図、通編分テ十七類二十巻ト為シ、簽シテ訓蒙図彙ト曰フ〉（叙）大作が成立刊行されたのである。

参考資料の検討

いうまでもなく、惕斎とてもたった一人で、独創的にこの図彙を執筆編集したわけではない。〈凡例〉の引用文に語るように、多くの先行文献資料によっているわけである。この点、惕斎が利用した文献資料は何であるか、それを考えておこう。その第一は、十世紀後半に成立の百科事典、『和名類聚抄』（元和三年・一六一七に那波道円により刊行される）である。この書が日本の学問研究を推進させる原動力となったことは、高く評価されねばならず、過去の日本の学問――明治以前において――において、『和名類聚抄』の果した役割は、何ものにもまさるといって過言ではない。惕斎もまたこれの恩顧をこうむっているわけである。同書の成立は平安朝であるが、おそらく惕斎は、江戸にはいっての版本を用いたのであろう。漢名に振り仮字を与えた版まで出版された（一一〇頁参照）。つぎには林羅山の『多識編』（寛永七年刊。古活字版）とあるが、これは『新刊多識編』（寛永八年・一六三一刊）と内容的には同一と考えられ、本草書が指導的役割を演じたことが判明する。これこそ惕斎が基本的に範とした名著である。啓蒙学者として、著者、林羅山は再評価する価値ありと愚考する。その他〈字鏡・塩嚢《ママ》・下学・節用〉とみえる諸書は、それぞれ、『字鏡《じきょう》集』――鎌倉期に編集された国語辞書。『塩嚢《あいのう》抄』――室町時代に編集された類書、一種の百科事典。『下学《かがく》集』――同じく室町時代に編集された国語辞書の一種、語彙を〈乾坤・時節……言語〉などと意義分類し、漢語にはすべて振り仮字を与え、意味や用法、漢字の用法や正・俗の字体なども註記している漢和字引の一種である。『節用集』――同じく室町時代に編集された国語辞典で、語彙をイロハ別に分類し、かつそれぞれの類の中をさらに意義分類によって〈天地・時節〉などと分類し、きわめて使いやすい国語辞典である（拙稿を参照）。特に語彙分類において、『和名類聚抄』をはじめとする諸文献が用いられた。さらにシナ書として、『三才図会』『農政全書』があげられているが、前者は明の万暦三十七年（一六〇九）の刊行で、王《おう》圻《き》・王思義が編集した百六巻から成る一種の百科事典、日本の『和漢三才図会』はこれを範として編集されたものである。つぎに、参考までに、(1)『三才図会』、(2)『和名類聚抄』、(3)『下学集』、(4)『節用集』、さらに本書の

『訓蒙図彙』と他の資料との構成比較

資料名	三才図会 1609	**訓蒙図彙** (寛文六年) 1666	和名類聚抄 (元和三年刊本) 1617	下学集 (元和三年刊本) 1617	易林本小山板 節用集 (慶長十五年刊本) 1610	和漢三才図会 (正徳四年刊本) 1714
分類名	天文	天文	天地	天地	天地(乾坤)	天・天文・天象
	地理	地理	—	時節	時候	地理・時候・山
	宮室	居処	居処	家屋	—	家飾・家宅
	人物	人物	人倫	人倫・人名	人倫・人名・名字	人倫・人物・親族
	身体	身体	形体	支体	支体	支体・経絡
	衣服	衣服	装束・飲食・布帛	絹布・飲食	衣服(食服・衣食)	絹布・衣服
	珍宝	宝貨	珍宝	器財	財宝	楽器・兵器 ——具/芸財
	器用	器用	調度・器皿・燈火		器財	
	鳥獣	畜獣	牛馬	気形	気形	畜類・獣類
		禽鳥	羽族・毛群			禽部
		龍魚	龍魚			龍蛇・鱗魚
		虫介	虫豸・亀貝			甲介・介貝・虫
	—	米穀	稲穀	—	—	穀・菽豆
	—	菜蔬	菜蔬	—	—	蓏菜・果
	—	果蓏	果蓏	—	—	
	草木	樹竹	草木	草木	草木	草・木
		花草				
備考	人事 儀制 文史 時令		疾病 術芸 舟車	神祇 官位 彩色 数量 態芸 言辞 畳字 点画少異字	神祇 官位 官名 数量 言語・(言辞) 分毫字様	暦占, 神祇, 官位 経絡, 異国人物 技芸, 農具, 嬉戯 刑罰具, 石工具 漁猟具, 容飾具 服玩具, 玉石, 雑石 水品, 金, 火, 水 中華地理, 造醸

影響を受けたと思われる『和漢三才図会』の分類・門名を一覧表としてあげてみよう（前頁参照）。

この一覧表を比較して判明するように、『三才図会』からの影響がかなり大きいと思われる。これは分類の点だけでなく、たとえば絵図そのものでも一部で一致するところがある（下図参照）。しかし、これはどちらかというと、異国の人物のように親しく目にすることのできぬ場合であって、つぎの日、月蝕の図のように、また全体的にも、本書における、惕斎のオリジナリティーは、高く評価してよかろう（次頁の図版参照）。

つぎに惕斎ののべているものの中に、もう一つ重要なシナの文献がある。『農政全書』である。

これは、明の崇禎十二年（一六三九）に、徐光啓が編集したもので、全六十巻〈農本三巻・田制二巻・農事六巻・水利九巻・農器四巻・樹芸六巻・蚕桑四巻・蚕桑広類二巻・種植四巻・牧養一巻・制造一巻・荒政十八巻〉から成る農業全般を説いた書物である（一四一頁の図版参照）。日本にもこれに似た宮崎安貞『農業全書』（元禄九年序・一六九六）があるが、同書も序によると、この『農政全書』を参考にしたようである。もっとも安貞の場合、自ら語るように、

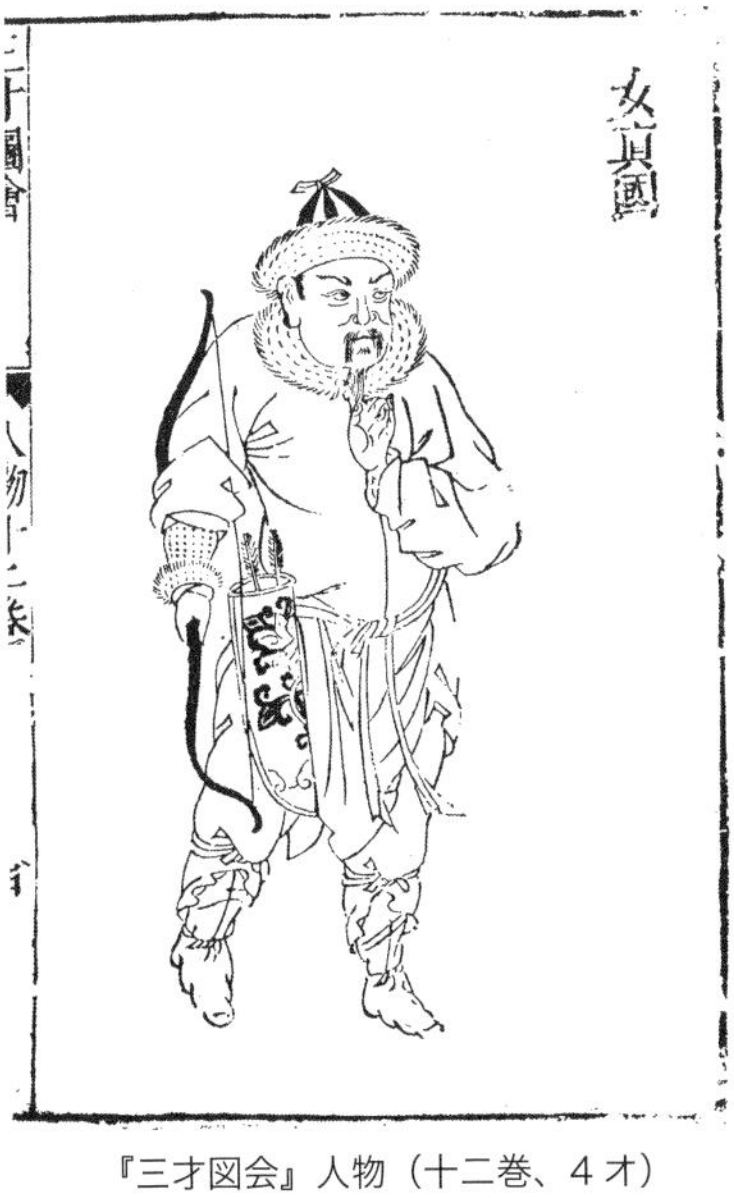

『三才図会』人物（十二巻、4オ）

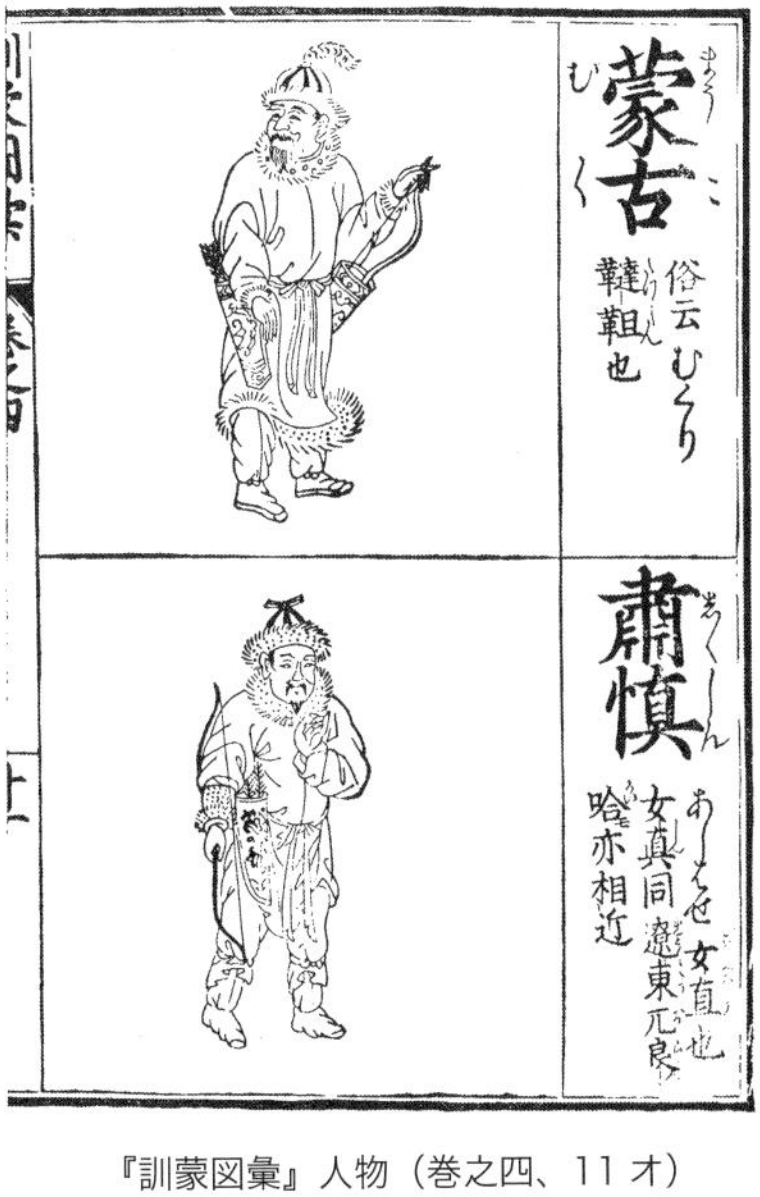

『訓蒙図彙』人物（巻之四、11オ）

実際に農民にあい、百姓の苦しい生活の話に一心に耳をかたむけて、同書を記述したという点で、惕斎と同じく実際的行動的な学者の態度がうかがわれる。この江戸時代前期の学者は総じて、惕斎だけでなく多くの学者が、観念的ではなく、実際的で行動的で蒙を啓くという啓蒙的態度、行動に徹しており、共通した方法をみるのである。わたくしが、この一群の学者に大いなる共鳴をもつのもその点である。現代日本の学者には欠けている重要な点ではあるまいか。ただし啓蒙を、たとえば岩波新書で置きかえられるような、安っぽいものと考えては困るので、分量的にも千五百頁に近い著作に、啓蒙の豊かな内容と平易な記述があるというのが事実である。

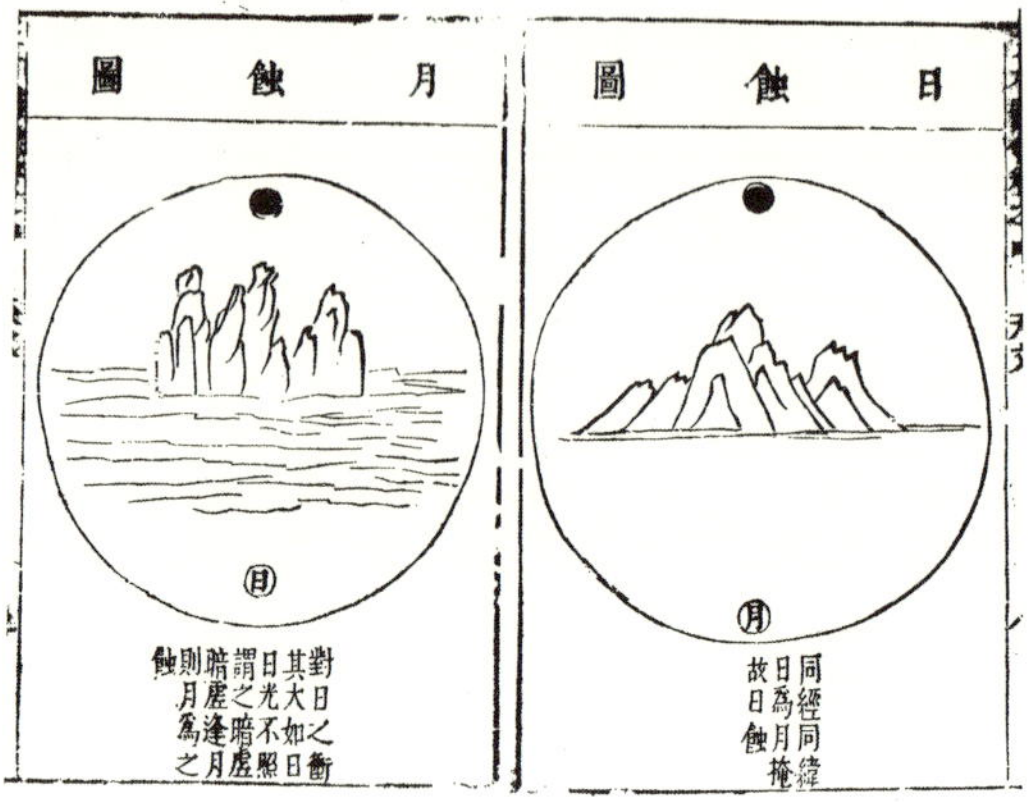

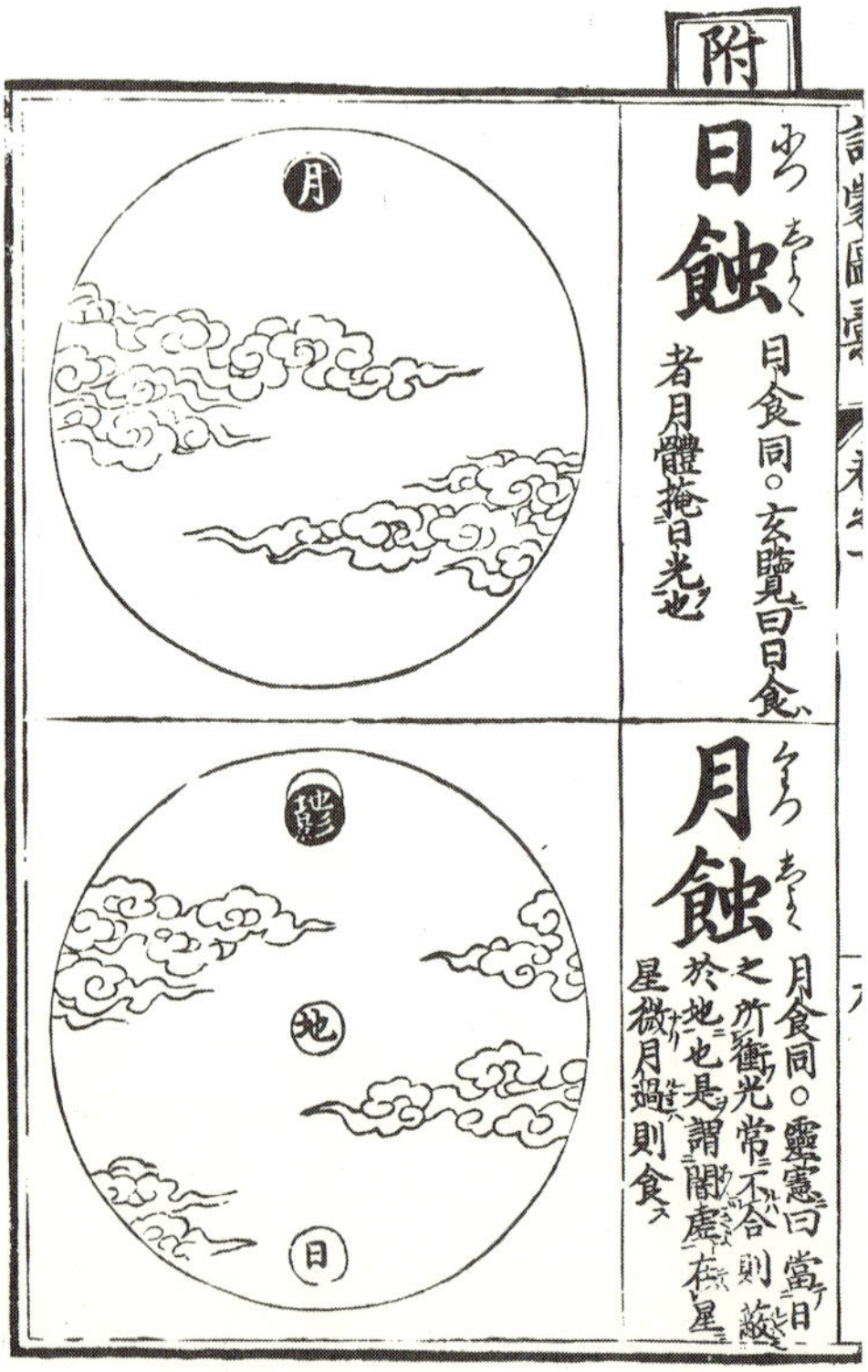

上:『三才図会』〈日蝕図・月蝕図〉(天文四巻)
下:『訓蒙図彙』〈日蝕・月蝕〉(巻一・天文)

項目・語彙と記述の形式

ここで、項目・語彙の具体的表示形式を吟味しておきたい。通覧すると、まず　半丁に二つの項目がとりあつかわれているが、その場合おおよそつぎのような形式がある。

A型：基本的・原則的に見出し語（漢字・漢語、右側に音を示す）とそれに対する訓（和名）を下部に示す。ただしこれも細かくは基本的な形式を(イ)とすると、ほかに、(ロ)訓の示されぬ場合、(ハ)異表記・異名をそえる――の計三種類がある。これも、〈同〉などと表示している場合とそうでない場合がある。

〈例〉

(イ) 晦《くわい》 つもごり《(ママ)》（巻一・二ウ）　＊正式には〈つごもり〉。『運歩色葉集』（一五七一）に〈晦《ツモゴリ》〉とある。中世からの慣用か。

(ロ) 剣《けん》（巻九・五ウ）

(ハ) 篩《さい》 ふるひ　簁《さい》（巻十一・十四ウ）／薑《きやう》 くれのはじかみ　姜同（巻一・二ウ）

B型：右のA型をやや複雑にしたものであるが、(イ)・(ロ)の二種に下位区分できる。つぎのような例である。

〈例〉

(イ) 望《ばう》《まう》 もちづき　望月《ばうげつ》也（巻一・四オ）……左右に音を付し熟語形を示す（ただし音は右のみの場合が普通である）。

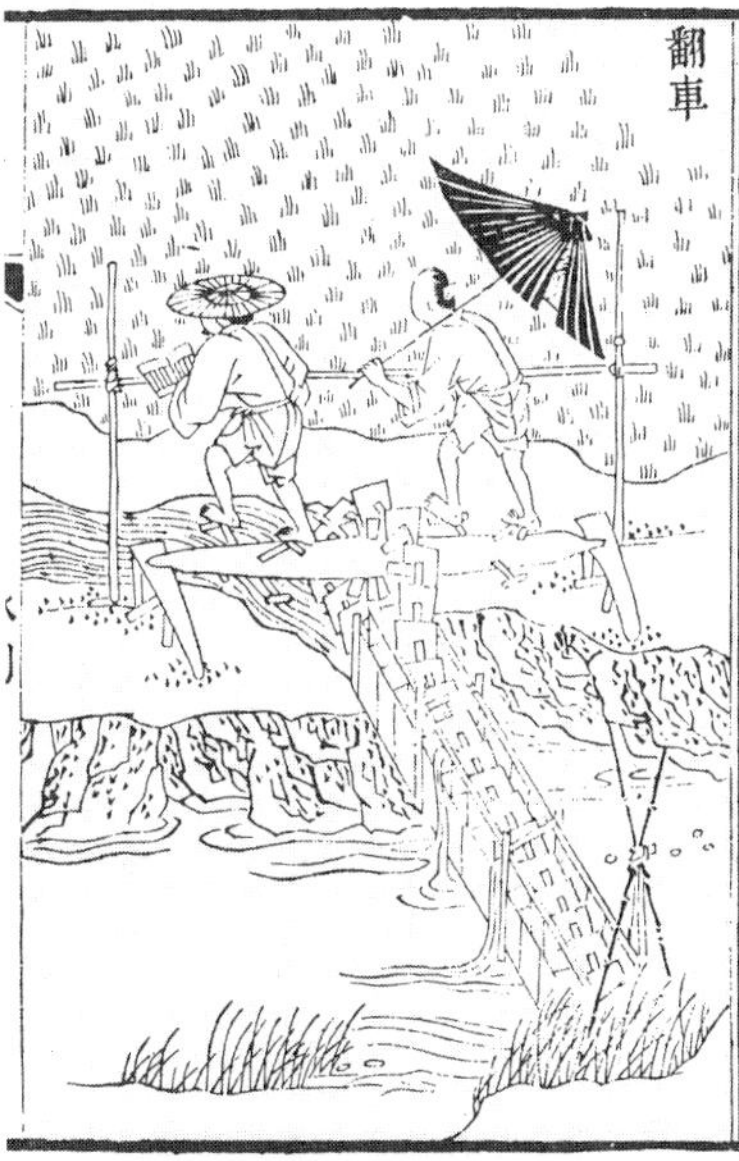

『農政全書』〈翻車〉（巻之十七・7オ）

(ロ)　岬《かう》　みさき　山旁也（巻二・二ウ）……説明が付されている。これも短文、長文の二種がある。

C型：本文を通覧すると、説明註解のある場合（原則として、○印で区別する）と、そうでない場合との二つに分けられる。見出し（漢字・漢語）と訓（和名）との対応では、A型の応用ということになるが、これも下位区分としてはつぎの(イ)・(ロ)に分けられる。

〈例〉

(イ)　山《さん》　やま　○嶽《がく》　みだけ　だけ　高山也岳《がく》同（巻二・一ウ）……この場合〈嶽〉などは見出しとしてもよいと思うが、〈山・嶽・岳〉を一つのグループと考えて、そのうち、〈山〉を代表的にあげたと思われる。

(ロ)　蘇《そ》　のらえ　紫蘇《しそ》也一名桂荏《けいじん》　○水蘇《すいそ》今按俗云じやかうぐさ一名香蘇《かうそ》（巻二十・三ウ）……ここは、〈水蘇《すいそ》　じやかうぐさ〉と別立てにしていい場合で、収録の語彙からいくと、新しいことばの追加ということになろう。そして〈蘇〉が、一つの核になって、熟語が引き出されてきたものである。しかしこのいわば追加の部分も、表記の形式としては、漢字表記～ひらがな表記ということではなく、同じ漢字同士の対応になっていることもある（次例を参照）。

D型：対応する訓（和名）が二つまたはそれ以上の形式。

〈例〉

電《でん》　いなびかり　いなづま　○雷神ヲ曰二電母《でんぼ》ト一（巻一・七オ）……このように対応する訓が二つ以上ある場合は、おそらくおなじレヴェルと考えてよいのであろう。しかし総目次では、このうちの二つをそのまま示している場合と、どれか一つの場合との二つの形式がある。この点、かならずしも明確な規準で撰択しているわけではなさそうである。さらに○印で区別されている説明註解の部分は、同じ漢字同士の対応になっているので、ひらがな表記の対応と区分けして、〈和名〉ではなく、漢字表記による日本語、あるいは、日本語に帰化した漢語といういささか奇妙な表現で区分けしておく。音読みが主であるが、訓読みもあるので、音読み語ということもできない。そして時には一種の異名（称）ということになろう。

しかしこの説明註解中の和名、あるいは漢語をあげる場合、〈凡例〉にみえるように、〈俗云〉などとあるほか、いろいろな言い方がある。たとえば、〈今按・今按俗・或云・一名・同（並同）・名二〜一（曰二〜一）・和名〉など。そして見出しの音に対する場合は、〈俗音〉（巻二十・二十九オ）という言い方もある。ただしこれはごく少数である。また、〈番語（巻十八・十一ウ）／夷言（巻十二・十五ウ）／梵名（巻十一・三十六オ）／唐音（巻十一・二十四オ）〉など日本語以外がみえる。巻二十・三十一ウの〈風蘭《ふうらん》　又名二挂蘭吊蘭《けいらんてうらん》一〉は珍しい形式といえる。また同・三十二オ

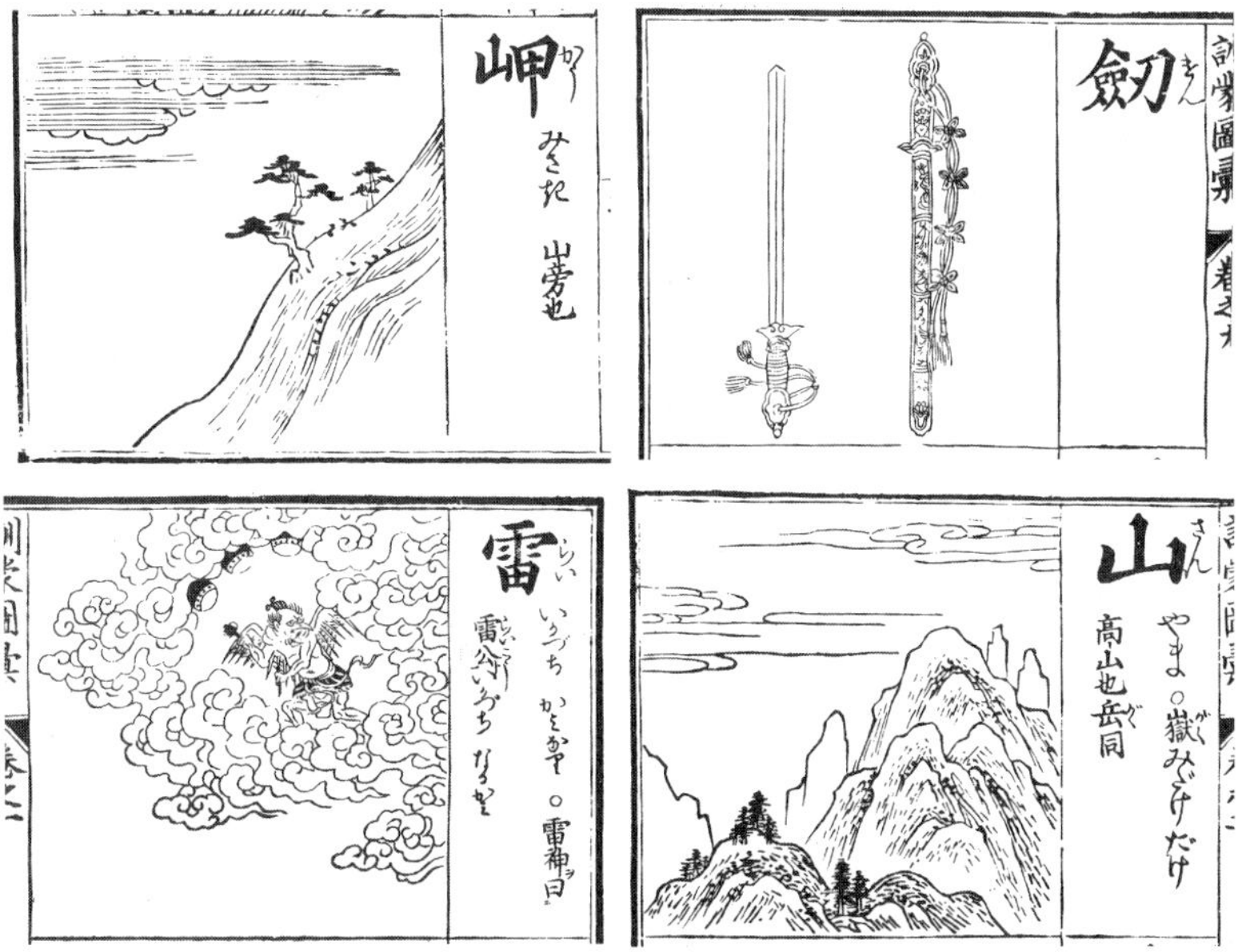

『訓蒙図彙』項目の表示形式例
右上より〈剣〉（巻一／Ａ型）・〈岬〉（巻二／Ｂ型）・〈山〉（巻二／Ｃ型）・〈雷〉（巻一／Ｄ型）

の〈石葦《せきい》　いはのかは　いはぐみ　いはがしは俗云ひとつば又名二石韉《せきしや》石皮《せきひ》ト一〉など、対応の訓（和名）の多い例もある（形式的には基本にのっとってはいる）。

以上が本書の主要な形式である。とまれA型が基本であるが、説明註解の部分は、原則として漢文体になっている点、やはり本書の啓蒙の態度に、当時の教育レヴェルにあって、一つの限界を示しているといえよう。ただ和名（訓）は別として、漢語には振り仮字が、ほとんど例外なしに付されているのはありがたい。見出しのみでなく、説明註解中でも、右左と振り仮字が付されているが、〈飛《ひ》奴《ど》《ぬ》〉（巻十三・十オ）のように、ヒド・ヒヌの二つの音読みを多少とも省略した形で表示している場合もある。これら振り仮字やその形式は、『節用集』などに、一般的にみられるから、いわば前例を踏襲したものであろう。中世からの庶民教育の前進した姿もここにみる。説明は一種註解であるが、ところどころ、〈未レ詳〉がみられる。この場合、〈鯖《せい》　さば　青魚《せいぎよ》也　字未レ詳〉（巻十四・五ウ）という漢字（表記）の場合と、〈鯛《てう》〉（巻十四・三ウ）のように、漢字表記ということでなく、日本語との対応で未詳の場合もある。未詳として強いて答を与えない態度は、彼が〈凡例〉でのべている態度と一貫するものである。

ここで一言、目録と本文との関連についてふれておきたい。結論的にいうと目録はおそらく、惕斎ではなく、書肆などで適宜作成したものかと思う（このころのものはほとんどがそうした手順による作成と私考する）。〈天文《てんぶん》・畜獣《きうしう》〉などあきらかに、誤読、誤刻の例であろう。校正上のミスかもしれない。そうした点で、当然のことながら本文とのくい違いがみられる。たとえば、巻十八の十二丁と十三丁の項目（鴉瓜《あくわ》〜沙糖《さとう》など）部分は、本文の収載と異なって、順序が逆になって表示されている。これは、ケアレスミスとしてもよかろうが、一つのもっとも象徴的な例は巻十九（七オ）である。これは本文では〈炭《たん》・柿《ひ》　こけら〉とあり、絵図もそうなっている。しかし目録は〈炭《だん》・柹《し》　かき〉とある。いうまでもなくこれは目録のまちがいで、素人は〈柿《ひ》・柹《し》〉の区別を知らずにこうした失敗をしたのであろう。したがって、目録にはもう一か所に〈柹《し》　かき〉（十八・五オ）ともある。その他〈餅〉の欠落など欠点は他にもあり、本書の語彙や索引作成は本文による必要性を認識すべきである。ただ項目の〈金薄・鉄線〉（巻七・十一ウ）は本文で振り仮字が付されていないで、目録によって〈きんぱく・てつせん〉と読める例も、わずか二か所ながら存在している。また門名も、目録では〈器用〉をのぞきすべてに読みがふされている利点がある。もう一つ目録と本文との関連で興味をもつのはつぎの例である。

〔本文〕叩頭《こうとう》 ぬかづきむし 俗云はたおり叩頭蟲《こうとうちう》也 （巻十五・二十四オ）――〔目録〕叩頭《こうとう》 叩頭蟲《こうとうちう》也 はたおりむし

*目録では本文で〈俗云はたおり〉とある和名（訓）を〈はたおりむし〉とぬき出している。〈ぬかづきむし〉との錯誤であろうか。

右のように何故第二番目の〈はたおり（はたおりむし）〉を採択して目録に示したかである。これは右の例以外にも比較的多い。すべて〈俗云〉の部分をとったかというと、かならずしもそうではない。要するに、二番目に表示の語彙なのである。そこですくなくとも右で、〈ぬかづきむし・はたおり・叩頭蟲〉の三語を惕斎がどういうレヴェルでとらえ表示したかは問題であり、さらに目録作成者（書肆か）が、何故そのうちの一つを選んだか、単なる便宜主義かどうかも問題となる。これはさらに、本事典収載の語彙の性格にもふかいかかわりをもつことになろう。〈畜獣〉などでも、〈豕《し》 ゐ俗云ぶた（下略）／豚《とん》 ゐのこ（下略）〉（巻十二・五ウ）など、現代からすれば、〈豚 ぶた〉とあってほしいところであるが、目録には〈豕《し》 ゐ／豚《とん》 ゐのこ〉とあるだけである。見出しの漢語（漢字）に対応する和名（訓）は、どういう性格か、改めて考究しなければならない。現代的感覚からいけば、むしろ〈豕 ゐのこ／豚 ゐ俗云ぶた〉とありたい。本書に紅鶴《トキ》がなかったり紫陽花《アジサイ》のないのも、この時代にそうした訛り語形がないという点や、あるいは何らかの意図で載せぬということになる（後者は『本草綱目』にもみえない）。規範性をそこに求めるべきかどうか、惕斎にたずねるのがもっとも早道である。ただ雅語がともに収載されており、目録の和名はほとんど規準なしに、一つの示唆性をもって示されているにすぎぬと思う（後述参照）。雅言の尊重もかいま見せているが、これは使用資料の『和名抄』にひきずられてもいるのであろう。

語彙の性格

以上のような点から、収録の語彙——厳密には、収録の名物・物類というべきか——の性格について、すこし考えておきたい。たとえば〈杵《しよ》〉（巻十一・十三ウ）の場合、このまま単独のことばとして用いなかったであろう。したがって、細字であげている〈きね〉か、〈細腰杵《さいえうしよ》〉という熟語で具体的に用いられている単位言語となったと思われる。〈帯《たい》・紙《し》〉なども和名のオビ・カミは用いても、単独に音読みでは用いぬわけである。単字にはこれが多いと思われる。したがって、〈紙《し》〉のように熟語も与えていない場合、著者の意図は漢字を教えることが第一義で、文字の紙と、カミそれ自体を説明するのが目的であったと思われる。語を音読みで表示する方が、そうした場合は検索にも有効であろう。幅もとらず、画で確認を示すのである。〈叙〉にいう、〈傍ルニ以テシ二画象一而授レ之ヲ矣児女尽日ス、翫覧シテ不レ釈テ焉、自ヨリ後稍覩テレ物ヲ呼ビレ名ヲ聞テレ名ヲ辨ジテレ物ヲ以至三略識二字様一ヲ〉ということである。

しかし〈印《いん》〉（巻八・三ウ）の場合のように、〈印色《いんしよく》・印肉《いんにく》〉など、熟語を示しているのも、やはり語という点を考慮したからであろう。〈箕《き》〉（巻十二・十四ウ）なども〈簸箕《はき》〉を示しているゆえんである。〈城《せい》《じやう》 しろ ○城外ヲ曰レ郭《くわく》〉（巻二・十三ウ）なども同様である。見出しはそのままでは語としては用いられない語形、いいかえると、本来の記号性をそなえたもので、この場合、和名より音読み語の方が明確なのである。一種の語の擬態といってもよく、実際的にはそれをもつ熟語を想定しなければならない。ということは、そうした見出しは一語で充足されるのではなく、物との対応での充当である点をよく認識しなければならない。これは反面、本書の利用にあたっては、音と訓（和名）を一体として読みとり、さらにこれの派生語、合成語を想定してみることが必要である。門の後部に、〈附〉として列挙されているものには、原則として、具体的な語が普通である。それでもたとえば、

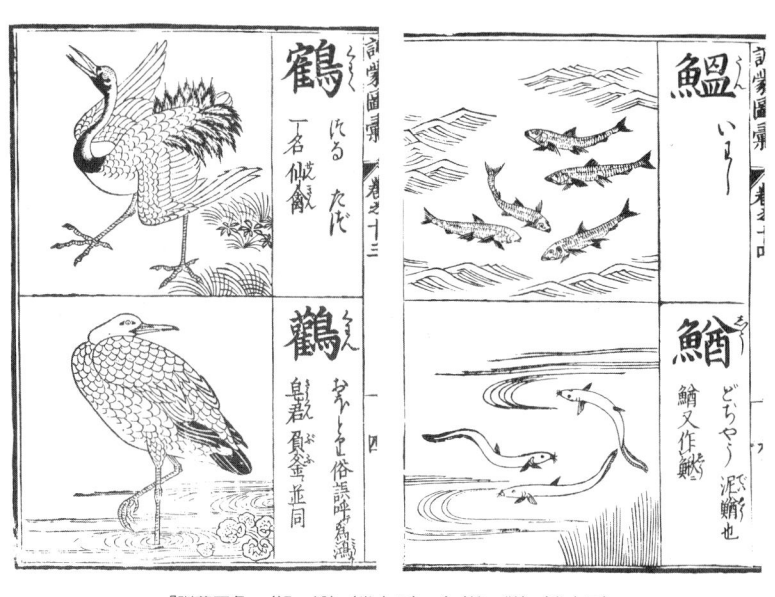

『訓蒙図彙』〈鰛・鰌〉（巻十四）／〈鶴・鸛〉（巻十三）

〈尊《そん》〉の場合、〈花尊《くわそん》〉などが説明文にみられるのである。〈附〉はどういう規準意図で示したのか、いささか理解しがたいが、そうした点から、より具体的語彙、熟語を示し、結果的には、補足というようになっていると思われる。

また〈鰛《うん》 いわし〉（巻十四・九ウ）のように、〈鰯〉など、どちらかというと現代では一般的になっているものが時にみられない。これがこのころ存在しなかったと考えるよりも、たまたまみえぬと考えたほうが妥当するであろう。そういう意味では、本書の一つの不備といってもよい。これは〈紅鶴《こうくわく》〉（巻十三・十七ウ）にもみられる。すなわち、紅鶴は、〈つき俗云たう（中略）一名朱鷺《しゅろ》〉とみえるが、ついにトキはない。これもトキという呼称がこのころはまだなかったというよりも、ツキが標準的だったわけである。『撮壌集』（享徳年間、十五世紀）には、〈鴾《トキ》〉とあり、『和玉篇』（慶長十五年刊本）には〈鴇《タウ》 トキ〉とみえる。したがって、時代的ということではなく、ツキ、トキの共存が考えられるし、後者は訛り語形であろう。地域的なものも関係するであろう。すなわちツキは辞書にいうように、古語（『和名抄』にみえる）かもしれないが、タウとともに関西系のことばであって、それに対してトキは関東系ということになると思う。本書と近いころのものでは、『和漢音釈書言字考節用集』にも、トキはみえるので、このころではかならずしも一地方方言ということにもならないと思う。ただ、〈鶴《くわく》〉（巻十三・四ウ）の場合、〈つる　たづ〉があることを考えると、本書には『和名抄』などによって、古語をぬき出して、それを収載する方針もあったのかもしれない。したがってツキは古語で、むしろ関西地域ではタウがこのころの一般的呼称ともいうことになろうか。ザルやタコアゲなどが本書にないのも、同様の理由からではあるまいか。もっとも中には〈斧《ふ》　をの〉（巻十・十三ウ）としながらも、〈今按斧《ハ》総名也所レ図《スル》　樵斧《せうふ》也　よき〉とあって、関西系であり、当時としては標準的なヨキがあとまわしになっている場合がある。しかも図はヲノでなく、ヨキとことわるなど、ややみだれがある。過渡的現象かもしれない。もう一つアジサイがないことである。これは、〈紫陽《しやう》　あづさゐ（下略）〉（巻十九・十四オ）とあるのみである。アヅサヰは『和名抄』にある語であろうが、トキとちがって地域性は関係あるまい。このころも標準的にはアヅサヰと呼んでいたのだろうか。『和漢音釈書言字考節用集』には、〈紫陽花〉に〈アヂサヰ〉とあるから、このころは両語形が用いられていたのであろう。むしろ『万葉集』にも〈アヂサヰ〉はあるし、古辞書、『新撰字鏡』（天治本）にも、〈蕿　阿地佐井（下略）〉と収載されているのである。したがって、アヂサヰ・アヅサヰの二つの語形が、古くから存在したわけである。しかし本書には、アヂサヰがみえないのである（『本草綱目啓蒙』にもみえない）。〈環餅《くわんへい》　まがり（中略）今按あぶらもち〉（巻十六・十オ）も、マガリは『土左日記』にみえ、古称である点を考えると、果してこのころの語かどうか疑わしいと思う。本書にはこうした古語、雅言もその区別なしに収載されているのではあるまいか。一つの規範性を投影しているとも解せよう。

以上のように和名の中には、古語・一般的な呼称・口語的な俗語・愓斎個人の語など、四つの相を想定してよかろうと思う。しかも帰化の唐人から唐話（華語、生きたシナ語）をきいている点もみのがせない。こうした区別の根拠とその説明については、〈凡例〉などには断りがない。〈蜶谷　こめかみ〉（巻五・一ウ）なども『和名抄』の用字であるが、これも堂々と用いている点、あえていうなれば、伝統的な漢字表記と学者的な発想にとどまっているともいえる（もっともコメカミを漢字で表記するのに、この漢字しかなかったためともいえる）。なお、〈器用三〉の註解説明中の〈榎 いしあし〉（巻十・七ウ）はイノアシが正しいようで、イシアシは諸辞書にみえず誤刻であろう。また〈蟲介〉の〈寄蟲 がみな〉もカミナが正しく清音のようである。清濁や誤刻など、さらに個々の語彙については、検討吟味が必要であろう。

　収録の項目数は、半丁（一頁）あたり二物で、全体では一、四八四の名物をかぞえるが、一覧表にして示すと次頁のようになる。各項目は語彙的に考えると、それぞれ音訓が一つずつあり、さらに説明の註解を読むと、俗称、異称が付け加えられているので、平均して一項目について三語とすると、四、四二五語となる、約四千五百語である。これにさらに、派生語、複合語（合成語）を加えると、合計で五千語ほどになろうか。近世初期の日本語の知識と言語の豊かな社会生活を想像するのにこと欠かぬ分量である。しかもこれらをそれぞれ一枚の周到な絵図を描くことによって、一般庶民にわかりやすく解説しようとしているのである。そして惕斎の意図と方法と絵図とで完成した作品の見事さは、本書が単なる字典ではなく、事典としての役割を十分に発揮し、本草学の方法を基本として生きたことばの世界を実現しているということができる。日本の言語教育上、あるいは辞書史上でもユニィークで、画期的な傑作と評することができよう。

　つぎに構成と内容について考えてみよう。全体は四七八丁であるから、現代流にいうと、千頁に近い大著ということになる。これを巻数を目安として、項目別の分量を考えてみると、一口にいって自然関係が約五〇％をしめている。すなわち、第十二巻の〈禽獣〉から、第二十巻の〈花草〉まで一七六丁であるから、これは全体、四七八丁と比較して、すくなくない分量であろう。巻数でも、二〇分の九と約半分である。項目別では、全体一、四八四個のうち、動植物が六六八種と約四〇％をしめる。これに、〈天文・地理〉などにも自然はとりあつかわれているから、約五〇％以上は自然関係ということができる。つぎに日常生活というか、生活との直接的つな

『訓蒙図彙』内容一覧

冊数	巻数	部門	項目 本文数	項目 付録数	項目 計	項目 総数	丁数 巻別	丁数 小計
第1冊	総目録上	叙 凡例 目録上					4 3 37	44
第2冊	総目録下	目録下					44	44
第3冊	巻之 1 〃 2 〃 3	天文 地理 居処	32 56 52	4 4 10	36 60 62	158	10 16 16	42
第4冊	巻之 4 〃 5 〃 6 〃 7	人物 身体 衣服 宝貨	40 32 36 40	40 4 16 12	80 36 52 52	220	21 10 14 14	59
第5冊	巻之 8 〃 9	器用一 〃 二	56 70	44 12	100 82	182	26 21	47
第6冊	巻之 10 〃 11	〃 三 〃 四	74 84	40 58	114 142	256	30 36	66
第7冊	巻之 12 〃 13	畜獣 禽鳥	52 52	12 24	64 76	140	17 20	37
第8冊	巻之 14 〃 15	龍魚 虫介	48 76	16 32	64 108	172	17 28	45
第9冊	巻之 16 〃 17 〃 18 〃 19	米穀 菜蔬 果蓏 樹竹	24 36 32 48	12 20 20 36	36 56 52 84	228	10 15 14 22	61
第10冊	巻之 20	花草	60	68	128	128	33	33
合計			1,000	484	1,484	1,484	478	478

がりである〈衣服・宝貨・器用〉の類が、全体の約三五%をしめている。こうしてみてくると、自然と人間との調和がよくとれている理想的な人間・社会環境であることができよう。鳥や魚など動植物の絵も『三才図会』と比較して、本書が格段上等であり、リアルに描かれているのである。種類からいっても、〈駝《だ》　らくだのむま　駱駝《らくだ》也（下略）〉（巻十二・九ウ）も、二つこぶのそれが描かれている。また鳥には〈鸚鵡《あうむ》〉（巻十三・二オ）が立派なとまり木にとまっている絵図――おそらく観賞用の舶来品であることを示唆する――なども用意し描かれている。さらに現在では絶滅に瀕しているという天然記念物の〈カブトガニ〉も収載されている。動植物の絵図は、たとえば貝原益軒の稚拙な『大和本草』と比較してもはるかにすぐれているといえよう。本草学へのよき材料提供ともなっている。

元禄三年（一六九〇）に来日した、ドイツの博物学者（医師の肩書で蘭人として来日）、E・ケムペルが、その著『日本帝国志』や『廻国奇観』の執筆にあたって、本書を大いに利用していることがしられる。たとえば、北村四郎の研究によると、〈（前略）今『訓蒙図彙』と対照してKAMPFERの植物記事を読むと非常にわかりやすい。（KAMPFERのものに）植物の名にかなり多くの異名があげてあるので驚くが、これは『訓蒙図彙』にあげてある異名を例記したもので驚くにあたらない〉ということである。ケムペルは『訓蒙図彙』の第二版（一六六八年）を用いた由であるが、収載の植物、三一〇種のうち、二七一種を漢字で引用しているという。九割ほどであるから、いかにケムペルがこれを珍重したことか。おそらく、本書のできばえは、ヨーロッパの科学者にも抜群と映ったのであろう。彼の収集した植物――実際は長崎蘭通詞、今村英生の協力助勢による――は、本書によって名を対応させたようで、ケムペルの〈植物の記相と訓蒙の図とを比較するとわかる〉し、両者の植物は、〈分類学上の知識から批判〉しても、〈多くの場合よく一致している〉そうである（雑誌「植物と文化」十三号参照）。ケムペルの著書が、ヨーロッパにおける日本学に大いなる影響を及ぼしたことを思うと、本書のもつ東西文化・学術交渉史上の意義は決してすくなくないといえるであろう。わたくし自身もケムペルの『日本帝国志』の絵図を『訓蒙図彙』に見出して抜きだしておいた（次頁以下を参照）。

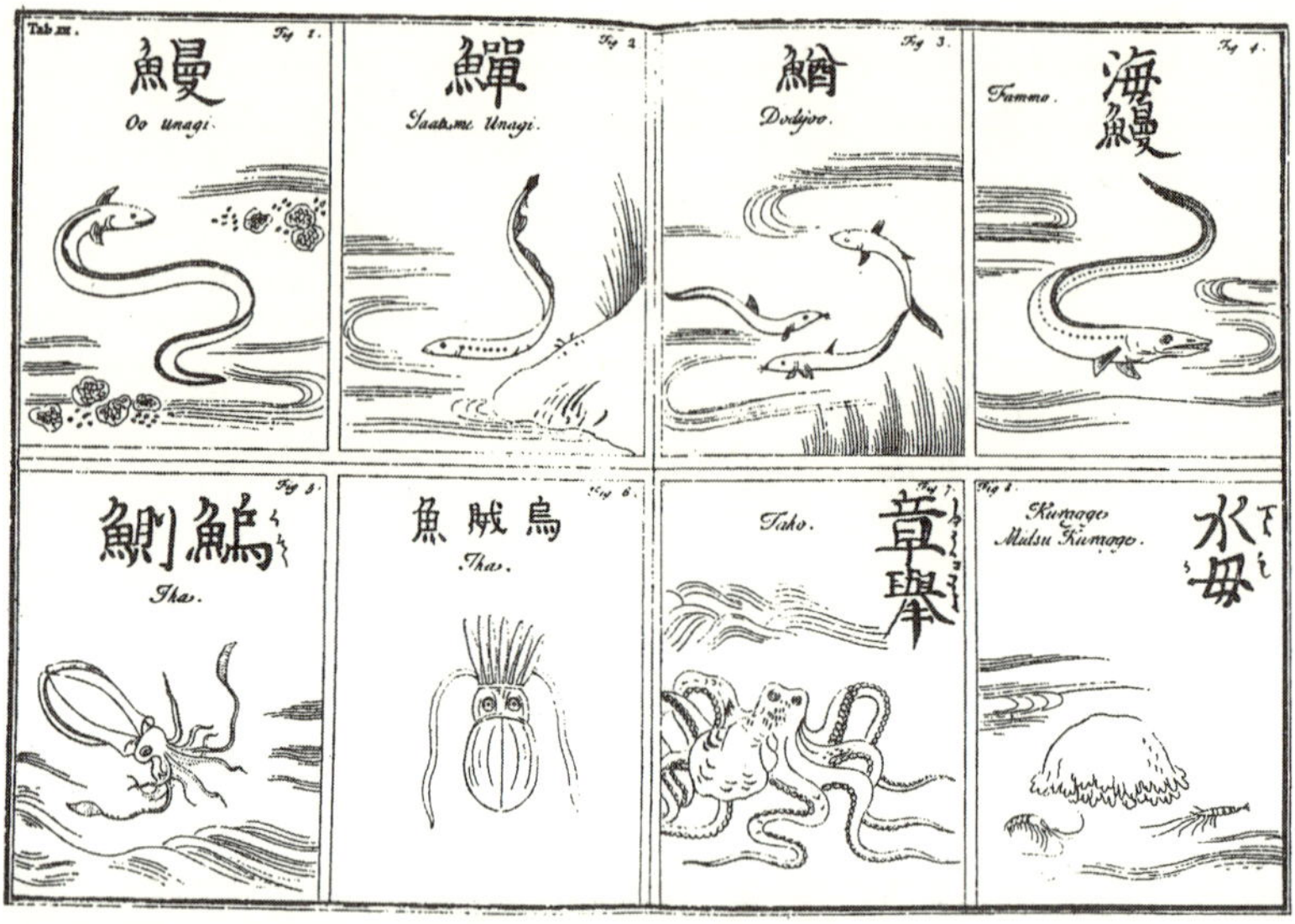

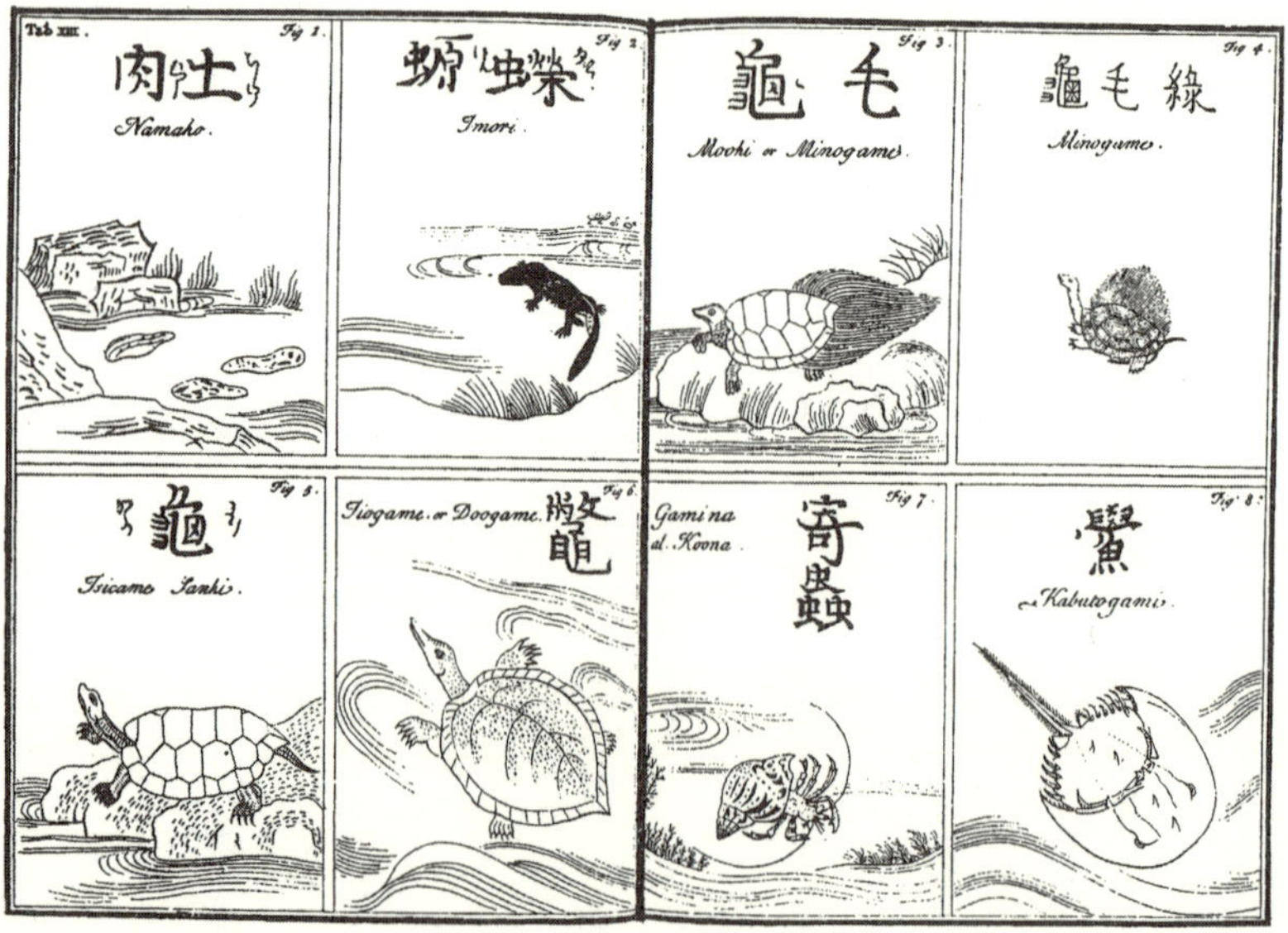

ケムペル『日本帝国志』の動物図

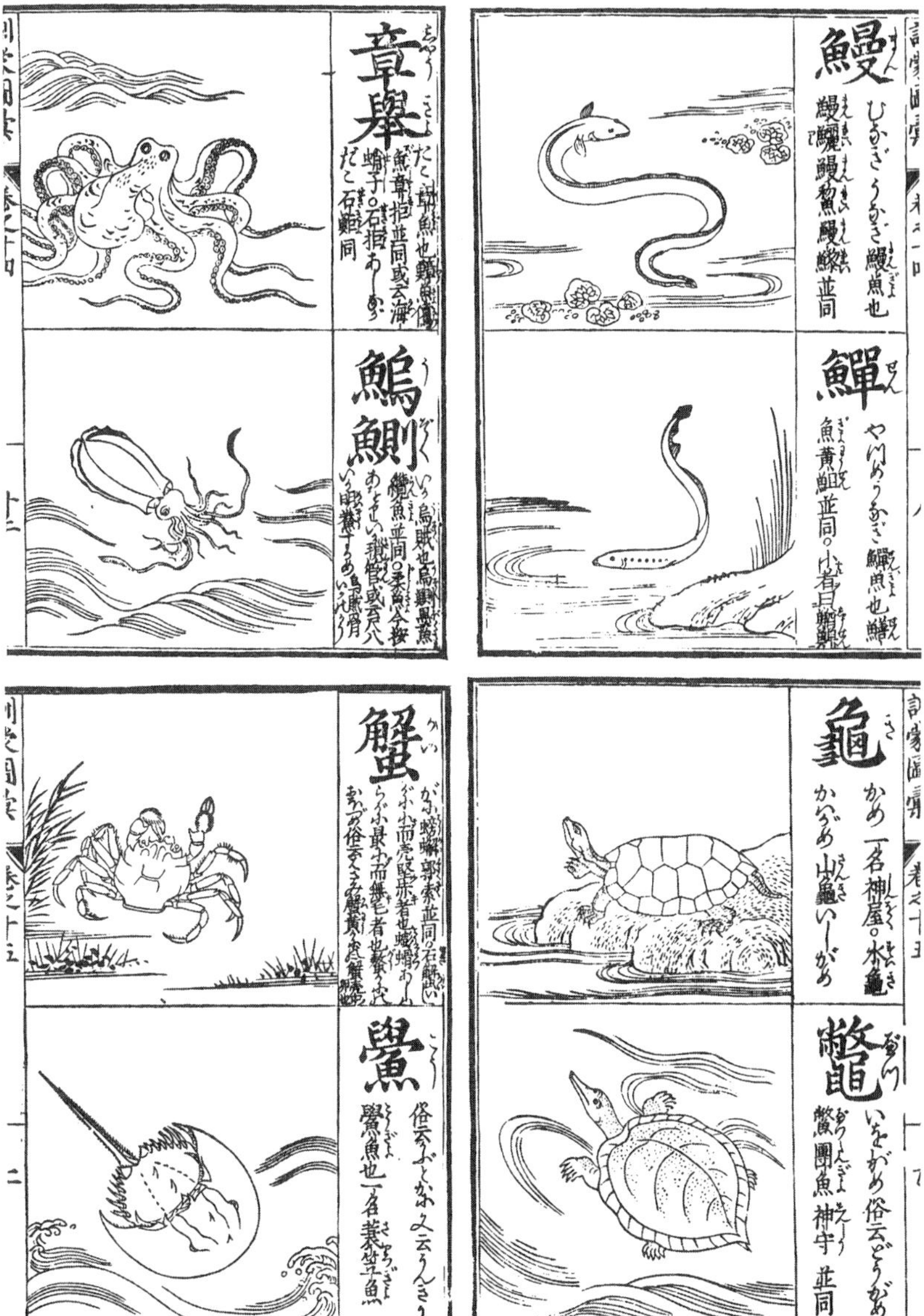

『訓蒙図彙』の動物図
上段：〈巻十四・龍魚〉／下段：〈巻十五・虫介〉

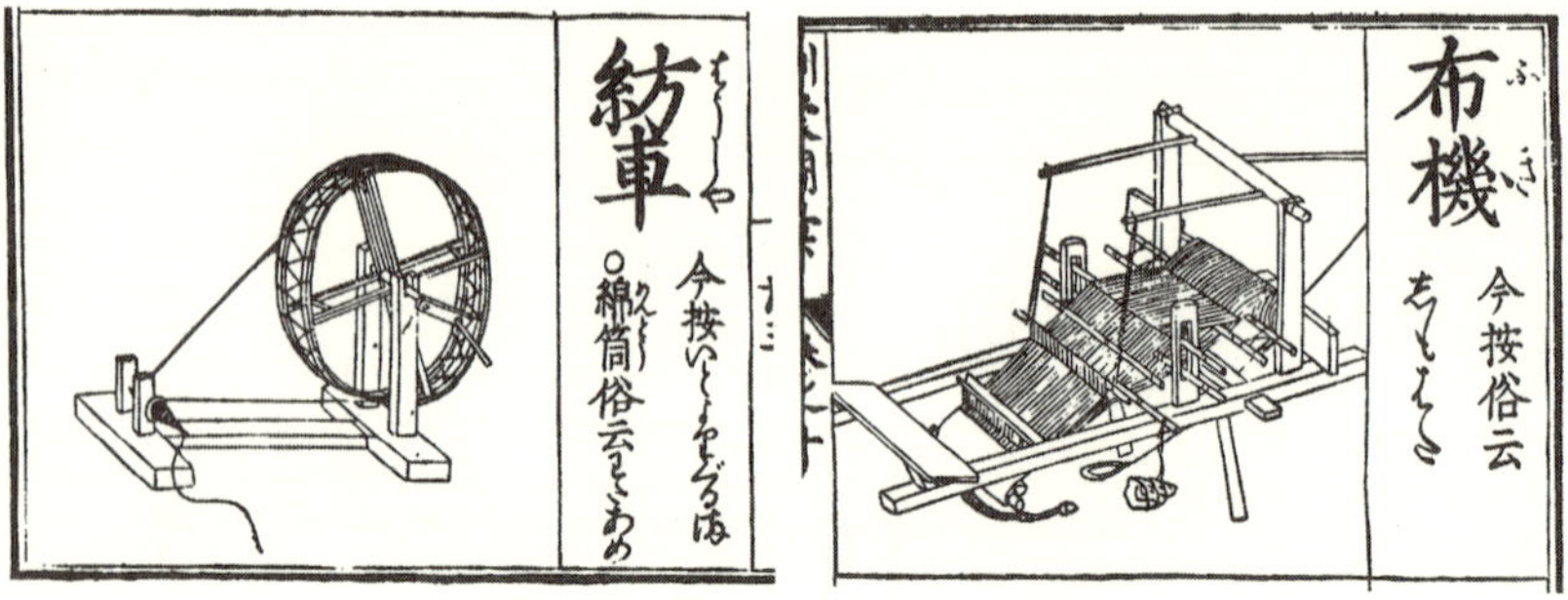

『訓蒙図彙』〈布機・紡車〉（巻十・器用三）

さて、〈器用〉の部分は四巻、百十三丁で、全体の約四分の一を占めているが、それだけ当時の日本人の生活がかなり物質的にも豊かであったことを証明していることになるであろう。ここにみえる〈めがね（眼鏡《がんきやう》）・ものさし（尺《しやく》）・そろばん（算《さん》）〉（器用一／巻八・十七オ、五オ）など、現代までつづいて用いられているものと、ほとんど同じもの、同じことばである。ただ〈塤《けん》〉や〈敔《ぎよ》〉のような楽器は果して当時の日本人が用いていたかどうか。〈軫《しん》〉（巻八・十二ウ）の説明中に、〈此ニ云転手《てんず》也〉とあることを考慮すると、〈此〉は日本を指のであろうから、軫はシナのものかもしれない。また〈紙鳶《しえん》〉（巻八・二十五オ）では、〈俗云いかのぼり〉とあってついにタコアゲはない。関西語に対する関東方言はここにみえないわけである。当然ながら標準的な京都語の重さを語っている。

ともあれ、この器用の部は、旗にしても武具、兵器などにしても、絵の巧緻と相俟って、なかなか貴重な資料といえるであろう。ことに〈器用三〉の農器具などの類は、これまたきわめて多彩多用で、近世の農民の生活と農業の実態を理解するうえで、貴重な資料提供になっていると思う。〈翻車〉のからくりや、〈繰車・繀車・布機・旋盤・索鑽〉なども、生活や生産の向上という近世日本人の文化背景を考えさせるに十分な器具であろう。いうまでもなくシナから船載のものもすくなくないはずである。〈翻車〉（巻十・二十一ウ）は、〈龍骨車〉の別名も示しているが、本来はシナ人の発明であるが、改良によって灌漑用水にその威力を発揮し、農業の発展に寄与したであろうし、布機も絹ではなく、木綿が生活の中心になってきた近世庶民生活には、大いに利用されたと思う。〈犂からすき・耙 むまぐは〉（巻十・一ウ）など、実はシナでも本書、及びのちに紹介の『頭書増補訓蒙図彙』を手にした在清西洋人宣教師による活用されたようである（河野通明「『チャイニーズ・レポジトリー』誌所載清代農具図の再検討」（歴史と民俗13」を参照）。同じく〈器用四〉の〈紡車《はうしや》〉（巻十・二十三ウ）にみえる〈わたあめ〉なども、注目していいものであろう。おそらくここもシナの影響も大きいと思うが、いずれも、その方面の専門家の方々の御研究にゆずる。

しかしここで、〈鏾《さつ》 くすりきざみ〉（巻十一・十四オ）のように、現在からは目なれぬ漢字が散見している。こうした漢字を正しく読ませることは惕斎ら学者の一つの務めでもあり、本書執筆の目的でもあったろう。読みと意味と説明と絵図によって、完璧を期そうとしている態度は高く評価べきである。このほか、〈宝貨〉の〈鉄線〉（巻七・十一ウ）にみえる〈はりがね〉など、現代のそれと絵図もそっくりである。すでに、このころハリガネが一般生活に用いられていたのであろうか。用途は何であろうか。こうしたところにも、近世の庶民生活、日本文化の発展の相をかいま見る思いがする。

　以上のほか、天文・地理などに描かれている絵図は、いずれも、他の動植物や器用に優るとも劣らぬリアルで抜群の具象化に成功しているようである。また〈市・駅〉など、どれをとっても、眼前に当時の生活がいきいきと想像でき、実感あふれた構図をもつ。〈人物〉の多様多種も、このころの職業を考えるうえに、具体的な資料を提供すると思う。〈小人・長人〉は、さながら『ガリバー旅行記』のそれを思わせる。いう

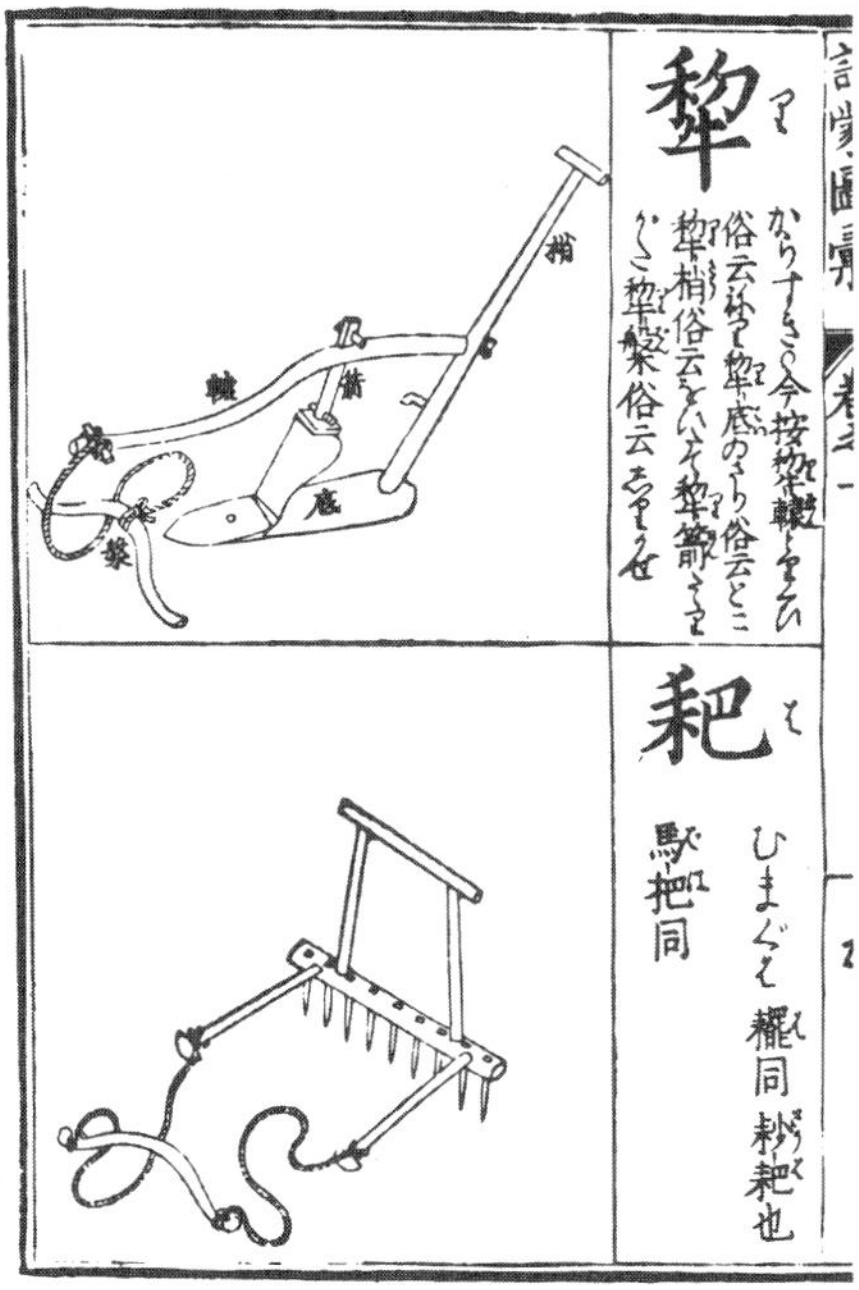

『訓蒙図彙』〈犂・耙〉（巻十・器用三）

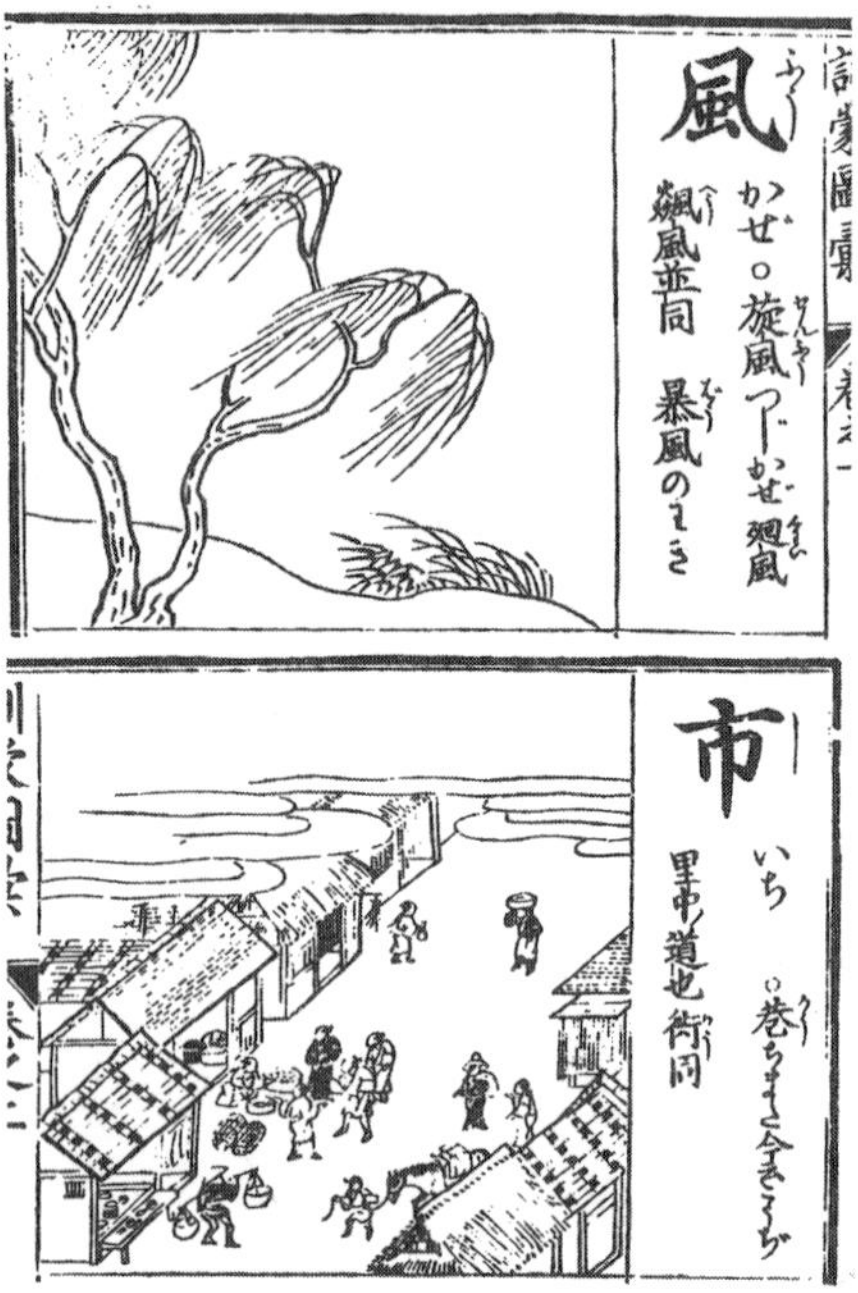

『訓蒙図彙』〈風〉（巻一）・〈市〉（巻二）

までもなく後者は、十八世紀のものであるから、本書などからの影響は考えられても、逆はないはずである。あるいはスイフトなどもシナ渡りの何かシナの地理人文の書物を参考にして、小説を書いたのであろうか。本書もシナからの影響であろう。

　こうした中で、〈身体〉がもっとも貧弱な知識といってよい。もうこのころはヨーロッパの医術もかなり摂取消化され、一部で解剖もおこなわれており、解剖図も舶載され〈鼓膜、盲腸〉に近い訳語も示されている時代であるから、他の部分と比較して、はなはださびしい。これは一面、シナの医術・医学の貧困さにもかようものであろうし、惕斎のその方面に理解が浅かったことにもよろう。しかし本書の〈臓腑〉の絵を『三才図会』と比較すると、何らかの点で工夫改良しようとした意図をうかがうことができる（次頁の図版を参照）。

　以上、いずれにせよ、絵図は惕斎みずからがのべているように、十分な用意と、慎重なとりあつかいによって、当時としては、客観的に、具体的に心をくばって描いているので、各自ゆっくりと鑑賞されたい。おそらく、画工もすぐれた腕前の人物だったと思う。しかし本書の絵図について一言ことわっておきたいことがある。すなわち上野益三『日本博物学史』〈一六六六年・寛文丙午〉（同書二六九頁）の条に、つぎのような説明がみられる点である。

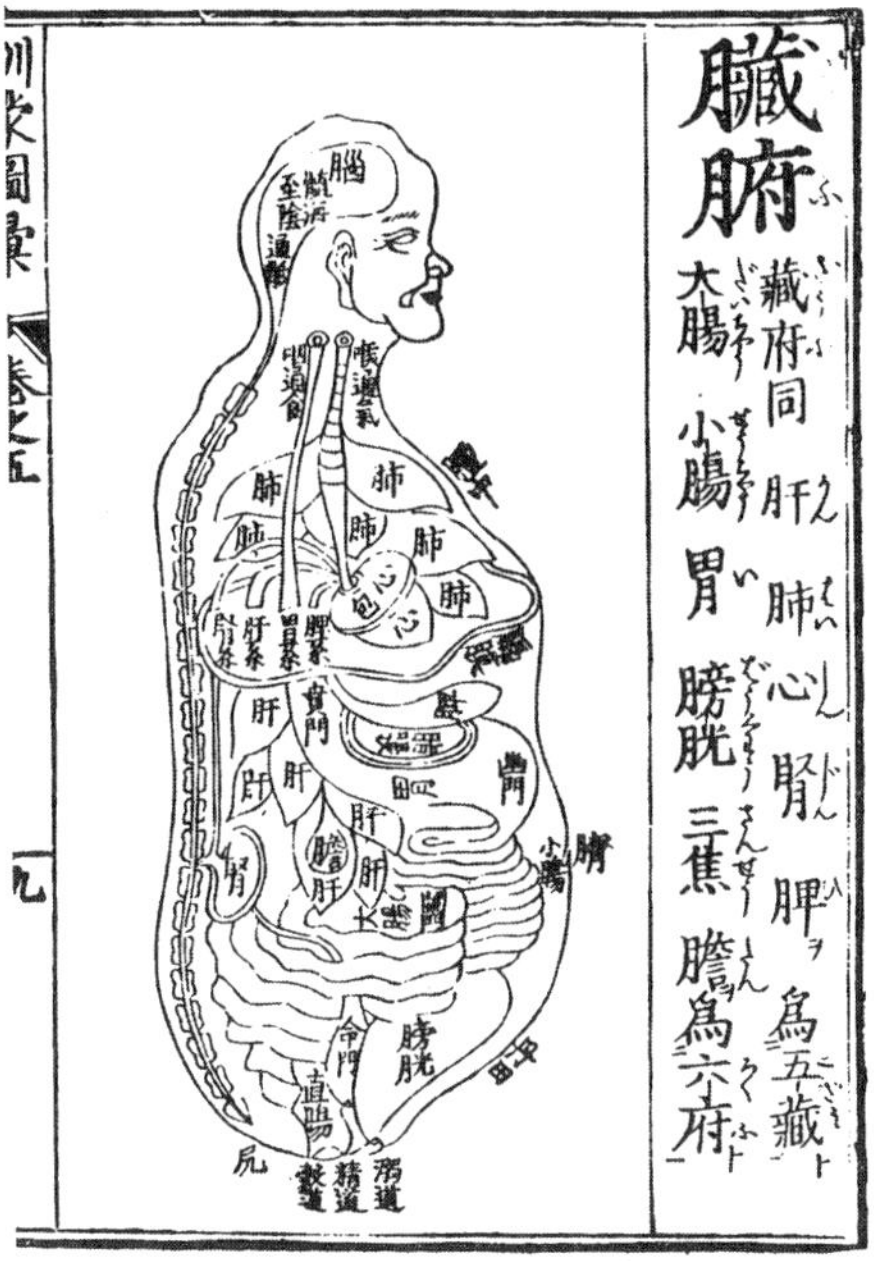

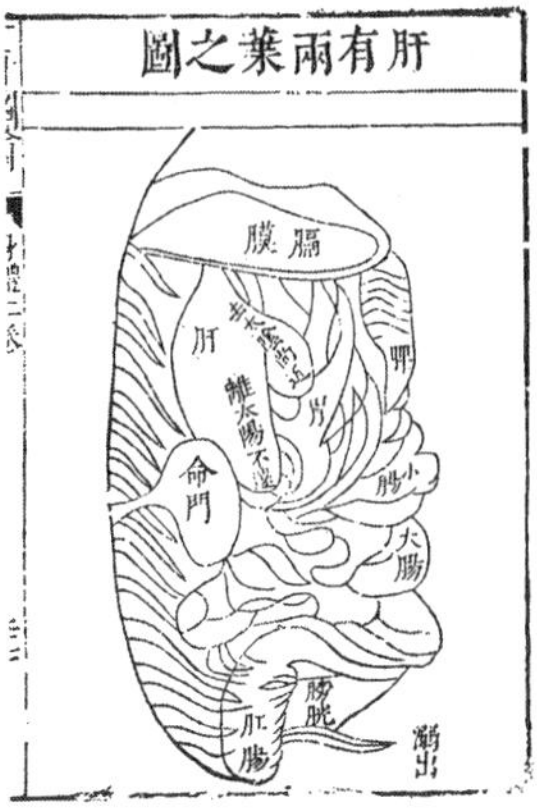

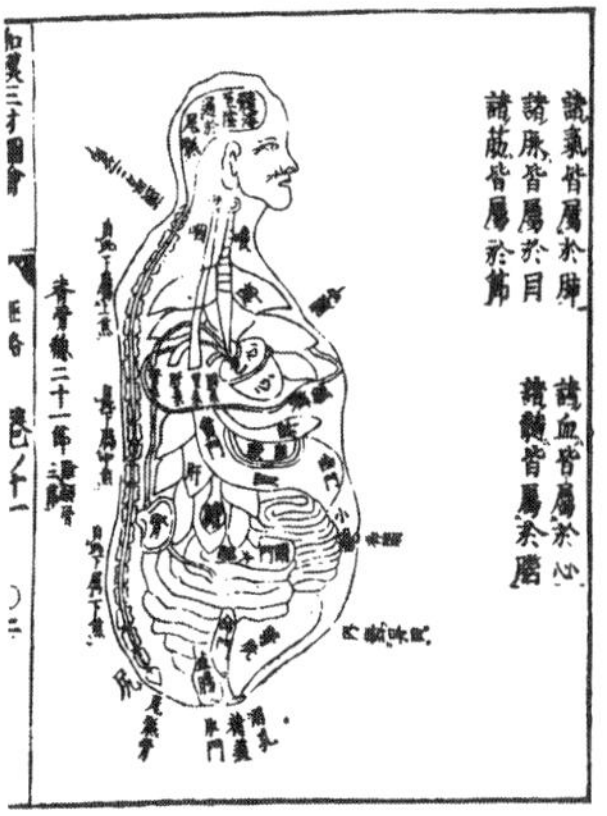

上：『訓蒙図彙』〈臓腑〉冒頭（巻五・身体）
右上：『三才図会』〈肝有両葉之図〉冒頭（身体二巻）
右下：『和漢三才図会』（巻十一・経絡部）

（前略）一ページ（半丁）に上下二図を載せ、概ね精確で科学的に描かれている。挿画者は蒔絵師源三郎と伝えられる。源三郎はこの作によって一躍挿画家として名声を馳せたという（下略）。

右の挿話の出典は示されていないので、いかんともしがたいが、本書の挿絵画家は現在の時点では未詳であり、果して蒔絵師源三郎の手かどうか、本書からは何の証拠もひき出せない。一躍名声を馳せたというのも伝説であろう。また『人倫訓蒙図彙』のことと混同されているのではあるまいか。もっとも同書も源三郎の手かどうか疑わしいことになっている。もしも何か明確な証拠でもあれば、是非御示教いただきたいと思う。現状では挿絵画家は未詳としておきたい。

『訓蒙図彙』は上でふれたように、近世初期の一つの典型として、以後の作品に影響を及ぼすこと大である。〈○○重宝記〉とともに、〈訓蒙〉の名は一つの象徴でもあり、これをおそったものに、たとえばつぎのような作品がある。

1好色訓蒙図彙　無色軒三白居士　貞享三年（一六八六）
2女用訓蒙図彙　奥田松柳軒　貞享四年（一六八七）
3人倫訓蒙図彙　著者未詳　元禄三年（一六九〇）
4難字訓蒙図彙（邇言便蒙抄の改題本）　永井如瓶子　貞享四年（一六八七）
5唐土訓蒙図彙　著者未詳　享保四年（一七一九）
6外科訓蒙図彙　伊良子光顕　明和九年（一七七二）
7謡訓蒙図彙　著者未詳　享和二年（一八〇二）
8戯場訓蒙図彙　式亭三馬　享和三年（一八〇三）

江戸時代、初期〜後期とその盛況を思うべきであろう。そして本書も、〈大本〉の体裁だけでなく携帯用にか〈小本〉形態のもの、いわゆる袖珍本形式でも出版されたようである。また本書の増補版として寛政元年（一七八九）に、つぎの増補版が出版されている。

惕斎中村先生纂輯／下河辺拾水子画図／頭書増補訓蒙図彙大成

寛政元年年己酉三月吉辰出来／皇都書林　九皐堂寿梓

同書の巻末広告欄には、〈同増補頭書大成拾遺 全五冊嗣出〉とみえ、さらに増補追加も意図していたようである。しかしこの拾遺類は出版されたかどうか、筆者はまだ披閲の機を得ない。いずれにせよ、この増補版は、架蔵本で観察すると、単なる二番煎じというのではなく、寛政元年（一七八九）という時点を考慮して考えると、『訓蒙図彙』の世界とは異なって、初期より百年以上経た日本人の文化生活、環境の変化をしることができ、これはこれとして、『訓蒙図彙』に劣らぬ価値をもつ。絵図はかならずしもすぐれているとはいえないが、時代を反映して〈煎餅《せんべい》〉（巻十六・米穀之部）、あるいは〈障子《しやうじ》・土圭《とけい》〉（巻十・器用之部）、〈人形芝居《にんぎやうしばゐ》・浄瑠理大夫《じやうるりだいふ》〉（巻二十一・雑類）・〈娼姉《しやうふ》・遊女《ゆうぢよ》〉（巻四・人物之部）・〈雨衣《うい》 かつは・浴衣《よくい》 ゆかたびら〉（巻六・衣服之部）――など新しい世界が繰りひろげられている。また本草関係の物類が同時代を反映して多くみられる。参考までに、巻四・人物之部から、〈駕輿丁《かよてう》 かごかき ろくしやく・浪人《らうにん》（二十一ウ）／傀儡師《くわいらいし》 てくゞつ（二十二オ）〉、巻十二・禽鳥之部から〈紅《こう》鶴 たう・とき〉、巻十八・果蓏之部から〈苦《く》瓜《くは》 にがうり〉などのところをあげておく（次頁の図版参照）。

さらに『訓蒙図彙』の百科事典としての伝統は、その形式・内容・構成において、正徳四年（一七一四）刊の『和漢三才図会』に受けつがれている。しかし――従来誤解されているのであるが――むしろオリジナリティーは本事典のほうがある。すなわち、『訓蒙図彙』は、シナの『三才図会』などを参照にはしているが、あくまでも参考であって、盗作はしていない。しかし『和漢三才図会』は、名を『三才図会』にとり、それを参照するより、むしろ本事典を参照し、絵図なども、ほとんど『訓蒙図彙』からとっている（一五七頁の図版参照）。したがって、従来ともすれば、『和漢三才図会』について、同書とシナの『三才図会』との関連を強調して、この『訓蒙図彙』を排除あるいは無視しているのは、史的観点からも訂正さるべきである。もちろん分量的には百巻をこえる『和漢三才図会』は、本事典よりはるかに大きく充実したものであり、項目説明註解などの進歩の点も認めることが

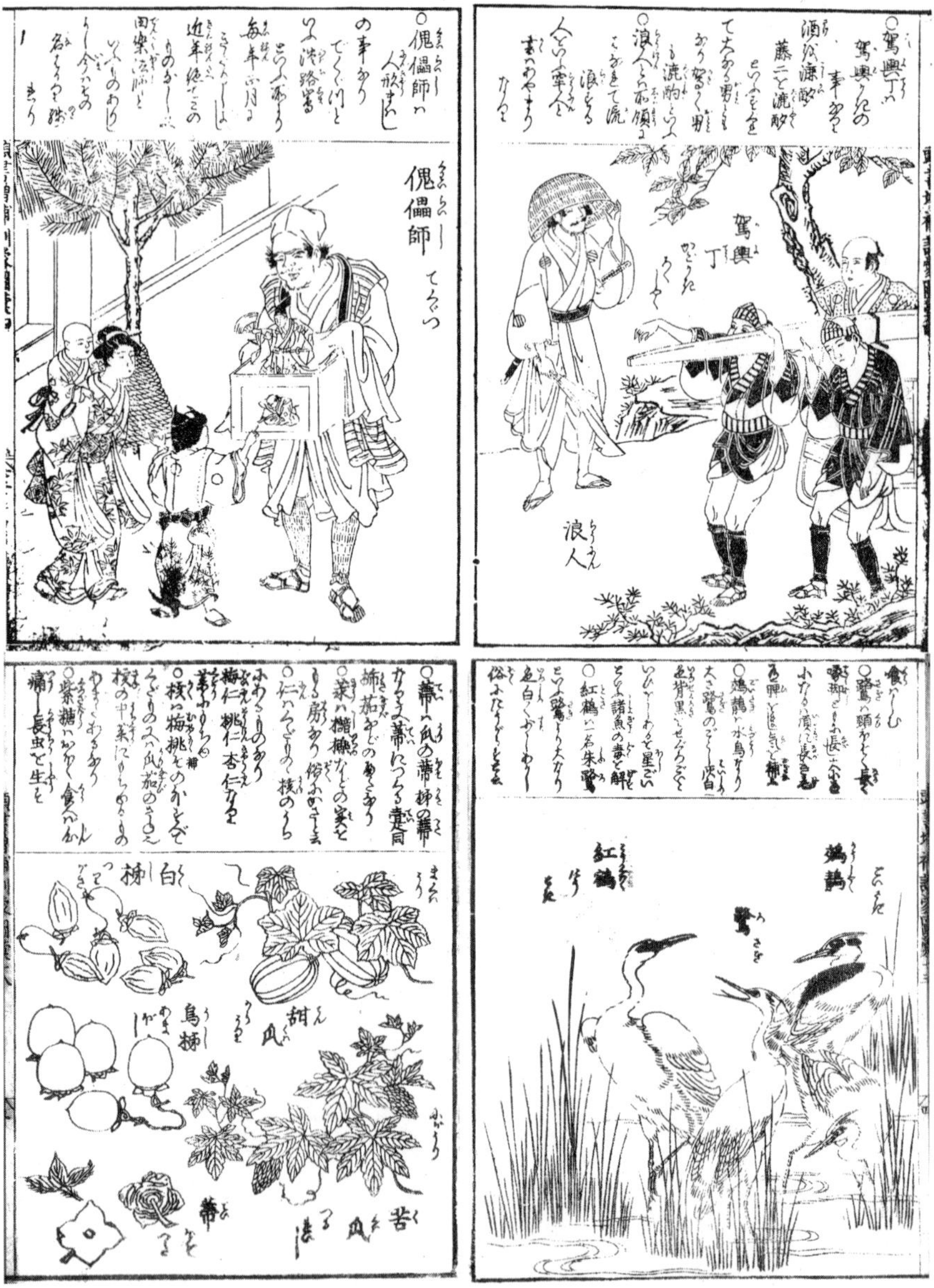

『頭書増補訓蒙図彙』
上：〈駕輿丁・浪人・傀儡師〉など（巻四・人物之部）
下：〈紅鶴〉など（巻十二・禽鳥之部）／〈苦瓜〉など（巻十八・果蓏之部）

できるのであるが。しかし根本的には、これまで考察したような展開過程に、『訓蒙図彙』が位置していることを認識すべきであろう。『和漢三才図会』をもって、簡単に本邦最初の百科事典とは呼びがたく、『訓蒙図彙』こそ元祖たるゆえんを強調しておきたい。

本草学／名物ノ学

『新刊多識編』のその後、名とモノ、ことに動植物を主とする本草の呼称、名称の同定について、やがて日本最初の絵入百科事典ともいうべき『訓蒙図彙』によってその精神と方法が受けとめられたことを考えておきたい。これは何よりも物の名の正確を期すという学者の心情からである。

『訓蒙図彙』についてはすでに考察したが、惕斎がこの絵入事典を編集出版せんとした動機の一端は、同書の〈叙〉で明白である。すなわち、〈典籍載スル所ノ品物其ノ微意ノ寓スル所ヲ窮メント欲スル時ニ則チ必ズ其ノ名ニ因リテ以テ其象ヲ審ニシ以テ其情ヲ察ニス矣〉とのべるところである。まさしく本草学でいう〈名物ノ学〉に通じるところであろう。つづけて中村は、〈夫子〔孔子〕多ク鳥獣草木ノ名ヲ識ルヲ詩ヲ学ブノ一益ト為ルコト蓋シ之ガ為メナラン〉とある。ここで明確に〈多識〉が宣言されている。本草学の精神、方法と名称、多識ノ学と一致するところがのべられているわけである。

惕斎は羅山同様に儒者である点、以上のような方法を漢籍ことにシナの本草書から学んだとも考えられるが、〈凡例〉には直接に羅山の著『多識編』が参看されたことも語っている。すなわち、『訓蒙図彙』の〈凡例〉に〈引証ノ図書、漢字ハ三才図会、農政全書及ヒ諸家ノ本草ノ図説ヲ以テ主ト為ス。……国書ハ源氏ガ和名集〔和名類聚抄〕ヲ以テ本ト為シ、林氏ガ多識編ヲ以テ之ニ継グ〉のようにみえる。〈本草〉といい、〈林氏ガ多識編〉と明示されている。『訓蒙図彙』は裏返すと、本草関連書なしには成立しなかったともいえるのである。モノと名の厳密な同定を重ねる本草書――『多識編』はその典型であった――は百科事典編集になくてはならぬ書物としてその存在価値は絶対といえる。

本草学の中でも名物ノ学はこうして日本独自の受容と展開をとげていくわけである。挙げている『多識編』はいうまでもなく林羅山の『多識編』であろうが、これにつづいてあげている諸書は、いずれも字書、事典、字引の類である。それらは原則として、〈草木・穀類・禽・獣（気形）〉などと分類された項目をもっている。本草学の扱う物類と同じである。もっともまだ〈物類〉の用語はなく、〈諸品・品物〉といった用語であるが、対象とする諸品は明らかに本草の物類である。しかも名称において、〈和名モ亦俗呼有ル時ハ則チ必ズ之ヲ採テ鄙俚猥雑ヲ避ケズ〉とことわっている。俗呼異称へも配慮は怠らぬ態度である。本草書が方言を多く採録している方針と同質であろう。

『訓蒙図彙』は編者が当時、標準的・一般的と考えた名称（いうまでもなく漢字・漢語で示し、〈正名〉と編者はのべる）を標出語（正名）とし、俗称・異称のあるものはそれを同時に採択し、数量的にみると、標出語は約一千五百語で、各標出語に対しての俗呼・異称は一体三と平均して三語ほどと考えられる。上で示したように、収載の総語彙量は約五千語であるが、いうまでもなくすべて本草としての語彙と対応するわけではなく、特に直接本草学の本草としてとりあげる語に限定すると、別表（一五〇頁参照）のように、巻十二～巻二十までの、すなわち、〈畜獣～花草〉までを主とする語彙ということになる。これに、〈宝貨〉なども加えられようが、全体に占める率は一千五百分の七百二十と約半数、本草学の扱う本草、物類と一致するわけである。惕斎が本草書を、具体的には『多識編』を参照したのもきわめて妥当であり、かつは正当であったと評価することができよう。

名物ノ学とともに本草学はいわゆる博物学へも展開していくわけであるが、その点で『訓蒙図彙』が元禄期に来日のE・ケムペルによって多くの図版を参看、彼の著書に引用されて、これを断りなしに使用されていることも確かめられた。これは編者がのべているように、〈諸品ノ形状並ニ茲邦（日本）ノ風俗土産ニ象ル。凡テ目撃スル所ノ者ハ便筆シテ之ヲ摸ス。或ハ画家ノ写スル所ニ拠リ、或ハ審ニ識者ニ問ヒ、然シテ後工ニ命シテ之ヲ描成ス〉（凡例）と惕斎一流の厳密な図の作成がケムペルの目にとまったわけである。〈目撃、便筆〉の言い方からしても、できるだけ真に近い現物を親しく観察することでの描写であったろう。ということはまさしく理科的、博物学的な正確なモノの写生である。本草家の唱える親験目覩という実験的実証的態度と一致することにほかならない。結果としてヨーロッパの博物学者の目からみて、それぞれの絵図は信用に足り、学術的に転載する値するものと判定されたわけである。ケムペルによりヨーロッパに日本の自然、動植物が正しく紹介されるという好材料を与えたわけであろう。名とモノの同定もさることながら、モノ自体の正確な姿もまた本草学者と同じ方法をもって処理しているといえる。もっとも編者は自己の絵図に一〇〇％満足しているわけではなく、〈墨印シテ暈彩ヲ施スコト無キヲヤ〉とものべている。もし技術がゆるせば彩色も――ことに異邦のものに――施してこの事典に収載したかったというのである。

本草学者の誰でもに共通する実証性は、この中村惕斎の脳中にも熱く流れているのである。惕斎が『多識編』を参看したのも、そうした点に共通するところがあり、共感したゆえであろう。もとより、この寛文期においては、本源の『本草綱目』はもとより参照できたであろう。引用文にみえるシナの学者の労作『三才図会』や『農政全書』も舶載されて参看しているわけである。――林羅山などもこれを参照している――。名はあげていないが、『天工開物』なども一見しているであろう。シナ最大の理学技術書でもある。惕斎の学究的基盤は羅山と共通しているわけで、羅山―惕斎の流れは単に本草学というのみでなく、当時の学問、研究のあり方、辞書・事典の史的考察のうえからも重要な存在であることを語って十分といえそうである。

ここで本草学での〈民俗〉への傾斜に関連して、『訓蒙図彙』がものの見事に当時の人びとの生活の場を写生している点も指摘しておく。それはそのまま〈民俗〉について惕斎がどう考えていたか、その材料を『訓蒙図彙』でも求めてみることができるわけである。結論的にいえば、〈民俗〉は文字どおり絵図により示している点がこの書の生命であるから、一見して了解できるように言葉は必要ないはずで、民俗という学へ志向する文言は不問に付すべきであろう。必ずしも満足のいく記述がみられないのは当然である。ただたとえば、『新刊多識編』でもとりあげた〈烏頭〉についてみると、本書は〈烏頭《うづ》 或ハ俗云とりかぶと即烏頭《うづ》苗《べう》也人用テ治二頭風一其毒最甚矣〉の記述をみるのである。これは明らかに『新刊多識編』とは情報の根源を別にしているであろう。惕斎なりにやはり民俗《たみのなりわい》の一端に関心をもって記述していると解せる。薬としての効用である。しかし右の一記事のみといってよく、やはり漢字・漢語の解説が主で、民俗は絵図まかせ、民俗的な記述は無に等しい（下図参照）。何としても〈物ヲ観テ名ヲ呼ビ名ヲ聞テ物ヲ弁ジ以テ略字様ヲ識ニ至ル〉（叙）というように、日本語における漢字・漢語の正しい知識を〈吾家ノ児女〉に教示せんとするのが主目的であったと思われる。訓蒙の二字もそれを意味する。〈凡例〉で、〈国俗ノ称呼ニ随テ各漢字ノ事義形状、近ク似ル者ヲ取テ以テ之ニ名ク。観者須ク先ツ之ヲ知ルベシ〉とあるように、漢字という言葉をモノとの関連で正しく日本人に教える教育の書でもあった。本草学もシナに淵源する点で、漢字の厳密な考察もまた基本的に大切な本草学上の課題なのである。

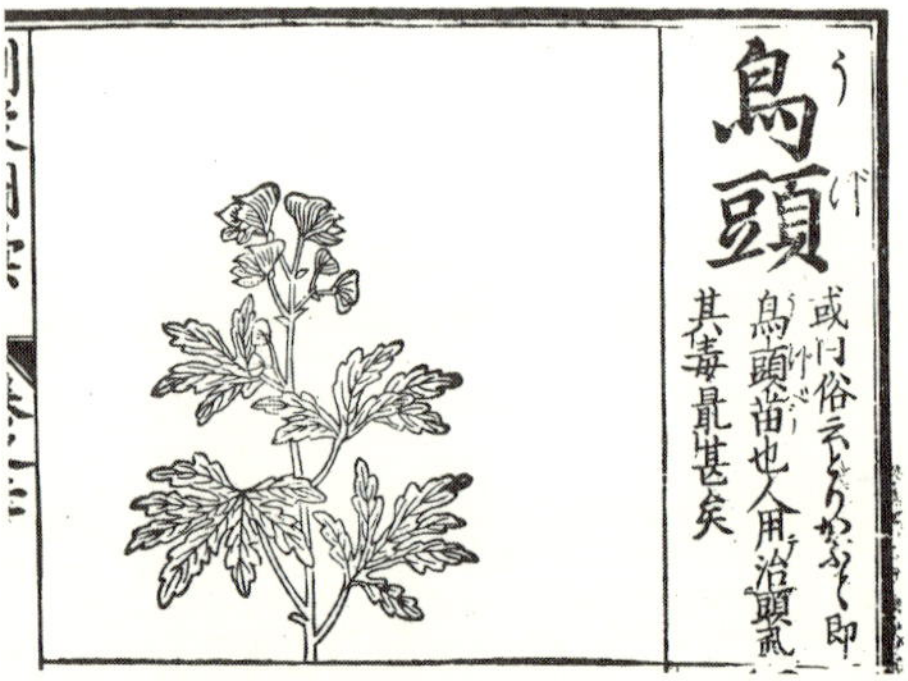

烏頭
或ハ俗云とりかぶと即
烏頭苗也人用テ治頭風
其毒最甚矣

『訓蒙図彙』〈烏頭〉冒頭（巻二十・花草）

中村惕斎

寛政十二年（一八〇〇）の『日本諸家人物誌』をみると、中村惕斎（寛永六年・一六二九～元禄十五年・一七〇二）について、〈姓・中村名ハ欽字ハ敬甫称七右衛門洛下ニ講学ス阿州侯ノ儒臣ナリ〉として〈著述〉を二十八本あげている。その中に、〈頭書訓蒙図彙〉の名がみえるのは明らかに誤りであるが、これまで諸家の御研究をまとめると、名は之欽、通称は七次、のち七左衛門、また仲二郎。号は惕斎。字は敬甫。京都の人で家は呉服商という。さらに人となり、学問について、『大日本人名辞書』には、つぎのようにのべている。

幼時より厚重にして嬉戯を好まず。長ずるに及び専ら篤実を務め、浮靡を悦ばず、常に門をとぢ心を学事に潜む。人と為り廉貞寡欲、功名財利に於ては泊然たり。故に賈豎の間に生長すと雖も、物価を知らず。その学博く、天文地理尺度量衡の類に至る迄通ぜざるはなく。就中礼学に精しく、又音律に審なり。惕斎専ら性理の学を奉じ、誠敬を以て本とし、深く時輩の異説に渉るを非とす。当時伊藤仁斎と名を斎うし、世人語って惕斎兄たり難く、仁斎弟たり難しと曰ふ。

右に加えて森銑三は、「人物雑稿」〈尾藤二洲〉中に、二洲の随筆を紹介引用され、その中で、〈羅山、損軒（益軒）、東涯、白石の若きは、博なりと謂ふべし矣。闇斎、懶斎、惕斎、鳩巣の若きは約なりと謂ふべし矣。今の謂はゆる博なる者は雑也。今の謂はゆる約なる者は陋なり矣、（下略）〉と惕斎にふれる記事を示されている。惕斎は寛政期の約ではなく寛文期の約という点で、やはり厳密正確な学者の一人であったといえようか。本書をひもとくとわかるように、江戸前期の賢学の一人であり、啓蒙学者としても活躍した幅広い学究の徒と考えてよかろう。右の人名辞典では礼学にくわしいとあるが、名物之学、多識之学にくわしかったことは、本書によって実証される。ということは、本草学にも彼なりの見識と態度をもって考究していたのであろう。しかも、西欧の学者の目にも、本書の自然観察の科学性は認容されたのである。それだけに、この惕斎の著書が、日本の動植物を世界に知らしめる重要な役割を演じたことにもなる。これはもとより惕斎の意図でもなく、かかわり知らぬことで、結果的な点であるが、そうなる契機は、やはり本書の内容が質量ともにすぐれ充実していたからであろう。わたくしは小野蘭山の『本草綱目啓蒙』を考察した時にも痛感したのであるが、現代の日本人は〈啓蒙〉ということを軽く考えるきらいがある。真の啓蒙書は蘭山のものやこの愓斎のもののように、質量ともに一級品であって、それの記述や文章の平易さこそ啓蒙の名に価するものなのである。十分学問上の批判にもたえるものをこそ啓蒙と考えねばならない。裏返すと、愓斎が〈訓蒙〉などと自著に命名した謙遜な態度は、近ごろのように素人で学者顔して暴論を吐く三文文士や学者にとって警鐘となるであろう。自戒の意味もふくめて、本書公刊の意義を改めて考えたい。

なお記述は、引用文をふくめ、原則として当用漢字を用い、異体字も現行字体に改めた。念のため。

参考文献

中村愓斎『訓蒙図彙』(昭和五十年七月、早稲田大学出版部、杉本つとむ解説)

拙編著『早大本節用集—本文・索引・研究』(昭和五十年七月、雄山閣)

3 貝原益軒と『大和本草』——日本本草学を樹立する

『大和本草』について

日本本草学史上の傑作、『大和本草』（架蔵本）の書誌についてまず略述することにする。

一　著者　貝原益軒（篤信）

一　刊年　宝永六己丑歳（一七〇九）仲秋吉祥日。皇都書林、永田調兵衛、ただし、「諸品図上・中・下」はのちの正徳五乙未歳（一七一五）である。

一　体裁　十六巻十三冊、附録二巻二冊／諸品図上中下二巻一冊、計二十巻十六冊。表紙、はなだ色、浮かし模様。袋綴、四針眼。題簽（外題）、〈大和本草一（十三）／附録・諸品図〉。板心、〈大倭本艸（巻一）〉、大倭本草（巻十三、巻十五）・大和本草（巻二～巻十二／巻十四・巻十六）／大和本草附録（板心大和附録）巻一・巻二／大和本草（諸品図上中下一冊。板心は大和附録巻）。本文は引用以外は原則として漢字片仮字まじり文である。

一　大きさ　半紙本（二二五ミリ×一五六ミリ）。匡郭内、一八七ミリ×一四〇ミリ。四周単辺、毎半葉、無界九行、一行二十二字詰。但し、〈諸品図〉は上下二段組。

一　構成　叙（四丁）（門人、雈原韜）／自序（二丁）宝永戊子（五年）芒種日　筑前州後学貝原篤信序／目録（十四丁）巻之一　序、凡例、論ス㆓本艸ノ書ヲ㆒・論ス㆓物理ヲ㆒／巻之二　論㆑用㆑薬・節㆓飲食㆒・数目類／巻之三～巻之十六本文。「右通計千三百六十二種　凡択二取本艸ヲ一者　七百七十二種、抄キ二本艸之外ノ群書之中ヲ一者二百三種　和品三百五十八種　蛮種二十九種此二者本艸及群書ニ所レ不レ載也」（末尾）／凡例凡十三件（七丁）

巻之一（三十丁）・巻之二（四十六丁）・巻之三（三十六丁）・巻之四（三十五丁）・巻之五（三十九丁）・巻之六（四十丁）・巻之七（三十三丁）・巻之八（四十四丁）・巻之九（四十三丁）・巻之十（三十一丁）＊巻之九、巻之十は一冊に合本。巻之十一（三十丁）・巻之十二（四十八丁）＊巻之十一、十二は一冊に合本。巻之十三（四十九丁）・巻之十四（四十八丁）・巻之十五（三十三丁）・巻之十六（二十七丁）＊巻之十五、十六は一冊に合本。附録巻之一（二十四丁）・附録巻之二（二十丁）＊附録は一冊に合本。諸品図上・中・下（八十四丁）一冊。　合計七百五十丁。

一　内容構成：　巻之三：水類十二種・火類十種・金玉土石六十七種。巻之四：穀類二十六種・造醸類二十九種。巻之五：艸之一、菜蔬類六十七種。巻之六：艸之二、薬類七十九種・民用類七種。巻之七：艸之三、花艸七十三種・園艸十八種。巻之八：艸之四、蓏類九種・蔓艸三十七種・芳艸十六種・水艸三十六種・海艸二十八種。巻之九：艸之五、雑艸百三十七種・菌類二十五種・竹類二十二種。巻之十：木之上、四木類七種・果木類四十四類。巻之十一：木之中、薬木類三十二種・園木三十六種。巻之十二：木之下、花木四十種・雑木九十二種。巻之十三：魚、河魚三十九種・海魚八十三種。巻之十四：蟲、水虫二十種・陸虫六十四種・介類五十四種。巻之十五：水鳥二十五種・山鳥十三種・小鳥三十六種・家禽四種・雑禽十種・異邦禽十種。巻之十六：獣四十六種・人類十種／大和本草附録巻之一　○草類○菜類○蕈類○木類○竹類、同上附録巻二○禽類○獣類○魚類○蟲類○介類○水火類并土石類○薬類／大和本草諸品図上（草類）、同、中（木類）、同、下（禽類、魚類、介類）

＊目録と本文表示と若干異同がある。〈附録・諸品図〉の部分は、〈貝原益軒輯・貝原益軒編輯（末尾）〉と刻す。

＊なお『益軒全集巻之六』に翻刻収録の『大和本草』は、いちじるしく原本の体裁を異にした翻刻のため、厳密な資料としては使用不能である。ことに表記面で、大きな異同があり、たとえば本文の振り仮字片仮字は平仮字に変更している。

本格的な日本的本草学書として、江戸時代になって貝原益軒の『大和本草』が登場する。その名のとおり、日本最初の日本人のための本草書で、〈本草綱目ニ品類ヲ分ツニ可レ疑フ事多シ〉（巻一、論ス二本艸ノ書ヲ一、原文漢文体、以下同じ）とシナ本草書、『本草綱目』（李時珍、東壁）への批判に発している。日本本草学の樹立を宣言しているものといえるであろう。もっとも彼の著作全体からみると、経書・歴史書・教育書・地誌・旅行記などが大部分であって、むしろ本草学は益軒にとっては副である。彼が世の師、人の師としてこの医学、本草学方面にも力を尽くした成果と評価できるところである。

益軒は儒者であり教育者であって、専門的本草学者ではない。そのうえ、著作の場も都を離れた九州の一隅であった。本草学プロパアからいえば学問の中心、京都に稲生《いのう》（稲《とう》）若水《じゃくすい》（明暦五年・一六五五〜正徳五年・一七一五）がいて、本草学を講義し、その中心的存在として活躍している。またその門に松岡玄達《まつおかげんたつ》（恕庵《じょあん》。寛文八年・一六六八〜延享三年・一七四六）、さらにその弟子に小野蘭山《おのらんざん》がいるわけである。生没年から比較すれば、益軒と若水とはほぼ同時代に活躍した学者で、プロとセミプロとの差はあれ、相共に日本本草学の建設と進展に尽力したことにかわりはない。

益軒の思想と本草学

『大和本草』は益軒が七十九歳の時に執筆、八十歳の時刊行する。学者として晩年の作であり、啓蒙学者、教育者としても完成の域に近い頃の労作といえるであろう。内容構成は、基本的に『本草綱目』によっているわけで、〈一、此書、本草綱目ニ載スル所ノ諸説ノ中、最モ切要ナル者ヲ撰ビ、約シテ之ヲ収録ス〉とみえ、〈日本産の産物一千三百六十二種、外国産二十九種〉をふくむ。これらについて、〈名称・来歴・形状・薬効〉などを詳述している。

〈自序〉ではっきりと、〈本艸之学ハ以テ民生日用ニ切ナリトナス〉（原文は漢文。以下同様）といい、〈姑ク見聞

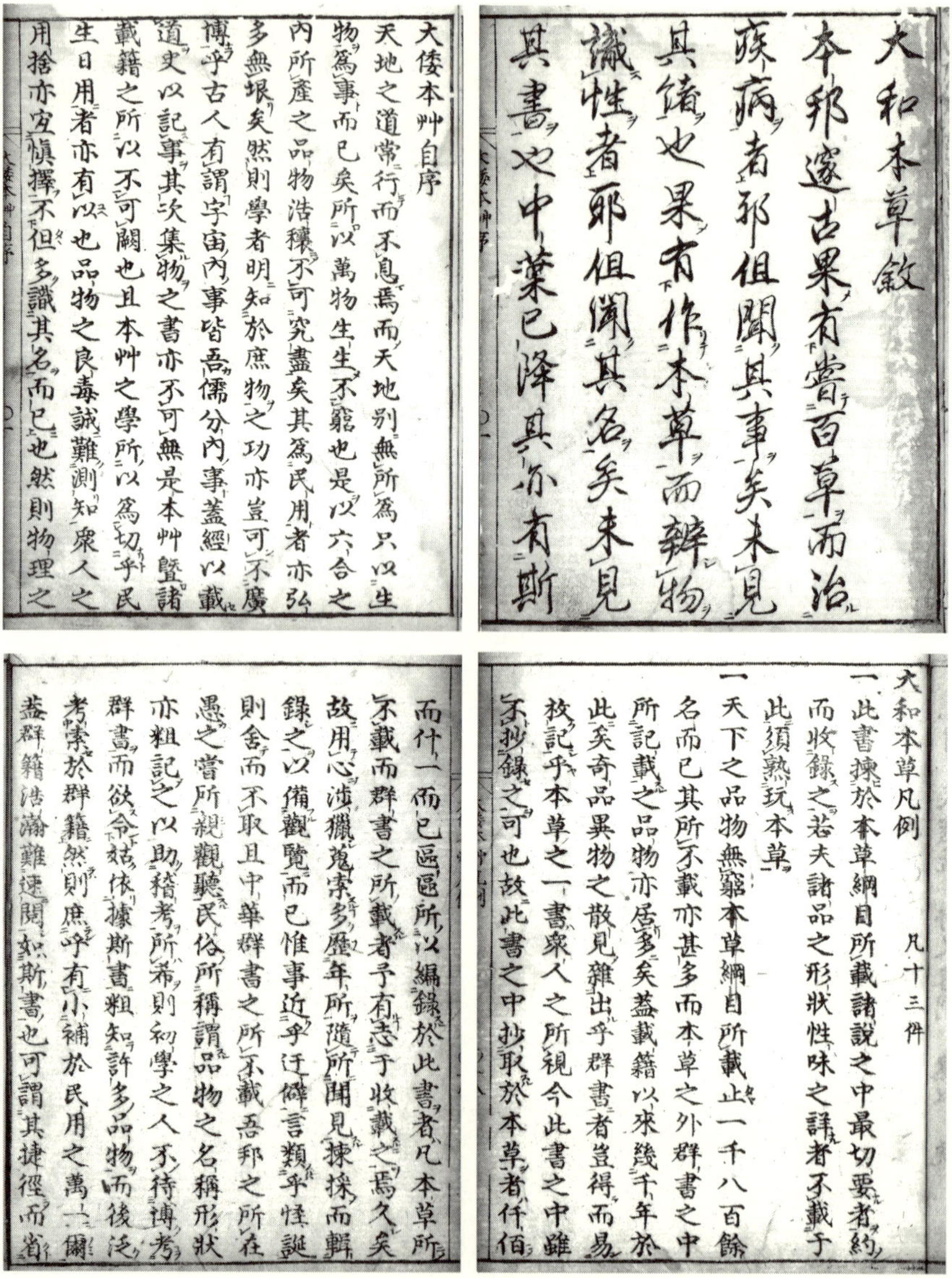

大和本草叙

本邦邃古果有嘗百草而治疾病者邪但闕其事矣未見其儲也果有作本草而辨物識性者耶但聞其名矣未見其書也中葉已降其亦有斯

大倭本艸自序

天地之道常行而不息焉而天地別無所爲只以生物爲事而已矣所以萬物生生不窮也是以六合之内所產之品物浩穰不可究盡矣其爲民用者亦弘多無垠矣然則學者明知於庶物之功亦豈可不廣博乎古人有謂宇宙内事皆吾儒分内事蓋經以載道史以記事其次集物之書亦不可無是本艸暨諸載籍之所以不可闕也且本艸之學所以爲切乎民生日用者亦有以也品物之良毒誠難測知衆人之用捨亦宜慎擇不但多識其名而已也然則物理之

大和本草凡例　凡十三件

一此書揀於本草綱目所載諸説之中最切要者約而收錄之若夫諸品之形狀性味之詳者不載于此須熟玩本草

一天下之品物無窮本草綱目所載止一千八百餘名而已其所不載亦甚多而本草之外群書之中所記載之品物亦居多矣蓋載籍以來幾千年於此矣奇品異物之散見雜出乎群書者豈得而易枚記乎本草之一書衆人之所視今此書之中雖不抄錄之可也故此書之中抄取於本草者什佰而什一而已區區所以編錄於此書者凡本草所不載而群書之所載者予有志于收載之焉久矣故用心渉獵蒐索多歷年所隨所聞見揀採而輯錄之以備觀覽而已惟事近乎迂僻言類乎怪誕則舍而不取且中華群書之所不載吾邦之所在愚之嘗所親觀聽民俗所稱謂品物之名稱形狀亦粗記之以助稽考所希則初學之人不待博考群書而欲令姑依據斯書粗知許多品物而後泛考索於群籍然則庶乎有小補於民用之萬一爾蓋群籍浩瀚難速閲如斯書也可謂其捷徑而省

『大和本草』
上右：〈叙〉冒頭／上左：〈自序〉冒頭
下：〈凡例〉冒頭

ノ及ブ所ニ随ヒテ其ノ端末ヲ記スル而已《ノミ》〉とのべる。しかし、〈不佞〔私〕幼ヨリ多病、好ミテ本艸ヲ読ミ、物理之学ニ志アリテ尚《ヒサシ》〉とのべているように、自分自身の健康保全から本草学に関心をもち、一時は医術を修めてもいる。さらに物ノ理をきわめることに沈潜したことが推測される。そうした結果が本書といえそうである。

〈構成〉で示したとおり、巻之三から本文がはじまる。しかし巻之一・巻之二は著者の研究方針、態度を明示している大切な部分でもある。ことに〈凡十三件〉からなる〈凡例〉は、本書執筆の方針を示す基本的な記述となっている。この部分も漢文体で、本文の漢字片仮字まじり文と異なる。ここで益軒は、〈不レ用《シテ》二漢字《ヲ》一而書《クニ》レ之《ヲ》以《スル》二国字《ヲ》一者《ハ》予《カ》衰拙不レ善《セ》二文詞《ヲ》一恐《ル》下不《シテ》三能為《サ》二文理《ヲ》一而観《ル》者却難《カランコトヲ》中理会《シ》上欲レ使《ント》二人《ヲシテ》易《カラ》レ暁《シ》也〉とのべる。謙遜であろうか、漢字仮字まじりの文での説明に自信のないことをのべているのである。しかしやはり、この漢字漢文をさけた記述文体は多くの人に本草学を知らしめる上で有効であったと思う。読者は一読してその要点を了解すると思う。もっとも、参考文献の原文引用にあたっては、原文のまま漢文体をとっているので、一般の人にはむしろこの部分が理解しにくい点があったであろう。またときに益軒自らの説明文にも漢文体を混入しているので、文章としてもいささか奇妙なスタイルをとっていることになる。

巻之一・巻之二は、益軒が本草学とは何かについて論じる論文であるから、読者は各自内容的にじっくり味読されることを切望する。まず〈凡例〉のつぎの言挙げを引用して、若干、私見をのべて本書の導入としたい。なお引用にあたり、漢文は読み下し文に、句読点、清濁は私に与えた。

一本邦諸州産スル所ノ品物、各、其ノ郷土ノ方言アリ。然シテ其ノ名称同ジカラズ。四方通称シテ、闔国〔全国〕、其名ヲ同ジクスル者鮮シ。此ノ書、載スル所ノ倭名、亦タ往往西土〔京都より西の国々〕ノ方言多ニ居レリ、而シテ四方ノ名称ト同ジカラズシテ、其ノ品色ヲ認別シ難カランコトヲ恐ル。観ルモノ名称ノ異ナルコトヲ訝ルコトナカレ。唯ダ其ノ形状ノ真ヲ察シ識ラバ則チ可ナリ。

本草学の方法の一つとして重要なことは名ヲ正ス——名物ノ学にある。これがとりもなおさず、方言と深いかかわりをもつことになるわけで、具体的な例を本文から数例、抜き出してみよう（原本は句読点、清濁なし）。

○景天《イキクサ》（巻之七・艸之三、園艸）（前略）順和名ニイキクサト訓ス。今世ノ俗ニベンケイ草ト云。筑紫ニテ血ドメト云。コレヲキリキズニツクレバ、血ヲトムル故ニ名ヅク。本艸ニモ療㆓金瘡㆒止㆑血トイヘリ

○海金沙《カニクサ》（巻之八・艸之四、蔓艸）七月ニ日ニ乾シタ、クニ金砂アリ、唐ヨリ来ニ性ヲトラズ、京都近辺ニテカニグサ又カンツルト称ス。江州ニテタ、キ草ト云。又イトカヅラト云。西国ニテハナヅラト云。ツルアリ、ヤブノ内岸ノ側ニ多シ

○石竜芮《タガラシ》《ウシゼリ》（巻之八・艸之四、水艸）京都ノ方言ニ、タガラシトモ、又タゼリトモ云。筑紫ニテ、ウシゼリ、ウバゼリト云

右のように土地による名称の異なり、方言を記しているわけで、〈方言〉とことわっている場合もあれば、ただどこどこにてと示し、また広狭の区別なく土地の具体名を挙げている。厳密にいえば、筑紫（九州）などは広い地域であまりにも漠然としているという謗もまぬがれまいと思う。しかし益軒の身をおく福岡を中心に多くの地方に足を運んだ成果というところであろう。〈凡例〉に、〈愚ノ嘗ツテ親シク観聴スル所、民俗ノ称謂スル所をとって、〈民用ノ万一ニ小補〉するところを心掛けた研究であるという。これは別著『筑前続風土記』の〈自序〉に、〈国の内を里ごとにあくがれありき、高き山に登り、ふかき谷に入り、けはしき道、あやうきほきちをしのぎ、雨にそぼち、露にむれ、寒き風暑き日をいとはずして、めぐり見ること凡そ八百邑にあまれり〉という記述からも実証されるのである（別稿、人と学問を参照）。そして、〈天地生物ノ心、人之ヲ受ケテ以テ心トナス、イハユル

仁ナリ、仁ハ愛ノ理〉と説くのである。〈方言・民俗・物理・人類・博物〉など益軒が用いている語彙――よし根源はシナ書にあるところながら――には現代と相通じるものが少なくない。

『大和本草』で、〈順和名〉とあるのは、『和名類聚抄』(十世紀後半成立)のことであるが、益軒もシナ書はもとより、『新刊多識編』『訓蒙図彙』をはじめ彼以前に刊行の多くの日本書も参照している。しかしまた反面、〈本朝古籍ニ載スル所、今世、国俗称スル所ノ草本鳥獣蟲魚等、諸品ノ文字錯訓スル者少ナカラズ(中略)国俗ニ正字ヲ知ラズ、妄ニ倭字ヲ作ル〉(凡例)と批判している。この〈倭(和)字〉とは日本製漢字であり、日本語にあてている漢字(用法)の類である。たとえば〈餅《もち》〉なども不正な漢字の用法と指摘する。したがって本書によって旧俗ノ非を正して正字、正訓を与えることにも心がけるというのである。これは益軒が儒家として漢字に厳しく、日本語にも注意をはらったことに関連する。当時の学者一般と異なって、学術書は漢文体が一般的であるのに、漢字片仮字まじりの文章で、『大和本草』を書き出版した点にもうかがわれる。学問的書物でもやたらに漢字・漢文体を用いたり、むつかしくいう必要はないわけで、益軒の啓蒙学者の姿勢がうかがえる。さらに益軒は友人でもある〈都下名医、向井元升翁〉や〈稲若水〉らの著述を参照しながらも、己のよった点を明示して、決して人の説をわが説のごとくにぬすむことを戒めている。すなわち〈凡例〉の一節につぎのようにみえる。

凡ソ他人ノ論説ヲ奪ヒテ己レガ説トナシ、他人ノ功ヲ竊ミテ、以テ我ガ力ト為ス、是レ小人ノ為ル所、古人ノ賤シミ悪ム所、予ガ愚ナリト雖ドモ亦タ恥ズル所ナリ(巻之一・二十一ウ)

現代社会、学界にも小人はみちみちていよう。あるいはその説のすでに発表されていることを知らぬ場合もあろう。しかしみすみす盗作と分かっていて、なおかつ己の意見であるように書いたり、己の発明した資料のようにのべる小人はすくなくない。多分、益軒の時代も五十歩百歩だったのだろう。こうした点を読むと、人間の進歩などはまことに遅々たるもののようである。『大和本草』の前年に刊行の『大和俗訓』でも、『論語』の〈古ノ学ハ已ノ為ニシ、今ノ学ハ人ノ為ニス〉によって、学問の本旨が人に知られる名利の学であってはいけない。わが身を修めるための学でなければならぬとのべ、それを〈実学〉と呼んでいる。実際に役立つ学問というほどの意である。皮肉かもしれないが、〈凡例〉のおわりに、〈志ス所ハ常ニ卑陋、著ス所ハ皆鄙俚、然シテ当世ノ道学ヲ以テ名ヲ立ツル諸著ノ誹笑ヲ受クルヲ恐レズ〉とむすんでいる。彼の心中の決意がうかがわれる。

『大和本草』の巻一のはじめに〈論《ス》二本艸《ノ》書《ヲ》一〉（漢文体と漢字片仮名まじり文と混在）として、それまでのシナの本草書を批判している。上で引用した〈本草綱目に品類を分かつに可疑事多し〉といい放っているのもここにみえるが、このことは裏返すと、本草学がいかにむつかしい学問であるかの自覚にもみられるのである。益軒はこうのべている（原文は漢文体）。

凡ソ博物之学ハ広覧強記ノ識。以テ古今ニ通洽シ、審問精思ノ労、以テ衆物ヲ考験スルコト有ニアラザレバ即チ其ノ品物ヲ究メ其ノ性理ニ通ジ、其ノ是非ヲ考ヘ、其ノ註誤ヲ正シ、其ノ真偽ヲ分チ、其ノ同異ヲ弁ヘテ広博ヲ極メ精密ヲ致スコト能ハジ。吾儕疏糲之徒、偏陋之学ノ如キ能ク窮知スル所ニ非ザルナリ。故ニ斯書ノ録スル所ハ猶ホ蠡ヲ以テ海ヲ測リ、管ヲ以テ天ヲ窺フガゴトシ、然リ誠ニ大倉之稊米而已。（後略、三十一オ）

〈博物之学〉である本草学がいかに多識を必要とし、さらに精密をとおとぶ学であるかを主張する。〈広博ヲ極メ精密ヲ致スコト〉が、本草学のもっとも基本的な方法であると説くわけである。しかも〈衆物ヲ考験ス〉とあるように、これまた本草学でもっとも要訣とする〈親験目睹〉の方法を強調する。そうした結果として、もっとも満足のいく成果が得られるということである。こうした点から、益軒自身も、自分の作品、すなわち博物ノ学、本草学がいかに多識を必要とし精密をとおとぶ学問であるかを、自覚している。しかし『大和本草』もいわばよしのずいから天井をのぞくにすぎぬといった謙辞をつづているのである。またそのためにも、〈凡ソ品物ヲ載スル所ノ本邦刊行ノ本、其ノ訓点句読ノ誤甚多クシテ義ヲ害フコト少ナカラズ。之ヲ読ミテ誤過スベカラズ〉（論《ス》二本艸《ノ》書《ヲ》一）と。参考資料の扱い、漢文の読みにも注意を払っている点は注目されるところである。句読点などについては七十四歳の時、『点例』（元禄十六年・一七〇三刊）一巻をあらわしているが、この方面でも、益軒が最初に漢文および日本語文でのパンクチュエーション（句読法）を考え論じた学者と評することができる。

さて本草学の四つの要諦として、〈論《ス》二本艸《ノ》書《ヲ》一〉につぎのような点をのべている。

大凡聞見寡陋ナルト妄ニ聞見ヲ信ズルト、偏ニ執《ル》二己《カ》説《ヲ》一ト、軽率ニ決定スルト此四ノ者ハ必《ズ》誤アリ（二十九オ）

以上のようにみてくると、まことに本草学は弱輩のもののよくするところではないということであろう。右の四点は現代の研究者にも必須の戒めであり掟かと思う。軽率に断定を下して多くの民を不幸な薬害に陥れるの

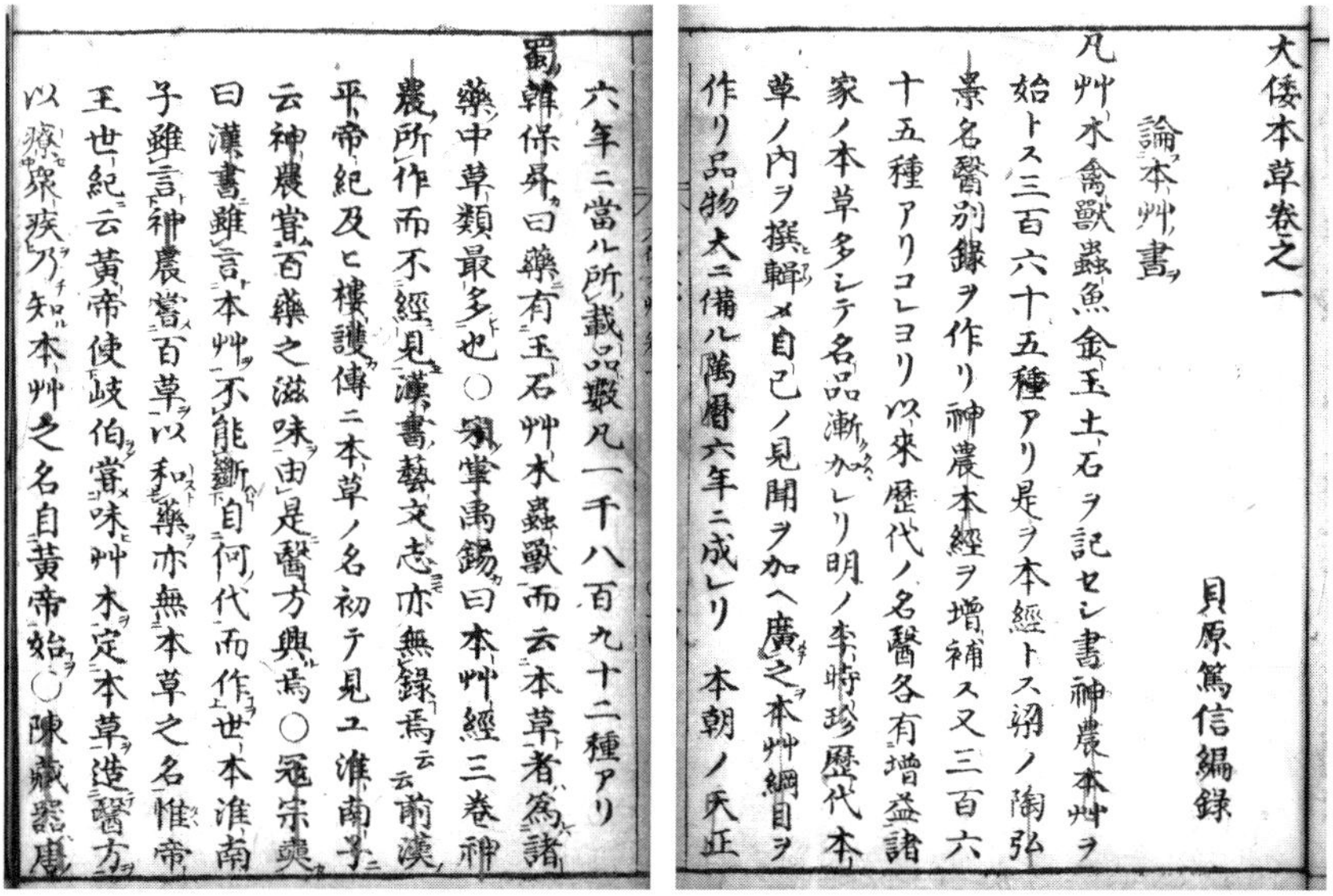
大倭本草巻之一
論本艸書
貝原篤信編録
凡艸木禽獸蟲魚金玉土石ヲ記セシ書神農本艸ヲ始トス三百六十五種アリ是ヲ本經トス梁ノ陶弘景名醫別錄ヲ作リ神農本經ヲ増補ス又三百六十五種アリコレヨリ以来歴代ノ名醫各有増益諸家ノ本草多シテ名品漸カ加レリ明ノ李時珍歴代本草ノ内ヲ撰輯メ自己ノ見聞ヲ加ヘ廣之本艸綱目ヲ作リ品物大ニ備ル萬暦六年ニ成レリ 本朝ノ天正六年ニ當ル所載品數凡一千八百九十二種アリ
蜀韓保昇曰藥有玉石艸木蟲獸而云本草者爲諸藥中草類最多也○宋掌禹錫曰本艸經三巻神農所作而不經見漢書藝文志亦無録焉云前漢平帝紀及ヒ樓護傳ニ本草ノ名初テ見ユ淮南子云神農嘗百藥之滋味由是醫方興焉○寇宗奭曰漢書雖言本艸不能斷自何代而作世本淮南子雖言神農嘗百草以和藥亦無本草之名惟帝王世紀云黄帝使岐伯嘗味艸木定本草造醫方以療衆疾乃知本艸之名自黄帝始○陳藏器

『大和本草』〈論本艸書〉（巻之一）冒頭

が、現代の薬公害や学問公害などであろう。現代と比べて種々の情報を入手することも——もちん益軒のころにはまだ顕微鏡を用いることはできない——きわめて貧弱な時代であった。そうした中で益軒の右の四つの主張は一つの真理として今なお研究者に、警鐘をうちならしているのである。さらに〈論二物理一〉、〈論レ用レ薬〉でも彼一流の哲学を開陳して真、偽、誤、正と慎重を期すべしとするのである。論を立て筋道をおって正確に論述することをよく心掛けている。

益軒の方法

益軒が日本語についてもことのほか関心をもっていたことは、『和字解』（一巻、元禄十二年・一六九九）や『日本釈名』（四冊三巻、同上）の語源書のある点から推測できる。何事もその本源を究めようとする彼の方法論の当然の帰結でもある。ことに後者は七十歳の時の作であるが、日本での語源書の先駆として注目される。

さて、益軒の場合、〈論《ス》二本艸書《ノ》一《ヲ》・論《ス》二物理《ヲ》一・論レ用レ薬〉など彼一流の哲学を開陳して慎重を期している。たとえば、〈論《ス》二物理《ヲ》一（物理ヲ論ズ）〉の一条は、現代流にいえば科学研究法を論ずというのに近いであろう。もとより物理は現代の物理学《フィジックス》とは異なり、物ノ理、原理をさぐることをさす。そしてここにはシナの学問が影響を与えているようで、当時、シナからの自然科学書が舶載され、益軒なども影響を受けたと思われる。

まず、〈開闢ノ初ハ未レ有二人類一、人生之初無二形化一、自二気化一生ズ、万物ノ初生皆然リ〉（論《ス》二物理《ヲ》一）とはじまる。〈人類〉の語はほぼ現代に近いものと解せよう。〈四生〉として、〈胎生・卵生・湿生・化生〉をあげ、〈胎生ハ卵生ヨリ貴ク、卵生ハ湿生ヨリ貴シ（中略）湿生ハ化生ヨリ貴シ、化生ハ其ノ物タル益微ナリ〉（同上）という。胎生とは人及獣であり卵生は禽鳥、湿生は蚯蚓、化生は孑孑《ぼうふら》虫などをあげているが、こうした生物学的な大綱も物ノ理を究めようとする益軒の基本態度を示すもので、シナ書から学んだところであろう。本草が春夏秋冬と変化していくことも、〈是陰陽ノ生長収蔵ノ時ニ順フ常理也〉（同上）という。ここにも儒家である益軒の原理がみられるが、以下、こうした物理を論じるところに示された興味ある動・植物の生態、形態などに関する論述をすこし抜き出してみる（原文、句読点なし。また見出し語に振り仮名の有無があり統一を欠く）。

a、凡群花多クハ五出也。六出、四出、二出ハ稀ニアリ。五出ノ花ノ六出ニサキタルハ其実ノ核《サネ》ニ雙仁アリ（三十五ウ）

b、鳥ハ雄大ニ羽美ニシテタケシ。只鷹ハ雄小ニ雌大ナリ。獣ハ牝《メ》ハ牡《オ》ヨリタケシ。人ノ男ハ剛ニ女ハ柔ナルニ異レリ（三十六ウ）

c、蔓草ハ皆左旋《サセン》ス順《フ》天之左旋也（中略）日月星皆同シ（三十七ウ）

d、橘柑金柑ハ寒サ畏ル。（中略）京都モ寒土ナレバ橘柑マレナリ。此土及信州ニハ橘類ナシ。（中略）北土、奥州、羽州ニハ畿内、近江、美濃ヨリ茶ヲ越前ノ敦賀ニツカハシ、舟ニノセテ右ノ諸州ニ売ル。竹モ北州ニハマレナリ。信州岐岨《キソノ》谷中ニハ竹ナシ（四十ウ〜四十一オ）

e、日本ニ上世ナクシテ後世ニ中華及外国ヨリ来ル物多シ（中略）畜ニハ羊豕鵞《アヒロ》（中略）就《テ》中《ニ》秈米、木綿甚有益于民用非他物《ノ》可《ニ》比《ス》（四十六オ）

f、今世民俗ノ時好ニヨツテ、草木《ノ》花容変態百出《ス》。是皆人ノ愛賞スル処、人力ニヨッテ造化ノ力《チカラ》ヲ不借ナリ（四十七ウ）

以上a〜fまで六例にしぼって紹介した。いずれももっともな記述であるが、二、三コメントすれば、dは物産学に関連するところであるが、地域による産物の栽培の是非を考えることになろう。また、eは羊・菊・甘藷などいわゆる外来種を指し、挙げているものもほぼ妥当すると思われる。fは草花などの一種の改良栽培のことで江戸時代は種々の品種改良がおこなわれているので、益軒のいうように草木花容の変態は見事だったようである。〈民俗〉には、タミノナリハヒと振り仮字が付されているように、民のならわし、営みといったほどの意で民俗学の原点がここに示されているのである。論が用語で支えられる点、多少は概念内容にずれがあるところもみえるが、〈博物・民俗・人類・胎生・卵生〉など現代に生きている術語のみえることも注目しておいてよかろう。但しどこまでが益軒のオリジナルか必ずしも明確ではない。巻二の〈論レ用レ薬〉は、薬一般についてのべているが、特に本草学として異なる点の主張はみえない。〈丸薬・散薬・刻める薬〉の作り方・煎じ方などを解説している。さらにつづけて、〈節二飲食一〉についても詳細に解説している。本草と食用・食療は大切な課題なのである。こうして巻之三から本文にはいるが、まず第一は〈水類〉――『本草綱目』にならっている――からである。この中から、〈石脳油〉（巻之三・水類）を参考までにつぎにぬきだしてみよう。

石脳油　本草ニアリ。是越後ニアル臭水《クサウツ》ナルベシ。田

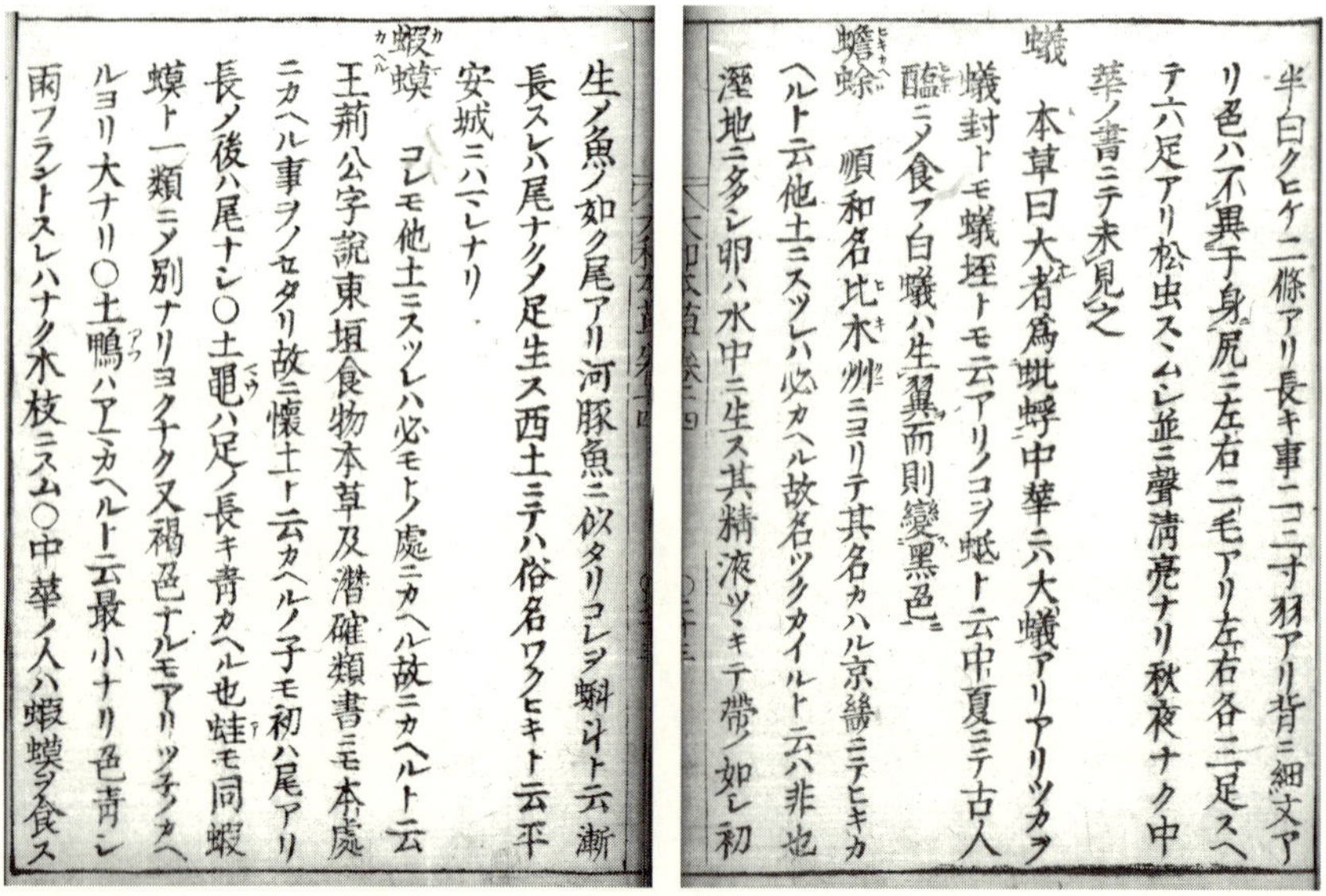
半白クヒゲ二條アリ長キ事一二三寸羽アリ背ニ細文アリ色ハ不異于身尻ニ左右ニ毛アリ左右各三ノ足スヘテ六足アリ松虫スヾムシ並ニ聲清亮ナリ秋夜ナク中華ノ書ニテ未見之

蟻　本草曰大者為蚍蜉中華ニ六大蟻アリアリツカヲ蟻封トモ蟻垤トモ云アリノコヲ蚳ト云中夏ニテ古人醢ニシテ食フ白蟻ハ生翼而則變黒色

蟾蜍《ヒキカヘル》　順和名比木州ニヨリテ其名カハル京畿ニテヒキカヘルト云他土ニスツレハ必カヘル故名ツクカイルト云ハ非也溼地ニ多シ卵ハ水中ニ生ス其精液ツヾキテ帯ノ如レ初生ノ魚ノ如ク尾アリ河豚魚ニ似タリコレヲ蝌蚪ト云漸長スレハ尾ナクノ足生ス西土ニテハ俗名ワクヒキト云平安城ニハマレナリ

蝦蟆《カヘル》　コレモ他土ニスツレハ必モトノ處ニカヘル故ニカヘルト云王荊公字説東垣食物本草及潜確類書ニモ本處ニカヘル事ヲノセタリ故ニ懐土ト云カヘルノ子モ初ハ尾アリ長ノ後ハ尾ナシ○土黽ハ足ノ長キ青カヘル也蛙モ同蝦蟆ト一類ニシテ別ナリヨクナク又褐色ナルモアリツチノカヘルヨリ大ナリ○土鴨ハアマカヘルト云最小ナリ色青シ雨フラントスレハナク木枝ニスム○中華ノ人ハ蝦蟆ヲ食ス

『大和本草』〈蟻・蟾蜍〉など（巻之十四・蟲類）

沢ノ中ニアリ。土ヨリ出ル油ナリ。水ニマジレリ。又山油ト云。甚クサシ。越後ニ所々ニ多シ。賤民是ヲ酌テセンジ燈油トス。又信濃越前佐渡ニモアリ。ヲランダヨリ土ノ油ト云物ワタル。是ト一物ナリ。外治ノ医是ヲ用ユ。日本紀天智天皇七年。越国献三燃土《スモエ》ト与二燃水ヲ一トアリ。燃土トハスクモノ類ナルベシ。燃水ハ是クサウツナルベシ。燈油トスル事。筑紫ニクジラ油ヲトモシ、北地ニツノジノ油ヲトモスカゴトシ。其価他ノ油ヨリ甚イヤシ。賤民ハ山油ノ出ル処ニワラヲヒタシテ、コレヲトモシテ家業ヲツトム（八オ・ウ）

＊〈つのじ〉は鮫のこと。鮫油に近いものだろうか。

右のように、すでに林羅山『新刊多識編』にみえた石脳油と通じる記述で、やはり民の生活も記述して幅がひろがっている。〈すくも〉も一方言ではなく一般的な呼称としてみえる点、注意しておいてよかろう。石脳油と和蘭のことがみえる点も、さすがに長崎遊学して蘭方に接しており、本書が十八世紀にはいっての刊行と考えられる内容からの当然の情報かと思う。さらに〈青魚（巻十三・魚）・鰛（同上）・鯆（同上）・蝸牛（巻十四・蟲類）・蟾蜍（同上）・鱟魚（同上・介類）・猿（巻十六・獣）・鼺鼠（同上）〉などをあげる。

a、［和品］青魚《カド》　鰛《イハシ》ニ似テ大ナリ。長一尺余、味モ鰛ニ似テマサレリ。冬春多クトル。総州、常州、奥州、殊ニ津軽、蝦夷等ノ海ニ多シ。朝鮮ヨリモ来ル故、筑紫ノ方言ニ高麗鰛《イハシ》ト云。（中略）昔年朝鮮人ニ、或人カドノ魚ヲタヅネシニ青魚ト云ヘリ。又一名ヲニシント云。其子乾《ホシ》タルヲ俗ニカズノ子ト云。世俗コレヲ年始及婚嫁ニ用ユ。四五日水ニ浸シ、水ヲカヘテ醤油、煎《イリ》酒ニ浸シ食フ。或酒ノ糟味醤ニツケテ食ス（二十五ウ）

b、鰛《イハシ》　順和名、鰯、和名イハシ。（中略）〇其苗最小ナルヲメダツクリト云。又シラスト云。腥気ナク味佳《ヨシ》。ヤ、大ナルヲタツクリト云。田ノ肥トスル故。田作ト云。或曰、五月農夫ノ苗ヲ挟ム時、最多ク是ヲ美饌トス故田作ト名クト云。ソレヨリ小ナルニ、塩ヲ不レ淹《ツケ》ホシタル淡鮝《ホシウヲ》《シラホシ》ヲゴマメト云。又ヒシコト云。最大ナルヲ塩ニツケテ、苞ニ入、遠ニヨス。賤民朝夕ノ饌ニ用ユ。（中略）ホシタルヲホシカト云。田圃ノ糞《コヱ》トス。木棉ノ糞トシテ尤佳シ。凡此魚甚民用ニ利アリ（後略、二十七ウ）

c、鱅《コノシロ》　長七八寸、細鱗ナリ。コレヲヤケバ油多ク、其臭キコト人尸ヲヤクガゴトシ。日本ニテ、昔ハ此魚ノ名ヲツナシト云。昔或人ノ子、継母ノ讒ニアヘリ。其父讒ヲ信ジテ家僕ニ命ジテ其子ヲ殺サシム。家〔僕〕其罪ナキヲアハレミテ、ツナシヲヤキテ、其子ヲコロシテ焼タリト父ニツゲテ、其子ヲタスケテ、他所へ去ラシム。ソレヨリシテ此魚ノ名ヲコノシロト云。子ノ代ニ、ヤケルユヘナリ。又別ニ一説アリ。本朝食鑑第八二十張鯯ノ下ニ見エタリ（中略）○別ニ一種長キアリ。西州ノ方言マ、カリト云。形状コノシロト同（三十ウ～三十一ウ）

d、蝸牛《カタツブリ》　ヨク菜ノ苗ト草ノ葉ヲ食フ小ナル者菜ノ葉又根ニモ生ズ取去ベシ。甚害ヲナス。殻《カラ》ナキヲ蛞蝓ト云又蜒蚰ト云ナメクシリナリ。（中略）ムカデノサシタルニ蝸牛ニテモ蛞蝓ニテモスリクダキテヌルベシ。立ドコロニ痛ヤム。蝸牛ニハ効能多シ。本草可レ考（二十一オ・ウ）

e、蟾蜍《ヒキカヘル》　順和名、比木《ヒキ》。州《クニ》ニヨリテ其名カハル。京畿ニテヒキガヘルト云。他土ニスツレバ必カヘル故名ヅク。カイルト云ハ非也。（中略）卵ハ水中ニ生ズ其精液ツヾキテ帯ノ如シ。初生シテ魚ノ如ク尾アリ。河豚魚ニ似タリ。コレヲ蝌斗ト云。漸長ズレバ尾ナクシテ足生ズ。西土ニテハ俗名ワクヒキト云。平安城ニハマレナリ（二十一オ・ウ）

f、鱟《カウ》魚《カブトガニ》　海辺ニアリ。西州ニテ、ウンキウト云。又カブトガニト云。其形カブトニ似タリ。（中略）雌《メ》ハ雄《オ》ヲ負《オフ》テ海ニ入ル。本草及三才図絵《(ママ)》等ノ書ニ載ル処ノ鱟魚、カブトガニト能合ヘリ。異物ナリ。（四十六ウ～四十七オ）

g、猿《(ママ)》　古歌ニマシラトヨメルハ、梵語ニ摩斯吒ト云ヲ以也。凡梵語ヲ以テ和名トスル事多シ。馬経ニムマヤニ母猴ヲカヘバ、馬ノ疫癘ヲ除クトイヘリ（中略）近世、或人山ニ入リテカリス。猿アリ。其懐胎セシヲ鉄炮ヲ以ウタントス。猿其腹ヲタ、キ、子アル事ヲ示シテ、アハレミヲ乞トイヘドモ、其人不仁ニシテ打殺ス。

猿ノ霊タヽリテ、其人之家族ヲ殺セリ。（中略）○外国ヨリ、猿ノ小ニシテ尾長キ者ワタル。是果然ナルベシ。一名狖《イウ》と云。津軽ニモ有ト云（八ウ・九オ）
h、鼺鼠《ソハヲシキ》 和名ムサヽビ。バンドリ、ソバヲシキ。モヽグハ。モヽガ。皆一物他。（中略）本草ニ皮毛ヲトリテ産婦ニ持シムレバ産シヤスシ。鼬ヨリ大ナリ（十三ウ）

以上のように、民用に利あることが基としてみられるが、漢名・和名・異名、さらに方言・古言と呼称の異なりを紹介し、時には名のいわれ（語源）を説明し、古典の用例をあげている。また、〈鄙俗・世俗・国俗・法土／西土・西州・筑紫・京畿・京都・江州・甲州・関東・奥州〉など地域をあげて民用の利を説くのである。また、鱅・猿のように説話、民間譚をあげている。〈［蛮種］ルウダ〉のような蛮種（外来種）の植物のみえるのも本書の一つの特色であるが、すなわち〈蛮語ナリ。是南蛮ルウダト云。其葉麻《アサ》及羅勒に似タリ〉と。また別に、〈近年紅夷ヨリ来ル。是紅夷ルウダナリ〉という〈［蛮種］ヘンルウダ〉もあげ、〈鳥ノ病ヲ治ス〉とある。また、〈砂糖〉のとこ

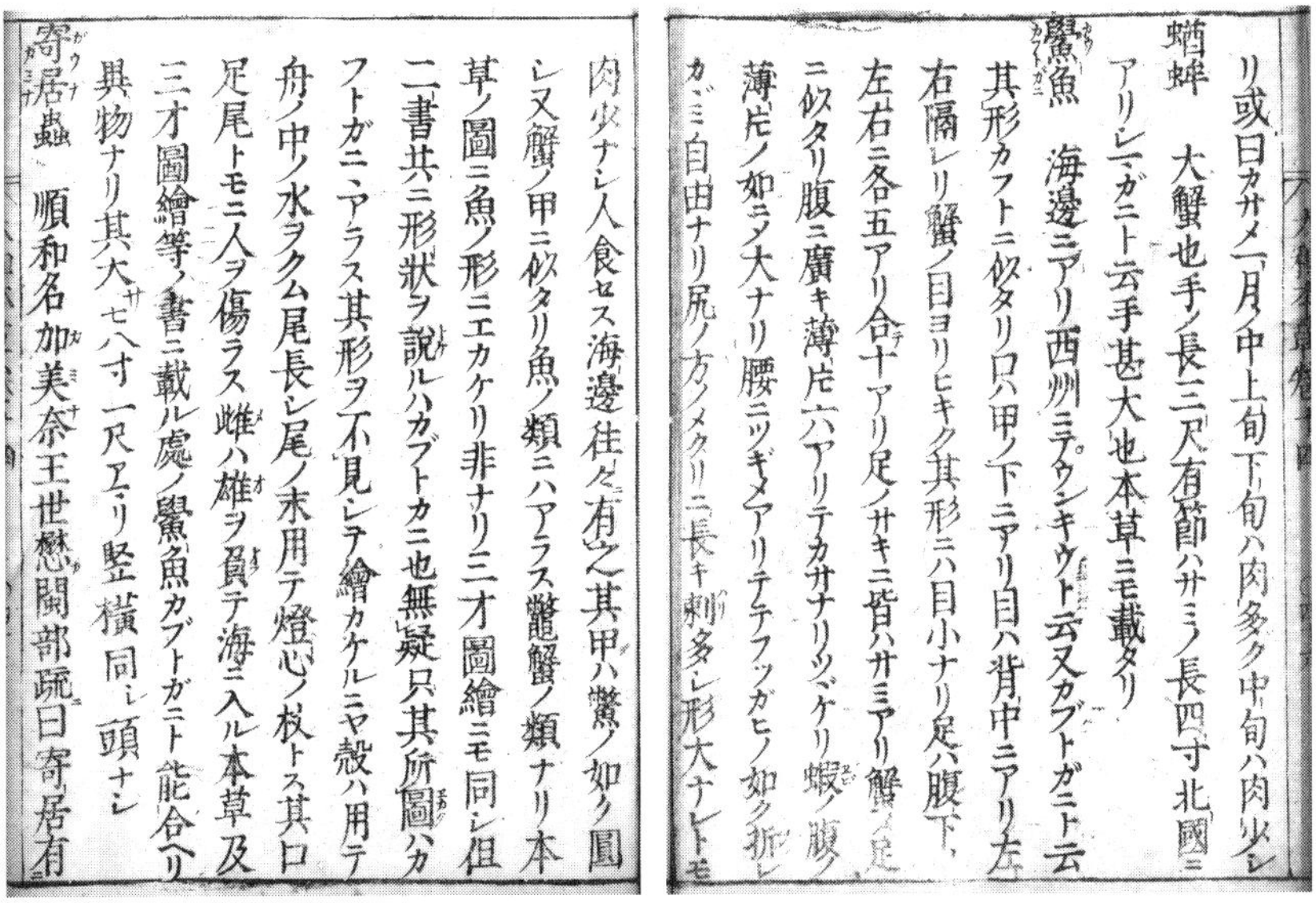
リ或曰カサメ一月ノ中上旬下旬ハ肉多ク中旬ハ肉少レ
蝤蛑 大蟹也手ノ長サ三尺有節ハサミノ長四寸北國ニ
アリレ[illegible]ガニト云手甚大也本草ニモ載タリ
鱟魚 海邊ニアリ西州ニテウンキウト云又カブトガニト云
其形カブトニ似タリ口ハ甲ノ下ニアリ目ハ背中ニアリ左
右隔レリ蟹ノ目ヨリヒキク其形ハ目小ナリ足ハ腹下ノ
左右ニ各五アリ合テ十アリ足ノサキニ皆ハサミアリ蟹ノ足
ニ似タリ腹ニ廣キ薄片六ハアリテカサナリツヾケリ蝦ノ腹ノ
薄片ノ如ニテ大ナリ腰ニツギメアリテテフツガヒノ如ク折レ
カヾミ自由ナリ尻ノ方ノメクリニ長キ刺多レ形大ナレトモ
肉少ナレ人食セス海邊往々有之其甲ハ鼈ノ如ク圓
レ又蟹ノ甲ニ似タリ魚ノ類ニハアラス鼈蟹ノ類ナリ本
草ノ圖ニ魚ノ形ニエカケリ非ナリ三才圖繪ニモ同レ但
二書共ニ形狀ヲ説ルハカブトカニ也無疑只其所圖ハカ
ブトガニニアラス其形ヲ不見レテ繪カケルニヤ殻ハ用テ
舟ノ中ノ水ヲクム尾長レ尾ノ末用テ燈心ノ杖トス其口
足尾トモニ人ヲ傷ラス雌ハ雄ヲ負テ海ニ入ル本草及
三才圖繪等ノ書ニ載ル處ノ鱟魚カブトガニト能合ヘリ
異物ナリ其大サセ八寸一尺ニ至リ竪横同レ頭ナレ
寄居蟲 順和名加美奈王世懸閣部疏曰寄居有

『大和本草』〈鱟魚〉など（巻之十四・介類）

ろで、〈日本ニ上代ハナシ。（中略）〇番人（蛮人）ハコホリザタウニ鶏子白ノ生ナルヲ和シテ煎シ、沸クヲスクヒトリ、磁器ニ入レ、ヒヤシ堅マリ、如二浮石一成リタルヲ果ニ充テ食ス。番名カルメイルト云〉とみえるが、現代のカルメラ・カルメ焼である。作り方もきちんと説明しているのである。

日本本草学の樹立

純粋な植物学や動物学、あるいは昆虫学からみれば余裕のおしゃべりも多いであろう。また現代の学問水準にてらして、誤解している点や記述もある。しかし全巻をとおしてみると、それだけに益軒の人間としての、また社会の指導者としての教訓・啓蒙の態度が常に底流していることもみのがせない。しょせん学問をするというのは益軒の主張するように民用に役立つことにつながるか否かが、一つのポイントではないか。益軒によって日本本草学の樹立が自覚されたことは忘れることはできない。益軒にのべているところを多少現代風におきなおして考えてみると、つぎのようにまとめることができると思う。

①シナのものを批判して、動植鉱物の分類について自分の説を示している。胎生（人類）が卵生より貴いというような発言に動物に高等と下等などの存在することを認識していたことがわかる。

②人類の発生ついて一つの考えを示している。ちなみに〈化生〉の語を用いているがこれは自然発生のことで、ヨーロッパの学問、すなわちパストゥール Pasteur が実験によって自然発生の説を否定したのは一八六〇年で、『大和本草』より約百五十年後である。

③〈魚ニモ胎生アリ〉とのべているのをはじめ、説明のそこここに生態的な観察記述をみることができる。

④地域によって生物の棲息分布の異なることを明確にのべている。

⑤それぞれの地方独自の産物についてふれている。物産学へと発展していく。
⑥各地方によって同名異物、異名同物など、〈名物学〉を基本に、同定の問題、方言蒐集に取り組んでいる。
⑦〈温泉ノ利害、〔シナの本草学者〕陳蔵器ガ説考へ見ルベシ〉などをあげ、〈温泉〉療法――〈ツヨキ病人ハ一日ニ三度浴スベシ、ヨワキ人ハ一日ニ一度二度入ベシ〉など具体的に――についても詳述している点も注目したい。
⑧本草ヲ論ズ、物理ヲ論ズをはじめ凡例十三条に示すように、学問研究における基本的方法論と批判的姿勢を自覚して、体系化をこころみている。

以上、八項目にまとめてみた。益軒の本草学はついにこれを直接継承するよき門弟なくおわった――のちに蘭山らによる学問的継承や批判はある――ことは残念なことだと思う。よくしられているように、江戸時代の学者として活躍し、その教育者としての益軒像は、時代を反映して通俗（悪い意味ではない）的なものが優先しているのである。著書を一見すれば、ことばも文章もきわめて平易で理解しやすく記述するよう心がけている。おそらく通俗啓蒙性の代表的なものは『大和俗訓』であろう。全八巻に日常的なものを通して学問の心得を説いている。彼が木下順庵をはじめ賢学の師を訪問して学問の道を問い、自ら考えて学問する意味と方法を見出して、一巻の書物にまとめた書が、『大和俗訓』である。『大和本草』とも相通うところがあるゆえんである。

動植物の成長についても自然の恵を具体的に解説しているが、植物が春に芽を出し冬には多く枯れるなどと一般的記述でおわるのではなく、個々の植物の生態観察に目をそそいでいる。〈凡群花ノ多クハ五出也、六出四出ニ出ハ稀ニアリ、五出ノ花ノ六出ニサキタルハ其実ノ核《サネ》ニ雙仁アリ〉など、美しい花とか、きれいに咲くなどと情緒的解説におわらず、科学的ともいえる客観的な生態観察の記述である。おそらく四つ葉のクローバも、益軒にあえば幸福のシンボルではなく、科学的要因を指摘されるであろう。しかし反面、〈化生ノ内、類ヲ以化スル者アリ〉として、〈孑孑虫化シテ蚊トナリ水蔥ノ蜻蛉トナリ〉などとあり、これは是《ぜ》とするも、〈雀化シテ蛤トナリ、チドリ化シテ鳥貝トナリ雉化シテ蜃《ハマグリ》トナリ〉のくだりはいささか眉唾もので、〈陳麦《フルムギ》〉まで〈化シテ蝶トナリ〉とは、本当にそう認識していたのか？　と疑い迷う解説である。いくら〈無情化シテ有情トナル〉といっても、右の記述は巷間の俚諺か俗説以外の何ものでもあるまい。ここにはまた、〈蟹化シテ石トナル〉という化石類も登場する。〈金玉土石〉（巻三）の〈品和木ノ葉石〉のところに、〈其石ノスジメ木葉ノ如シ、會津羽黒山ノ北ノ麓、筑紫宗像大宮司宅ノアト、信濃善光寺ノ近所、榊ト云処ニ何レモ木ノ葉石アリ。其外諸州ニアリ。ワリテ中ニモ同紋アリ硯ニスベシ、是花紋石ノ類ナルベシ〉の解説がある。益軒——一般にどの本草学者にあっても同様——が実際足を運んで確認した化石のことであろう。『大和本草』を通読するとこの種の記述にしばしばあう。本来、本草学者は博物学者、自然科学者であって、実地に足を踏み入れ、確認したことでなければ、想像ではモノイワヌ研究者たちなのである。現代のいわゆるフィールドワークに相当する行動が、本草学者には日常的な研究方法であったといえる。ということは先の雀が蛤となるなど荒唐無稽の言は首をかしげたくなる。もっとも益軒は本草学者としてのフイールドワークはとっていない点で、本草学専門とはいささか異なる。右にあげた〈化生〉の生態についての例示も近代とは一歩も二歩も手前でとどまり、益軒にとっては江戸時代という、未開の非科学的言動のまかりとおる世界、一つの限界であり宿命かもしれない。しかしてつぎの〈論ス㆓物理ヲ㆒〉（巻一）の一節の記述は注目される。

四方ニアル国風土各異リ中夏日本朝鮮ハ皆其（崑崙）東方ニアリ、故其風土人物共ニ同ジ。人ノ形容同キノミナラズ鳥獣草木モ其形状同ジ。器物ノ体製モ亦大概相似タリ（中略）紅夷年々本邦ニ来ル故、彼土ノ艸木ノ種子多ク日本ニ来リ植ル物多シ（後略、四十六ウ）

風土性についても関心強く、その考察研究に生かしている。かつて一読した和辻哲郎の『風土』を思い出させる。外来種への観察も怠っていない。この点は〈自序〉の、〈本艸之学所㆓以ノ為㆑切㆓ナリト乎民生日用㆒ニ者亦有㆑以ユヘ也〉（一オ）に通ずる主張である。たとえば〈[和品]スクモ〉（巻之三、金玉土石）に、〈近江国野州郡老曾《ソ》村ハ観音寺山ノ南ノ麓ニアリ老曽ノ森モコ、ニアリ其辺ノ地ヲホレバスクモト云物多クイヅ、土ニアラズ石ニアラズ木ニアラズ柴ノ葉ノクサリカタマリタルガ如シ火ニテタケバ能モユル里人コレヲホリテ薪トナシ是ヲウリテ利トス他州ニモ稀ニ有㆑之〉（十八ウ）とみえる。民俗《たみのなりはひ》に関心ふかいのである。あるいは〈貂《テン》〉（巻之十六、獣類）に、〈又栗鼠《リス》トモ云……人家ニ入テヒソカニ味醤ヲヌスミ食フ味醤ニツキテハ毎夜来リ、ヌスミヤマズ……中華ノ人此皮ヲ用テ裘トシ帽子トス……鼦ハ大ニ栗鼠ハ小ナリ一物ニ非ス本草ニ一物トスルハ誤ナリ〉（十三オ・ウ）とみえる。本草学ではテンが人家のミソを盗みに来るなどの記述は、必ずしも必要不可欠な記事ではなかろう。わたくしが想定したように、日本の本草学ではこうした民俗にかかわる記事も多く、民俗学の母ともいうべき地位を占めると考えられる。この点は、『大和本草』を通読して、そこに十八世紀前後の日本民族の生活の実態を知ることが実証されるわけで、その点からも、『大和本草』は貴重な記事に富んでいるといえる。この点は益軒が常に民生日用の利を考えていた学究の徒というその研究態度にある。

巻二の〈論㆑用㆑薬〉では多くシナの本草及び本草関係者、本草学者の記述を引用して論じている。このところはまったく漢文体であり、かなり専門的である。薬の飲み方、〈凡薬ヲ採用スル〉ことの意味、方法、薬の種類などを詳述する。医書以外にシナの書、『居家必用』や沈存中（沈括）『夢渓筆談』など、日本の蘭学者などにも強い影響を与えたシナ宋代の科学者の説も引用されている。以上の点は医薬を専門とする研究者によって考察されることが望ましい。また殖産にも関心をもった点は注目される。一つの証拠はシナ清代の技術書『天工開物』

を参考書として披閲していることである。さらに、〈論レ用レ薬〉では、〈薬品・補薬・局方・服薬・丸薬（含製法）・散薬・急卒之病・本邦誤用薬品・食治《（ママ）》ノ方・衛生ノ歌・養生之法〉など、およそ薬に関する百科について詳述している。つぎの言挙げは、シナ書『居家必用』を引用しての益軒の本草学者、医師としての貴重な発言として、現代にも生かせるところであろう。

○古人《ノ》曰習レ医《ヲ》之人半《ハ》属《シテ》レ匪《ルニ》レ人《ニ》而所レ習之法《モ》、全非二正法一《ニ》。誠《ナル》哉此言也。是良医スクナキ故ナリ。医ハ民ノ司命也。生命ノ所レ繫《ル》大事ノ職也。必可レ擇二其人《ヲ》一。才力スグレ道理ニ精明ナル人ニ非ズンバ不レ可レ為レ医《ト》。生業ノ為トテ不才無知ノ人ヲ医トスルハ人ヲ害《ナ》フ也。天道可レ畏《ル》。人ノ上ニアリテ民ノ父母トナル人ハ良医ヲ擇ンデ可レ令レ治《セ》二民病《ヲ》一。庸医《ヲ》以吾子《カ》トスル民ヲ不レ可レ令《ム》レ殺《サ》。為レ医人ハ多読《ミ》二医書《ヲ》一深ク究《メ》二医理《ヲ》一陰陽五行人身万物ノ理ニ通ズベシ。不《レバ》レ然則其術不レ精害《スル》レ人《ヲ》コト多シ（二十七ウ）

漢文体と漢字片仮字まじりの奇妙な文章体である（これも益軒の特色の一つである）。右の言挙げは〈凡例〉に、〈此書揀《ヒ》二本草綱目所レ載諸説之中最切要《ナル》者《ヲ》一〉（十八オ）とあるように、基本は『本草綱目』であることが判明する。また、〈本邦所レ在未レ知二漢名《ヲ》一者以二倭品《ノ》二字《ヲ》一〉（十九ウ）とあって、シナにみえず日本のものは〈倭（和）品〉と示して区別していることになる。たとえば、〈[和品]味噌〉（巻之四・穀類）と示すとおりである。さらに、〈自二蛮国一来者標出《スルニ》以二蛮種《テ》二字《ヲ》一〉（同上）と、同じく〈[蛮種]占城米〉（同上）とあるがごときである。〈和品、蛮種〉ともに欄外に表示している。もう一点、〈本草所レ不レ載《ノ》於二中華群書之中一所二収載一之品物毎件以二外字《ヲ》一標二出《ス》之上《ヲ》一《ニ》〉とあり、『本草綱目』以外の〈中華群書〉にある〈品物（本草）〉で比較すべきものは、〈外〉（欄外）と示して所載している。例せば、〈[外]薇《イノテ》〉（巻之五・菜蔬類）のごときである。こうして、『本草綱目』以外、日中の本草をよく観察収録している。益軒の本草に対する精進の姿勢がうかがえる。自らよく見聞したものでなければ、たとえ書物に記載されていても本書には載せずとものべる。さらに世俗に用いる漢字の誤用、誤訓についても〈日本古書及世俗誤《リ》訓《スル》倭名〉（巻之一・五十二オ）と数十語をあげて慎重である。たとえば〈鵜《ウ》・椿《ツバキ》〉などは誤訓とし、和（倭）字の〈鱈《タラ》・鰯《イワシ》・栬《モミジ》〉なども誤用と指摘する。〈旧俗之非〉を正すと、日本人の漢字用法についても是非を明示している。シナの漢字が絶対なのである。

参照した日本書と関連して、〈日本紀、万葉集、延喜式、倭（和）名類聚抄、節用集、下学集、庭訓往来、藻塩草、多識篇（新刊多識編）、訓蒙図彙／和名本草（本草和名）、日本紀私記〉など、辞書類を主としてあげている。日本の古辞書やしかるべき古典もよく目を通し座右において考察しているようである。近世出版文化、古典復興の余沢でもあろう。

〈凡例〉で注目すべき点として、さらに二点を挙げておきたい。一つは書物として、野必大『本朝食鑑』（十冊十二巻。元禄十年・一六九七刊）、向井元升『庖厨備用倭名本草《ぼうちゅうびようやまとほんぞう》』（十三冊十三巻。貞享元年・一六八四刊）、この二本を推賞している。さらに本草学者として、稲若水をあげ、〈通《シ》三諸本草《ニ》一博《ク》考《テ》二於群書《ヲ》一而精二詳《ナリ》于品物《ニ》一〉といい、〈本邦古来言二本草之学者《ヲ》一不レ能《ジ》レ出《コト》二于其右《ニ》一〉と第一級の評価を与え、其説の多くを参照採択するとのべる。師と仰いだ人物である。益軒がよく先輩の説を参照して己の本草学に活用していること、ここにも大和（日本）の本草という自覚が強かった証を示している。私見を加えれば、『本朝食鑑』は、『大和本草』に先行しかつ日本の本草をはじめて正面にすえて考察し編纂した労作である。

本草学がただ本来の薬としての〈品物〉（のち物類という用語を用いる）の効用を考察するのみでなく、名を正すという名物の学という面がある。すなわち、『本草綱目』にはいわゆる異名、別名という欄を設けて、本名（正名）をあげ、なおかつその別名、異名をあげているわけである。『大和本草』もこの方法、精神はきちんと学び、受け継いでいる。もちろん再三ふれるように、寛文十二年（一六七二）の『校正本草綱目』の校訂に示されているように、基本図書の第一はあくまでも『本草綱目』である。

取りあげている個々の本草については、興味深いもの、解説の臨場感に富むところ多く、極めて魅力あるところである。『大和本草』は労作であり、傑作である。内容が証明するように、文字通り、正面から大和（日本）の自然と対し、動植鉱物を考察した薬学書であり博物書である。しかも記述の多くに、しばしば言及して日本人の生活、民俗、食物などを記録した生活・民俗学の書でもある。巻三の〈水〉から本文をじっくり読んでいくと、まさに書物というものが、学者のためのものではなく、生活している庶民のための書物であることを実感する。おそらく本書の板下は三人か、それ以上の人の手によると思われる。巻により書体の異同がみられる。また原則として、当時の他の書物同様に句読点がないか、適宜〈○〉で内容的区切りを示し、漢字には振り仮字もあり、漢字片仮字まじりの読みやすい専門書である。産地については当時の通称で、武州とか長州とみえ、旧名と現代の県名との対比をしる必要がある。巻末に州県名対照の日本列島地図を用意したので、参照されたい。なお、「諸品図」は一種の図鑑というべく、益軒も参照している『訓蒙図彙』（中村惕斎、寛文六年・一六六六）につぐ貴重な日本の

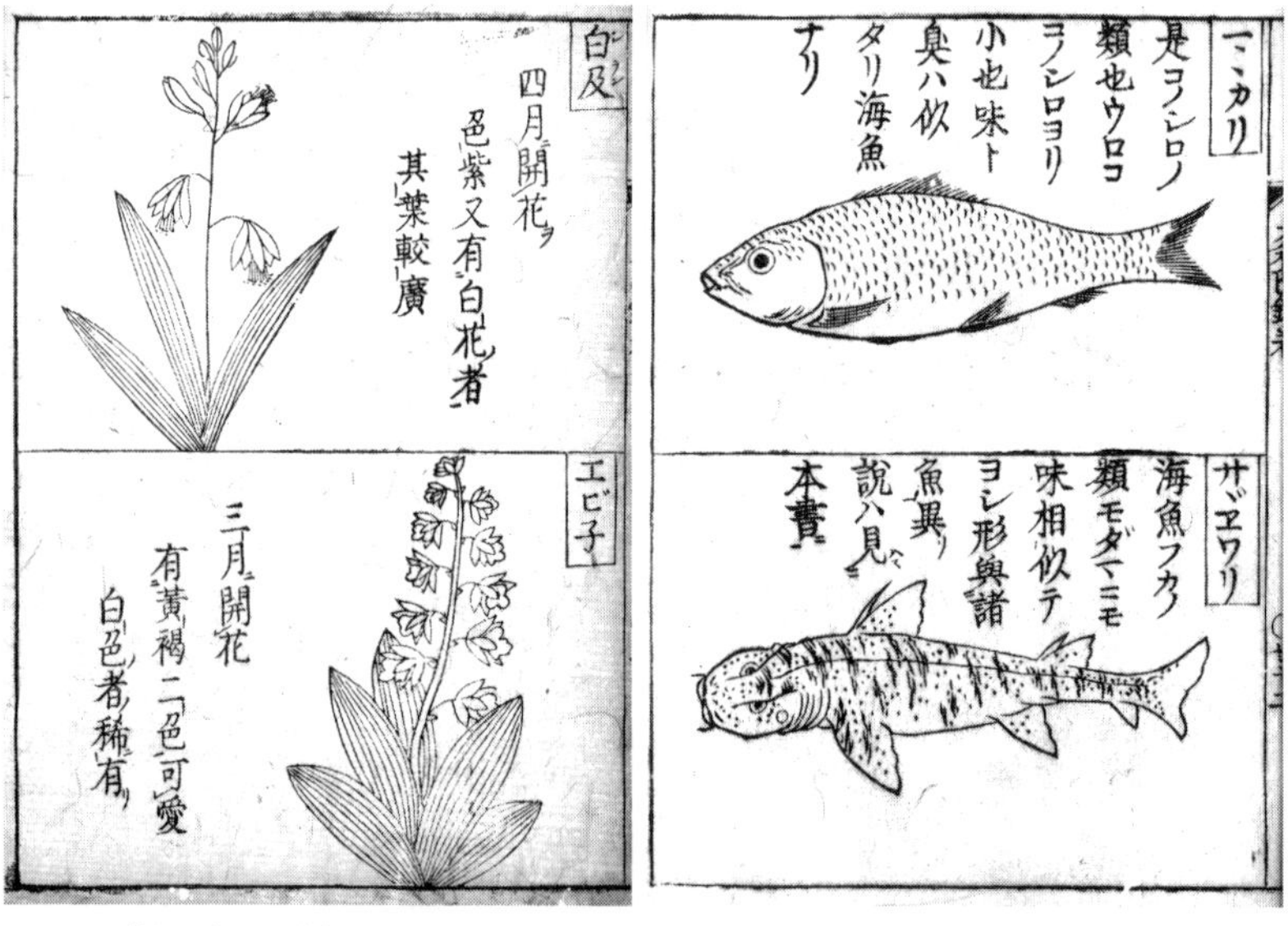

『大和本草』〈諸品図〉より〈ママカリ・サザヱワリ〉〈白及(シラン)・エビネ〉

自然の生物絵図である（但し挿図そのものは両者でかなり優劣の差がある）。もっとも「諸品図」以外にも、本文中に挿絵としてところどころに絵図がみられ、稚拙ながらこれまた参照するに足る。本書を味読されるならば、〈本草学〉が、単に日本の薬学というのみでなく、まさしく東洋の薬学であり、さらに日本の文化人類学であることを認識されるであろう。環境に関心の強い現代、失われた日本の自然を甦らせてくれる有難い書でもある。

貝原益軒——人と学問

まず一般的な貝原益軒の紹介として、『広辞苑』から引用してみよう。

江戸前期の儒学者・教育家・本草学者。名は篤信。損軒とも号す。筑前福岡藩士。松永尺五・木下順庵・山崎闇斎を師として朱子学を奉じた。著『慎思録』『大疑録』『大和本草』『益軒十訓』など。

＊一九九一年十一月第四版第一刷

貝原益軒（寛永七年・一六三〇〜正徳四年・一七一四）の生存時代をみると、よくしられる松尾芭蕉や井原西鶴などと同時代であり、儒者としては伊藤仁斎、中村惕斎、野（小野）必大（本草学者）などと同時代である。右の紹介記事には訂正すべき点もあり、調べた限りこれまでの益軒像はどうもいまひとつその人物像が明確ではない。評価もまた研究者によって異なる。順庵、闇斎などには師事していないし、『益軒十訓』という名の書もない。儒学も誰についたのか、本草学もどこで誰について学んだのか必ずしも明白ではない。儒家の常とする『論語』や『大学』、『中庸』などの注釈書も研究書もあらわしていない。漢学の塾などを開いているわけでもない。本草学者として、特有ともいうべき「採薬記」と称するノートもみえない（もっとも後述のように旅行記はすくなくない）。もとより著書の多寡をもって云々するつもりもなく、是非を評価する必然性もない。いずれにせよこれまでの益軒像、人物像はわたくしにはよくみえない。しかしすでに明治期(四十三・四十四年)に『益軒全集』(益軒のもののみでなく、甥、貝原好古の著書なども収録)が計画刊行されている。巷間その学も思想もそれなりに評価されたことも、また間違いあるまい。架蔵の『大和本草』をみればまさしく本草学者であり、すばらしい本草書をあらわしているのである。

益軒には日本語の語源研究として『日本釈名』(元禄十三年・一七〇〇)という、シナの名著、『釈名』にならって執筆出版の日本語の語源研究書がある。京都の書林、上嶋瀬平・長尾平兵衛仝梓と出版書肆も明白である。しかしこれについて国語学の賢学、山田孝雄はその名著、『国語学史要』において、〈頗る不条理なものが在つて十分な学術的の研究といふことの出来ない点が多い。……到底通俗的の研究といふより外に評しやうもない〉とまで批判している(後述参照)。この〈通俗的〉という評価が益軒にはつきまとうようである。あえて譬喩的にいえば、純文学者と大衆文学者の相違といえる。いうまでもなく、益軒は後者である。

以上これまでの諸研究をわたくしなりに総括してみた結論である。しかし、大衆文学的ということが、ただちに低俗、低級ということではない。当時、江戸初期の日本の学問、知識、教育などのレヴェルをよく考えるならば、益軒の生涯は精一ぱいの知的啓蒙学者としての活躍だったと思う。同時代の同じ儒者、中村惕斎――益軒も交友をもった――などとも共通した姿勢、方法があったと思う。先にあげた『日本釈名』も日本ではじめての本格的研究書として登場したわけである。しかしやはり益軒の代表作は、『大和俗訓』であり、ここに益軒の学問、方法、思想さらに人となり、すべてがもりこまれているといえるであろう。彼がシナの百科事典、『三才図会』(三才図絵で引用している)をよく調べ校正しているのも、その一つの現れである。同じく、『大和本草』を執筆したのも事情はまったく同質である。まだ〈本草学〉が十分日本に、日本人に理解されず、しかし必要不可欠な学問であること、ことに医学――益軒は医学を志し一度は医師となった――、薬学にとって重要な学問と認識したゆえに、当時シナより舶載の『本草綱目』をいちはやく精読し、日本人のために(学者のためではなく)、心血をそそいで研究、執筆したのであろう。『大和本草』の内容はけっして単なる薬学の書ではなく、読者が一読されれば判明するように、各地の日本人の生活、民俗、文化をよく収集記録した文化人類学的書であり、李時珍の『本草綱目』とは別の新しい日本の本草学を樹立せんとした傑作であると思う。

代表作、『大和俗訓』も『大和本草』も益軒が七十九歳という最晩年に執筆、刊行されたものである。民衆の啓蒙学者として文字どおりすべてをし尽くしたと、自らに責任と誇りをもってまとめた研鑽と経験と自信に十分裏打ちされた日本人のための労作であると思う。益軒の妻、貝原東軒もよき協力者として、ときには原稿の浄書、ときには旅路の苦難をのりこえ、行動をともにしている。当時としては必ずしも一般的ではない学者同士という姿をみることができる。九州の一隅、福岡藩の一藩士の身分ではあるが、京都、江戸へは足しげく踏み入れて、長期滞在をして先進地域の学問、文化をも絶えず吸収し、都の学者、文化人と交渉をもっていた。とともに、できるかぎり各地に足を運んで多くの本草や民俗にも親しく接触した。以下、わたくしの益軒像の一端をのべてみた

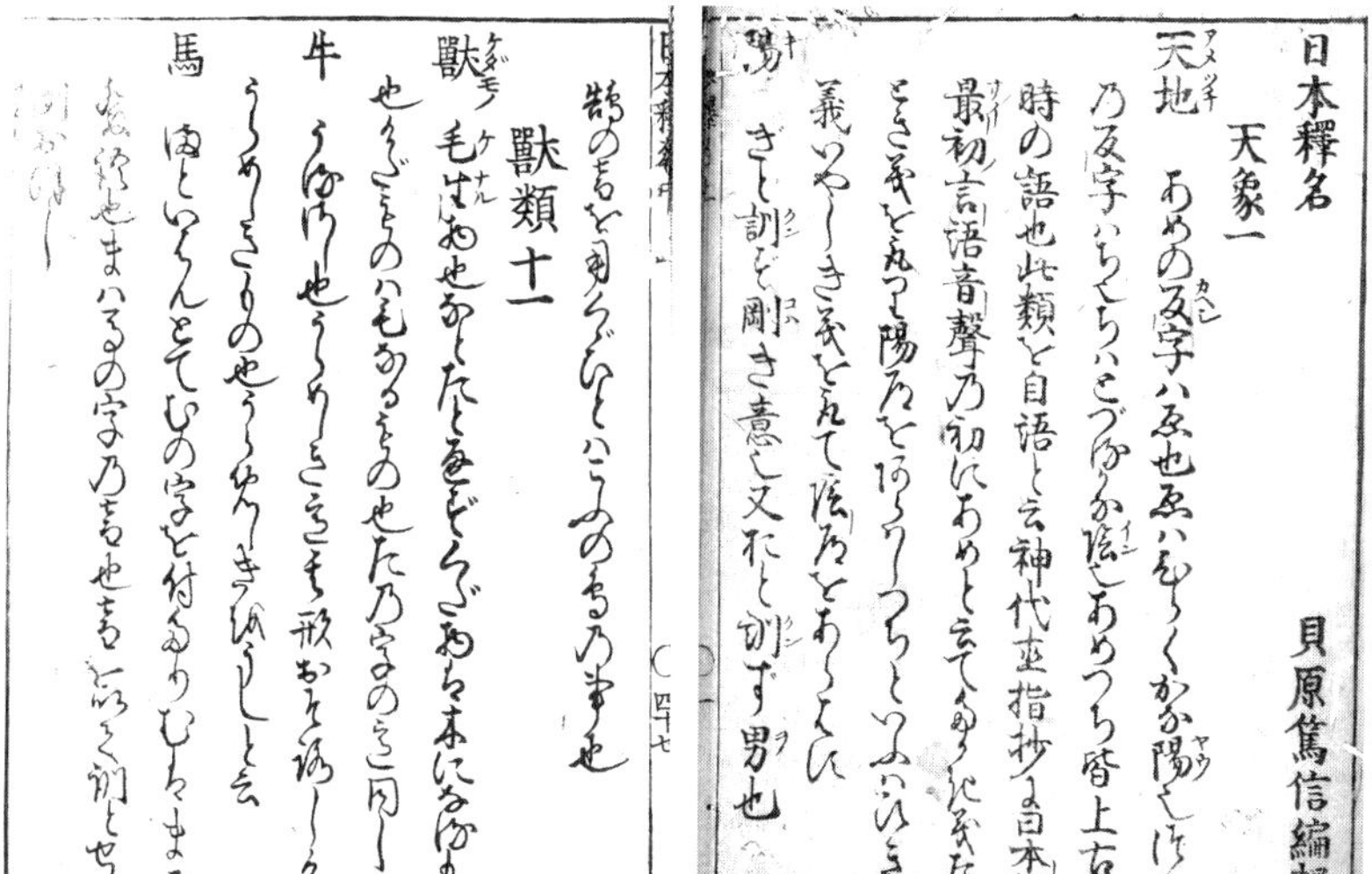

『日本釈名』より〈天象一〉・〈獣類十一〉各冒頭

い。益軒の生涯にそって素描し、読者の参考に供する。

貝原益軒は寛永七年（一六三〇）十一月、福岡城内に生まれた。名は篤信。通称は助三郎。字は子誠、号ははじめ損軒、晩年に益軒。二十六歳のとき医師となり、柔斎と名乗った。祖父は年少のとき武田信玄の侍童であったが、のちに黒田如水に仕え、百五十石を食んだ。主として民政、理財の面を担当した。父は寛斎といい、祐筆として仕えた。いずれも武事でなく文事をもって職に奉じたわけである。寛斎の跡は四男、楽軒が継いだ。

益軒は九歳から十四歳ごろまで、仲兄、存斎――藩命により京都に遊学している――について漢文をはじめ四書を学んでいる。いわば家庭が学問の場であり、仲兄の影響が大きく、儒学に志すようになったと思われる。これは益軒の場合のみでなく、江戸時代の武家、学者の家にあっては両親や兄弟同士の切磋琢磨というかたちはすくなくない。益軒のいわば学問環境は特別なものではない。十七歳、はじめてシナ古典『小学』をよみ、二十二歳、シナの学者、朱子の『近思録』に接している。これはのちに、朱子学へと志向する神の導きといえるかもしれない。医師に志すことになったのは、十四歳のときたまたま父親からシナの医書、『医学正伝』などを与えられたことがあつたからでもあろうか。江戸期、医師になるのはそうむつかしいことではなく、むしろ生活の道を得る便法として比較的容易だった。著名な国学者、本居宣長も若いころ医師の道を選択している。十九歳、はじめて藩主、黒田忠之の近侍となり、父に従って江戸へ足を踏み入れた。以後十二回ほども江戸には赴いているようである。また黒田藩が長崎警備役を課されていたこともあって、長崎にも遊んでいるが、突如として二十一歳のとき、藩主の怒りにふれて職を失っている。

以後七年ほど牢人生活を余儀なくされた（江戸初期は牢人が日常語）。二十六歳のとき、江戸に滞在の父のことで江戸藩邸へ赴くこととなる。福岡を出発して、海路を瀬戸内海にとり、大坂に上陸、胆（生）駒山を越えて京都に入り、さらに江戸へと下って藩邸に入った。途中、川崎の宿で柔斎と名乗って医師を志すことを決意した。江戸滞留は約一年半で福岡にもどる。二十七歳十一月、再び出仕を許された。これは藩主が光之に代わったこともあってのことで、翌二十八歳のとき、京都遊学を命じられている。藩においても期待される存在となっていたのであろう。しかし本格的に学に志すにはおそい。京都滞在約四年の長きにおよんでいる。〈朱子学〉へ急速に傾いていった。京都での益軒の学問的成長が考えられ、基礎作りを果たしたともいえよう。本草学者、向井元升、宮崎安貞とも相知る仲となっている。『本草綱目』に接したのもこのころであろう。三十一歳の十一月、江戸へ赴き約四か月滞留して再び京都にもどっている。

二十代から三十代のはじめまでの益軒の行動をみてみると、幕府の儒員、林鵞峰を江戸に訪うたことをはじめ、京都に儒者、松永尺五《せきご》、山崎闇斎、木下順庵などを訪ね開講に出席などしているものの、一定の期間師事するようなことはみえない。したがって諸家の講義の席に出席してはいるが、特定な学者の門弟として学ぶこともない。益軒の儒学はいわば、独学であり自己流に近い。もとより碩学、賢学や同年代に近い同学の人々との接触によりいろいろ発明啓発されるところも多かったであろう。そうした体験を通して自分なりに儒学を学びとったと思われる。やがては『大学』や『中庸』なども講義するほどになっており、三十三歳のとき、京都で『中庸』を講義して受講者も多く評判を得たといわれている。主として学問の府である京都が益軒を学者に育てたということになろうか。三十五歳のとき、帰藩を命じられているから、牢人となっての約七年と、京都などでの約五年間、必死になって学問（漢学）に精進したわけである。しかしすでにふれたように、特定の師も学派も未詳であり、特に師事した儒者はいない。三十五歳のとき、長崎に遊びここで多くの舶載のシナ書にも接し、かつはオランダ渡りの医術ものぞき見し、オランダ医術にも関心をもって通詞出身の蘭方医とも交渉をもったようである。

福岡に帰藩して百五十石を賜って、藩士に『大学』を講義している。このころ同じ儒家、中村惕斎、米川操軒などと交友をむすぶ。三十六歳のとき父、寛斎が中風で死去、六十九歳であった。三十九歳、京都で伊藤仁斎とはじめて知りあう。さらにこの年、江崎広道（秋月藩士）の女、初十七歳と結婚している。二十歳以上の年齢差であるが、この初こそ貝原東軒その人で、終生益軒のよき同士として行動した。才媛として、書、和歌もたしなみ、筝などもよくしている。彼女は学にも志し益軒の数多い旅行記も彼女の筆によるところがあるといわれる。益軒の女子教育への関心と言挙げにも、彼女の協力があったと思われ、当時としてはめずらしい学者夫婦といえよう。『女大学』は彼女の筆になったともいうが、もとより誤伝、益軒のものでもない。

益軒四十九歳のとき、『黒田家譜』作成の功により藩主より銀百両を賜っている。五十三歳のとき、朝鮮の通信使を迎え、筆談により対話しかつは詩を唱和している。五十九歳、筝を学ぶ。当時の学者によくみられるところである。人に聞かせるものではなく己の心の癒しのためである。江戸の学者には音楽の嗜みは普通の教養である。また、このころ儒医、黒川道祐、本草学者、稲生（稲）若水らと交友をむすぶ。六十三歳のとき江戸にはじめて聖堂を訪ね、林大学頭信篤にまみえている。五十歳代にはいって、〈本草〉に強く関心をもってきたか。長崎には五度、足をはこんでいるが、二十五、六歳での最初の長崎遊学や三十五歳での遊学はオランダ医術にそれなりの興味を示し、阿蘭陀流医術に関心をもつ通詞や漢方医術の士とも交をもったか。還暦に近く医学、本草学に強く心が動いたか。必ずしも体は丈夫ではなく大きな病気などしていないが、淋病・瘧《おこり》・痔などの持病をもち、健康養生には人一倍気を配ったようである。すでに『本草綱目』を手にしてシナの本草と日本のそれと比較しているようである。七十歳、自ら古希を祝賀しいよいよ著述に専念することとなる。行動の人から書室の人となる。益軒の著作の多くは以後、他界するまでのおよそ十五年間に執筆されたものである。それまでの益軒はむしろ外で足をもって人と交わり、自然と対話する行動の人であった。妻、東軒、甥、貝原好古――『日本歳時記』『大和事始』『和爾雅』『諺草』などの著がしられる――がともに行動することが多かった。いずれも益軒よりさきに鬼籍に入る。

益軒は旅の学者である。先にふれたが十九歳、はじめて父に従って江戸に下ってより七十歳まできわめて多く旅をしている。長崎には五度遊んでいるが、当時としてまた学問する人としてまことにまれといってもよく、健脚の持ち主でもあろうが、なにゆえにかくも足を外に運んでいるのか。もとより藩命のみではない。天性、旅が好きなのであろう。ここで益軒の旅を素描しておく。二十七歳、父に従い西下、伊勢神宮を拝し京都へ出、帰国。三十一歳、江戸へ下る。三十九歳、藩主に従い播磨、大坂、京都を経過して江戸へ、翌年は江戸を出発して鎌倉、江ノ島に遊んで京都に遊び帰藩。

江戸、京都へは毎年のように藩主とともに、また単独でも赴いている。その間、身近なところにも足を運び温泉に遊ぶ。先にふれたが三十五歳のとき、長崎に遊び、ここで多くの船載のシナ書に接し、さらに四十七歳藩命で長崎に書籍購入に赴き一か月ほど滞留している。五十一歳、長門に遊びさらに京都まで足をのばし、奈良、多武峯、吉野山へも遊び、郡山、箕面、そして有馬（温泉）と遊び、大和に回って大坂に出て、海路帰藩、この間約三か月におよぶ。五十四歳、前年江戸にあり、江戸を発して伊勢神宮を拝し、吉野山に遊んで京都に入りしばし滞留して、例により大坂より海路帰国している。翌年、幕府の求めで江戸に下り、約二か月滞留し、帰途江戸より美濃の国に入り、関ヶ原を経過してさらに播州へ足を運び、黒田家の事跡を調査して帰藩、これは約一月間の旅である。しかも同年十一月再び江戸へ下り、翌年五十六歳三月には江戸を発して日光を訪れついで足利学校を訪ね、さらに妙義山に登り、また西行して敦賀に出て近江をめぐって京都に入、六月に帰国する。強行なる旅程である。〈採薬〉のための旅ではないが、旅行中、自然に接しおのずと動植鉱物を観察し、また里人とも対話の機をえたのであろう。ただし益軒には本草学者として必須の資質、絵を細かく描く絵心は必ずしも十分もってはいなかったように思う。『大和本草』の〈諸品図〉の図版は誰の手になるか明白ではないが、彼の手もあろう。どちらかといえば稚拙で、交友の中村惕斎の『訓蒙図彙』とは比較にならない。図版（一八八頁参照）で確認されたい。

五十七歳、『筑前地志』の執筆編集のため、筑前、筑後周辺を巡回する。五十九歳、畿内の南部、奈良地方に遊び、翌年早々には、丹波、若狭、近江から紀伊にまで足をのばし、大坂周辺地域を巡っている。これは年を越して約三か月に及ぶ。五月に大坂より帰国。還暦を迎えてもますます健脚ぶりを示す。六十歳は福岡周辺の諸寺を訪ねている。六十二歳、福岡を発して大坂に滞留の藩主、綱政にお目見えし、京都、近江に遊び、約四か月を過ごし帰国している。六十三歳、春に藩内を巡り、四月には福岡を発して、四国の書写山に遊び、姫路、大坂へと足をのばし、さらに大和、伊勢へと旅をつづけ、さらにさらに甲州の身延山まで登り、息つく暇もなく相州に入り江ノ島、鎌倉を経て江戸に入る。伊勢への立ち寄りは伊勢神宮の参拝で、伊勢へはよく足を運ぶが、彼が当時の学者世界や社会状況にも敏感であり、遠祖が岡山の吉備津神社の神官であったことなども遺伝子として具有していたかもしれない。神道への関心を強め、いわば、〈神儒一体〉の考えへの動機づけが、この伊勢旅行であろうと思う。五十代から神道家であり、『異称日本伝』の著者、松下見林と交友をもち、六十四歳のとき、その『古語拾遺』の講義を聴講している。『万葉集』をはじめとする日本古典への近接とも有縁で、益軒が死にのぞみ、『源氏物語』の、ある文の一節を口ずさんだという逸話も象徴的である。けっして筋がねのはいった朱子学、儒学一辺倒の学者ではないことも書き留めておきたい。

六十三歳のとき江戸に一か月ほど滞留して再び京都に上り、約三か月滞留、十一月には帰藩。まことに東、西、江戸、京都と現代から考えても大旅行である。江戸では聖堂、学者、文人、京都では公家との接触、書物購入など有形無形の貴重な体験、交友の機を得て、思う存分に実現したことと思う。すべてが晩年の著作に実現しているのであろう。このように七十歳まで、京都、大坂、大和を主として遊んでおり、以後、先にふれたように執筆に専念することになるわけである。京都へは生涯二十数回も足を踏み入れているいる。古希の祝いも質素におこなわれたが、藩主、綱政からも厚く遇され、別邸も賜わり三百石どりになっている。四十四年間三代の藩主に仕えた功である。しかしこの年、よき協力者であった甥の好古が病没、すでに長兄、家時（商人。役人の讒訴により投獄され獄中で病死）も仲兄、存斎も死去しており、三年後には末兄、楽軒の訃報も聞くことになる。

七十三歳、『音楽紀聞』（一巻）を書きあげている。これはその昔、京都遊学中に修得した〈古楽〉の趣味が高じての一書でもある。夫妻ともに琴の作製を注文して、ときにあい和することもあり、晩年には自宅で、〈古楽の会〉を催している。益軒の、かつは当時の学者の生活のよき飾りの面ともいうべきであろう。いうまでもなく小旅行などは省略したが、芭蕉と異なり旅に病むこともなく大収穫を得て大満足したと思う。精神的にも肉体的にも旅は益軒を士階級の指導者、さらに広く志ある人びとを導く教育者に成長させたであろう。おそらく『大和本草』もこうした旅からえた解答をまとめたものといえよう。江戸時代の学者としても希有の行動人というべであろう。

旅行記の一つに『豊国紀行』がある。元禄七年（一六九四）、豊後の別府、中津周辺を巡っての二十日間ほどの旅の記である。その中の記述を若干紹介してみる。

(a)別府村の南浜脇と別府の間小川あり浅見川といふ。源は立石よりいづ此川の鰷《あゆ》冬春に至りて死なず冬には其形肥て味よし。めづら敷物なり。（中略）別府のあたりには家のむねにしばをおき、いちはち（いちはつ）と云花草をうへて風のむねを破るをふせぐ。武蔵国にあるがごとし。風烈しきゆへと、家毎にみなかくのごとし。別府はべつふともべふとも云。里人はべふとつづけていふ。

(b)石垣原は鶴見嶽、つるみ山両山のふもとに有。古戦場なる故雨夜には今も往々鬼哭するよし里人いへり。又矢の根、かうがひなど時々此原にてひろひ得る者有と云。

(c)（立石村）山の麓に近き所に温泉いづ。広さ方八尺ばかり極めて清潔にして温和なり。湯の色淡泊にして蛤の汁のごとし。湯も水もかたはらより樋にて湯つぼにに入る。よく病を治すと云。此辺諸村の湯にまされり。硫黄の臭《か》少くなし。切石にて其めぐりをかこひたり。又別に濁り湯有。よく癬瘡を治す。立石の下に明礬を取る所あり。石を土中より掘出すにはあらず。地中に温泉の出る所甚熱気有て地上に熱気を吹揚ぐ。（中略）其上に土をひろく覆ひて気の出る穴をふさぎて数日おけば礬気むし上げ土のうへにあらはれ塩の如く白蠟に似たり（中略）土中より上に吹出て塩のごとくなる物を取、癬瘡にぬればいゆる。近年日本に明礬を多く煮る事此所よりはじまる。

まさに本草学者のごとき観察記述であろう。端なる紀行の文ではなく理に勝った記述である。文章はやさしくなだらかであるが、内容的には、景色を愛でたり、人情の機微にふれての感情の発露といった記述はすくなく、どちらかといえば、文学的ではなく理科的といってよさそうである。すべての紀行文を読み分析したわけではないが、底を流れる思想、態度は『大和本草』で、〈物理ヲ論ズ〉という論理、民生への深い理会と共通するところがあろう。(c)の具体例として、『大和本草』〈温泉〉（巻三・水類）に、〈諸州ニ多シ、就中摂州《ノ》有馬山、和州十《ト》津川《ツカハ》、上州ノ伊香保《イカホ》、相州《ノ》熱湯《アタミ》、信州ノ草津、豫州ノ道後ハ名湯ナリ、多ハ硫黄気アリ有馬ノ湯ニハ塩アリ、凡温泉ニ浴セントセバ、先其病症ヲ考フベシ、中風、節骨、ヒキツリ、シヾマリ、手足ナヱシビレ、疥癬ノ類、凡皮膚骨節ニアル病、或ハ金瘡のイヱントシテ未レ愈、又高処ヨリ落腰脚ヲクジキ打撲杖瘡等凡外症ニハ、浴シテ験アリ、又気血不順、食気滞塞、凡虚寒ノ症ハ汗出ザルヤウニカロク浴スレバ害ナシ、但内症ノ病ニハ不レ宜益ナシ、其外上ニ所レ謂《ロフ》ノ諸症ナクンバ慎テ妄ニ浴スベカラズタヾ益ナキノミニアラズ多害アリヲソルベシ（後略）〉と見事に温泉療法の是非を論じている。論はさらに長くつづくが、小野蘭山が〈温湯《イデユ》〉（『本草綱目啓蒙』〈巻一、水・天水類〉）で、ごく短く記述している点と比較できぬ論述である。

益軒の最終的に至り得た思想を示す著作として、『自娯集』（八十三歳）『慎思録』『大疑録』（ともに八十五歳の作）の三部があげられる。いずれも漢文体での論述であるが、『自娯録』の中に、〈学貴有疑論〉があり、〈学貴有疑。大疑則可大進。小疑則可小進。無疑則不能進〉とある。益軒の生涯をわたくし流に解すると、まさしく、常に〈疑問〉と向かいあって前進した学究の徒の姿がうかぶ。しかも常に生活者の目線で。またこの書で、わたくしのかねて疑問に思っていた号、〈益軒〉の名乗りの時期が、すこし明確になると思う。益軒没後でも学者の間では、〈損軒〉と呼ばれているほどに、〈益軒〉の号はごく晩年の数年間のみである。宝永三年（一七〇六）、七十七歳のとき、『益軒日記略』があるよし（未見）、また七十八歳に成立の『大和俗訓』の草稿の後尾に、〈筑州。益軒貝原篤信書／時年七十有八〉（書入れ）とみえる点（写真による。出版の板木にも益軒と自から記す）、この序（門人、竹田定直）にも、〈益軒先生〉とある点で、このあたりで損軒から益軒になったと思われる。しかし右にあげた『自娯集』には〈序〉（門人、竹田定直）にも、〈益軒先生〉とあり、自らも巻首に〈益軒貝原篤信著〉とあるので、やはり公的に用いるようになったのは、八十歳前後と考えられよう。ちなみに、この改号は『易経』の卦によるという。

人はその人の主著よりも、ノートとか随筆に、意外と本音というか深層に溜まッた真実がもれでるものである。わたくしの専門である言語研究からすれば、益軒の語源研究『日本釈名』に、〈飯《メシ》　うまし　上を略すまとめと通ず（ま→め。うは落→メシ）／学《マナブ》　まは誠也なはならふ也まことをならふ也（後略）〉と。いずれも語源解釈はいかにも荒唐無稽である。メシは召シアガル（食べるの敬語）のメシであり、マナブはマネブ・マネルと同じ、学ぶとは師を真似《まね》ることが主体であろう。しかし益軒はいかにも人の道を説く漢学者らしく解釈するわけである。また、〈人　人は万物の霊にて人にならぶ物なし天下にたゞ一の物なる故一といふ意（後略）／民　たみはたうとみ也いふ意は民は万物の霊也万物の内人を尤たうとむべしいやしむべからず中の二字（タウトミ→ウ・トの落→タミ）を略せり（後略）〉と、これも語源解釈としては眉唾ものであるが、人間尊重がうかがえる。益軒の学者、本草学者としての態度、思想がにじみでている。すべて語源解釈が誤っているというのではなく、中には正解として現代でも国語学者の研究と一致するところはある。益軒が『大和本草』で、本草学は〈民生日用の要〉とのべている点と相通う解釈というところであろう。

益軒には常に〈民生〉が主軸におかれている。ただし武士階級の成員とて上からみたときのそれである。遺編とされる『文訓』の冒頭にも、〈士は農工商の上《かみ》に居て民をおさむる位あれば一心を以万事に通ぜずんばあるべからず〉とみえる態度、心構えと同質といえるであろう。『大和俗訓』の門人の序に〈此編豈独為武人俗吏而已哉〉とあるのも、直接対象は庶民ではないことも示していよう。語源解釈については、ほぼ十余年後に成立の新井白石『東雅』の語源解釈に比して雲泥の差があるということはできる。あえていえば素人と玄人の相違である。しかし広い視野と経験からの思考を濾過しての我流語源解釈といえる。益軒は長崎の蘭方医、楢林鎮山（時敏）が宝永三年刊行の『紅夷外科宗伝』（フランスの外科医、Ａ・パレの書の翻訳を主に執筆）に、〈筑州　益軒貝原篤信　時歳七十有七〉と序を寄せ、同じく京都の暦学、和算の研究家、中根元珪が、元禄五年刊行の『異体字弁』（漢字字書）にも序を寄せている。こうしてかなりはやく、六十代から俗に有名人として序を乞われるような、自他ともに許すところがあったのであろう。幅広い学問の人と理解される。しかしやはり何といっても、益軒は人の道を多くの人々に、うまずあせらず説く世の教育家であり、一藩士である。その点で益軒は、生活のための致富蓄財など工、商の道は説かず、あくまでも士の立場である。『神祇訓』（一巻、成立未詳）・『五倫訓』などをのぞき、つぎにあげる十本の訓《おしえ》の書、いわゆる「十訓」（固有名詞ではない）こそ彼の真骨頂であろう。（　）内の洋数学は年齢を示す。いずれも『益軒全集巻三』に収録。

(1)『家訓』（一巻、56／一六八七）(2)『君子訓』（三巻、74／一七〇三）(3)『大和俗訓』（八巻、79／一七〇八）(4)『和俗童子訓』（五巻、81／一七一〇）(5)『楽訓』（三巻、84／序、一七一〇）(6)『五常訓』（五巻、82／序、一七一〇）・(7)『家道訓』（六巻、83／一七一二）(8)『養生訓』（八巻、84／一七一三）＊文化十年（一八一三）の漢学者、頼惟完の序あり、百年忌に刊行。(9)『文訓』（四巻、遺編／享保元年・一七一六序）／『武訓』（二巻、同上）＊上の『文訓』と両書あわせて〈文武訓〉ともよぶ。(10)『初学訓』（五巻、遺編／享保三年・一七一八序）

生涯を俯瞰すれば、貝原益軒は学のあらゆる分野にふみこんで精進努力した人物であり、反面一つの専門学者としての業績とし、高いレヴェルの著作を書きあげることはなかった。『大和本草』は後、本草学者に範を垂れ、かつ批判されている。日本のリンネといわれる本草学者の大家、小野蘭山によりその塾で講義もされかつは批判もされている。しかしやはり日本本草学の本格的第一歩は益軒によるわけであり、その基礎を与えたという意義は当然彼の功に帰せられ、『大和本草』の一書にあることは確実というべきであろう。江戸初期の啓蒙期に先輩、中江藤樹、熊沢蕃山や山崎闇斎など多くの学者が率先して行動したように、日本、日本人一般の教化とは何かを平易に士の立場から彼等を啓蒙するために、行動を惜しまなかった武士出身の学究の徒こそ貝原益軒と結論できるであろう。

益軒夫妻には子のないところから、益軒が六十九歳（元禄十一年）のとき、仲兄、存斎の次男重春（久右衛門、元夫、和軒）を養子に迎える。そして東軒の姪と結婚させることとした（のち若い妻は女子を生んで死去。宝永三年に再び妻をむかえて、男子をもうけた）。重春は益軒にとって必ずしも期待できる人物ではなかったようであるが、しかしよく養父母に仕え、宝永六年（一七〇九）、益軒八十歳（耆老）の寿を祝賀して饗宴をもうけている。この年藩主、綱政からも多年の功により衣、饌を賜っている。なお門人たちによる八十歳の祝賀の宴は正徳元年（一七一一）、八十二歳のときに催された。詩賦音楽の饗宴があり、東軒も箏を弾じ和したという。八十四歳のとき、東軒（六十二歳）をうしない、翌年八月、益軒も八十五歳で永遠の眠りにつく。西町（現、福岡市片町）の金龍寺潜庵に葬られた（現代、益軒の像が設けられている）。会葬者ははなはだ多かったという。没後一年をへて、つぎの墓誌銘が門人、竹田定直（春庵）により選述された。

恭黙思道　極精造微　愛物為務　事天不欺
韜蔵増顕　謙遜愈輝　遺訓存策　後学永依

◇主な著書　＊（　）内の数字は年齢を示す。

『和漢名数』（一巻、60）・『続和漢名数』（一巻、64）・『花譜』（一巻、65）・『和字解』（一巻、70）・『日本釈名』（三巻、70）・『点例』（一巻、74）・『筑前続風土記』（三十三巻、59〜74）・『菜譜』（三巻、75）・『（万宝）鄙事記』（八巻、76）・『和漢古諺』（二巻、77）・『大和本草』（二十巻、79）・『大和俗訓』（八巻、79）・『楽訓』（三巻、81）・『和俗童子訓』（一巻、81）・『自娯集』（七巻、83）・『養生訓』（八巻、84）・『慎思録』（六巻、85）・『大疑録』（二巻、85）＊明和四年（一七六七）刊・『本草綱目目録和名』（一巻、51）

◇旅、紀行記

『杖植《つえたて》紀行』（一巻、50）・『畿内吟稿、京畿紀行』（一巻、51）・『大和河内路記』（一巻、51）・『吾嬬路記』（東海道記とも、一巻、58）・『江東紀行』（一巻、62）・『背振山記』（62）・『壬申紀行』（一巻、63）・『大和（和州）巡覧記』（一巻、63）・『豊国紀行』（一巻、65）・『熊野路記』（一巻、65）・『岐蘇路記』（木曽路之記とも、二巻、80）・『有馬名所記』（二巻、82）・『諸州巡覧記』（七巻、84）・『日光名勝記』（日光より倉我野迄の道の記とも、一巻、84）

＊『日本歴史辞典』（河出書房）によると、著作は九八部二四七巻という。

補記：明治四十四年五月刊行の『益軒全集巻六』に、〈大和本草・大和本草付録・大和本草諸品図／大和本草批正（小野蘭山）・本草綱目品目・本草名物付録・本草和名抄〉が、翻刻収録されている。〈諸品図〉は一ページに原本の二丁八齣分が縮小して収められている。したがって図版としても図に添えてある説明文もいささかこころもとない。

4　小野蘭山と『本草綱目啓蒙』――本草学に生涯をささげる

諸版の異同

蘭山とその著作については、別に〈著作考〉としてまとめ発表の予定なので、その方を参照していただくこととして、ここで考察する『本草綱目啓蒙』は、数少ない初版本であり、早稲田大学所蔵（函架番号、別置本／ニ奴・二一二）である。これはつぎのような書誌である。

(1)冊数：全四十八巻・二十七冊
(2)刊行：享和三年〜文化二年と四年間にわたって出版。
発兌・書肆：京都二条高倉　林喜兵衛／大坂心斎橋安堂寺町　大野木市兵衛／東都本銀町二丁目　須原屋善五郎
(3)見返し：蘭山小野先生口授／本草綱目啓蒙／板貯衆芳軒之書蔵印
＊上欄に〈享和三載癸亥春二月彫刻〉とある。
(4)序（漢文）：享和二年臘月之望　東都医官督医学事　丹波（多紀）元簡譔、武田信任書／後序：文化二年冬十月　弟子　淡海源樸揮撰

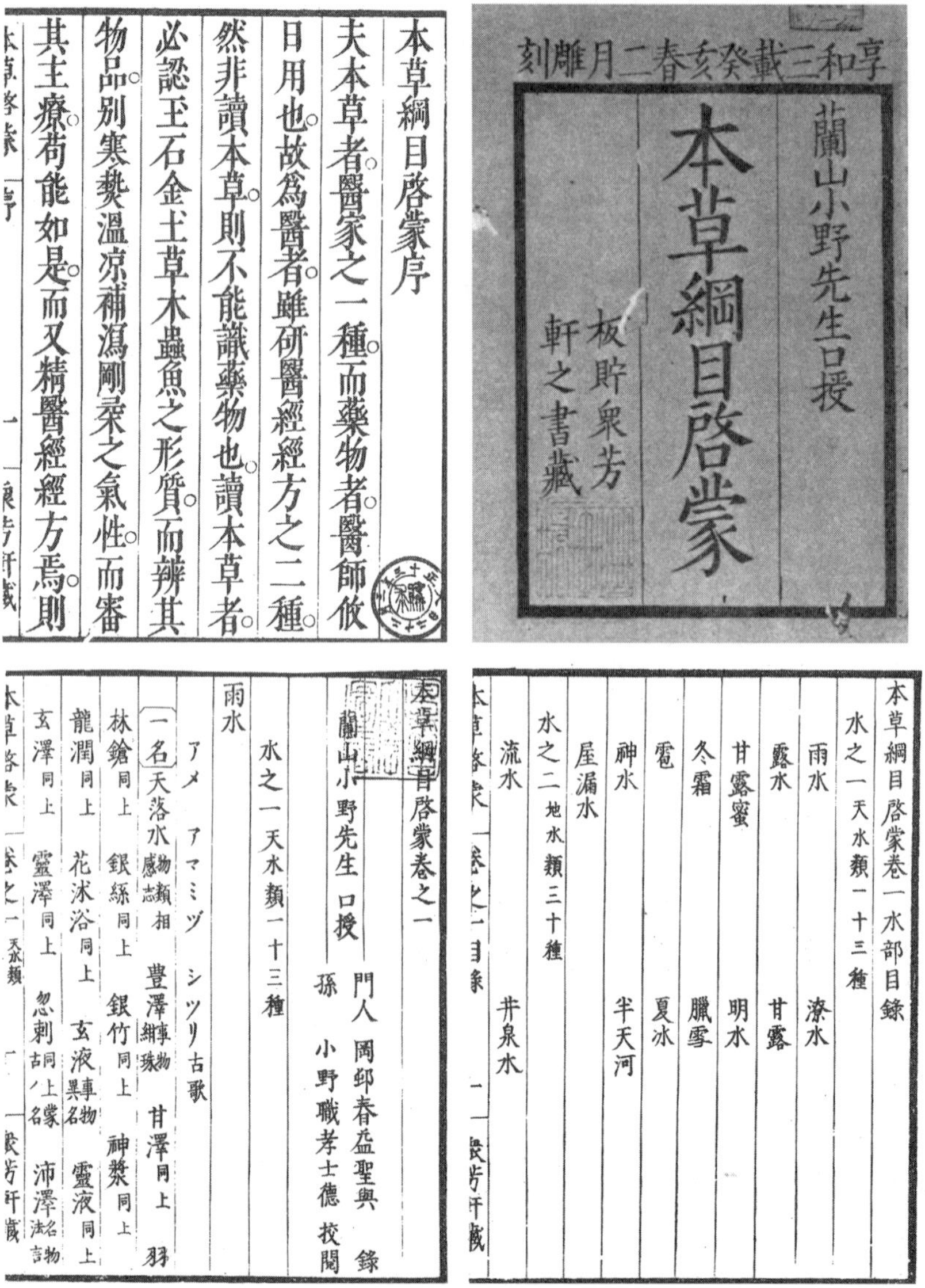

享和三載癸亥春二月離刻
蘭山小野先生口授
本草綱目啓蒙
板貯泉芳
軒之書藏

本草綱目啓蒙序
夫本草者。醫家之一種。而藥物者。醫師依
日用也。故爲醫者。雖研醫經經方之二種。
然非讀本草。則不能識藥物也。讀本草者。
必認玉石金土草木蟲魚之形質。而辨其
物品別寒熱温涼補瀉剛柔之氣性。而審
其主療。苟能如是。而又精醫經經方焉。則
本草啓蒙　序　一　衆芳軒藏

本草綱目啓蒙巻一水部目録
水之一天水類一十三種
雨水　潦水
露水　甘露
甘露蜜　明水
冬霜　臘雪
雹　夏冰
神水　半天河
屋漏水
水之二地水類三十種
流水　井泉水
本草啓蒙　巻之一　目録　一　衆芳軒藏

本草綱目啓蒙巻之一
蘭山小野先生　口授　門人　岡邨春益聖與　録
孫　小野職孝士德　校閲
水之一　天水類一十三種
雨水
アメ　アマミヅ　シツリ古歌
一名　天落水物類相感志　豊澤事物紺珠　甘澤同上　羽
林鎗同上　銀絲同上　銀竹同上　神漿同上
龍潤同上　花沭浴同上　玄液事物異名　靈液同上
玄澤同上　靈澤同上　忽剌古ノ名同上蒙　沛澤名物法言
本草啓蒙　巻之一　天水類　一　衆芳軒藏

『本草綱目啓蒙』
上：見返し／〈序〉冒頭
下：〈巻一目録〉冒頭／〈雨水〉（巻一本文冒頭）

(5)本文巻首内題：蘭山小野先生　口授、門人　岡郁春益聖與　録／孫　小野職孝士徳校閲（両人並記。巻により孫のみの場合もある）＊本文は九界十一行（半丁）、見出し語より一字下げで記述、漢字仮字まじり文、句読点はない。

右のように〈衆芳軒蔵〉版という私家版で出版されたものである。『国書総目録』（岩波書店）に〈享和三刊／享和三版（二七冊）／文化二版（二七冊）〉などとあるが、いずれも誤りで、右のように、初版は〈享和三年版〉とすべきである。つぎに初版以下の後摺本などについて、示しておこう。源流となった講義録的なものとともにあげるとつぎのとおりである。

A写本：本草綱目紀聞（または〈訳説〉）……蘭山の講義を筆録したもの。これが初原的な体裁をもち、以下のBグループが編集された。

B版本：

(1)初版本：（上に解説したので省略する）

(2)再版本：文化八年～文政十二年刊……初版本とほぼ同一内容。

(3)第三版：天保十五年（弘化元年）刊、木活字版（序文をのぞく）。『重修本草綱目啓蒙』、全三十五巻、三十六冊。梯南洋補正。〈学古館蔵版印〉とある。

(4)第四版：弘化四年刊、『重訂本草綱目啓蒙』、全四十八巻、二十冊。和泉国岸和田藩出版で、藩の侍医、井口望之が重訂を加えた（後述参照）。

C関係書：

(1)『本草啓蒙名疏』、文化六年開彫、刊、七巻八冊。小野蘭山鑒定、職孝編輯。〈見返し〉に、〈文化六年己巳四月開彫／本草啓蒙名疏／板貯衆芳軒之書蔵印〉とある。大きさは、『啓蒙』と同じく、二六二×

一七五ミリ（匡郭内は一七〇×一三〇ミリ）である。外装・体裁など、『啓蒙』と酷似している（次頁の図版参照）。
本書は『本草綱目啓蒙』（以下『啓蒙』と略称する）との関連が重要なので、すこしく内容を解説しておく。

〈序（漢文）〉：文化五年、源弘賢／〈凡例〉：佐伯職孝

ここでつぎのように説明している（六項目中から二項目をえらぶ）。

一、此書ハ先ニ大父著ス所ノ本草綱目啓蒙中ニ載ルトコロ和漢（ママ）ノ名称ヲ類聚シ国字四十七篇ニ分チ以テ卒撿ノ便ト為ス仮名法混ジ易キモノハ　輪池先生ニ請テ是ヲ正ス都テ七巻名テ本草啓蒙名疏ト云

一、雅俗古今史歌書中ノ名及ビ和方ノ隠名諸州ノ方言等ヲ載セ下ニ本條ノ名及ビ書名ヲ註ス

右でわかるように、〈序〉を当代の賢学、輪池、屋代弘賢が書き、中で、〈余嘗謂凡士非学兼和漢通知古今其人不足道也蘭山翁精於物産其学合幷華夷達観上下其辨物也〉と高く蘭山の学を評価している。また〈凡例〉で説明しているように、本書は語彙をまずイロハ別（〈以〉のように漢字で表示し、陰刻）に分け、さらに方言などを検索しやすく編輯しなおした索引の一種である。ただし語彙について、それぞれの該当丁数は示していない。体裁は次頁の図版でわかるように、四周単辺、有界十行、柱は〈本草啓蒙名疏以／丁数／衆芳軒蔵〉とある。こうした著述のあるところから推察して、おそらく漢名・和名・方言を問わず、カードシステムで処理する方法をとっていたのかもしれない。事実、方言もあるものは『啓蒙』を補訂して登録していることも判明した。

(2)『本草綱目啓蒙図譜』、嘉永二年刊、四巻二冊。ただし、〈山草部〉のみ。岸和田藩侍医、井口望之（三楽）による。

＊右のB(2)は、『国書総目録』では、文化八版（二七冊）、文政一二版（二七冊）と分けて記述しているが、いずれも誤りである。

右のように、初版が享和三年（一八〇三）に刊行され、第四版が弘化四年（一八四七）に出版され、さらに索引

的なものや、図譜（一部）まで刊行された。本書の需要の多さが判明しよう。新しく披閲した資料によると、初版本は、〈御老中若年寄及大夫士幷門生等助資〉で刊行され、四回ぐらいに分けておこなわれたようである。初版本は火災にみまわれたこともあって、稀覯本に属するといってもよかろうが、他の後摺本も、最近ではかならずしも一般にみられなくなった。つぎに記述の体裁について考えておこう。

　わたくしは初版本を写真版により全巻を刊行したが、これが今まで日の目をみなかった理由の一つは、上で考察したように、板木が火災で焼失したことであろう。昭和三年に、『重訂本草綱目啓蒙』が、日本古典全集の第三期として、四冊本として翻刻出版されたが、しかし翻刻にはかなり問題があり、加えて小本のために印刷上の制約もあって、厳密な研究資料としては使用できない。そこで以下後摺本の内容について簡単に考察しておきたい。

　まずB(2)の文化八年～文政十二年の再版本であるが、これは、おそらく初版本の覆刻かと思われる。表紙の色が濃紺で、初版本と異なるが、焼失した板木に代って、残った初版本を基とし、初刷り本によってかぶせぼりしたものか

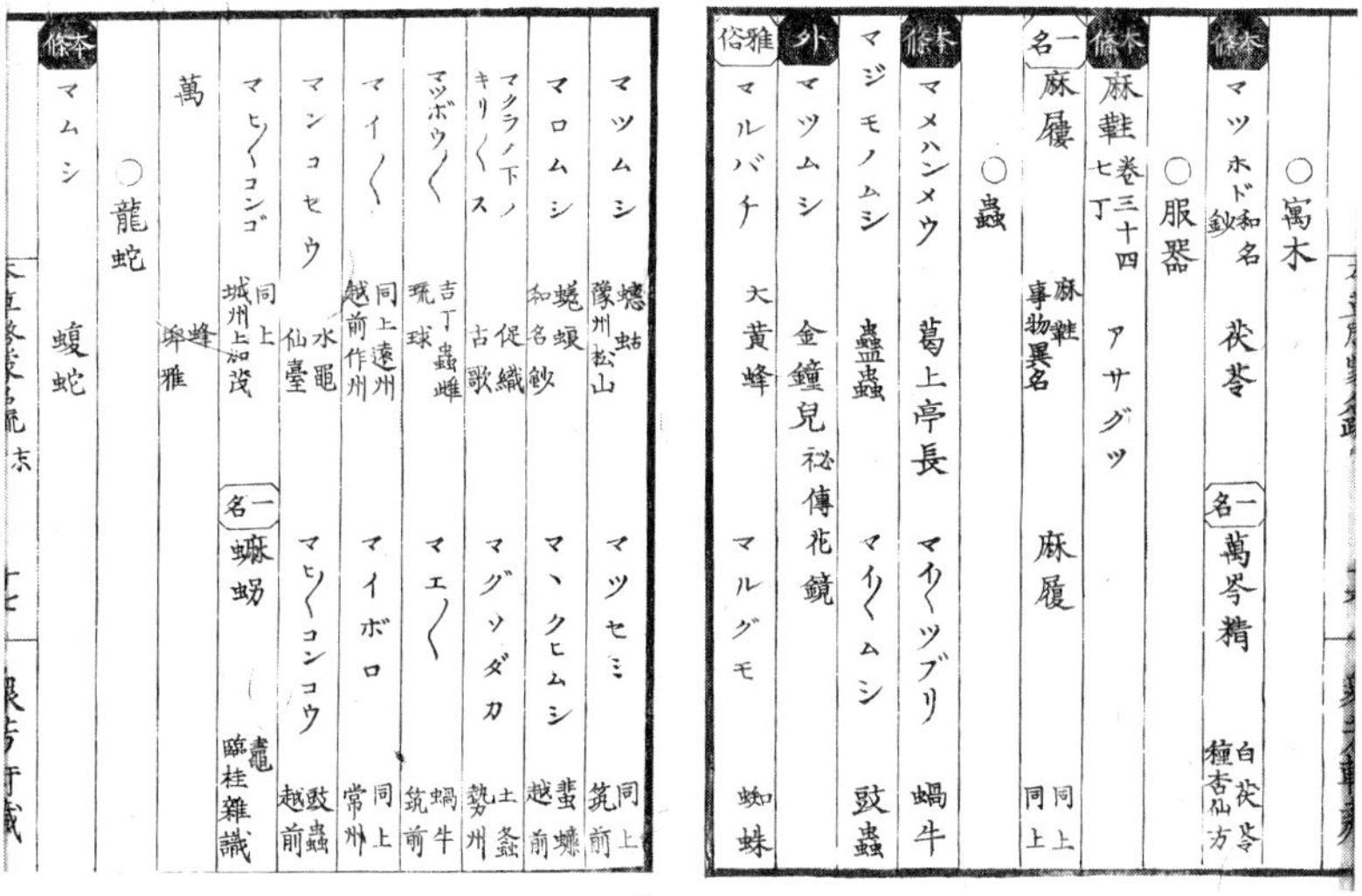

『本草綱目名疏』〈万《マ》〉の部（86 頁も参照）

と思う。この点で、初版本とほぼ一致するものと考えてよかろう。

B⑶・⑷の第三版・第四版はそれぞれ重修・重訂として、初版本を補訂したようにいわれている。ことに第四版の『重訂本草綱目啓蒙』において然りである。これについては、上掲の日本古典全集の〈解題〉に紹介されているが、果して、誤脱を校訂しているかどうか問題である。筆者が、アトランダムに比較検討した限り、必ずしも改善とは言いがたい点がある。しかし『重訂本草綱目啓蒙』にのる〈附言〉、特につぎの二項目は参考になるであろう。

> 一編中地名旧刻ト異ル者往往アリ譬ヘバ石部井泉石ノ条相州大山ノ麓津久井トアルヲ改テ相州津久井県トシ造醸類豆腐ノ条和州高野ヲ紀州トスルノ類ナリ他皆是ニ倣ヘ
>
> 一編中和名及語中ノ仮名旧刻伊《イ》為《ヰ》比《ヒ》布《フ》遠《ヲ》越《オ》牟《ム》宇《ウ》辺《ヘ》恵《ヱ》ノ類混シテ一定ナシ蓋仮字ノ違ヘル刀圭緒鞭ノ義を害セズト雖ドモ然ドモ本邦声音古ヘハ自ラ正格アリ和ヲ以テ混ズベカラズ今古事紀（ママ）日本紀万葉集和名鈔本草和名康頼本草和訓栞等ニ就テコレヲ正ス其方言俚語ノ正ヲ取ニ由ナキニ至リテハ暫ク疑ヲ存テ旧刻ニ従ヒ以テ后ノ識者ヲ俟

前者についても全面的には賛成し難いところがあり、むしろ記述の表示は改悪したところもある。右の〈相州大山……〉もむしろ蘭山の真意は広い津久井という地域ではなく、津久井中のある一地点を示そうとしたものと思う。あえて改める必要はなかったであろう。最終的には両者を比較検討しないと結論はでない。後者についてはかなり訂正されたようで、改善されたと評してよかろう。たとえば、〈車前〉（巻十二）において、初版本は〈……マルコ南部カイルバ共ニ同上〉とあったのを、第四版では、〈……マルコバ南部カイルバ同上〉と訂正している。こうした類は、他にもあるわけで、今後のさらなる検討課題である。しかしいうまでもなく、蘭山の畢生の大作は初版本によらねばならない。

以上のように考察してくると、初版本とそれ以外のものとの比較は今後に残された課題であるが、しかし何より大切なことは、厖大な量の方言である。これを索引にとることによって、本書の価値が倍増することはこれまで研究家によって唱えられてしかも実現しなかった。この点で、今回総索引を作成して一つの使命を果したことになろうか。

つぎに体裁を初版本においてのべると、本文の第一ページともいうべきはまず各巻ごとに、巻頭に〈目録〉があり、それぞれ、〈蘭山小野先生　口授、門人　岡邨春益聖與　録／孫　小野職孝士徳校閲（時に孫のみの〈録〉もある）〉とあって、以下本文がはじまる。ただし巻頭の目録と本文中の見出し、表記などで一致しない場合もみられ、第十七巻は〈草之十二〉以下の目録を欠いている。また出版書肆も最終巻奥付をのぞいて二軒となっている。

記述の方法

つぎに本文の記述の方法について考察しておく。率直にいってまず記述の体裁は必ずしも整備されているとはいえない。ほとんどの場合に、つぎのような基本的に八つの部分に分けた条目が設けられているのであるが、必ずしも八つの条目は整っていないのである。〈見出し語〉とそれへの説明において、全巻を通覧すると不備をみる（〈　〉は用いられている条目の用語を示す）。

○見出し語

(1)和名（いうまでもなく、方言をふくむ）

(2)〈一名〉：（出典として中国書をあげる）

(3)本文：蘭山の説明の部分。(4)〈釈名〉(5)〈集解〉(6)〈主治〉(7)〈附方〉(8)〈附録〉：追加すべきものをあげる。なお〈附録〉であげたものも、形式としては、右の(2)以下と同様の形式になっており、〈方言〉も列挙されている場合がある。

＊(1)〜(6)まですべて整っている場合はむしろごく少数といえる。なお(1)は二字下げ、(2)〜(6)は一字下げに印刷している。

右のような形式をとっているが、たとえば〈見出し語〉だけで、〈九仙子　詳ナラズ〉のように、蘭山にわからぬ場合は、〈詳ナラズ〉とことわっている。ことに〈附録〉で著しい。この場合も、さらに私見をのべている場合とそうでない場合があって、記述はかなり未整理的というか漫筆的なところがある。また〈見出し語／和名〉のみで、すぐ本文がつづいて記述されている場合も多い。

出典の表示は、シナ書の場合は細字双行の形式をとり、和名とそれに表示する日本語の註記（時には出典名）は説明体をとる場合以外は、細字一行が原則で、時に双行の場合もあるという具合である。

つぎにもっとも重要な項目である(1)の和名・方言の表示であるが、出典名・古歌・方言、時には、出典名と方言とを同所に示す場合などがある。出典では〈和名鈔・大和本草〉が多い。いうまでもなく、見出しに対しては、方言をあげることにつとめているのが原則で、〈方言〉が圧倒的に多い（二二三ページ以下参照）。地域は、〈肥前・肥州・東国・江都・仙台・江戸・京・勢州松坂・播州酒見北條・琉球・北国〉など広・狭さまざまである。しかし〈同上・共同上〉などをはじめ無表記のものが方言群の中にぽつんとあり、また説明中にとりあげている場合もあって、もう少し整理すべきであった。これは第四版の重訂でも同様である。

『本草綱目』との比較

さてここで、条目について、本書が據ったであろう『本草綱目』との関連について、いちおう比較検討しておくべきかと思う。『本草綱目』の条目と対応させてみるとつぎのようになる。両者の異なりをしるうえから、〈榼藤子〉（巻十四上・十二オ）を例にとる。

『本草綱目』

○榼藤子

①〈釈名〉象豆・榼子・合子

②〈集解〉

③〈気味〉

④〈主治〉

⑤〈附方〉

⑥〈附録〉：合子草

『本草綱目啓蒙』

○榼藤子

◎和名：モダマ

○〈一名〉：藤榼子 通雅 猪腰子 同上同名多シ

◎本文

○〈釈名〉

○〈附録〉：合子草

右のように、両者でかなり異なっている。対応の条目で確実に一致するのは〈見出し〉と他の二条目である。また〈和名・本文〉は、当然日本のこととなるから、『本草綱目』と異なることになろう。したがって、右の例では〈釈名・附録〉のみが対応していることになる。しかし内容記述では、両者が異なっていて、『啓蒙』の〈釈名〉は、ごく簡単な語釈で、〈異名〉や〈一名〉もあげていない。これはむしろ日本で〈釈名〉を〈異名〉（『新刊多識編』）としたり、〈一名〉（本書）と改めたようである。本書が〈一名〉として独立させているのは、〈釈名〉の一つの分れと考えてよい。しかしそれとても、『本草綱目』と比較してわかるように、まったく異なっている。ともに漢名であり、シナ古典を典拠とするが、〈一名〉は蘭山が勉学研究の結果で示した独自な部分のようである。〈附録〉

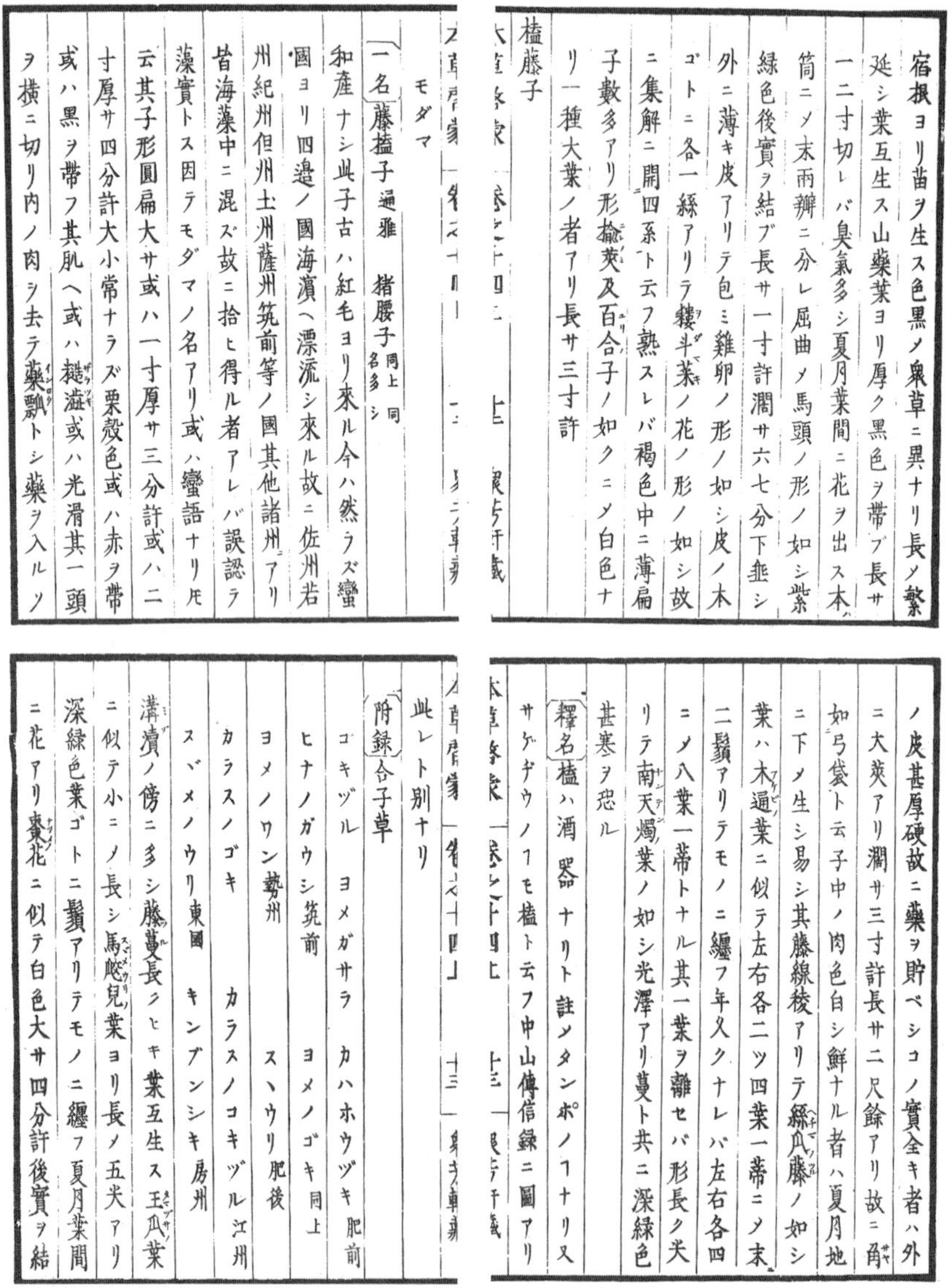
宿根ヨリ苗ヲ生ス色黒メ梟草ニ異ナリ長メ繁延シ葉互生ス山藥葉ヨリ厚ク黒色ヲ帯ブ長サ一二寸切レバ臭氣多シ夏月葉間ニ花ヲ出ス本ハ筒ニメ末兩瓣ニ分レ屈曲メ馬頭ノ形ノ如シ紫緑色後實ヲ結ブ長サ一寸許潤サ六七分下垂シ外ニ薄キ皮アリテ包ミ雞卵ノ形ノ如シ皮ノ木ゴトニ各一絲アリテ樓斗菜《ヲダマキ》ノ花ノ形ノ如シ故ニ集解ニ開四系ト云フ熟スレバ褐色中ニ薄扁子數多アリ形楡莢及百合《ユリ》子ノ如クニメ白色ナリ一種大葉ノ者アリ長サ三寸許

榼藤子

モダマ

〔一名〕藤榼子 通雅　猪腰子 同上 同名多シ

和産ナシ此子古ハ紅毛ヨリ來ル今ハ然ラズ蠻國ヨリ四邉ノ國海濵ヘ漂流シ來ル故ニ佐州若州紀州但州土州薩州筑前等ノ國其他諸州ニアリ皆海藻中ニ混ズ故ニ拾ヒ得ル者アレバ誤認テ藻實トス因テモダマノ名アリ或ハ蠻語ナリ凡云其子形圓扁大サ或ハ一寸厚サ三分許或ハ二寸厚サ四分許大小常ナラズ栗殼色或ハ赤ヲ帯或ハ黒ヲ帯フ其肌ヘ或ハ麁澁《ザラツキ》或ハ光滑其一頭ヲ横ニ切リ内ノ肉ヲ去テ藥瓢《インロウ》トシ藥ヲ入ルソノ皮甚厚硬故ニ藥ヲ貯ベシコノ實全キ者ハ外ニ大莢アリ濶サ三寸許長サ二尺餘アリ故ニ角《サヤ》如弓袋ト云子中ノ肉色白シ鮮ナル者ハ夏月地ニ下メ生シ易シ其藤線稜アリテ絲瓜藤《ヘチマノツル》ノ如シ葉ハ木通《アケビノ》葉ニ似テ左右各二ツ四葉一蒂ニメ末ニ鬚アリテモノニ纏フ年久クナレバ左右各四ニメ八葉一蒂トナル其一葉ヲ離セバ形長ク尖リテ南天燭《ナンテン》葉ノ如シ光澤アリ蔓ト共ニ深緑色甚寒ヲ恐ル

〔釋名〕榼ハ酒器ナリト註メタンポノコトナリ又サゲヂウノコモ榼ト云フ中山傳信録ニ圖アリ此レト別ナリ

〔附録〕合子草

ゴキヅル　ヨメガサラ　カハホウヅキ 肥前
ヒナノガウシ 筑前　ヨメノゴキ 同上
ヨメノワン 勢州　スヽウリ 肥後
カラスノゴキ　カラスノコキヅル 江州
スヾメノウリ 東國　キンブンシキ 房州

溝瀆《ミゾ》ノ傍ニ多シ藤蔓《ツル》長クヒキ葉互生ス王瓜《タマヅサノ》葉ニ似テ小ニメ長シ馬爮兒《スヾメウリノ》葉ヨリ長メ五尖アリ深緑色葉ゴトニ鬚アリテモノニ纏フ夏月葉間ニ花アリ棗花《ナツメノ》ニ似テ白色大サ四分許後實ヲ結

『本草綱目啓蒙』
〈榼藤子〉（巻十四上）など

は一見すると、たとえば〈榼藤子〉の場合のように、『本草綱目』と同じ〈合子草〉を表示していて、一致するようであるが、しかし『啓蒙』は本文を見てわかるように、十個ほどの方言をあげ、さらに、長々と説明がある。しかし『本草綱目』では、〈小毒〉があるとか、〈蛇咬〉に効果があるとか記述し、また生息の所や形態などの記述を主としているわけである。この点、『本草綱目』は本草学書であり、『啓蒙』は博物学書であるという質的異なりが読みとれよう。さらには方言や民俗的な記述があるから、蘭山独自の講義というわけである。

右の例では、一見して〈本文〉に、〈集解〉が統合されているようであるが、やはり本質的には蘭山独自のものとしてよく、部分的に、『本草綱目』の〈集解〉の一部を抜き出し、活用して自己のものとしている。おそらく講義でも同様であったろう。〈気味・主治・附方〉はこれをまったくとりのぞいている。それだけ、蘭山は博物学的で、薬の効能を主とする本草学から離れているとも評することができようし、『本草綱目』からも離れているのである。『啓蒙』に、〈集解〉がないが、もし〈集解〉がある場合も、そのまま『本草綱目』の〈集解〉の内容記述を日本語にうつしたというのではなく、同書の〈集解〉中にみられる一単語だけとり出して、それがどういうものか示すという語釈的なものがあり、本質的にはかなり異なるとしてよかろう。これは〈主治〉などの場合も同様である。たとえば、巻十四上の〈預知子〉の〈集解〉にはつぎのようにみえる。

〈集解〉飛蛾　一名燈蛾 ヒトリムシ

右はまったく〈集解〉という条目に対する内容の説明ではない。これは原本の『本草綱目』をみると、〈集解〉の中に、〈預知子〉の実が、〈飛蛾〉のように光潤であるという説明がしてある。しかし『啓蒙』ではその〈飛蛾〉の説明にすぎない。いいかえると、〈飛蛾〉という語が〈集解〉中に用いられているのを、註記したまでなのである。おそらく講義の時に弟子から質問などもあって、これを説明したのであろう。また巻之三の〈車輦土〉にも、〈主治〉として〈鹽車邊脂角上土〉の説明がみえるが、これも特に〈主治〉についてのべているのではない。これは

『本草綱目』の〈主治〉の条目に、〈鹽車邊脂角上土〉があり、そこでどのような薬効があるかをのべているのに対し、『啓蒙』ではそのうちの一つの語である〈鹽車邊脂角上土〉を語釈しているにすぎない。

こうしてみてくると、〈見出し語〉をはじめ、各条目の表示において、仮に『本草綱目』のそれを用いたまでで、蘭山の記述の目的はその説明中に用いている語の解釈であるにすぎない。一種の註釈や、難語、難文をさらに説明しているというわけである。こうした点が、『本草綱目』に対する啓蒙という一種の講義の実態であり、その実態の内容形態を『啓蒙』が示していることになろう。あくまでも原本の『本草綱目』と内容的に対応するものではなく、部分の語句の解明が主になっている。和名はいうまでもないが、〈一名・釈名・集解〉なども、単に条目として対応がみられるだけで、その内容の一部を参考にしている時もあるが、両者で根本的に異なる。いわば、そこに蘭山独自の記述をみるということになる。時に整っていない観を受けるのも、一つにはこうした理由によるのであろう。しかし原本の分類形式への無批判が、対応関係を強いて考えたために、『啓蒙』の〈巻之十七草部〉は、原本（第二十一巻）同様に、記述形式が著しく他の部分と異なっている。しかしいずれにせよ、『啓蒙』が本質的には『本草綱目』のそれではなく、日本の本草の啓蒙という大きな役割を果したことになっているのである。

講義と『啓蒙』の成立

『明治前日本生物学史二』などで解説しているように、〈蘭山の著述のうちの最も重要なものは、各種の講義録である。これは門人に対しておこなった本草講義の筆記で、そのテキストとして蘭山は各種の書物を用いている。（中略）いずれも、その口授を門人が筆記したものが、紀聞（記聞）、訳説、或は会識などと称して伝えられ、講義体であるから蘭山の面目を窺うのに適している〉（三〇一〜三〇二ページ）わけである。しかし、紀聞などを読むと、講義体とはいえ、決して口語体のやさしい語り口というわけではない。講義の口調や表現は知ることができない。

たとえばわたくしが見るをえた『本草紀聞』の一例をつぎにあげてみよう。

本草紀聞八　造醸類二十九種
蒸餅《アンナシマンヂウ》　バ《(ママ)》ン長崎ホウハイ唐音小麦粉ニ醴ヲ和シテ制シタル物也今唐ニテ槖駝餅又槖駝帰餅ト云姑楚志寧波府志等ニ見ヘタリ紅毛人唐人ナド平日ノ食用也紅毛ハコレニホウトルヲカケテ食スト也此中ヘ餡ク《(ママ)》入タルヲ今本邦ニテ饅頭ト云又中華ニテ本条ノコトヲ饅頭トモ云彙言曰蒸餅即俗名饅頭ト本ト饅頭ト云ハ本邦ト制ハ異也形ヨネマンチウノ如ク橢ニシテ上ニ鼻アリコレ人ノ頭ニ象ル也（後略）

右は〈蒸餅〉すなわちパンのことであるが、各地での呼称の相違——内容との対応はいうまでもないが——をあげている。例によって紅毛人がパンにバター（ボウトル）をつけて食するという民俗的なことにもふれている。しかし記述はいうまでもなくはっきりした文章体であって、『啓蒙』などとかわらぬ。かわらぬという点では、やはり『本草紀聞』にも〈方言〉がよくみられることである。最近の公害問題から、話題になった〈カブトガニ〉についても、〈鱟　カブトガニ　オキナカニ　テウセンカニ　ウンキウ筑前　ハチカ広島……〉などの方言をあげている。また〈雀麦〉も、〈チヤヒキクサ京　カラスムキ　ス、ムキ　キツネカヤ越後　シネシコ四国　ニシハトチ〉をあげ、〈通草　アケヒカツラ　カタバ近江　タンホ、和泉　アケヘ若狭　キワスイソウ遠江〉などをあげている。〈鳶尾《イチハツ》〉がオランダの〈アレイユ紅毛〉に相当することなど、外国産についてもふれている。しかし、文章は決して口語調でも講義調でもなく、講義の内容や、参考として示す資料文献、用語など蘭山が講義に使用したものをそのまま示していると思われるのである。

もう一例、『本草綱目訳説』、〈蘭山小野先生口授門人石田漑筆受〉に、つぎのようにみえる。

雨水 アメ アマミツ／「一名」玄液 事物異名 霊液 同上 玄沢 同上 霊沢 同上 忽刺 同上 沛沢 名物法言 任公 同上 霜瀝 卓氏藻林 脜潤 同上 飛沢 同上 醴泉 爾雅／梅雨水／「一名」黴雨 群芳譜 黄霉雨水 本経逢原 雲母雨 薬性要略大全／入梅一曰進梅又曰立梅 群芳譜 梅雨欲霽必雷鳴謂之□梅 創南詩稿 三月雨曰迎梅雨五月雨曰送梅雨 群芳譜／按ニ時珍入梅ノ説今ノ暦ト相合ス貝原翁フリ出スヲ入梅トシ晴ル、ヲ出梅トス此説佳也梅字黄梅ノコ、ロ梅黄ニ熟スル時ヲ云ナリ／五福全書曰梅雨水味甘平無毒烹茶尤佳勝諸雨水（以下略）

わたくしも入梅のあけは雷鳴がしるしとよくきかされていた。〈按ニ〉以下は蘭山の口授の一端であろう。『啓蒙』は上で示したように、蘭山の講義を後に孫の職孝が整理し、蘭山の校訂を経て出版されたものであるが、当時は漢学や国学においても師の口授を門弟が筆受という形式はごく一般的であった。門人の一人が、〈余毎閲之　如見翁之面　如聴翁之声　如伝翁之講筵〉とのべている記録もあるから、本書もまさしく〈講義録〉ではなく、〈講義〉のスタイル――疑問や難語についての個々の註解など――をもち、益軒などの考えも披露しているわけである。この点はすでに上で記述方法、形式について考察したとおりである。

『啓蒙』がどのようにして編纂されたかの経緯は、序に丹波元簡が詳述している。すなわち、稲生若水の『庶物類纂』は大きすぎ、松岡玄達の『用薬須知』などは簡約にすぎるところから、〈群籍〉を参校し、〈親験目睹、沈思黙想〉して、数十年の苦心の結果本書が成立したというものである。そして孫の士徳、門人の岡邨が蘭山からきいたところを筆記したものであるが、〈而経其手訂翁平生之心力全存焉于斯〉と蘭山自ら校訂している点も注目しなければならない。そして元簡はさらにつぎのようにものべている。

凡歴代諸書所載異名。我邦所呼之称。及窮郷僻壌諸州方言。羽毛鱗介根茎花葉之形色。春秋秀実之候。地産之同異。與天市肆之真贋良苦。尽臚于各薬之下。一千八百八十二種。疑者決之。謬者匡之。審辨細釈。鴻纖

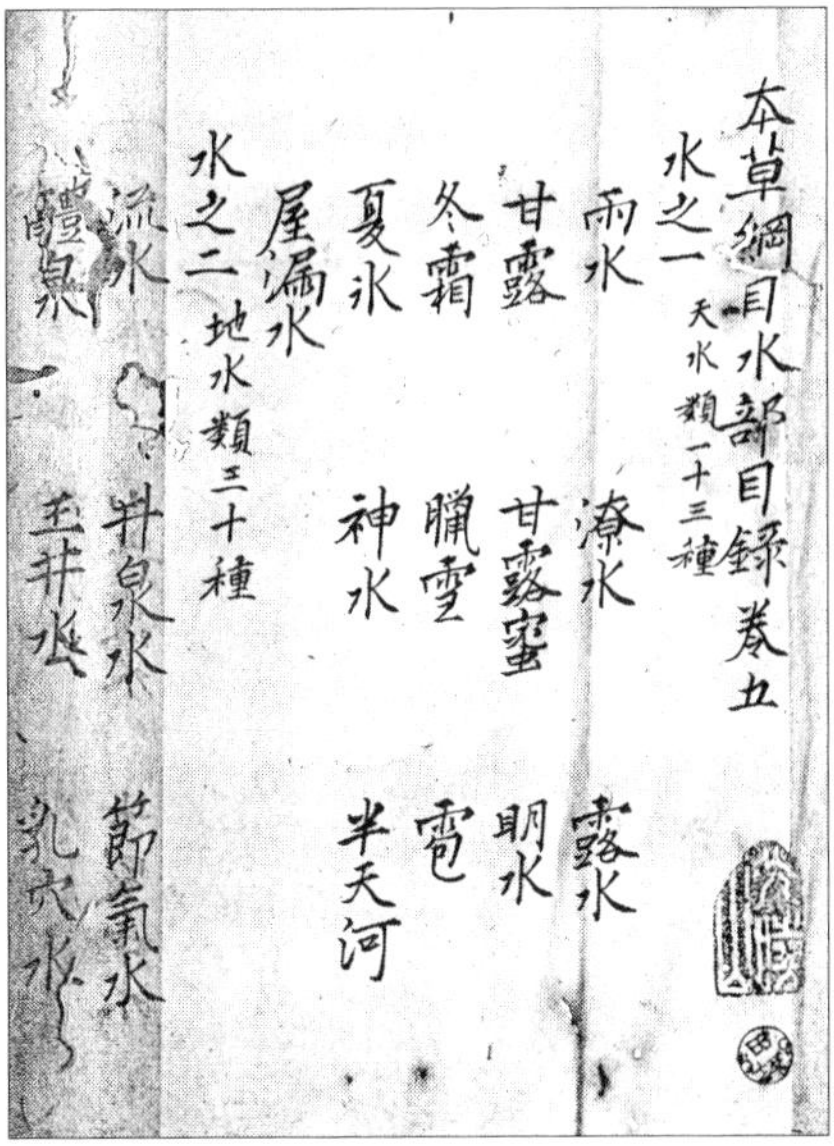
本草綱目水部目録巻五
水之一 天水類一十三種
雨水 潦水 露水
甘露 甘露蜜 明水
冬霜 臘雪 雹
夏氷 神水 半天河
屋漏水
水之二 地水類三十種
流水 井泉水 節氣水
醴泉 玉井水 乳穴水

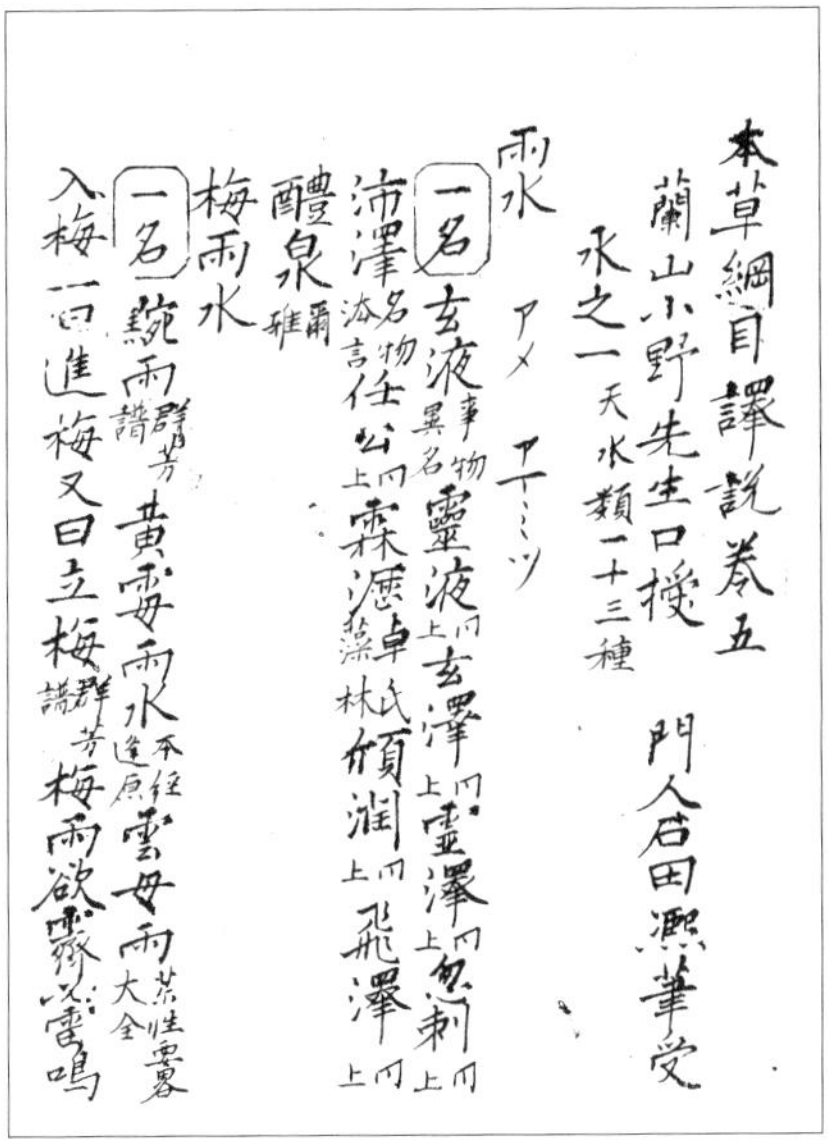
本草綱目譯説巻五
蘭山小野先生口授　門人石田熈筆受
水之一 天水類一十三種
雨水 アメ アマミツ
一名 玄液事物異名 靈液同上 玄澤同上 靈澤同上 忽剌同上
沛澤名物洛言 任公同上 霖瀝卓氏藻林 傾澍同上 飛澤同上
醴泉雅爾
梅雨水
一名 黴雨群芳譜 黄梅雨水本経逢原 雲母雨茶性要略大全
入梅一曰進梅又曰立梅群芳譜 梅雨欲霽以雷鳴

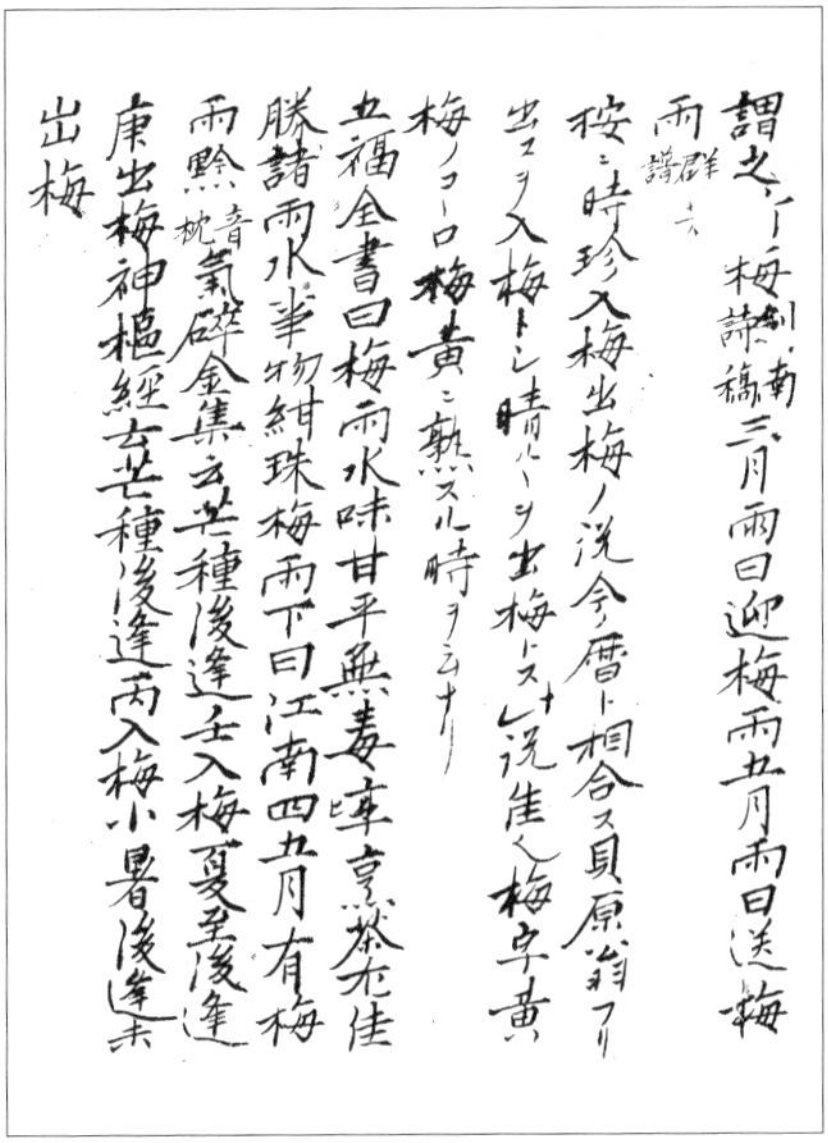
謂之斷梅 詩林廣記 三月雨曰迎梅雨五月雨曰送梅
雨群芳譜
按ニ時珍入梅出梅ノ説今ノ暦ト相合ス貝原翁ノリ
出エヨリ入梅トシ晴ルヽヨリ出梅トスルノ説佳ヽ梅字黄
梅ノコトロ梅黄ニ熟スル時ヲ云ナリ
五福全書曰梅雨水味甘平無毒宜烹茶尤佳
勝諸雨水 事物紺珠梅雨下曰江南四五月有梅
雨黔音枕 氣 碎金集云芒種後逢壬入梅夏至後逢
庚出梅 神樞經云芒種後逢丙入梅小暑後逢未
出梅

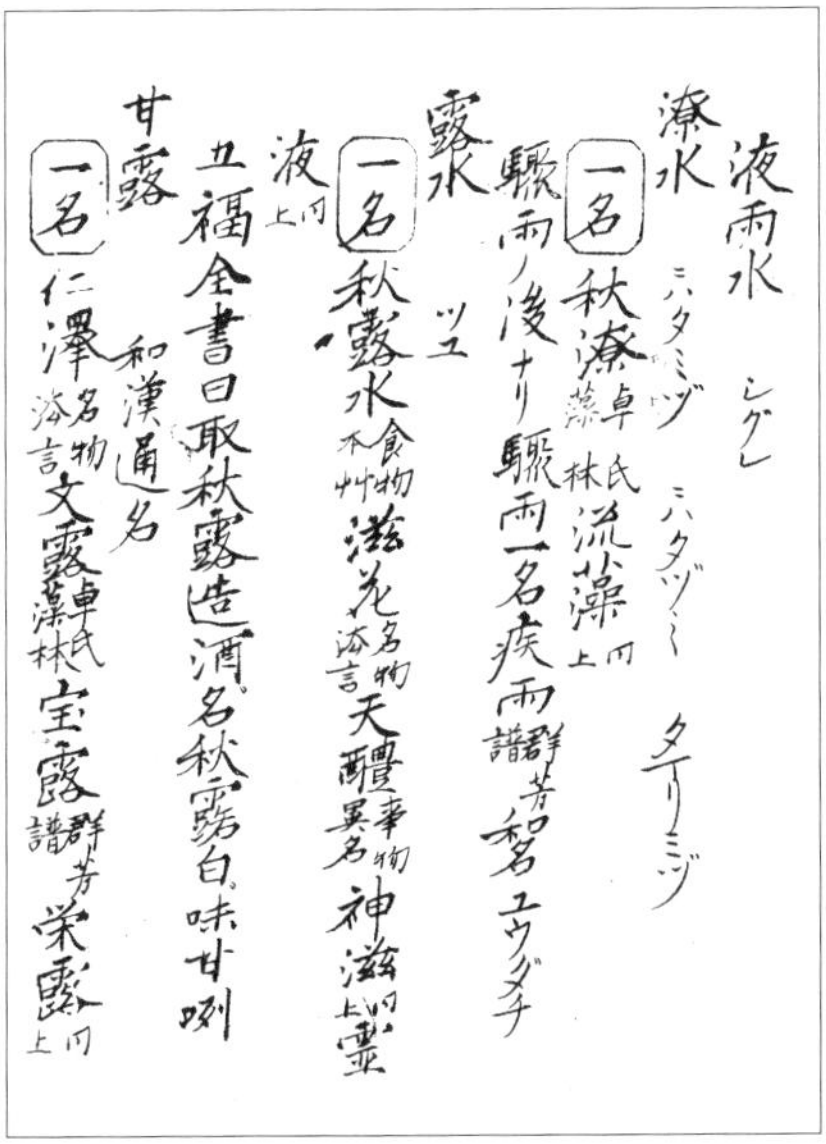
液雨水 シグレ
潦水 ニハタミヅ ニハタヅミ タマリミヅ
一名 秋潦卓氏藻林 流潦同上
驟雨ノ後ナリ 驟雨一名疾雨群芳譜 留名 ユウダチ
露水 ツユ
一名 秋露水食物本草 滋花名物洛言 天醴事物異名 神滋同上 靈液同上
五福全書曰取秋露造酒名秋露白味甘冽
甘露 和漢通名
一名 仁澤名物洛言 文露卓氏藻林 宝露群芳譜 榮露同上

『本草綱目訳説』（慶照寺蔵）
巻五目録冒頭／〈雨水〉（巻五本文冒頭）

無遺。抑謂　我邦本草之学。至于此集大成歟。洵医家必用之偉宝也。

右で十分説きつくされているであろう。我邦本草の学が蘭山によって集大成されたといい、医家必用の偉宝というわけである。〈疑者決之〉とあるが、上でふれたように、未詳は〈未詳〉で、あえて虚説をたてることはしていない。これも本草学者一般にみられるところながら、その慎重な態度を思うべきである。

〈啓蒙〉の意味

つぎに、これまで多少ふれるところがあったが、本書の書名とその内容との関連についてもうすこし考えておきたい。本書はこれまでのようにその書名から、シナ、李時珍の『本草綱目』に収載された本草の考証解説と考えるのはまちがいである。むしろ一般に誤解を受けぬ説明としては、『本草綱目』と内容記述では関連がないというべきである。別個の、独立した作品なのである。しかしそれではどの点で『本草綱目』の名を踏襲したのであるかというと、収録した本草（動植鉱物）とその分類条目において同書を範にしたのである。ちょうどはじめて英和辞典をつくるのに、見出し語としてどのような単語を選ぶかという点で、ウェブスターの英語辞典を基本として、その見出し語（英語）を踏襲したようなものである。また部分的に語釈や註記をおこなった点をふくめて、啓蒙に価するといえよう。したがって、決して単に『本草綱目』の解説書でも、考証の書でもない。まして漢文体を国文体にやさしく翻訳したものなどではない。強いていえば〈本草の啓蒙〉である。医家や薬種家などをはじめこの方面の学問知識に関心ある人びとに本草とは何か、どういうものがあるかを、日本の本草とシナの本草との同定において啓蒙するのが本質的目的かと思う。時には、『本草綱目』の見出し（漢名）を和語で言いかえたにすぎない啓蒙的記述もあるが、それは本書の中心的、意図した内容記述ではないといえる。こころみに〈石鹼〉

のところを上で示した『啓蒙』と『本草綱目』を比較してみられたい。〈釈名／集解／気味／主治／附方〉といった順で説明解説しているが、説明の条目も両者で一致しない。〈釈名〉といっても、『本草綱目』は、〈釈名　灰鹼　花鹼　時珍曰……〉と石のようで鹼に類するから命名されたと名称の意味を説明したり、〈気味〉では、辛く苦く、温にして微毒があるといった説明である。両者は〈石鹼〉の見出し以外はまったく異なっていることが判明する。

実は原本の『本草綱目』（以下原本と略称）は〈総目〉があって、巻一・二は〈序例〉、巻三・四は〈百病主治薬〉とあり、本文をみても、巻一～巻四までは、直接に〈本草〉をとりあげて説明しているのではない。原本が全五十二巻のうち、四巻をのぞいた四十八巻が実際的に本文であって、それがちょうど、『啓蒙』の全四十八巻とも一致することとなるのである。はじめの四巻は、いわば『本草綱目』の序論の部分であり、学術的総論とでもいっていい部分、時珍の哲学を示していることになるのである。したがってたとえば、〈序例〉には〈歴代諸家本草〉（巻一）として、それまでの本草書と、これに対する李時珍の解説、評言がのっている。また〈飲食禁忌〉（巻二）として、〈牛肝忌鮎魚〉などもみえる。要するに編者李時珍の本草学がそこに縷々とのべられているわけである。いかに時珍が、過去をふりかえり、新しい本草学を建設せんとしたことか。しかし『啓蒙』にはそうした部分がまったくない。これは一面、本書をもの足りないものにしており、蘭山の本草学に対する学問的、体系的所論、いうなら思想をきくことのできない不備に通じると思う。

さて原本の巻五の〈水之一　天水類十三種〉から、本書の巻一の〈水之一　天水類十三種〉と、両者の対応する部分がはじまる。しかしこの場合も、原本では〈水とは何ぞや〉に近い小序のような記述があって——たとえば、水ハ万化ノ源ナリ、というように——しかる後に、本文へとすすむのである。そこでも、最初の〈雨水〉について、〈釈名／気味／主治／発明〉と分けて記述している。これも本書の巻一、最初の〈雨水〉のところ（二〇四頁の図版参照）をみて比較すればわかるように、まったく異なっている。その代りに、見出し語（漢名。『本草綱目』の見出し語でもある）に対して、すぐ、日本語（和名）を片仮字で示し、その和名を基にして、解説しているわけである。もし相当する和名がない場合や、明確でない場合には、〈未詳〉としている。したがって本書は和名のところのウエイトはきわめて大であって、ここに蘭山の中心があった。もちろん本草学の一つとして、日本・シナともに名物の学は重要であるから、『本草綱目』でも異名同物や、同名異物、古典の中の名称などについて考証しているわけであるが、原本と蘭山の態度とは大きなひらきがあると思われる。根本においては一つつながりかもしれないが、蘭山の場合、方言を列挙したのは、実地に採薬をした折々での、その土地の本草と土地の人と、土地のことばという直接的なものの影響が大きかったと思う。したがって、〈主治〉などが後退して、石鹼におけるように、あるいはカズノコにおけるように、名の由来の説明や東北人の生活ぶりが語られている。その他富士山の噴火、象の渡来など随所にみえるさまざまな社会や自然現象の記述が、『啓蒙』の特質を証明しているといえよう。〈民俗〉（貝原益軒以来である）や生活、名の由来、産地分布などへの関心が強く、そこでひたすら同じものであるのに、土地土地によって異なった称呼があるという点、それ自体に関心がむいていったと思われる。こうした方向は本草学者の一つの可能性として初期の羅山や益軒から芽生え、追及していた傾向ではあるが、蘭山に至って最高潮に達したということもできる。参考にしたシナ書を検しても、本草書以外のものがあって、このことを肯定することができる。

『啓蒙』には自然科学者であるばかりではなく、民俗学者、方言学者としての蘭山の態度方法を看取することができる。また〈蒸餅　パン長崎〉などのところでは事物起原的記述や外来語への関心もあって、考証漫筆にもなっている。〈鶩（アヒル）〉の条目の説明中に、〈一種ヲランダアヒルハ一名バリケン、是ベルゲ山エンテ鴨ノ転ナリト云フ薩州ニテクハンドウアヒルト呼即広東鴨ノ訛言ナリト云フ〉などとみえて、オランダ語――berg《ベルゲ》（山）・end《エンデ》（eend, 鴨）――への関心も散見するわけである。またシナの字書『正字通』などをよく用いて字の正しさを考証するなど、当時の文字考証学的態度や方法もある。ある意味では『本草綱目』の方が余談のない整備された学術書、研究書という体裁を保っているといえるかもしれない。時に本書が随筆を読むような感なきにしもあらずということになる。しかし本草学者一般の厳しい態度として、〈非なり／誤なり〉など、同名異物や類似物を混同するようなことのないように、是は是、非は非と断定している態度は終始一貫かわっていない点も確認しておきたい。この点では、むしろ現代より真の批判精神をここに見出すことができる。

内容とその構成

つぎは『啓蒙』自体の全体的内容とその構成について考えておく。目次をみればおおよその構成はわかるが、つぎのように分類してみることができそうである。

(1)水（巻一）　(2)火（巻二）　(3)土（巻三）　(4)金石（巻四～巻七）　(5)草（巻八～巻十七）
(6)穀（巻十八～巻二十一）　(7)菜（巻二十二～巻二十四）　(8)果（巻二十五～巻二十九）
(9)木（巻三十～巻三十三）　(10)服器（巻三十四）　(11)蟲（巻三十五～巻三十八）
(12)鱗（巻三十九・巻四十）　(13)介（巻四十一・巻四十二）　(14)禽（巻四十三～巻四十五）
(15)獣（巻四十六・巻四十七）　(16)人（巻四十八）

およそ十六部に分けて考えられると思うが、(5)～(9)までの、二十六巻分が、ほぼ〈植物学〉の対象となり、実質的に本草は植物に大きな比重のかかっていることを証明している。しかし(10)の〈服器〉の部は、全体の中では、やや異質ということもいえそうで、自然物に対して、人工的なものであり、コトバよりも絵で示す方が好ましい分野である。しかしこれは『本草綱目』とも一致する。たとえば、同書の〈服器〉の〈褌襠〉（巻三十八）をみると、〈洗ツタ汁ハ毒箭並ビニ女労復ヲ解ス〉（原文漢文）と、りっぱに薬効が記されている。本草学の対象となるわけである。もとより『啓蒙』には、こうした記述はまったくない。これは『本草綱目』自体が、伝統的な分類をやめて——文献考証とは異なって——対自然・対人間への実証性を示したものと評することができよう。ここには彼我共通する学問研究の地盤が存在したことも暗示する。いわば、『本草綱目』が本草学より博物学へ屈折している点で、それを受け入れた日本の本草学が、自ずと、さらに博物学へ志向する方向づけを得たともいうことができる。右の(1)(2)(3)みてくると、常識的にも、水・火・土は万物の母であって、はじめに論じるにふさわしいものといえる。また植物も、〈草……木〉へと記述している点は、弱から強へと展開している。それを受けて、〈服器〉で終っている点も、なかなか考えている配置といえそうである。

広い意味の動物においても、〈蟲……人〉まで、卑より貴に至る順序をふんで配置している。〈蟲部〉のはじめに、〈蜂蜜〉があげてあるが、これは〈卵生類〉のはじめでもある。要するに、卵から発生することの実証であろう。ヨーロッパではハーベ W. Harvey（一五七八〜一六五七、英）が、すべての動物は卵生により発生すると主張したのが一六五一年といわれるから、『本草綱目』成立より約半世紀も後であることを思うと、〈湿生・化生〉などの自然発生的な非科学的分類もあるものの、『本草綱目』のすぐれていることを証していると思う。日本でこうした『本草綱目』をいち早く受け入れて——林羅山をはじめ、平賀源内などヨーロッパのものに傾斜した学者まで、結局はこれを基盤としている——、本草学の聖書《バイブル》としたことは、やはり正しかったと評することができよう。

日本へ『本草綱目』が輸入されたのは、シナで出版されてから、十一年後の慶長十二年（一六〇七）という速さであった。そして寛永十年（一六三七）には、『江西重訂本草綱目』が和刻本として出版され、いよいよ日本での本草学が発展の第一歩をふみ出すことになったのである。こうした『本草綱目』をもっとも日本的に、かつ全面的に応用しつつ、日本本草学、博物学史上の金字塔をうちたてたのが『本草綱目啓蒙』なのである。

しかし本書の内容記述を詳察し、その時代や世界の学問の進歩発展などと比較して批判することは、今後に残された大きな課題であろう。それは同時に、日本の本草学の史的展開を解明することにもつながる。これは複数の専門家によって、長い年月をかけておこなわれるべき課題でもある。

方言・古語への関心と採集

後にのべるように、方言への関心は、いろいろな点でうかがわれるが、見出しからみちびかれた方言が、さらにその方言から次の方言へとみちびかれ、方言を列挙するということもおこなっている。いわば本文中にも、関係本草と関連して、方言がいろいろとおりこまれてくる。これも時にやや未整理の観をいだかせる。あるいはこうしたところに、講義のおもかげがほうふつとするのかもしれない。たとえば巻之四十鱗（魚）の部で、〈杜父魚　カジカ古歌 仙台……〉と方言を五十以上もあげ、仙台から九州・四国の方言を網羅している。そしてやがて〈杜父魚〉の説明にうつるわけであるが、説明中に、〈杜父魚ノ一種相似テ小ク背ハ……〉と〈一種〉に言及し、それが京都で〈フグリクラヒ〉というとのべ、やがて『大和本草』などに〈ウロ、コト云〉といって、筆をおくかと思えば、また〈ドンツコ予州　ダボハゼ江戸……〉など十二ほどの方言をあげている。広い地域もあれば狭い地域もあり、〈勢州山田〉のような一地点の狭いところの方言表示もみえる。また時に、決して数が多いわけではないし、蘭山のみの特例というわけではないが、〈獼猴〉のところで、〈マシ今南部ニテモマシト云 梵音摩斯陀ノ音ナリ〉というように、梵語などに言及する註記をしている蘭山である。方言からことば一般への関心、名称から方言一般への関心、そうした関心が一つになって本書の至るところに、〈方言〉や〈古語〉が記録されるのである。

もとより本書は方言研究のための書物ではないから、方言自体への解釈、考察などはないし、命名の由来とか発生の経路などについての記述もみえない。しかし、上であげた〈フグリクラヒ〉はおそらく古語のフグリ（睾丸）と喰ヒの複合語であろうし、ダボハゼのあの口を想起すると、まことによくこの魚の特色をとらえて名づけたものと、手をうちたくなる。ユウモアとウイットに富んだ呼称である。またデンデン虫を〈ヘビノテマクラ〉などと称する方言(仙台)にも出あうが、これまた民衆の明るいユウモアがほとばしり出ているといえようか。また〈カラスウリ〉を〈キツネノマクラ(丹波)〉というのはどうだろう。一つ一つその呼称を自分なりに各自が解釈していっても、なかなかおもしろいことば遊びである。そこには常に生活や命が考えられているといってよく、日本人の考え方のパタンも発見できよう。

また記載の方言分布を分析することによって、文化圏というものも設定できそうである。地域的にも北は北海道から南は琉球までの方言が収録されているという点で、方言の一大宝庫であるともいえる。本書は蘭山の意図でもあったろうが、結果として、全国方言辞典となっているのである(後述参照)。しかも時代的に約百七十年前のものの記録でもあるから、まさに方言の重層性という言語地理学的な課題によき材料を提供することにもなると思うのである。蘭山がどれほど考えていたかは、はかりしれないが、もし蘭山に〈方言論〉でもあれば期待するのはわたくしだけではあるまい。当時、次第に日本人が方言に関心をもってきたのが時代の傾向でもあった。蘭山もそうした時代に生きた一人の方言収集家であるといってよかろう。たとえ本書の植物学的、動物学的記述に誤りや欠点があったとしても、二万余をこす方言の収集は、その物との対応の考証とともに、本書を不朽のものとして後代に伝えていくことと確信する。柳田国男が名著『蝸牛考』で〈小野氏の本草啓蒙〉と引用しているのも、両者の共通した学問態度と方法を示唆して興味ぶかいのである。

なお〈方言〉を考える場合、本文の説明文中にあげられているものも、できるだけ採択することを心がけた。しかし、時に記述が入りくんでいて、何の、どういう語に対して、この方言をどの地域で用いているか明確でないことがある。今後、諸資料によって精査するならば、さらに『啓蒙』から多くの方言をぬき出すことができるであろう。そういう意味で、二万語近くの方言が『啓蒙』に存在していると推定することは十分に可能性がある。

さて、別稿〈本草学と方言研究〉(三四七頁以下参照)で論じたごとく、本草学者と方言採集とは密接な関係がある。ここであらためて、小野蘭山の場合を具体的に寸描しておこう。『本草綱目啓蒙』がいかに方言の記載に富むかは、冗言を要しないと思う。本文を手あたり次第に開いてみるならば、至るところで方言にぶつかるであろう。これは貝原益軒の『大和本草』以来の伝統ある〈方言〉への関心が凝って成ったもので、まさしく、約二万語近くを収集した日本の方言収集研究史上の一大金字塔たることを失わないと思う。

後に〈小野蘭山小伝〉の中で、『常野採薬記』を引用して、蘭山がいかに〈方言〉に関心をはらって収集していたかを如実に示しておいた(二三三頁以下参照)。こうした植物の採薬の時に、必ずといっていいほど〈方言〉を収集したことが、結果として、『啓蒙』四十八巻におさめられたぼう大な〈方言〉ということになるのである。

この蘭山の方言熱が、その晩年まで燃えあがっていた証拠に、彼が八十歳の寿を祝って著した『耋筵小牘』(文化五年・一八〇八刊)にもつぎのようにみえる。

馬鈴薯　ジャガタライモ　甲州イモ尾州　清太夫イモ信州　伊豆イモ江州　朝鮮イモ　アカイモ共同上

山藤　クマヤナギ　クマフジ勢州山田　クマブチ予州土州　クロガネカヅラ紀州　ユヤナギ　イボタヤナギ城州貴舟　タニフヂ　タニトヂ　タニフサギ　カナヅル奥州　カナカヅラ芸州　コマノツメ江州　コムマノツメ同上　トウヅラ越後奥州　トツラゴ越後　ビナンカヅラ勢州内宮　リウキウハゼ同上花戸　鉄鞭江戸

右はそのまま『啓蒙』を継続したものであろうが、晩年まで、怠らず方言収集に精進した姿を思いうかべることができよう。ここで改めて『啓蒙』の方言研究について、数言の説明をはしらせたい。たとえばつぎのような場合である。

○〈白頭翁〉（巻之八　山草）

ナカグサ和名鈔　オキナグサ同上　ゼガイサウ信州筑前　シヤグマザイコ　シヤグマグサ石州　チ、カウ　チゴバナ加州播州　カハチンコバナ信州　チ、ンコ仙台　チ、コ野州　カハラチゴ同上　チンゴ但州　チゴノマヒ越中　ヲチゴバナ水戸　カハラバナ仙台　カハラザイコ炮灸全書　ガクモチ濃州　カヅラ同上　ガクサウ同上　ツハブキ参州　ネコグサ筑前　ネコバナ筑後　ケシ〳〵マナイタ加州　ダンゼウドノ讃州　ダンゼフ阿州　ゼウドノ四国　カブロ木曾　カブロサウ伊州　ヒメバナ大坂　ヲニゴロ越中　テングノモトドリ同上　ウナイコ花屋　ウネコ薩州　ヲナイコ肥後　ウバガシラ松前　ヲバガシラ津軽　ヤマブシバナ石州　シヤンゴバナ播州龍野　ホウゴグサ同上姫路　コラ〳〵同上木梨村　コマノヒザ仙台　ケイセンクハ備前作州　ケイセイサウ甲州備中　ヌスビトバナ肥前　ヌスドバナ和州　ハグマ泉州　キツネコン〳〵備前　ヲカンサウ

モノグルヒ飛州　カツチキ同上ガンボウシ上野　ジイカヒゲ芸州　＊合計五十二語。

参考までに同じ本草書、(a)『広大和本草』と、方言専門書とされる(b)『物類称呼』の方言をあげてみる。

(a)白頭翁　和名シヤグマザイコ

一名ネコグサ　賀州―ケシケシマナイタ　筑前―ゼガイ草　越中―オニゴロ・ラカン草　泉州―チゴバナ

(b)白頭翁

京都―うないこ・せがいそう　大坂―ひめばな　江戸―おきなぐさ　畿内―ちごはな　美濃―がくさう　加賀―けしけしまないた　甲斐―けいせいさう　木曾―しぶろ　越中―おにごろ・てんぐのもとゞり　仙台―ちゝんこ　下野―ちつこ・かはらちご　筑前―ねこぐさ・ぜがいさう　飛騨―ものぐるひ・かつしき　四国―尉《ぜう》どの

本書は、江戸時代最大の全国方言辞典といわれる『物類称呼』と比しても抜群に方言が多いし（参考文献中に『物類称呼』は用いていない）、しかも文字どおり、北は北海道より南は琉球までと、全国方言を網羅したすばらしい景観である。多少整理不行届のところもあって、同じ〈筑前〉などが、分かれて別々に収載されている場合があるものの、ともかく驚くほどの語彙量である。植物採集と同じく、方言や語彙の採集もどんなに時間と苦労のかかることか。体験したもののみが知る苦闘なのである。これは一に採薬旅行というフィールドワークのたまものであろう。まして本書が『物類称呼』を〈原拠として補訂を加へたものかと思ふ〉（岩波文庫版、東条操解説）という見解は、本末転倒といってもいいわけで、江戸時代の本草学と方言研究の関連を無視した考察と評することができる。いうまでもなく、本書の内容の分析はかなり今後に残された重要な問題だと思う。本書には地域的なものの指示においてもかなり粗密がある。ということは一面、現代的な植物学や分類学によるようにきちんと整理されてはいない。しかしそれがまた本書の特色となっており、当時の生きた本草の学、生活の学問が感じられる。たとえば、巻之三の〈土部〉（十六丁）の〈石鹼《ママ》〉の項に、〈石鹼　シヤボン（中略）紅毛ノ語ニセツブト云羅甸ノ語ニサボーネト云此ノサボーネヲ転ジ誤テジヤボント云フ舶来多シ（中略）サボテント云草ハ秘伝花鏡ノ仙人掌ナリ此レモタ、ミニ油ノツキタル時此物ヲ横ニ切テ磨スレバ油ヲスイトルニ依テシヤボント云フヲ転ジテ俗ニサボテント云フ皆本条ノシヤボンヨリ出タル名ナリト云フ〉とみえる。『啓蒙』のところどころにみえる横文字の世界であり、蘭山が蘭学者とも交流のあること、本草学があらゆる点で多識の学であり、結果として百科事典的でもあるわけである。

本書に示された方言は、一つの見出し語（本草）に対して、約一字下げで示されているが、ほかに和歌の中のことばや古語を列挙している。そして本書もまた、〈薬舗・花戸・花種家・種樹家〉などで売買している植物、本草を示してそこでの名称なども解説するといった具合で、生活と植物とコトバ（名）とが蘭山という学者の目や手や足・耳をとおして、やさしく語られている（いうまでもなく、これは本草家一般の記述態度である）。

記述の本文中にも見落としてはならぬ観察が多くみられる。つぎに一例をあげてみようか（句読点は私施）。

薄荷／ハカ和名　オホアラキ古名　メグサ　メハリグサ西国　ミヅタバコ佐州　メザメグサ尾州（中略）
原野ニ自生アリ。根ハ冬モ枯レズ、春宿根ヨリ苗ヲ生ス。茎方ニシテ葉対生ス、形円カニシテ浅キ鋸歯アリ、葉面ハ深緑色背ハ紫色ナリ。稍長ズレバ緑色ニ変ジ、形長クナル。断レバ香気多シ。秋に至テ高サ二三尺、葉間ゴトニ節ヲ囲ミテ砕小花ヲ叢簇ス。色白クシテ微紫ヲ帯ブ。薬舗ニ貨ルモノ和産ノミ船来ナシ。城州山城ノ郷、和州奈良、泉州堺ニ多ク栽出ス。一種小葉ノモノアリ、ヒメ、グサト呼ブ一名コハッカ。微ク香気アリ、是石薄荷ナリ。一種細葉ノモノアリ。葉闊サ三分長サ寸余ニシテ鋸歯アリ、越中ニテ、ハクサト呼ブ

解説は全文を省略なしに示した。さながら理科の教科書を読むようである。この中にも〈ヒメメグサ・コハッカ・ハクサ（石薄荷）〉と名称が出てきている。見出しの薄荷とは変種（別種？）であるゆえに、ここに出したのであろうが、それが出てきたのは、関連が深いためである。こうした本文中の説明にある方言、あるいは異称までつけ加えていくと、どのくらいになろうか。

つぎに本書の説明の例として、〈人参〉を例にあげてみよう。これは〈カノニゲグサ和名鈔／クマノヰ同上〉（巻八・草之二）と和名があり、いわゆる〈胡蘿蔔《ニンジン》〉（巻二十二・菜之一）とは別である。〈人参〉について約十四丁（二十八頁）にわたって、とうとうと説明がつづられている。ただし見出しの部分と冒頭とはつぎのように簡単なものである。

人参／カノニゲグサ和名鈔　クマノヰ同上
〔一名〕人身事物異名　皺面丹　玉精太平御覧　草神類書纂要
品類多シ朝鮮唐和三品ニ分ツ朝鮮ヲ上トス名産ナリ

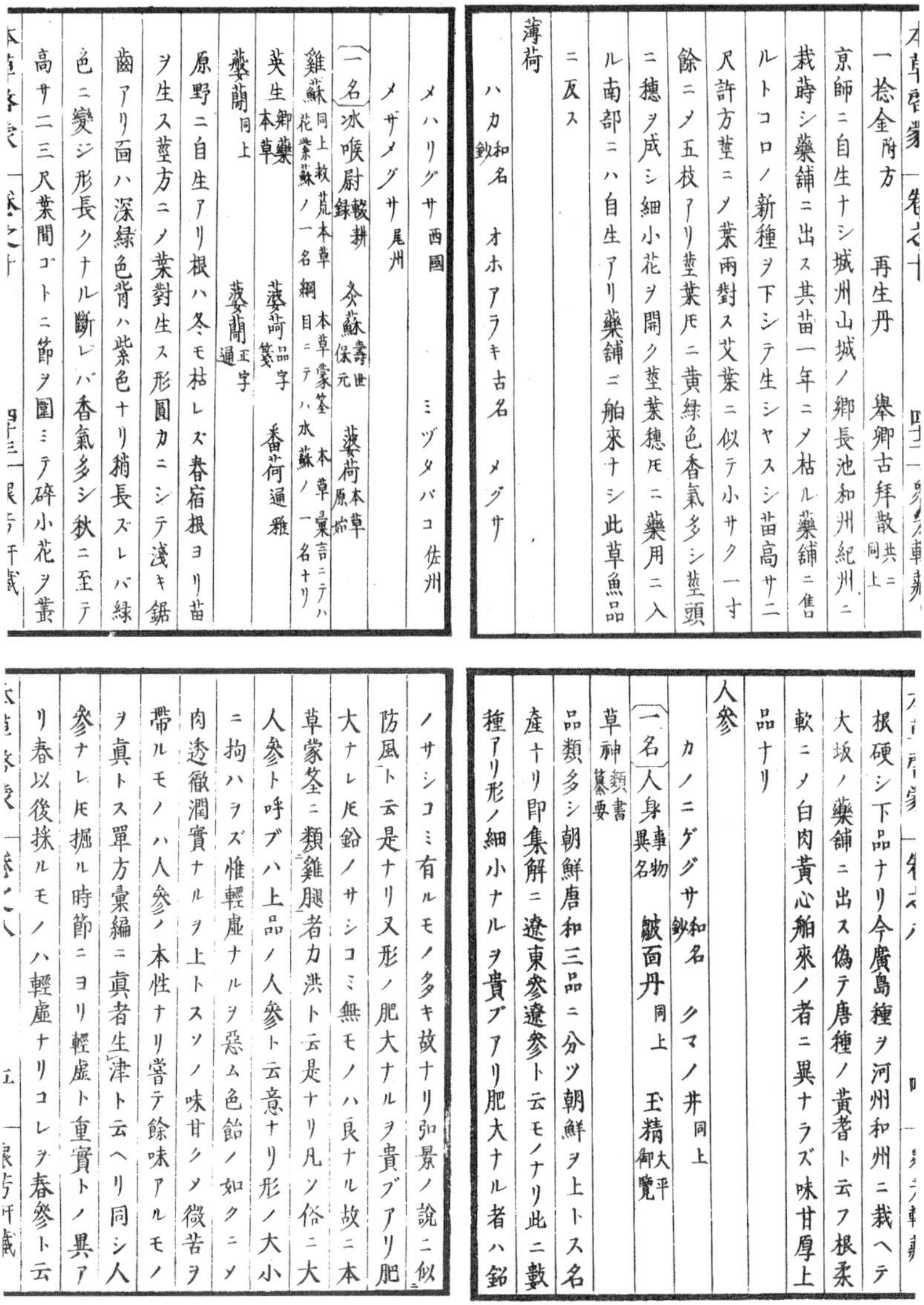

一捻金附方　再生丹　挙卿古拝散共ニ同上
京師ニ自生ナシ城州山城ノ郷長池和州紀州ニ
栽蒔シ薬舗ニ出ス其苗一年ニメ枯ル薬舗ニ售
ルトコロノ新種ヲ下シテ生シヤスシ苗高サ二
尺許方茎ニメ葉両対ス艾葉ニ似テ小サク一寸
餘ニメ五枝アリ茎葉トモニ黄緑色香気多シ茎頭
ニ穂ヲ成シ細小花ヲ開ク茎葉穂トモニ薬用ニ入
ル南部ニハ自生アリ薬舗ニ舶来ナシ此草魚品
ニ及ス

薄荷
ハカ和名鈔　オホアラキ古名　メグサ
メハリグサ西國　ミヅタバコ佐州
メザメグサ尾州
〔一名〕冰喉尉輟耕録　夵蘇寿世保元　菝荷本草原始
雞蘇同上救荒本草花紫蘇ノ一名綱目ニテハ水蘇ノ一名ナリ　本草彙箋本草彙言ニテハ
英生御薬本草　菝蔺品字箋　番荷通雅
蘡蔺同上　菝蔺正字通
原野ニ自生アリ根ハ冬モ枯レズ春宿根ヨリ苗
ヲ生ス茎方ニメ葉対生ス形圓カニシテ浅キ鋸
歯アリ面ハ深緑色背ハ紫色ナリ稍長ズレバ緑
色ニ変ジ形長クナル断レバ香気多シ秋ニ至テ
高サ二三尺葉間ゴトニ節ヲ圍ミテ砕小花ヲ叢

根硬シ下品ナリ今廣島種ヲ河州和州ニ栽ヘテ
大坂ノ薬舗ニ出ス偽テ唐種ノ黄耆ト云フ根柔
軟ニメ白肉黄心舶来ノ者ニ異ナラズ味甘厚上
品ナリ

人参
カノニゲグサ和名鈔　クマノイ同上
〔一名〕人身事物異名　皺面丹同上　玉精太平御覧
草神類書纂要
品類多シ朝鮮唐和三品ニ分ツ朝鮮ヲ上トス名
産ナリ即集解ニ遼東参遼参ト云モノナリ此ニ数
種アリ形ノ細小ナルヲ貴ブアリ肥大ナル者ハ鉛
ノサシコミ有ルモノ多キ故ナリ弘景ノ説ニ似
防風ニト云是ナリ又形ノ肥大ナルヲ貴ブアリ肥
大ナレトモ鉛ノサシコミ無モノハ良ナル故ニ本
草蒙筌ニ「類雞腿」者力洪ト云是ナリ凡ソ俗ニ大
人参ト呼ブハ上品ノ人参ト云意ナリ形ノ大小
ニ拘ハラズ惟軽虚ナルヲ悪ム色飴ノ如クニメ
肉透徹潤實ナルヲ上トスソノ味甘クメ微苦ヲ
帯ルモノハ人参ノ本性ナリ嘗テ餘味アルモノ
ヲ真トス單方彙編ニ「真者生津」ト云ヘリ同シ人
参ナレトモ掘ル時節ニヨリ軽虚ト重實トノ異ア
リ春以後採ルモノハ軽虚ナリコレヲ春参ト云

『本草綱目啓蒙』
〈薄荷〉（巻十）・〈人参〉（巻八）各冒頭

〈朝鮮唐和ニ品ニ分ツ〉とあり、朝鮮を名産とするとして、他のさまざまな人参を紹介するが、シナの『本草従新』によってつぎのように〈西洋人参〉（共十オ）も紹介されている。

西洋人参　本草従新ニ云西洋人参苦寒微甘出二大西洋仏蘭西一……今清商ハ広東人参ヲ指シテ洋参ト云……北亜墨利加《アメリカ》ノ加拿太《カナダ》地名人参ノ彩画ヲ見レバソノ根肥大ナラズ多節ノ蘆頭モ無シテ広東人参ニ非ズ……

蘭山は自からも食して広東人参とは似ても似つかぬ〈土参〉と批判している。また〈和人参〉を紹介し、つぎのように各地の生産を列挙して説明している。

和人参　サツマニンジン　ヨシノニンジン　トチニンジン　トチノキニンジン　トチバニンジン　ゴヤウニンジン　ウコギニンジン　サンシゴヤウサウ　ゴヤウサウ城州貴船　コニンジン鬚モ同名　クマモトニンジン肥後　ヤマニンジン日光　ニツカウニンジン野州　シマバラニンジン肥前　シマニンジン津軽　ス、クシニンジン南部　カモシニンジン会津鬚トモニ連ネ乾シタルヲ云　延喜典薬寮式諸国貢薬目次中ニ摂津伊勢陸奥若狭丹波美作太宰府伊予越前甲斐トアリ貝原翁ノ説ニハ沙参ナラント云ヘリ此説近シ和人参ノ出タルハ稲松岡両先生ヨリ以後ノ事ナリ人参ニ限ラズ今詳ナラザル薬品式ニ載スルモノ多シ和人参ハ今諸国ニ産ス皆深山幽谷雑木多キ陰地ニ生ス其初薩摩ヨリ出ヅ故ニ総ジテ薩摩人参ト呼ブ（十二オ・後略）

右のようにフランス、アメリカ、カナダにまで話は及び、常に批判している。和人参の正体も明らかにしつつ、先輩にあたる貝原益軒の説や、稲生若水・松岡玄達などからも学ぶところがあったのだろう。しかもこのサツマニンジンは四丁ほど後にも、〈サツマニンジン一名フシグロ江州　カハラゲシ同上　即救荒本草ノ女婁菜ナリ（後略）〉と同定している。ただし同名異物かと思うが、ことわりなしに出てくるので、ただ〈和人参〉という点が了解いくのみである（和人参として列挙されているものを以後一つ一つ解説しているわけではない）。また〈キヨマサニンジン〉（十五オ）なども突然でてきたもので、その異称をあげ〈キヨマサニンジン一名セリニンジン　ヤマゼリ　ヤマニンジン芸州　広島毛利元成《ママ》ノ城跡ニ多ク生ス朝鮮征伐ノ時加藤清政《ママ》取リ来ルト云伝フ是亦人参類ニ非ス（後略）〉とある。これは〈人参類ニ非ス〉という。この〈人参〉の項で、広く俗間で〈〇〇人参〉といわれているのを念のために考証しているのであろう。この〈人参〉は『啓蒙』の中でも記述が分量的に多く、その点では多少散漫というか、俗間のことなどがはいって漫筆の記述もみられる。

終りに、遠隔地、特に琉球・蝦夷などの方言に関して、一言ふれておこう。いうまでもなく蘭山は日本国中くまなく歩いたわけではない。先輩や門弟、薬舗・植物愛好家、さらに多くの人の著書や協力などによって、方言が集められたのであろう。琉球語については、田村藍水の『中山伝信録物産考』（明和六年・一七六九）を、蝦夷語については渋江長伯の著書や曾占春の『蝦夷草木志料』（寛政十一年・一七九九）などを参考にして、『啓蒙』の方言を豊かにしたと思われる。こうして蘭山に影響や協力した本草家・本草書については、改めて考究すべき多くの問題があると思う。それにしても莫大な書物の山と読書量にあらためて感心させられる。

日本文学を研究する某氏が、この『本草綱目啓蒙』をみて、文学に現われる植物を知るうえで、本書はとても役立つのではないかと思うと感想をもらしていた。確かに故あることで、古歌から方言まで数多い語彙・名称は大いに役立つものとみうけられる。和歌や俳句にも草木の名が多く出てくる。連歌などでも、〈うえもの（植物）〉は重要な素材である。一例をあげると、〈牡丹〉のところにつぎのような説明がある。

牡丹／ハツカグサ 咲シヨリ散ハツルマデ見シホドニ花ノモトニテ廿日ヘニケルト詞花集ニ関白太政大臣 藤原朝臣忠道公ノ歌ヲ載ス コレニ依テハツカグサト呼ブ　フカミグサ 延喜式　ナトリグサ 万葉集　山タチバナ　テリサキグサ 共同上　ヨロヒグサ 古歌　トナリグサ 同上　今ハ通名

〈詞花集・万葉集〉をはじめ、単に〈古歌〉という場合、さらに〈延喜式〉など、古典からの引用は他にも多くみられる。古辞書、百科事典の一つとして『和名鈔』がよく用いられ、むしろもっとも基本的、拠るべき資料である。『和名類聚抄』の研究なしには、実は日本本草学の本質も方法も解明できぬほど重要な資料であることを認識しておかなければならない（ただし国語学的にもまだこの百科事典は十分に研究されていない）。こうして蘭山のみの特徴ということではなく、本草学者に共通するところながら、結果的には日本の古典へのアプローチも怠っていない。〈一名〉としてシナ古典からの引用は一つの大きな形式をもっているのであるが、その量もまたきわめて大きいと思われる。すべて蘭山が直接それらを読み、引用したということにはならないと思うが、独自に用いているものもあって、序文にあるように、集大成した功績は高く評価すべきであろう。〈狗尾草　エヌノコグサ　和名鈔……ト、コグサ 防州方言ニ犬ヲト、ト云（後略）〉など、植物以外のものへの註記も怠らず、本草学者が一面、方言学者であり、多識の物しり学者であることを証明している。

以上のように、全国方言辞典の一面をもつ本草書として、『本草綱目啓蒙』について、四十八巻という大部なものであり、見るものでなく、読む要素も多いから、各自がとっぷり味読していただきたい。最後に、すこしばかり、方言と標準語的なものを考えて、筆をおくこととしたい。例語として、a〈玉蜀黍〉（巻十九・穀之二）とb〈合歓〉（巻三十一、木之二）を抜きだしてみる。

a 玉蜀黍　ナンバン　ナンバンキビ　ナンバキビ 播州　クハシンキビ 同上　トウモロコシ 東国　サツマキビ 備前　タカキビ 因州　コウライキビ 讃州　トウキビ 筑前 加州　ナンバントウノキビ 遠州　クハシキビ 越後　トウキミ 奥州　キミ 南部

ハチボク勢州　マメキビ越後　タマキビ（後略）

b合歓　カヲカ万葉集　ネブ同上　カウカ古今集佐州　カウカノキ古歌江州讃州　カウカイ作州　ネフリノキ和名鈔　ネブギ予州　ネブノキ奥州中国四国　ネムノキ京　ヱビノキ同上貴船　ネブタ江戸　ヒグラシ防州（後略）

aの〈ナンバン・ナンバンキビ〉が、当時の標準的、共通的なものであったと思う。しかし現代は〈トウモロコシ東国〉という方言が共通語となってきている。これは政権の移動――明治維新により西から東、東京が首府となる――が一つの大きな要因であろう。あるいはまた、南部方言の〈キミ〉など、今でも聞かれる独特なものであろう。bの合歓も、源内の『物類品隲』にカウカのことが和歌を引用して説明されているが、現在は〈ネムノキ京〉という京都の名称が正統にも共通語的になっているわけである。江戸の〈ネブタ〉はついに姿を消している。学名との関連はどうなっているか詳細をしらないが、『牧野日本植物図鑑』（新刊学生版、一九六七年）では、〈ねむのき　*Albizzia Julibrissin* Durazz.〔まめ科〕〉とある。こうして生活や政治・文化と方言の変化異同など、さまざまな人間生活とコトバのかかわりが、植物・動物・鉱物などをとおして生き生きと語られているのも、『本草綱目啓蒙』の一特色である。

蘭山小伝――人と学問

小野蘭山に関しては、門弟の丹波元堅の撰するつぎの伝が、まず参考になるであろう。

先生諱職博、字以文、号朽匏子、京師桜樹街人。姓佐伯氏。自少喜読書、徒松岡恕庵、受本草之学。年二十五、絶意仕進、構居於丸太街、下帷講業。採薬之外足不出戸、戌而寝丑而起。読鈔無問、殆数十年。志愈篤、学益精、名亦顕。苟治本草者、争受業門下。其為人、恬静沈黙、不検俗務、性強記、耳目所過、終身不忘。其説本草、徴引群籍、参証辨明、不惜余力。怪奇罕観之物、一目便指其名、与其所産。寛政十一年年七十一、応召来於東都、賜俸宅、列医官。命講本草医学、屢採薬於諸州。自庚申至丙寅、究探関以東、及甲駿濃信勢紀等之地、率五旬、或十旬、乃帰。帰輙疏其品目、而上進。先生已老、且素尫羸、猶能徒歩走巇岫之間。眼雖短視、不仮靉靆、燈火写字、皆如壮字。窺其書室、典籍薬石、旁午羅列。先生僅容其間、兀坐披対。時或独酌微醺、賦小詩、吹長笛、怡然自娯、殆如神仙中人矣。其孫職孝、筆記所講説、為本草綱目啓蒙四十八巻、蓋先生畢生之心力悉寓于此。文化七年正月廿七日、以疾歿。時年八十二。所著、更有花彙、耋筵小牘等、而広参説、実其絶筆云。先生終身不娶。嘗納婢生一男、名有義、出養子于安部氏。職孝即其子。克紹家学、教授医学

これは『重訂本草綱目啓蒙』の巻首に載ったものであるが、きわめて要領よくその一生が記述されている。まず諱をあげ、人為《ひととなり》、学統を示し、その学究ぶりをよく活写している。おわりに著書とその子孫に及んで、筆をおいている。十分な資料にもとづいて、圧縮された内容構成になっているのであろう。これを基とし、〈墓誌銘〉など他の資料を参考にして、以下蘭山について略述する。

諱は〈職博《モトヒロ》〉。また『花彙』などによると、〈希博〉ともみえるので、このようにも書かれたのであろう。号は朽匏子とあるが、ほかに〈蘭山〉も号であり、学塾を〈衆（集とも）芳軒〉と呼んだ。通称を喜内といい、姓は佐伯氏である。さらに現存の一資料に『南楼随筆』というのがあるから、あるいは〈南楼〉というような号、書斎名があったかもしれない。享保十四年（一七二九）八月二十一日、京都の桜樹街に生まれた。従来未詳の京都の居住地については、新しく披閲した資料により、二十五歳の時〈河原町〉に住し、さらに〈鞘屋町／東洞院丸太町／間之町丸太町〉などに住したことが判明した。〈丸太街ニ居ヲ構フ〉という点は、同所に一番長く居住し

ていたからであろう。〈自少喜読書〉とあるが、十一歳の時、『秘伝花鏡』(シナ、陳扶揺著)を愛読し、これを全巻書写したという。松岡玄達(恕庵)に師事したが、玄達は稲生若水に本草学を学んだ儒者で、その著『用薬須知』(享保十一年・一七二六)などをみても、堅実で地味な学究的タイプであったように思われる。十六歳(一説に十三歳ともいう)の時に玄達に入門したというが、蘭山の父もその門に遊んだというから、父のすすめもあったろう。この師、玄達の態度や生活からかなり影響されたのではなかろうか。当時、玄達は七十七歳、この師と十六歳の門人、その対座しての学問講義を想像する時、そこに古きよき師弟の真剣な問答が想像されて、爽快でさえある。玄達は翌々年の延享三年(一七四六)、死歿している。

十八歳より二十五歳までの、ちょうど現代風にいうと大学に入学し大学院に進んで専門家としての学究生活にはいる準備期でもあろうが、蘭山もまたこの時期に思いきり勉学に励んだようである。そして年二十五歳の時、〈絶意仕進〉と表現されているように、巷間の学者として、仕官を断念したわけで、いよいよ帷を下し、京都丸太町に居を構えて、本草学の講業を開始したというのである。伝にのべられているように、採薬の外は一歩も家を出ぬという猛勉強で、戌刻(今の午後八時~九時)に寝て、丑刻(午前二時~三時)に起き、寸陰を惜しんで書を読んだという。行動と理論というか、単に書物のうえだけの知識修得にとどまらず、実際に薬草を採集したわけで、この点は他の当時の本草家すべてに共通した態度でもある。〈殆数十年〉とあるから、短いようで長い間の学問修行でもあろう。伝のおわりにあげてある『花彙』は、こうした学究の産物であって、明和二年(一七六五)、蘭山が三十八歳の時に同門島田充房とともに撰述したところである(全八巻のうち六巻を蘭山が担当記述しているが、牧野富太郎博士はこれに酷評を加えている)。明治六年(一八七三)、フランスの植物研究家、L・サバチエ Savatier がこれを仏訳して出版している。

官途と採薬

さていよいよ蘭山の江戸下りがはじまる。若い時、官途に進む志があった。老年に及んで幕府（官）もその学問、人物を認めたわけである。しかしこれは一度の召しに応ぜず、二度目の召しに、やっと腰をあげたといわれる。しかし新しくみるをえた〈蘭山小野先生小伝〉により、そうではなくて、冬と老体という健康上の理由によって暖かい来春に変更するようにと町奉行から通達があったからという（『蘭山先生生卒考』）。すなわち寛政十一年（一七九九）の春三月十一日、七十一歳の時に召されて江戸に来、官舎住いとなって、医官に列されるわけである。孫の職孝も同行したようである。そして幕府の医学館（前身は躋寿館）でそこの子弟などに本草を講義するのである。また江戸に来てから、官命によって、しばしば採薬のために諸国に旅行している。たとえば享和元年（一八〇一）一年間だけを考えてみても、つぎのようにかなりなハードスケジュールで採薬し、その報告書をつづっている。

○四月七日、門弟従者十五人とともに、江戸を発し、筑波山より日光山に採薬、五月十八日帰府、『常野採薬記』を献じる。
○八月二十二日、甲斐、駿河、伊豆、相模の四国をまわり、採薬。『甲駿豆相採薬記』を献じる。十月三日帰府。
○十二月二十三日、来春、紀州熊野採薬の出張を命じられる。

おそらく官舎住いとなり、幕府から俸禄――三十人口、銀二十枚――をもらうようになって、生活も安定し職業上からだけでなく、むしろ幕府の要請という公的身分を得たことによって、これまで以上に各地に自由に採薬できたことは、窮屈な宮仕えとはいえ、実質的には蘭山にすこぶるプラスする面が多かったと思う。現代風にいえば私立と国立と同じ大学研究でもその有利さは比較できぬところである。あるいはそうした便利さを見越して、自由な独り研究から、幕府の医官という身分にしばられることも納得したのではなかろうか。何としても個人より国家の方が、あらゆる点で採薬には都合がよい条件をそなえているであろう。

しかも『常野採薬記』を一見すると、つぎのように、〈方言〉もかなり記載され、他地方のものとの比較もこころみている。彼の関心のあり方、『啓蒙』の内容のことが推測できる。探訪の各地で土人に薬草のことや、栽培法、効用などについても教示しているのである（一部省略して引用）。

◇常野採薬記　小野蘭山

享和元年辛酉之夏四月採薬ノ命ヲ蒙リ奉テ常陸筑波ツヾキノ山幷ニ下野日光ノ諸山ヲ巡回ス

四月十日布施ノ宿ヲ発シテ常州北条ノ宿ニ至ル

蒼木オケラ真瀬方言トヾキ　半夏カラスビシヤク同方言ヘブス

ナツユキ高野村方言ウシコロシ　小張村百姓与八孫兵衛重兵衛ニ天麻柴胡ノ二品ヲ教ユ真瀬村名主治郎左衛門百姓善兵衛ニ天麻柴胡茯苓幷ニ製法ヲ教ユ

四月廿九日（足尾）銅山ニ登ル

ツクバネ一名コギノコ方言マメギ　ツクバナ方言イミギ　棠梨コリンゴ花紅ナルモノ方言ヤズモ、或ハヤツモ、　シラハシノキ方言アヲウリ　ヤマギ方言アヲハダ　トリハマツ方言イヌナシ　ニベノキ方言ノリウツギ　ハクウンボク方言ヱゴ　ムラタチ方言ヅサ　イフザクラ方言ホウゴ

五月朔日終日微雨足尾ノ旅舎ヲ発シテ中禅寺ニ至リ籠寮ヲ請テ旅館トス

クリンサウ九歳村方言ヒヤクニチサウ　タケシマユリ細尾方言クルマユリ

五月十日含満ノ原ニ向フ

ヤマイチゴ日光方言クマイチゴ　蛇葡萄日光方言ネコマメ　イチイ日光方言スワウノキ　櫨子クサボケ日光方言シドミ

右日光ヨリ志津ニ至ルマデ産スルトコロノ草木禽石虫魚凡三百余品日光山ノ御師山中療病院ニ教ユソノ内紫参挙参細辛羌活天南星斑状升麻藜蘆黄連萎蕤黄精ノ十一品ハ製法等モ教授ス

こうして、蘭山七十五歳の年、享和三年に、畢生の大著『本草綱目啓蒙』（全四十八巻）を刻し刊行にふみきり、文化三年（一八〇六）までに完了することとなる。序文でわかるように、蘭山の口授を門人、岡邨春益と、孫（学問上は二代目）、職孝が筆録、校閲したものを蘭山がさらに校訂して刊行した。しかしこの『本草綱目啓蒙』の初版本の板木は文化三年の江戸大火で焼失、すなわち当時蘭山と親交のあった石川県能登の村松標左衛門宛の書簡に、つぎのようにみえる（白井光太郎の著書より引用）。

正月十一日之御状致敬披候、先以御家内御揃御壮実之由珍重之至に御座候、然者去秋は珍敷御参府にて緩々得御意大慶之至御座候（中略）当月四日当地大風大火にて、南の海浜大木戸田町と申処より北野外浅草迄焼抜申候、依て医学館は土蔵迄も為灰燼申候、蔽宅も同断小蔵のみ相残申候、右に付時服器物書籍写本類、珍蔵物産等多分為烏有、生涯之大厄難にて御座候、此節他家致寓居不自由無此上事共に御座候、乍併右焼失之節上下一人も無怪我相遁申候段大慶候、右仕合故近国之採薬も出来不申返々も残念之事に御座候、勿論堂上方御染筆も皆々致焼失候に付不能進呈候、尚又京師へ申遣取得次第追て進呈可申候、左様に御心得可被下候、右許為御答草々如此に御座候、時下御自玉御凌可被成候　拝

蘭山

二十一日

標左衛門様

尚々啓蒙之儀旧冬ニ至テ剞劂相揃候処、此度板木皆為烏有同姓も甚致傷心候事に御座候

右は文化三年三月二十一日付のものと考えられており、〈皆烏有ト為リ〉とあるので初版本の『本草綱目啓蒙』の板木が焼失してしまったことが判明するが、わたくしが写真版で出版した初版本は新しく刻したものか。残った板木があって刷ったものか。初版本は刊行完了していたのではないかと思う。それが今日に伝えられて存在したという貴重な資料ということができよう。『武江年表』〈文化三年丙寅〉によれば、三月三、四、五と三日間も燃えつづけ、〈大雨降、類焼凡長貳里半、幅平均七町半、諸侯藩邸八十三宇、寺院六十六箇寺、名ある神社二十余ヶ所、町数五百三十余町と聞ゆ、又焼死溺死千二百余人といへり〉と記録している。当時江戸は人口百二、三十万人の大都会であった。

『本草綱目啓蒙』を出版するまでも採薬旅行に精進している。すなわち文化元年（一八〇四）七十六歳の年の八月、江戸を発して、東海道、伊勢路、木曾路と約二か月にわたる採薬の旅をつづけている。この旅行記が『駿州志州採薬記』である。さらに翌年、文化二年にも、江戸を発して、熊谷を経、伊香保、妙義山一帯の山々に採薬して、約二十日間の旅行をつづけている。『妙義山幷武州三峰山採薬記』がそれである。丹波元簡による墓誌銘に、〈窮㆓探関八州及甲駿濃信勢紀等州㆒、率五旬或十旬乃帰。帰輙疏㆓其所㆑採之品目㆒、編為㆓一書㆒而上進〉とあるとおりであろう。そしてこうした採薬旅行は、単なる旅行でなく、現代のいわゆる研修旅行でもあった。同行の弟子が直接に師匠から本草について教えを受けたであろう。地方の門人たちとの交歓もあり、一種の出張集中講義という意味もあったかと思う。それにもまして、この賢学によって、地方の〈民俗《たみのなりわい》〉も活写され記録にとどめられたのである。『本草綱目啓蒙』がまさしくこのことを立証してあまりがある。

その拠るところはただ書物のみによるのではなく、行動であり、旅行中に実際に見聞したところかと思う。まさに実測究理と西欧科学と相通じるところでもある。蘭山の遺墨の一つに、つぎのようなことばが見出せる。すなわち、

惟本草一家人命所系凡学之者務在識真不比他書唯求説也

右はシナ、宋代の本草学者、鄭夾漈の『昆虫草木略』の序文中にみえることばであるが、しかし、〈之ヲ学ブ者ハ真ヲ識ルニ在リ、他書ニ比ベズ、唯説ヲ求ムル也〉という点は、蘭山の志したところであった。常にシナの学者が蘭山の師でもあった。採薬旅行中で、地方の人びとの生活や意見に接したことは、『啓蒙』の至るところにみられるわけであるが、わたくしが、『啓蒙』に〈民俗学〉の原点を見出そうとするのも、そうした点である。江戸にあっては医学館で幾多の俊才を教育し、外に出ては、名もない雑草や路傍の石、地方の人びとと交わって実践的な学問をした人。蘭山のスケールの大きさは、やはりシーボルトをして東洋のリンネと賞讃させた何かがあったと考えてよかろう。文化戊辰（八年）仲秋（一八〇八）に、その弟子丹波元胤が〈賀蘭山先生八十初度序〉を書いているが、その中でも、〈其採薬嘗草也、峯巒峋巘巌石磊砢、海之渺而驚濤、川之激而奔流、或斫榛莽、攀蘿蔓、蝸縁而登魚貫而下、或揚帆鼓楫、以溯以絶、莫険不渉、莫幽不探〉と山谷、渓谷をかけめぐり、至らざるところなしである。さらに、〈先生年已老大矍鑠乎猶未嘗有衰矣〉（『柳沜文藁上』）と書きしるしている。まことに本草学一途の精進ぶりである。文化五年に、蘭山は八十歳を自ら祝って『耋筵小牘』を著わしているが、その跋文を孫の〈佐伯（小野）職孝〉が書いており、その中に、つぎのようなことばがみられる。

（前略）大父深有レ概焉嘉ニ遯陋巷ニ一以ニ教授一為レ生枕ニ籍本草ニ一四ニ十年于茲ニ一矣時採レ野以正ニ草木之名ヲ一時入レ山以覈ニ金石之実ヲ一惟願レ使療病明ニ薬ノ真贋ヲ一而蒼生躋中寿域上焉大父生来多病尫羸孱弱如レ将レ不トレ勝レ衣是以食有レ度飲有レ量専以ニ摂養一為レ事ト及レ至ニ耳順ニ一身漸微健旧疾漸祛至ニ今髪白歯落一未レ用ニ鬖鬆ヲ一鶏鳴而起鈔読斯楽惜ニ寸陰一如ニ初学一又性好レ静而無ニ親友一所謂水清而無レ魚者乎（後略）

右のように、山野にふかく分け入って、庶民のために、本草学を探究した本草学者、医師、蘭山の真摯な姿がうかがわれる。しかも、生来多病であったらしいこともしられ、よく摂生することによって、やっと耳順（六十歳）のころから健康になったという。このようなどちらかというと悪条件の中で、ひたすら寸陰を惜しんで、学問一筋に生きぬいた蘭山をわたくしはふかく敬愛せざるをえない。〈水清而無魚〉という表現にも清潔で、ひたすら学究の徒のイメージが髣髴とするのである。現代の日本の学問や学界を考える時、ここに学究の徒のあるべき一つの姿をみることもできるのではあるまいか。蘭山はわたくしにとってもこのうえなく学問の導きの師である。

本書において、蘭山は、〈於二衆芳軒ノ日新楼一書〉とあるが、この〈日新楼〉も、〈日新而又日新〉というところから、もって楼の名としたという。常に努力してやまぬ真理探究の徒であった。

蘭山の最期

文化六年、八十一歳の時、門人、谷文晁に命じて肖像を描かしめている。御子孫、小野三保様の居宅で一見、撮影させていただき、拙著の巻頭にかかげることができた（それまでは一般に知られず、模写のものによっていた）。極彩色の美しい肖像画である。はじめ右面を写したため、左の肩頭のところにある寿瘻のこぶが描かれていなかったので、改めて左面を写し描かせたという（次頁の図版参照）。かくて文化六年十二月、感冒がもとでついに病床の人なり、翌文化七年正月二十七日、息をひきとった。同二十九日の卯刻、江戸浅草誓願寺塔頭《たっちゅう》、向（迎）接院に葬った。法名は救法院殿顕玄道意居士と号した（現在は練馬区練馬四丁目迎接院に移転）。病床にあって絶筆ともいうべき『広参説』一篇を著わしたことがしられている。この臨終の模様を伝えるものに、蜀山人（大田南畝）の『半日閑話』があるが、死んだ時も机によりて奄然として瞑目せられたという。そしてこの病床に伏し、死去する最期の模様は、現存の日記にはわずかにつぎのように記述されているだけである。

（文化七年庚午）正午小二日　依所労不能登城　諸家年礼皆不相勤

こうした中で参考になる資料は大槻玄沢の『広参存疑』であろう。蘭山死歿の翌年に成ったものであり、親しく接していた者の筆であるから後年のものながら信用してよかろうと思う。

茂質己巳の冬旧稿広参存疑を繕写し、臘月の末これを蘭山翁に示し正を請ふ。庚午正月中旬其塾衆芳香軒を訪ひ翁に謁す。翁乃、托する所の本説冊子一校了といふを以て出し示さる。多謝して携帰れり。書中唯一二の誤脱を補校するのみ。別に他人の考説等を附するものなし。爾後其下浣翁微恙ありと、しかるに漸々其病加わりしが、本月二十五日は恒例本草講説の発会なりといふ。此日来集の諸門生に会し近作広参説といふ稿本を示せりとなり。しかるに其病遂に篤に至り二十六日の人定すぎを以て奄然として即世す。他日茂質其喪を弔ひ孫蕙畝に聞くに其病篤くして精神不諭、終に臨むの期に至るまで広参説を校し了るとぞ。精力の過絶誰れか企及べけんや。実にこれ翁の絶筆なり。孫即ち其手沢を上木して門徒に伝ふべしとなり。（後略）

文政七年庚午八月　　大槻茂質識

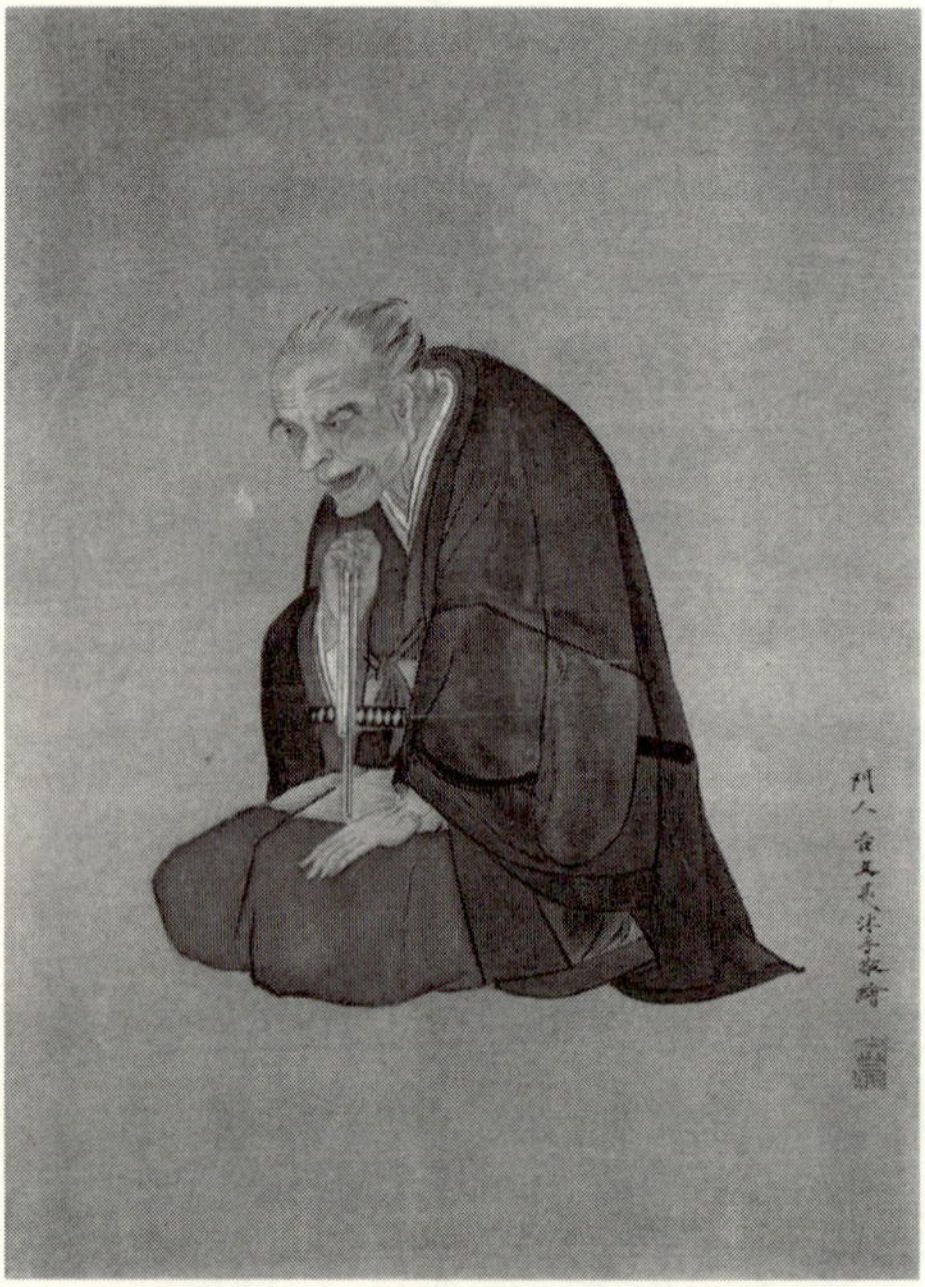

小野蘭山、八十一歳の折の肖像（谷文晁画）

大槻茂質（宝暦七年・一七五七〜文政十年・一八二七）はいうまでもなく大槻玄沢（磐水）のことであるが、蘭山と蘭学者との交渉の一端も示されていて貴重であろう。本月二十五日とは、正月の二十五日であろうから、その時にはまだ蘭山自作の『広参説』を門弟に示すほどの元気ではあったようである。しかし気分がすぐれなかったらしいことも推測できる。それが翌〈二十六日の人定すぎ〉に即世したというのである。ここで注意されるのは、小伝をはじめ、一般にいわれている〈正月二十七日〉の死去と一日くいちがっている点である。〈人定〉とは午後八時、あるいは十時をさすようであるから、いずれにしても二十六日の夜に死去したことになろう。しかしこの点、位牌などによっても、正月二十七日死歿を正しいと考えるべきであろうから、大槻茂質の誤りということになる。

蘭山の著作は別に論じる予定なので、その方にゆずり、最後に蘭山の血統についてふれておく。伝は、〈先生終身不娶、嘗納婢生一男、名有義……〉と伝えている。これは墓誌銘に〈先生終身不レ娶、十八歳婢生二一男子一、已而出レ婢、幷以二其所レ生、出養二安部氏一、後冒二其姓一以継二其家一、名二有義一、見二仕於朝一、乃子徳之父也〉と補いあうものである。そしてこの有義は安部有義として出てくるが、この有義の子がすなわち蘭山の孫で、よき協力者、助力者である職孝（子徳、蕙畝）で、学統上は蘭山の嗣ということになる。彼は家学を継ぎ、医学を教授して現在の子孫に至っている。

さて蘭山の人為に関してであるが、すこしふれたように、現代風にいうとマスコミやテレビなどに出演、自演する体の人間ではなく、沈黙という学究的タイプであり、世俗的なことに無関心な、〈神仙〉のような超俗的人物であったように思われる。そしてこの種の天才的人物によくあるように、〈耳目所過終身不忘〉という博覧強記のタイプであったらしい。たとえば宇田川榕庵の『植学独語』に、古稀をこえてから、江戸に召された蘭山が、深川州崎に採薬した時の様子を伝聞としてつぎのように書きとどめている。

> 先哲の記憶よかりし例には、蘭山翁齢ひ古稀をこへて後召されて江戸に在り、一日門生の為に深川州崎に採薬す、門人安藤某一草を得て翁に問ふ、翁見てこれは「フナツナギ」といふ草なり予十三歳のとし先師松岡先生に聞けりと答玉ひしと聞く

また山崎美成の『耽奇漫録』にも、〈牡丹石〉のことについて、蘭山が『本草綱目』の〈井泉石〉を即答したという強記ぶりを記録している。しかし、十一歳の時に『秘伝花鏡』五巻を書写したということ、また、寛政三年（一七九一）、六十三歳の時、和刻本のいわゆる寛文版『本草綱目』の誤字の多いのをなげいて校正の仕事に志し、全五十二巻をほぼ二か月ほどで完了しているという。このへんまで考えてくると、早熟で天才肌ではあったが、努力の人であり、これもまた才能ということができようか。

よくしられていることながら、古稀をすぎた老齢の時にもかかわらず。幕府の秘閣に蔵されていた『庶物類纂』一千巻を手写したということを思えば、単に人並以上のすぐれた資質の持ち主であったという点のみを強調して、こと足れりとはできない。現存の『庶物類纂』を手にとってしみじみと拝見したが、他の原稿の場合と同じく、実に丁寧に、細かく書写しているさまがうかがわれる。しかも、この手写しのものも、文化三年（一八〇六）の江戸大火の際に一部焼失し、再度、書写したというから、現存のものが、いずれに属していたかわからぬが、その努力精進は並のものではないと推定できる。むしろ非常な努力家であったということも事実だったと思う。ということはまた健全な精神と肉体と人並はずれた精力を持ち合せていたということができる。寛政十二年（一八〇〇）、七十二歳から文化二年（一八〇五）、七十七歳に至る五年間において、関東、甲信、駿河、伊勢、紀州と各地を徒歩で採薬し、高山や峻渓を跋渉したというようなことは、平凡人のできる仕事ではなかったであろう。

蘭山の学問とその講義、教育に関してきわめて参考になるものが、小野氏方に保存されている。これは天明四年（一七八四）に大坂の木村蒹葭堂（吉右衛門。孔恭・巽斎。元文元年・一七三六〜享和二年・一八〇二）が、蘭山に提出した自筆の〈誓盟状〉であり、当時の師弟関係を考えるうえからも、貴重な資料なのでつぎにあげてみる。

誓盟状

一今般以蒙恩恵蒙内門御許容本草秘説別伝等御伝授可被成下旨本望至極奉存候自今御学業他伝之義勿論生涯不可忘師恩粗略之義仕間敷候因而誓約如左

一外門御規則は不及申今般御改正有之候御内門規則終身堅相守可申候事

一本草諸書御講業之記録他見之儀不及申雖内門中私に貸借仕間敷候若所存有て本草之学相止メ候へは入門已来書写記録皆々返納可仕候事

一名物之書刊行之義猥に仕間敷候無拠刊行可仕候得者御窺之上にて御許容之後刊行可仕候事

一名物称呼愚勘私考有之候へば其説御窺之うへ同社友へも其沙汰可仕候事

一学業成就之上執心之者有之候得如此誓約御伝授可仕候別伝秘説之義は仮令雖父子兄弟猥伝授仕間敷候事

一御校本の義以別段誓紙相願御許容之上拝借可仕候事

右誓約之条堅く相守可申候若違犯仕候得者可蒙何等之御勘気候　仍而誓約如件

天明甲辰三月　　木村　吉右衛門

花　押

蘭山先生

函丈

木村吉右衛門は蒹葭堂《けんかどう》の名でひろくしられている大坂の富豪である。蘭学者との交流も密であるが、彼の日記もまたこのころの学界や文壇の動向を知るうえに重要な資料である。彼の日記をみると、蘭山との交渉の状況もよくわかり、天明三年三月二十七日には、蘭山が蒹葭堂の家に宿泊しているほどの間柄でもある。しかしこの天明甲辰（四年）三月の〈誓盟状〉に関する記録は日記にまったくみえない。それはともかくとして、これほど親交があったと思われるにもかかわらず、単に師恩を忘れぬという道義的な点でとどまっているならばともかく、〈別伝秘説之義は仮令雖父子兄弟猥伝授仕間敷候事〉という一条を読むに至っては、むしろリッゼンとして襟を正さしめる厳しさがある。これほどまでに学問を秘中の秘とする理由はどこにあるのだろうか。江戸時代の本草学とはそういう体質をもっていたのだろうか。あるいは本草学それ自体にそうした秘中の秘たる本質が内包されているのだろうか。あるいは一つの日本的伝統として、秘伝尊重がここにも踏襲されているにすぎないのであろうか。〈明らかに師弟間のみの学問の非公開〉性として封建治下の学問のあり方として、当然なのであろうか。違犯した場合には、何等かの御勘気を蒙るとものべているが、その勘気の内容は具体的にどのようなものであったか。いわゆる破門ということもその一つかもしれないが、蘭山の門弟の場合に、実際にどのような処置がとられたか、是非とも実例をしりたいものである。

私見では単にこうしたものを封建時代の学問の封鎖性などと公式論的に論じることは危険であると思う。義理人情を重んじたり、学問研究の発表や出版もそれまでになく活発になった江戸時代にあって、なお且つこうした学問の独立と厳しい授受が行なわれたことには、やはり蘭山の対学問や研究への真摯な態度と方法が秘められていると見るべきではあるまいか。学問の通俗化もよし、民主化もよかろう。しかし学問研究の厳しさや、神聖さは俗人をしりぞけたであろう。学問をするとは、真ヲ識ルコトという蘭山の愛句は、そのまま厳しい誓盟状のバックボーンになっているのではあるまいか。決して他に原因や理由を求めて、責任転嫁することは許されないと思う。他人の論文や著書について、一言の断りもなく私物化する現代の学者の状況こそ、学問を進歩させずに堕落させるものではあるまいか。貝原益軒にもこの厳しさはうたわれていた。〈秘而不許他見〉ということばが、時々講義の筆録にみえる(『本草訳説』、早大図書館蔵)が、これとても、学問を私して他見を許さぬという排他的な狭い料簡や秘密主義からではない。ことに本草学は人命を救うところに大目的があると断言する蘭山である。そうした本草学者が、学問を真剣に求め、その道に生涯をかけぬいい加減な人間に、自己が多年研鑽した学問をそう無責任にゆずりわたすことはできないと思う。学問といい、師弟関係というものはそれほど絶対不可侵のものだったのではあるまいか。だからといってこれがただちに排他的であるとか高尚な孤立ということにはならない。それは蘭山の著述活動や採薬の際の地方の人びとへの指導をみても立証できるであろう。『啓蒙』にみる蘭山の人間愛惜と、ことば・方言への深い愛情、小著ながら厚生済民の生活の書ともいうべき『飲膳摘要』(資料として収録。巻末参照)、そしてできの良い彼の著作には必ず押されているという〈人中第一愚人〉の印顆まで考えるとき、そこには学問のために人生を誠実に生きぬき、もって世の中の人びとのために、精一ぱいの努力をした学者。——どうして閉鎖的で、単に高尚なる(?)学問をうそぶいていたなどと批判してすまされるであろうか。

彼の書墨の一つに〈不可恃貴薬也〉という一句が残されている。彼の学問の本質を示す貴重なことばではないか。軽薄なる才子や、世俗の名利にうつつをぬかす俗物は、たとえ親兄弟であろうとも、おそらくわが子であっても、断乎として寄せつけぬ厳しい戒律をもってのぞんだと思う。もっとも八十歳の賀筵の時に、弟子は一千人を充つという。その中から、井岡冽(桜仙)、飯沼慾斎、岩崎灌園(常正)、山本亡羊(世孺)、水谷豊文、など多くの俊才が輩出しているのである。

さてもう一つ蘭山の学問を知るうえで、重要な資料をあげておこう。これは先にもあげた蘭山の、村松標左衛門宛の書翰の一部である。

九月廿九日御状相達候　如来翰其節多気相催候処　愈御壮実御凌被成珍重之至御座候　当方無恙罷有候御体意可被下候(中略)且又内門之義被仰遣候　此義は綱目会読壹周相済候人に許申候事家法に而御座候　遠国

之人は我意なく数年被相勤候得ば会読一周に準し而相許候　必竟数年修練に依而相許候事に候　金銀を以相許候事に而は無御座候間左様に御心得可被成候　右件為御答草之如此御座候
時下大寒随時御自愛御凌可被成候
十二月初ニ　　　　　　　　　　　　　　　　　　　　　　　　　小野蘭山
村松標左衛門様
＊この書翰の追伸に〈不佞〔蘭山自身のこと〕此度御用に付東都へ可罷下候由御奉書之赴十月五日に被仰候〔後略〕〉とあって寛政十年のものであることが確定される〔白井光太郎の著書より引用〕。

右を一読して判明するように、蒹葭堂の誓盟状にみえる〈外門・内門〉、いわば外弟子・内弟子のうち、〈内門〉の語がここにみえる。外門よりさらに厳しかったものであろう。すなわち、〈此義は綱目会読壹周相済候人〉という規定である。したがって、ちょっと珍しい本草を手にしたり、好奇心で本草に興味をもって、名や効能を尋ねようなどという手合いに対しては、同学、同門という意識もなければ、本草学者の卵とも認めないわけである。数年をついやして〈綱目会読〉に参加、終了してはじめて蘭山の一つの門をくぐることになるのである。おそらく蘭山を重宝な人として、本草のことなどを尋ねる人びとは多かったかと思う。学問と趣味との境界が厳密に蘭山の胸中で確立していたと思われる。さらに内門の厳しさは、〈必竟数年修練に依而相許候事に候〉とものべている。〈数年修練〉こそいうはやすく、いざ実践するとなると苦難と努力の連続だったと思う。ある意味では現代社会のように、内容のいかんが問われずにただ一定の期間がくれば、大量生産の製品として押し出される粗製濫造の大学制度とは根本的相違である。さらに手紙の文句はつづけて、〈金銀を以相許候事に而は無御座候間左様に御心得可被成候〉とある。学問が近代の教育学校システムのように——特に高い月謝や寄附金をおさめる医学校のような場合——結局は金銭で授受される場合を思うと、本草学の塾なども一つの経営であるにもかかわらず、彼のいう学問は〈在レ識レ真〉という大目的と理会のもとには、とうてい金銭は一手段でしかなくなるのである（後述のように、これは金銭を受けとらなかったということではない）。もし学の独立ということをいうとすると、蘭山における本草学の独自性はかなりに強固であったといってよい。そしてこの底に常に人命が考えられ厚生済民の志があったことも忘れてはなるまい。

蘭山の師である松岡玄達は庶物の和漢名を伝授して秘伝料を徴集したという。しかしこれとても決して、金銭をとった故に非難されるいわれはないと思う。たった一つの名称を確定するために、いかに多くの努力と時間――書物の購入や採薬旅行などをふくめて――がかかっていることであろう。そうした貴重な努力を金銭で換算することは、むしろ合理的である。身分の上下や職業の貴賤などによって、秘伝を受けられないなどということこそ基本的にまちがっているといってよかろう。さすれば貴賤老幼、男女の区別なく、金銭によって秘伝も授けるということは、反面できわめて近代的である。玄達の態度が一概に非難されるべきではないと思う。しかしこれが学問の本質、教育のあるべき姿を離れて、金銭のために秘伝を与えるとなると明らかに誤りである。おそらく弊害もあったかと思う。

しかし個人の財力には限りがある。多かれ少なかれ江戸時代の優秀な学者と、すばらしい業績とは、藩主やあるいは幕府の支援援助によって完成されている。こうした学問研究の条件は現代でもかわっていない。自己の才を十二分に発揮し、結果的に日本の学問のレベルアップをもたらすことになろう。これはたとえば稲生若水の『庶物類纂』の編纂と加賀百万石の財力、平賀源内の一浪人とアルバイトによる収入の場合を比較すれば、すぐに解答が見出されるであろう。源内は彼の本命である博物、物産の学に専心するために、かえって種々の余技余業が、その才を磨滅させ、命まで奪ってしまったではないか。蘭山が古稀をすぎて、なおかつ幕府に仕えることを承諾したのには、こうした財源、研究費の点が一つの要因ではなかったか。自然科学系の場合は思想や政治において、幕府の御用学者になる必要も可能性もすくない。学問の性格がそうさせる。――ただ一言蛇足を加えると、本草学に志し、採薬に従っている幕臣の中に、いわゆる非番のお庭番などがいるが、これはどうも隠密を兼ねての他領への採薬という秘命があったようで、単に本草のためでないことも留意してよい。蘭山が反俗的であり、反官学的でさえあると思われるのに、老年になって仕官したということの一解釈はこうした点に求めてよかろうと思う。阿部将翁も、田村西湖も、曾占春も、多くの本草学者は学問一筋に生きようとすればするほど、巨大な助力者——幕府や藩主、その他商人など——を必要としたのである。また学問の性格上、実用性も強いし、専門的である故に特定な地位を保つことができたし、権力とも結びつくことが比較的にやさしかったとも思う。蘭山が『本草綱目啓蒙』四十八巻を出版するにあたり、出版資金の面で権力者の助力を得ているが、そこまでの面倒をみるか否かは、むしろ財力でなく、見識であり、施政者、個人の学問への理会と裁量の問題に帰せられるかと思う。

蘭山は師、玄達が金銭を以て学問を伝授する風を改めたという。しかし私見ではそうしたことはなかったと思う。玄達にしてから、金銭を以て学問を伝授したと表現するのは誤りではあるまいか。金銭を一つの応酬として受けとることの意味は別の次元でとらえるべきである。また逆に蘭山が上に引用した書翰で、〈金銀を以相許候事に而は無御座候〉とのべているからといって、まったく金銭なしに、すべての人に無料で、秘伝を与えたり、自由勝手に教えたであろうか。書翰の読みは大切である。単に金銭で学問修業が許されるか否かという問題ではないという点が重要である。現代のような金力万能こそ否定されるべきで、塾と多くの門人と本草研究という大事業を遂行するために、金銭財力は必要であったことはいうをまつまい。蘭山の京都での住居とその家主をみると、〈門人〉と示されているから、やはりもっとも基礎的な生活の援助者、経済的後援者が、すぐ身近に、準備されていたのである。

親験目睹——本草学の精神

つぎに蘭山の研究方法について、すこし考えておきたい。ここで参考になるのは、『啓蒙』のはじめにあげた丹波元簡の〈序〉である。その一部につぎのような記述がみられた。

我邦前輩。有専以辨物産別為一家者。乃薬性主療。付之于医家。置而不講。如若水稲氏。最称閎覧君子。著庶物類纂七百巻。恕庵松岡氏。受其学。亦有所闡発。著用薬須知若干巻。然稲氏過于浩博。松岡氏嫌于簡約。並不便於医家焉。今蘭山翁。出乎松岡氏之門。独以李氏綱目為宗。而汰稲氏之博。広松岡氏之約。参之於群籍。取之于親験目睹。得之乎沈思黙想。歴渉数十年之久。殆極其精微博大矣。（中略）我邦所呼之称。及窮郷僻壌諸州方言。羽毛鱗介根茎花葉之形色。春秋秀実之候。地産之同異。與夫市肆之真贋良苦。尽臚于各薬之下。一千八百八十二種。疑者決之。謬者匡之。審辨細釈。鴻纖無遺。抑謂　我邦本草之学。至于此集大成歟。洵医家必用之偉宝也。　則老師国手。必不得不籍検査于此書也。

学統はともあれ、右の記述のさらに中心的な論点は、〈参之於群籍。取之于親験目睹。得之乎沈思黙想。歴渉数十年之久。殆極其精微博大矣。〉というところにある。特に〈之ヲ群籍ニ参シ〉というところは、『啓蒙』に参考としてあげられている文献だけでも、二百三十余種にのぼることから推察がつくであろう。『和名鈔』『万葉集』〈古歌〉など日本の古い書物や、『大和本草』『用薬須知』『本朝食鑑』などごく近いころ出版の本草書もみえる。これらについては本文をひもとくことによって了解されると思う。さらに注目すべきは、〈之ヲ親験目睹ニ取ル〉という自然科学者的態度であろう。〈親験〉ということばは、この時代の新しい実証的学問の一つの傾向であって、独り蘭山のみの方法や態度ではない。『蔵志』の著者であり、わが国ではじめて公許により人体解剖の実験を実施し、それによって解剖術をうちたてたという山脇東洋（宝永二年・一七〇五～宝暦十二年・一七六二）にしても、その師、後藤艮山《こんざん》（万治二年・一六五九～享保十八年・一七三三）から、〈解テ観ルニ若クハナシ〉と教えられたことに一つの出発点があった。またヨーロッパ医術解剖の翻訳書、『解体新書』（安永三年・一七七四刊）にしても、その中心人物、杉田玄白は和蘭の学問が、〈実測究理〉である点にその優秀さを認めている（『蘭学事始』）。清国の考証学も大きな影響を与えているであろう。こうした学界の雰囲気と方法がよく蘭山に消化されている。そうでなくても本草学は実際に現地を踏んで実物を見ないことには、物のいえぬ学問であるから、好むと好まざるとにかかわらず、〈親験目睹〉は必要であった。さらにそれをよく古今の書にも照らして、真偽、異同を辨物するとなると、沈思黙想はこれまた一つの方法として大切になってくるのである。ということはまた是・非を明確に断定しなければならない。真偽の判定に妥協があっては、それこそ人命にかかわるのである。本草学の伝統としても、この厳正な批判の精神が形成され、流れている。たとえば平賀源内はその著『物類品隲』で、〈天芥菜〉について、〈京師及ヒ東都ノ医人和名同ヲ以テ依レ名迷レ実狼牙草ヲ用、或ハ水楊梅ヲ用ルモノハ皆非ナリ〉ときめつける。大先輩の貝原益軒の説でも〈此ノ説誤ナリ〉とはっきり断定するのである。これは本草学の当然のあり方で、源内の豊かな個性のしからしめるものというわけではない。〈依名迷実〉からまた〈方言〉も関心の的となるのである。蘭山の場合、たとえば〈胡黄蓮〉（山草之部）のところに、〈「集解」鸜鵒ハ　八八鳥ノコトナリ或ハヒヨドリ或ハクロツムギ等ニ充ルハ誤ナリ〉と断言している。また〈梓〉（喬木之部）のところで『和名鈔』にのる〈アヅサ〉をはじめ、土州方言の〈カハラガシハ〉まで十七の方言をあげて、つぎのような記述を示す。

（前略）梓楸ノ名古ヨリ混淆ス時珍ノ説モ分明ナラズ秘伝花鏡ニ梓ノ形状ヲ書スルモ楸ノコトナリ故ニ大和本草ニモ梓ヲキサ、ギトス皆非ナリ（後略）

シナ最高の本草学者、李時珍の説も分明ならずとして批判し、日本本草学の開祖ともいうべき貝原益軒の説も非なりとする。この明確な是非の態度は、当時の学界や文壇など封建社会のことを考えると、むしろ現代的でさえある。権威主義や師弟恩情の義理で妥協などしていない。自然科学者らしい冷厳な態度とことばである。以上は本草学者一般の態度と主張ではあるが、『啓蒙』にもられた思想であり、実践でもある。しかも数十年の長い長い時間をかけて、はじめて断言できるものも多かったであろう。苦心のほど察してあまりある。

本草学の終焉と植学

最後に本草学について、重要な点を一つ吟味しておこう。本草学は植物もあつかっているが、植物学ではない。両者の違いは日本における植物学の開祖である宇田川榕庵がその著『植学独語』でつぎのようにのべている（同書については「植物と文化十」誌上に、解説を付して、全文を掲載しておいた）。

○植学は本草と同じからざるの事
唐山〔シナ、清国〕にて本草といふは凡そ採て薬用とすべき者水火土砂より草木金石は勿論牛溲馬勃敗鼓の皮に至まで載て遺すことなくよく其物を辨識し其等を品隲し良毒を辨明する学問なり、然れども薬物は草類最多きか故に草を本とするという意にて本草とは名にしものならし、西洋にて菩多尼訶といふは此に植学と訳して唯植物のみに限りて効能の有無と薬に用ると不用とに拘らず、博く捜索し辨識記載し尚且《ソノウヘ》植物之生々長生開花結実するの理を論ず、然れば植学と本草とは迥に別の学問なり

右で本草学と植学（植物学）との異同は明確であろう。本草学は何としても、動・植・鉱物の名称・形状・来歴・産出状況・利用・薬効などを研究する。したがって〈名物学〉であり、〈物産学〉であり、〈薬学〉である。もっとも〈名物学〉も本義的には、〈典籍にのっている動植鉱物の名を知り、その義を究明する〉〈多識〉の学であるから、物と名との対応を考究すること自体を目的とするのとは異なる点もある。しかし江戸時代の本草学者をみていると、古典や典籍によるほか、明らかに同時代の方言に深い関心をもっていて、これをくわしく記録し、そ

の物と名の対応を考えている点で、本義を出て一種のことばの哲学にもなっている。源内が〈依名迷実〉ことを戒めた点は、蘭山も同じである。わたくしはここに、むしろ日本の本草学、名物学の本質的なものをみたいと思う。

かさねて念をおしておくと、本草学はシナを祖として、日本では日本なりに変質してきており、ヨーロッパの植物学とも異なる点は、右の榕庵の指摘するとおりである。さらに、榕庵の『理学入門植学啓原』（天保五年・一八三四刊）をみると、たとえば、〈気孔〉のところで、〈葉如《ハ》ニ動物之肺《シ》一主《ノ》ニ呼吸《ル》一舎密家《ヲ》《シケイキユンデ》云日中則《ハ》発ニ酸素瓦斯《シ》一在ニ《テハ》背陽《ヒカゲ》之地及夜間《ヒ》一則発《ニ》ニ炭酸瓦斯《ス》《コールシユーレ》及窒素瓦斯《スチツキ》一《ヲ》〉などと記述し、いわゆる炭酸同化作用などについてふれている。〈舎密家〉とは化学を扱う学者、化学者のことであり、〈酸素・炭素・窒素〉など、化学元素にかかわる点を研究する学問である。榕庵は化学者であり、こうした植物学を専攻して、〈植学・植物学（手紙にみえる用語）〉の日本における創始者という名誉をもつ。本草学にはこうした考察は、まったくみえない。

日本の学問一般がそうであるように、自然科学的でありながら、実は人文科学であるのが本草学で、分類や体系も大切であるが、これは反面、『啓蒙』の内容が証明するように、民俗学的記述もあり、言語の学である。ときには随筆漫筆的記述もみられる。むしろ本草学で主とする人間身体の尊重や薬物の機能の考察を巧みに応用して、新しい植物学にいどんでいるのが、皮肉にも榕庵の方法であり態度でもある。〈葉ハ動物ノ肺〉のごとしと認識するのである。しかも本草学が博物学と呼ぶにしては、動物や鉱物への生態の考察記述は、かなり貧弱であるといわねばならない。これは私見では一つには自然が日本人にとって純客観的なものとして対象化されることがないという点に要因が求められると思う。日本人は自然を愛好するというが、むしろ自然を自己の中にとり組んでしまって、人間と自然とを客観的に峻別しないという手前勝手なところがある。したがって同じ〈自然〉といい、〈Natuure（ナツゥール、オランダ語、自然と訳す）〉といっても、日本・シナ・ヨーロッパでかなり概念内容が異なっているわけである。これは本草学と次第に離れた主題になるので、ここでの論議はやめておくが、深く追究すべき問題であろう。『啓蒙』は結果的に日本最初の〈博物学的百科事典〉であり、さらに〈全国方言辞典〉であった。

これはわたくしの作成した索引などによって十分立証されるであろう。しかし動植鉱物辞典とか、科学辞典にはなりえなかったのである。

『啓蒙』が、北は北海道から南は琉球までの方言をふくみ、多いものは、一つの名称に六十ほどの方言を列挙してあるなど、まさに〈窮郷僻壌諸州方言〉を網羅している。読み方によっては、文化伝播の経路を知り、同じ方言の旧・新をしることもできる。言語文化的層も読みとれる意味では、言語地理学的素材を提供してくれると思う。再三ふれるところがあったが、物と名との対応は、一つの言語哲学であり、言語学である。文化的脈絡をそれぞれの語から読みとる時、今日的命題である物と名、意味されるものと意味するもの——という言語の本質論へのよき材料を提示する。一般意味論、あるいは実用的にはネイミングの問題を考えるにも、きわめて示唆にとむ素材が豊かである。あるいは日本語の一つの造語法や、日本人の物のとらえ方など、さまざまな日本文化論のパタンをもつ素材がころがっているともいうことができる。そしてさらに、失われかけている日本人のウイットやユウモア、ことばへの独特な感覚。方言のもつ民族的共感の実体を豊富な分量で、現代の日本人に、圧倒的に語りかけていると思う。しかも博物学書として、たとえば東アジア原産といわれる〈柿〉が、日本列島に二百の品種があるという貴重な記述もみられるのであった。さらに別稿であらためて考察したように、〈民俗〉の豊かな記述もあって、日本民俗学の原点という点も認めることができるのである。

蘭山の学問を論じて、ついにわたくしもきわめて日本的な学問論の袋小路にはいりこもうとしている。蘭山の本草学が、日本の本草学の一大集成であることは、しかしその反面滅びの学であって、新しいヨーロッパ的植物学・動物学・鉱物学——の前に、ついに半世紀ほどで姿を消す運命をたどる。学問の厳正さや、多識の必要性、採薬という実地をふんでの沈思黙想という古今に変らぬ基本的態度と方法も、ヨーロッパ的な自然科学の新しくも、客観的な学問研究の方法、態度の前に、崩潰せざるをえなかったのである。それほどまでに日本と西欧、彼我の学問的態度と方法は根本から異なっていたのである。対象とする自然は同じでありながらも、対自然観、民族意識、学問伝統、体系化の有無、方法の質的相違と、ついに近代科学の洗礼を受けずしては、長い伝統の本草学も旧物として忘れさられるのである。そしてあえて忘れてはならぬところ、すなわち宋・元・明・清とシナの自然科学に準ずる書物、たとえば『夢渓筆談』や『物理小識』、『天工開物』などをはじめとする多くの書物がいかに日本人に強力な科学知識を注入したことか。加えて、古辞書『爾雅』や近代の『正字通』など漢字解読の基本字書類の影響も絶大であったことを銘記すべきであろう。

蘭山が死去してすでに二百年以上になる。しかし今幾人の日本人が、蘭山を記憶するであろうか。過去の日本における自然科学系の学問と研究家は、しかし決してムダな研究をしてきたのではない。『啓蒙』がこれを雄弁にもの語っているであろう。そして現代の日本人の学問方法にも、実は底流している日本的なものの原点がここに存在する。是非にかかわらず、温故知新で、この日本的自然科学の集大成でもある『啓蒙』を再吟味、再批判することは、必要である。ここに日本人の、日本の学問の長所と短所とが、豊かにたたえられているのである。ましてここに失われ、滅亡した豊かな日本の自然が、興味ふかく、記録されているにおいてをやである。

小野蘭山の著述一覧

○刊本

『花彙』　八巻八冊　宝暦九年成、明和二年刊、天保十四年再刊
『蘭山先生十品考』　一巻一冊　寛政十年刊
『飲膳摘要』　一巻一冊　文化三年刊
『飲膳摘要　補』遺　一巻一冊　文化十四年刊
『増補　飲膳摘要』　一巻一冊　天保七年刊、安政六年再刊
『耋筵小牘』　一巻一冊　文化五年刊

『広参説』 一巻一冊 文化七年刊
『校正 救荒本草』（校刻） 十巻（含補一巻） 九冊 寛政十一年刊
『昆虫草木略』（校刻） 一巻一冊 天明五年刊

○写本
『蘭山爾雅紀聞』 一巻／『薬名考』 一巻／『採品録（日光采品録）』 一巻／『秘伝花鏡記聞』 一巻／『救荒本草記聞』 一巻
『本草綱目記聞』 二十巻／『大和本草会識』／『大和本草批正』 五巻／『救荒本草会識』 二巻／『物品目録記聞』 二巻
『懐巻食鏡記聞』 一巻／『常野採薬記』 一巻／『紀州採薬記』 一巻／『駿州志州採薬記』 一巻／『本草綱目訳説』 一冊
『妙義山并武州三峰山採薬記』 一巻／『蘭山禽譜』 二巻／『花彙続編』 四巻／『（蘭山先生）日記』
『朽匏子格物致徴』 二十冊

参考文献

日本学士院編『明治前日本生物学史』 日本学術振興会
白井光太郎『本草学論攷』 春陽堂
白井光太郎監修・校註『頭註国訳本草綱目』 春陽堂
拙編著『小野蘭山「本草綱目啓蒙」―本文・研究・索引』 早稲田大学出版部

余論　小野蘭山、本草学の視座——民俗・方言を考える

はじめに——一つの事実

金と女を描いて近世随一といわれる戯作者、西鶴の著、『俳諧石車』（元禄四年・一六九一）にこういう記述がある。俳諧師という立場で、〈牽牛《ケンゴ》《アサガホ》・木槿《モクキン》《ムクゲ》・扶桑《フソウ》〉が混同されている点を彼なりに考証し、記述したところである。〈木槿〉の場合をあげてみる。

〇木槿《モクキン》《ムクゲ》 又作ル二木堇一和名蓋シ誤マル二其音ヲ一／一ニハ名ク二日及ト一又曰フ二藩籬《ハンリ》草玉蒸《シヤウ》ト一花ヲ名ク二槿花蕣《シユン》花蕣英《エイ》花奴《ヌ》ト一詩〔詩経〕ニ曰ク顔《カンバセ》如シト二蕣花カ一即チ是レ也《ナリ》／本艸綱目ニ時珍カ曰此ノ花朝ニ開ケテ暮レニ落ツ故ニ名ク二日及ト一曰ク槿曰ク蕣猶《ゴトシ》三ヲ僅《ワヅカニ》栄ユルコト二一瞬《シユン》ノ之義一／尓雅ニ曰椴《タン》木槿、櫬木槿、郭璞カ註ニ曰別ツ二一名ヲ一也或ハ白ヲ曰フレ椴赤ヲ曰レ櫬ト齊魯謂フ二之ヲ玉蒸ト一言フ二其ノ美ニシテ而多キヲ一也／今按ズルニ花ニ有リ二赤白二種一 ＊挿絵・熟字符は省略、一部誤刻は訂正。

右でムクゲ、ことに花の色について、西鶴は考証するのであるが、ここはそれを不問、要は『本草綱目』が市井の俳諧師によってすらこのように活用されている事実である。他の二物、〈牽牛・扶桑〉の場合にも、〈本艸綱目ニ時珍カ曰〉とあって『本草綱目』を活用している。古くから、そして江戸時代でもアサガホの考証において、〈牽牛〉と〈木槿〉はしばしば混同されているからである。いうまでもなく〈今按ズルニ〉は西鶴の辞であるが、これも

『本草綱目』と比較してみると、その〈集解〉などを自分なりに略示した結論の一文である。西鶴が手にしたものは、唐本か和刻本か書誌的なことはまったく不明である。このように『本草綱目』は慶長十二年（一六〇七）、長崎に舶載されてより自然詠を主とする大坂の俳諧師の座右にもあり、それなりに活用され、日本人に浸透していた証である。さらにもう一書を加えたい。すなわち、〈郭璞ガ註〉とのべるところである。いうまでもなく、『爾雅郭璞註』のことであり、シナ最古の字書、『爾雅』に郭璞《かくはく》が註を加えた力作である。シナの本草学はもとより、日本本草学にとっても、もっとも有効な字書である。西鶴という一戯作者にこれが座右にあることも注目したいところである。

これには江戸時代の出版文化の隆盛、庶民教育など、社会的環境の整備発展が考えられよう。これを第一にとりあげて研究対象として考察し、自から日本で最初に『本草綱目』を土台にして、『多識編』（寛永七年・一六三〇。古活字版・シナでも同名の書あり北京大学図書館で一見す）・『新刊多識編』（寛永八年整版）を執筆発刊したのが儒家、林羅山である。以来、小野蘭山『本草綱目啓蒙』（享和三年・一八〇三〜文化三年・一八〇六）の出版まで、日本の本草学者により、『本草綱目』はしっかりと受けとめられ、日本本草学の開発と進展に常に原動力となった。『本草綱目』の受容とその展開の歴史については、第一部の拙論に譲るとして、東洋の薬学といわれながら、わたくしは本草学に民俗《たみのなりはひ》と方言・古言の学の源流をみてとり、これまでこの分野では論じられなかった日本本草学の新しい面、文化人類学的なその一面を想定、論述した。もっともこの点は私見では『本草綱目』を詳察する限り、時珍の本草学自体の内包する重要な要素でもある。この点も『新刊多織編』、『大和本草』、もちろん『本草綱目啓蒙』などに忠実に受容され日本化をとげていった。

私見では、野必大『本朝食鑑』（元禄十年・一六九七）は本草学の日本化の典型であって、民俗の学の一面を明確に演出、記述していると思われる。〈米・鯛〉などの記述にみられる〈民俗誌〉は、まさに江戸の民俗の学の絶品であろう。益軒や蘭山に求めて得られぬところである。しかもこうした民俗の学の体質は再三言及するように、『本草綱目』にあり、真の源泉は何としても、『本草綱目』自体、いわば李時珍の学とその方法に求められることも確認しておきたい（この点は小論では割愛せざるをえない）。いうならば本草学は日・中両国を通じて博物学的な面とともに、文化人類学――あえて〈東洋の〉と括弧づけ――と称すべき内容をもつと思われる。この点をきちんとおさえておかないと、日本の本草学の誤解につながるのである。とりわけ本草学者にみられる〈採薬〉というフィールドワークと、それによって記録した〈民俗〉の世界は、柳田などの民俗学などには望めないほどの現地実証のすばらしい功績である。もとよりあくまでも採薬の結果としての民俗の学であり、方言の学である。

本草学者は彼らの親験目睹、究理学的方法とともに、自然科学者として、〈人類〉（貝原益軒の用語）に必須な生活と言語の探究と方法を考察している。自然科学者の態度とは、俗情を入れず物《もの》、事《こと》、すなわち〈物類〉をできる限り客観的に考察すること、小野蘭山が顕微鏡をもって対象をのぞき見ていることは、ある意味ではその象徴的な事実である。加えるに、『啓蒙』に引用参看のシナ、宋・元〜明・清に至る『物理小識』・『夢渓筆談』などの自然科学書の受容がある。さらに、江戸期の本草学者には日本古典への史的関心と考察、方法があって、これが民俗や方言への記述に反映され、現代の民俗学などには求めて得られぬ美点をもつ。さらに背景としてここには当然、江戸期の国学、古典研究の隆盛が考えられよう。具体的には本草学に占める『和名類聚抄』の重さでもある。野必大が『本朝食鑑』の自序で、〈源剌史（和名抄をさす）ガ載スル所ノ鯛鮭蕗骨蓬山葵ノ類ハ本邦古今ニ賞スル所ニシテ諸本草中未ダ言ハズ〉（原文は漢文体）と、暗に『本草綱目』にのみ固執する日本本草家に一欠陥ありといわんばかりの批判的言動にもみられる。いわば民俗ともっとも有縁な日本の〈物類〉がみえず輝くべき項目が排除されているというのである。しかしこれは当然のことで、裏返せば日本の物類が時珍の対象外に置かれたわけで、『本草綱目啓蒙』（以下、『啓蒙』と略す）などの弱点ともいえる。但し本草学者が無批判に『本草綱目』に従ったわけではない。

貝原益軒は『大和本草』（宝永六年・一七〇五）のはじめに、〈本草綱目ニ品類ヲ分ツニ可レ疑フ事多シ〉（本草ノ書ヲ論ズ〉とのべ、〈博物之学ハ広覧強記ノ識以テ古今ニ通洽ト〉とものべる。蘭山にはこうした宣言はないが〈啓蒙〉の意味するところは日本の本草学者として、かかる弱点を補塡することであった。『啓蒙』に必大の批判に答えるところがみえる。あえて二つの例をあげてみよう。

一つは鱗部（巻四十）の〈鰌魚〉である。『本草綱目』では〈集解〉に、〈海鰌生海中。極大。江鰌生江中。長七八寸。泥鰌生湖池。最小。長三四寸。沈於泥中〉とあるところが、『啓蒙』では、〈鰌魚　ドヂャウ 壒嚢抄ニ（ママ）土長ニ作ル　ウシドヂャウ 豫州〉とあり、〈海鰌・江鰌〉をどう解したかが問題なのである。『啓蒙』の〈集解〉の項には、〈海鰌ハクジラナリ古名勇魚《イサ》万葉集……〉などとあって、時珍がドヂャウの類に言及するにとどめているところを、自から蘭山は海鰌＝イサナ・クジラととりあげている。すなわちシナの書『唐韻』・『正字通』など字書数本を参看して、〈海鰌〉を日本のクジラに同定したわけである。『啓蒙』では、〈海鰌クジラ〉と立項はしていないが、日本人の立場から究明したことになる。蘭山の記述は、〈此魚勢州及紀州ノ三輪崎大地浦肥前ノ平戸大村筑前常州総州ニテ漁スソノ品十余種アリ食料ニハ　セビクジラ内ニ油少シ ザトウクジラ油多シヲ用ユ筑前ニテハ　ザトウクジラヲ上品トス品類ノ形色ハ鯨志平戸及大地ノ鯨図等ニ詳ナリ〉と『鯨志』などの文献も参看して独自の考証を展開し、クジラの民俗誌の一端にもふれている。もはや『本草綱目』とは無縁といってもよい（クジラについては羅山も民俗を記述している）。日本では西鶴がその著『日本永代蔵』などで鯨とりを主題の物語を描いており、〈鯨一頭とれば七里《さと》の賑《にぎは》ひ〉の俚諺をあげる。一頭の鯨がどんなに民の生活を豊かにしたことか。日本人の生活に切っても切れないのがクジラなのである。これが時珍の関心からははずれているものの――シナでも多くの書に、〈鯨・鯢〉は採択解説されているが文字を主とする――、蘭山が啓蒙の立場でとりあげる。当然のことながら、時珍と蘭山、シナと日本の根本的異同であろう。

その二は〈禽部〉（巻四十三）のトキの場合である。これも立項はなく、〈鷺〉（水禽類二十三種）の中についでにあげられている。但し『本草綱目』〈集解〉にも、〈頴曰〉として、〈似鷺而頭無糸脚黄色者。俗名白鶴子。又有紅鶴。

相類色紅。禽経所謂朱鷺是也〉とみえる（光緒年間出版の重訂本による。江戸初期刊の和刻本も同文）。蘭山はシナ書、『禽経』など参照しておらず、『本草綱目』でも伝本に異なりがあろう（したがって『本草綱目』の書誌的考察にゆだねなければならない）。なお考証すべき点は多々あるが、〈紅鶴《トキ》〉も立項されていない点はどの版でも同様であったと思う。蘭山も、〈鷺〉の項の末尾に、〈一種ツキ古名ハ一名トウ同上　トウノトリ　トキ　桃花鳥日本紀ハナクタ江州　ダヲ奥州是紅鶴ナリ盛京通志ニ紅牙ハ背白翅微紅故名其羽可レ作二箭翎一ト云モノ同物ナルベシ形白鷺ニ似テ頂ニ長毛ナシ背ハ灰色翅裏ノ羽淡紅色翎茎最紅ナリ飛ブ時下ヨリ望見レバソノ色美ハシ羽ヲ楊（ママ）〔揚〕弓ノ箭ニ用ユ（後略）〉と記録している（学問的には、サギ科とトキ科は別である）。当時江戸に紅鶴（朱鷺）は棲息した（『武江産物志』）。蘭山は当然目撃したであろう。本来はツキで、『和名類聚抄』（巻十八）は、〈鴇〉で立項し、〈和名豆木／紅鶴和名上同〔豆木〕俗用鴇字今案所出並未詳、日本紀私記云桃花鳥〉とある。トキは訛り語形である。このようにクジラもトキも時珍の関心の外であったろう。しかし蘭山はきちんと記録しておいたわけである。なお別著、蘭山審定・孫、士徳纂輯『飲膳摘要』（文化三年・一八〇六）に、〈［クジラ］海鰌・［トキ］紅鶴〉と薬効を示している。

以上、粗雑ながら、蘭山と関連深い『本草綱目』と『啓蒙』との相関的構図の一端を例示した。内容もさることながら、蘭山が〈本草綱目・啓蒙〉と書名を与えた第一は、何といっても時珍のとりあげた本草、すなわち立項されている名物（物類）を仮用しての日本の本草の論述である。立項にあたり、当然のことながら時珍の〈名物〉に忠実に従った。内容は再三のべるように、日本の本草であり、かねて日本語、方言、古言での異称の確かめ、同定であり、日本人の生活、民俗の記録を示すことであった。明らかに羅山を鼻祖にし、益軒などの方法・態度の継承である。〈開闢ノ初ハ未人類アラズ人生之初ハ形化無シ気化自《より》生ズ万物ノ初生皆然リ〉（『大和本草一』〈論物理〉）であり、〈本草之学以テ民生日用ニ切ナリト為ス所者〉（同上）で、〈民生日用〉に心を用いる、すなわち〈民俗《たみのなりはひ》〉への関与とその記録が大切なのである。用語〈人類・方言・民俗〉を本草学者の立場で明確に使用したのはしかし益軒であろう。

民俗の記録の実態

民俗学の母であり父である本草学を証明する記事を以下、『啓蒙』より若干抜き出して検討する。引用にあたり原文のままを心がけて句読点は用いない。小見出しを〈／〉以下に設け、〔　〕内に私註を与えた。

（1）食塩《シホ》／井塩・塩泉：奥州伊北郡会津月輪庄大塩村山上二十町許ニ長サ十余町濶サ二町余ノ池アリテ潮ノサシヒキアリコノ水ヲ汲ミ煎ジテ塩トナス味佳ナリ西行法師ノ歌ニ海士モナク海ナラズシテミチノクノ山ガツノクム大塩ノサト一説ニ六十里越ト云山ノ麓ノ駅ヲ大塩ト云民家八十余皆塩戸《シホヤ》ナリ河岸ニ塩泉大小二ツアリ此泉ヲ汲テ塩トス海ヲ去ルコト四十余里ト云是井塩ノ類ナリ池塩ハ和産詳ナラズ鹻塩ハシホツチヲ用テトル塩ナリ海辺ノ沙地ニ堤ヲ築キ其内ノ地ヲ手ニナラシ置ケバ毎朝塩フキテ深霜ノ降ルガ如シコレヲ砂共ニヨセ集テ竹簀ノ上ニ置キ海水ヲ以テ漉シ煎シテ塩トス勢州ノ津筑前ノ福岡ノ塩是ナリ色ウルミテ質粗シ下品ナリ（巻七）

（2）白石英／水晶（水精）・水晶ノ井：江州大堀村相谷ノ奥ニ水精ガ嶽アリ千本水精ヲ生ス長サ二三寸濶サ二三分許ナルモノ多ク乱レ生ズ又出羽ノ東禰ニ水晶ノ井ト呼ブアリ自然ノ洞穴ニシテソノ中四面ニ水晶生シ盈テ牡丹ノ花ノ如シ銭ヲ以テソノ中ニ投ズレバ落ルコト遅ク鳴ルコト久シコレ井深ク花ノ如キ水晶多クシテ銭コレニ触テ声ヲナス也 出羽ノ人語ル（巻四）

（3）石脳油《クソウヅ》：クソウヅハ臭水ト書ス又草津ハ越後村上ノ地名ナリソノ地ヨリ出ル故名クト云越後国蒲原郡如法寺村其外舘組塩谷村ノ流水中ニ混シテ流ル即越後州七不思議ノ一ツナリ又芝田〔新発田〕ノ東北黒川村ノ東南五六町蓼村ニ油ノワク池五十余アリト云古昔ハカグマノ葉ニテトルト云其後ハ稲草《ワラ》ヲ束ネ流水或ハ井戸ニ入ヲケバ油コレニ聚リツ此稲草ヲアゲテシゴキトル……其油ハ黒褐色ニシテ硫黄ニ似ル臭気ア

リ故ニ鼠穴ニ置ケバ出ルコトアタハズ器中ニ入テ漏セズシ流璃瓶《フラスコ》ニ貯レバ漏レズ土人此油ヲ用テ燈トス水ヲ得テイヨイヨサカンナリ（中略）天智天皇七年越国ヨリ燃ル土ト燃ル水トヲ献ルト云燃ル水ハ石脳油ナリ燃ル土ハスクモトモ又ツクモトモ云モノナリ今モ越後寺泊柿崎両村ノ間ニアリ……皆深ク土ヲホリテトリテ薪ニ代ユ（巻五）

（4）石炭／イシガラ：〔石炭の〕軽キモノモアリコレヲ磨シテ光沢漆ノ如キヲ上品トス褐色ヲ帯ルモノヲ下品トスコレヲトウタン筑前ト云皆燃セバ火勢ツヨキモノユヘ唐山〔シナ〕ニテハ五金ヲ鍛錬シ石灰ヲ焼クニ用ユ本邦ニテモ九州ニテハ薪ニ代ヘ或ハ炭ニ代ユ水ヲ得テ愈熾ナリ然レドモ臭気甚キユヘ筑州ニテ焼反シ浮石ノ如ナリタルヲ用テ炊爨ニ供ス臭気少シコレヲ筑後ニテイシガラト云火勢櫟炭《イチイズミ》ヨリ強シ（石炭・巻之五）

（5）天師栗《トチノミ》：子一顆アリ円扁ニシテ中クリノ如シ色モ栗殻ノ如シ山民殻ヲ去リ米粉ニ雑ヘ搗テ餅トストチモチト云木ハ机箱等ニ造ルニ用ユ良材ナリ間道《シマ》アリテ美ハシ俗ニ一寸ナチヾミヲ上品トス薪トナシテ火勢強シト云（巻二十五）

（6）天竺桂／月桂：天竺桂ノ実ナリコノ実ヨリ採ル蠟ヲアサダ蠟阿州ト云又コガ蠟防州ツヾ蠟肥前ト云蠟燭ニ造リ燃セバ臭気アリ……凡ソ物ノ子ヲ雨ラスコト古今其例多シ、文安元年三月二日小豆ヲ雨ラス　寛文十年正月廿九日大豆《マメ》蕎麦ノ如キ者雨ル大小五色アリ……慶長元年及慶安二年毛ヲ雨ラスコレ等皆大風ニテ他国ヨリ吹キ来ル者ナリ怪トナスニ足ラズ（巻三十）

（7）秦皮《トネリコ・トネリノキ》和名抄：本邦ニテ皮ヲ濃煎シ膠トナスヲ木膠ト云仏経ヲ写ス墨ニ用ユ墨工コレヲ貯フ国ニヨリテコノ木ニモ白蠟ヲ生スルコト水蠟《イボタ》樹ト同シ是モトバシリト云（巻三十一）

（8）樺木《カバノキ》信州：土人〔信州・甲州のもの〕採テ色紙短策（ママ）ニ作リ或ハ書ノ表紙トナシ又笠ニ作リ或ハ物ヲ包裹シ竹籜ニ代ユ又コノ皮能クモユル者故ニ雨中ノ炬火《タイマツ》ニ作リ或ハ鸕鷀《ウ》ヲ使テ魚ヲ捕ル時ノ火把トス故ニ信州ニテウダイマツト云皮ニ脂多キ故水中ニ入テモ火滅セズ又甲州徳本ノ無尽蔵ニ樺皮ヲ多ク用ユ故ニ今世ニ

用ユル者多シ此ヲ焼バ臭気アリ故ニクサヾクラト呼ブ（巻三十一）

（9）郁李《ニハムメ》：熟シテ色赤ク食フベシ又魚絵中ニ入テ飾トス実中ニ核アリ核中ニ褐色ノ薄皮アリソノ中ノ白仁ヲ採リ薬用ニ入ル（巻三十二）

（10）梫木《アシミ万葉集》：菜圃ニ小長黒虫ヲ生ズルニコノ葉ノ煎汁ヲ冷シテ灌グ時ハ虫ヲ殺ス（巻三十二）

（11）楤木《タラノキ》：春月幹上ニ嫩芽ヲ出ス形欸冬花《フキノトウ》ノ如シ煠熟シ味噌ニ和シテ食フ味土当帰《ウド》ノ芽ニ似タリ故ニコレヲウドメトモウドモドキトモ云………鹿コノ芽ヲ食フテ角ヲ解ストモ云（巻三十二）

（12）石蚕《イサゴムシ古名・ゲナ京》：流水中石上ノ虫ナリ背ニ小砂石ヲ綴リ負テ石ニ附ク漁人取テ釣ノ餌トス………一種羽州方言ゴミカヅキト呼モノハ虫ノ長サ一寸許細砂ヲ以テ細筒ヲ為シ………土人中ノ虫ヲ取テ釣魚ノ餌トス（巻三十五）

（13）蟲螽／螽斯《ギス京・ギリチヤウ江戸》：原野ニ多シ五月ヨリ鳴クギイスチヨト聞ヘテ織機ノ声ノ如シ児童樊《カゴ》ニ入レ瓜ノ瓤《サナゴ》ヲ与ヘ自ラ鳴シメテ玩トス雌ナル者ハ鳴カズ（巻三十七）

（14）章魚《タコ》：章魚壺中ニ入テ出デズ陸ニ引挙テモ敢テ出デズ指爪ヲ以壺底ヲ搔ク時ハ便皆走リ出ソノ壺久ク用ル者ハ外ニ蠣殻及小介粘著シテ異形ヲナス好事者用テ花尊《ハナイケ》トス（中略）一種イ、ダコハ江戸ニナシ………全ク煮食味美ナリ………或ハ糟蔵シ或鮑《シホヅケ》シテ遠ニ送ル者ハ味鮮ナル者ニ劣レリ源順（和名抄）ハコレヲ貝蛸《（だこ）》ト云フ………備前ノ片上ニハ絡蹄ノ大サナルモノアリソノ地ノ名産ニシテ他所ニナシ紅螺《アカニシノ》殻ニテトルト云フソノ飯大ナル故切リテ食フ（巻四十）

（15）烏頭《ヤマトリカブト》：烏頭ニ二種アリ川烏頭ト草烏頭トナリ其川烏頭ハ即附子ノ母ナリ（中略）射罔《（イブス）》（ブス附子）ハ蝦夷ニテ竹箭ニヌリテ物ヲ射ルコレヲブストモト、キノ矢トモ云フ其国金鉄ナシ故ニコレヲ塗テ矢鏃ニ代用ユブスニハ蜘蛛《クモ》ト番椒《トウカラシ》トヲ加フルコト蝦夷志ニ見タリ（巻十三）

（16）青魚《詳ナラズ／朝鮮ニテハカドヲ青魚ト云 カド一名ニシン、高麗イハシ筑前》：南部津軽蝦夷ニ多シ（中略）炙リ食味鰛魚《イハシ》ニ勝レリ或ハ鮓ト為或ハ糟蔵ス南部方言カド脊肉ノミ乾タルヲニシント云全クヒラキテ乾シタルヲバニシト云味美ナリ、津軽ニテハ生者ヲニシント云……脊肉ノミ乾シタルヲミガキニシント云フ全ク乾タル者ハ京師ニ来ラズ脊肉ノ乾シタル者ハ多ク来ル賤民食トシ又猫ノ食トスソノ子ヲカズノコト云一胞細卵数ナシ風乾シテ四方ニ出ス用テ歳首及ビ嫁娵ノ祝具トス子孫繁栄ノ義ニトル又カドノコノ転語ナリトモ云フ（巻四十）

(17) 鱁鮧《ニベ》：此石首魚《ニベ》ノ白脬《ミヅブクロ》ヲ以テ造ル膠ナリ（中略）大坂ノ弓工ハ鹿《シ、》ニベ鮫ニベヲ用ユ京師ノ弓工ハ専ラ鹿ニベヲ用ヒ魚膠ハ弱キ故用ヒズト云鹿ニベハ丹波ヨリ来ル火ニテ焼トキハ甚臭シソノ透徹スル者ヲ上トス毛多クシテ濁ル者ハ良ナラズ用ル時水ニ浸スコト一日許ニシテ煮テ用ユ然ラザル時ハ弱シ（巻四十）

(18) 海豚魚《イルカ》：ユルカノ宮詣風潮ヲ候ヒ出没ス行ク時ハ群ネ列ヲナス先ナル者ハ大後ナル者ハ漸ク小一浮一沈シテ上下ニ隊ヲナス……俗ニユルカノ宮詣ト云フ、其鼻上ニ向フ漁人捕ヘテ岸ニ躑トキハ鳴ソノ皮厚クシテ油多シ漁人煎シテ灯油トス（巻四十）

(19) 海鰕《ウミエビ》：勢州ヨリ京師ニ来ル故ニ伊勢ヱビト云フ（中略）煮時ハ全身深紅色トナル古ヨリ慶事ニハ必用ユ故正月ニ已煮タル者ヲ以門戸ニ掛ケ春盤《ホウライ》ニ上ス此物海水ヲ離レテ久ク死セザルコト数日故ニ京師ニ致ス者猶能身ヲ動シ鬚脚ヲ揺ガス（巻四十）

(20) 鱟魚《カブトガニ》丹後：九州ノ海浜ニハコノ甲殻甚ダ多シ用テ舟中ノ水ヲ去ル杓トナシ尾末ヲ採テ桃燈《カキタテギ》杖ト為セバ油耗《ヘ》ラズト云フ……一説ニ鱟魚ヲ武文ガニト訓ジ元弘ノ乱ニ尊良親王ノ僕秦武文兵庫ノ湊ニ死ス其霊化シテ之トナルノ俚言ヲ本朝食鑑ニ載レドモコノ品摂州ニ産セザレバ其説穏ナラズ（巻四十一）

(21) 海月《タイラギ》／海鏡《マドガヒ》：江戸ニテダンセント呼ブ炙食烹食味極テ甘美ナリ（中略）備前及紀州ノ人此介〔貝〕化シテ鳥トナルト云フ試ニ割テ全肉ヲ見レバ実ニ鳥ノ形アリ／海鏡《マドガヒ》一片ハ正ク平ニ一片ハ微凹ナリ平ナル者ヲ用テ粗皮ヲ刮リ去リ鱗次シテ燈ニ粧ヒ以紙ニ代レバ紙ヨリ明ナリ今流人将来朱骨六稜ノ小燈アリ此殻ヲ用ユ雨中ニ携ヘテ損セズ煤汚ニ及ベバ水ニテ洗ヘバ新ナルガ如シ（巻四十二）

（22）海燕リウグウノイトマキ筑前：海中ニテハ微ク蠕動ス生時ハ体軟ニシテ骨ナシ已ニ死スル者ハ乾脆ナリ海人拾集テ田肥トス（巻四十二）

（23）雁フタキドリ古歌 カリ今ハ通名／雁風呂：採薬使記ニ奥州外ガ浜アタリニハ毎年秋雁ノ来ル比此所ニテ羽ヲヤスメ嘴ニ一尺バカリノ木ノ枝ヲ含来テ捨ヲキ又南方ヘ飛去来春帰ル頃捨オキタル木又一本ヅ、フクミ北海ヘ帰ル然モ帰ル雁ハ稀ニシテ右ノ木ノ枝残レル数多シ彼処ノナラハシニテ件ノ木枝ヲトリ聚メ風呂ヲ焼諸人ニ浴セシム他国ニテ多ク人ノ為ニ捕レタル雁ノ供養ナル由毎年ノ例トセリ是ヲ俗ニ外ガ浜ノ雁風呂湯ト云フ（巻四十二）

（24）鵠ハクテウ クゞヒ古書：皮ヲ剝テ烟袋《タバコイレ》ト為ベシソノ声至テ大ナリ羽潔白ニシテ光リアリ羽箒ニ作ル関東及奥州ニ多シ食用トス脂多シ此毛細クシテ柔軟ナリ用テ天鵞絨《ビロウド》ヲ織ル唐山〔シナ〕ニテハ綿毛ヲ用ユルモアリ本邦ニテモ製ス京師ニテ糸ヲ以テ織ルモノハ烟袋等ニ用テ甚敗レヤスシ（巻四十三）

（25）鷺《サギ》／ツキ古名：一種ツキ古名ハ一名トウ同上 トウノトリ トキ 桃花鳥日本紀 ハナクタ江州 ダヲ奥州 是紅鶴ナリ（中略）羽淡紅色翎茎最紅ナリ 飛ブ時下ヨリ望見レバソノ色美ハシ羽ヲ揚弓ノ箭ニ用ユ常ニ深林ニ巣ヒ朝ニ遠去テ中後魚ヲ含ミ帰ル……樹下草木生セズ糞ニ毒アル故ナリ（巻四十三）

（26）鸕鷀《ウ》シマツドリ和名抄：濃州岐阜ニテ数十ヲ縻《ヒ》畜夜カヾリ火ヲ焚キ舟上ヨリ鸕鷀ヲ放テ香魚《アイ》ヲ捕ヘシムソノ漁ヲ鵜飼ト云ソノ舟ヲ鵜舟ト云（巻四十三）

（27）雀《スヾメ》：一種入内スヾメ俗ニ訛テミヤウナイスヾメト云フ昔実方中将奥州配所ニテ終ル再ヒ禁庭ニ帰ラント欲スル念アリテ雀ニ化シテ殿上ノ大盤ノ飯ヲ食フト俗ニ言伝テ入内スヾメト云フ（巻四十四）

（28）鸚䳇アウム通名：和産ナシ故ニ通名ナリ禽舗ニテバタント呼ブ今ハ舶来多クシテ毎毎観場ニ出ス／秦吉了ハサルガ長崎今ハ九官鳥ト云フ清商九官ナル者始テ将来スル故名クト云又鳩喚トモ書ス舶来ノ鳥ナレドモ今ハ多ク有テ時時観場ニ供ス（巻四十五）

（29）豕イ和名抄 ブタ：唐山ニテハ家ニ畜フテ日用ノ食品トス故ニ家猪ト云フ（中略）長崎ニハ異邦ノ人多来ル故ニ

豕ヲ畜ヲキテ売ルト云フ東都〔江戸〕ニハ畜フモノ多シ京ニハ稀ナリ（巻四十六）

（30）野猪クサイナキ和名抄・ヰ今名 児ウリボウ江戸 ∴胆ハ善ク熊胆ニ似タリ故ニ多ク偽造スソノ肉味甘美好事ノ人冬春好テ食フ牡ハ味劣リ牝ハ味勝ル（巻四十七）

（31）熊クマ ∴本邦ニテハ熊狼人ヲ害ス木曾山中ニハ殊ニ多シ冬ハ捉テ食用トスト云土人熊児ヲ畜テ売ルヨク人ニ馴狎ス（中略）天明四年越中五加山ニテ白熊ヲ獲ト云（巻四十七）

（32）熊／羆オホグマ、シグマ奥州・ 和名抄ニシグマ ∴羆ハオホグマ　キグマ　シグマ奥州　和名抄ニシグマト訓（中略）此獣形熊ニ似テ大ニシテ黄白色ナリ故ニオホグマ及ヒキグマト訓ス喉下ニ月形ナシ松前蝦夷ノ産ハ皆羆ナリ至テ大ナル者アリ多ク人ヲ害ス夜ハ馬ヲ盗ミ肩ニ負テ人立シテ走リ還テ食フ冬ハ川ニ来テ松魚《サケ》ヲ捉リ食フ又長藤ヲ以多魚ヲ連貫シテ走リ山ニ還ル藤端ヲ結ブコト無クシテ道路ニ多魚ヲ遺落ス人コレヲ拾得テ利トスト云今皮ヲ多ク出ス（巻四十七）

（33）鹿シカ和名抄 ∴和州奈良芸州宮島ニハ市中ニ畜ヒ鹿ヲ害スルコトヲ禁ズル故人ニ馴狎スルコト守犬ノ如シ（中略）十六枝ノ鹿角ハ南都東大寺ノ宝物ニアリ／安永庚子年白鹿丹波ニ出目ト臍外腎倶ニ赤シ鹿角ヲ末〔粉〕ニスルヲ鹿角霜ト云フ（巻四十七）

（34）貉ムジナ和名抄 ウジナ日本垂《ママ》古天皇 ∴昼ハ伏シテ出デズ夜ハ人家ニ来リ味噌及ビ油ヲ竊ミ食フ故ニ勢州ニテミソネブリト云力多クシテヨク器ノ蓋ヲ発ス（巻四十七）

（35）狼オホカミ ∴糞山中ニ多シ内ニ毛多ク又骨多シ烽火《ノロシ》ニ用ユレバソノ烟風ニ散ゼズ直上ス（巻四十七）

（36）海獺ミチ古名 トド能州 ∴小ナル者ハ畜テ観場ニ出スコトアリ魟《エイ》ノ肉ヲ食ハシム能州七ツ島ニテ鳥銃ヲ以テ打捉リ煎シ油ヲ取テ大坂ニ出シ売ル（巻四十七）

（37）膃肭獣ウニウ多識編 ヲツトセイ ∴冬間塩蔵スル者京師ニ出シ売ル然ドモ真ナル者甚稀ナリ其地ニテモ真物ハ捉得ガタキ者故売ル者多クハ海獺ナリ（中略）大腸ヲ乾シテ偽リ売ルアリ……海獣ニアザラシト呼ブ者アリ……皮

ヲ用テ馬具トス奥州ノ名産ニシテ即海豹ナリ（巻四十七）

（38）鼠／火鼠 ヒネズミ：先年東都ニテ平賀氏此法ニ倣フテ火浣布ヲ造ル銀辺ヲ潤クシテ大サ五六分アリ先ッ油ヲ塗リ墨ニテ汚シ猛火中ニ投ジテ焼ク時ハ墨汚皆去リテ鮮白トナル然ドモ玩物ニシテ没緊要ノ品ナリ（巻四十七）

（39）渓鬼虫 詳ナラズ／カマイタチ：越後高田海辺ニテ行人曲阿ノ処ヲ過ルニ忽チ砂高ク吹上リテ下ヨリ気出ルカ如ク覚ユレバソノ人コレニ射ラレテ卒倒シ省ザルコト傷寒ノ如シ然ドモミナ服薬シテ治ス死ニ至ルモノアラズ或ハ過酒酩酊シテ治ス 同国鴨田郡 病人ノ身ニ必偃月形ノ傷アリ故ニ カマキリムシ 高田 ト云或ハアカムシ 鴨田郡 ト云或ハ スナイタト云フ然レドモソノ虫ノ形状ハ詳ナラズ従来言伝フル越後七奇中ノカマイタチモ皆同事ナリ此事越州ニ限ラズ他国ニモアリ　是皆渓鬼虫ノ属ナリ正字通ニ葛洪所レ謂渓毒似二射工一而無レ物者即蜮類也ト云ヘリ（巻三十八）

（40）渓鬼虫／水虎：カッパ 古歌江戸奥州　ガハタラウ 畿内九州　カハノトノ　カハッパ 共同上越後佐州　ガハタロ 京　ガハラ 越前播州讃州
カハコ 雲州　カハコボシ 勢州山田　カハラコゾウ 白子　カハロ 桑名　カハタ 共同上桑名　カダラウ 土州　グハタラウ　ヱン
コウ 共同上予州大洲防州石州備後　ヱンコ 予州松山　メドチ 南部　ガウゴ 備前　カウラワラウ 筑前　テガハラ 越中　ミヅシ 加州能州
〔一名〕水唐 通雅　水盧 同上
諸州皆アリ濃州及ビ筑後柳川辺尤多シト云凡ソ旧流大江辺時ニ出テ児童ヲ魅《バカ》シテ水ニ沉メシメ或ハ人ヲ誘ヒ角力シテ深淵ニ引入ルソノ体甚粘滑ニシテ捕ヘガタシ女青藤《ヘクソカヅラ》ヲ以テ手ニ纏ヘバ角力勝ヤスク捕ヘ易シト云フ角力シテ悩サル、モノハ莽草《シキミ》ヲ用テ治スルコト大和本草ニ見タリ性好テ胡《キ》瓜《ウリ》及白柹《ツルシガキ》ヲ食フ白柹三箇許ヲ食フ時ハ能酔フ麻稭《アサガラ》及ヒ其炭ヲ忌ミ蜀黍糕《トウキビダンゴ》ヲ悪ム若人口ニ鉄物ヲクワヘ居レバ水ニ引入ル、コト能ハズト云フソノ形状ハ人ノ如ク両目円黄鼻ハ突出シ獼猴《サル》ノ如シ口ハ大ニシテ狗ノ如ク歯ハ亀歯ノ如ク上下四牙尖レリ頭ニ短髪アリ色赤シ額上ニ一孔アリ深サ一寸上ニ蓋アリテ蛤《ハマグリ》ノ如シ面ハ青黒色背色ハ亀甲ノ如クソノ堅キコトモ同ジ腹モ亀版《ハライタ》ノ如ニシテ黄色ナリ左右脇下ニ一道ノ竪条アリ柔軟ニシテ白色ナリコノ処ヲ執ル時ハ動クコト能ハズト云フ手足ノ形ハ人ノ如ク青黒色ニシテ微黄ヲ帯ブ四指短クシテ爪長ク指間ニ蹼《ミヅカキ》アリ手足ヲ縮ル時ハ皆甲版ノ間ニ蔵ル、コト亀ニ異ナラズ手足ノ節前後ニ屈スルコト人ニ異ナリ（巻三十八）

（41）蛟龍《ミツチ ミヅチ》：附録、蜃、龍類ニシテ和産詳ナラズ同名アリテ車螯《オホハマグリ》モ蜃ト云コト註ニ詳ナリ……蜃楼ハ本邦ニモ多シ勢州桑名ニテキツネノモリト云奥州津軽ニテキツネダチト云　越中魚津浦ニテハ喜見城ト云フ海辺ニハ何レノ国ニテモアルコトナリ津軽ニテハ春ノ末雪消ル時ニアリテ他時ニハナシ夕陽ニ映ジテ海上或ハ地上ニ白気上リテ人物或ハ楼台屋舎ノ形ヲ現ズ人集リ観ル芸州ニテ四月厳島ノ山ノ後海上ニツヾキテ屏風ノ如ク諸物ノ形象ヲ現ス　緑色アリ紅色アリテ美ハシ山前ニアレバ色深ク海前ニアレバ色浅シコレヲホウライジマト云フ是皆海気ノナス所ニシテ蜃龍ノ気ヲ呼スルニ非ズ（巻三十九）

通読しての摘出、漏もあろうがまずは民俗の一端を示すに足る。全四十八巻の大著に比すれば、ごく少量の記述にすぎない。すべてに解説は不可能であるが、まず（1）井塩・塩泉について、これまでこうした記録があったろうか。小学館『日本国語大辞典』に、〈井塩〉の語すらみえない（『広辞苑』なども同様）。〈塩泉〉については『日本国語大辞典』・『広辞苑』ともに語として登録されるも、〈塩類を多量に含んだ鉱泉、塩類泉〉とある。異なる塩泉である。蘭山は塩池などにも実際に赴いているのであろうか。〈民家八十余〉ともあり、又聞きとは思われない。

（2）は〈出羽ノ人語ル〉と註記しているので、この情報は蘭山居ながらにして耳にしたのであろう。さらに〈石英ノ中空ニシテ水アルアリ是ヲ倒転スレバ必水上ニ升ル……一滴ノ水ナレドモ数十年乾カズ玩石家コレヲ貴ブ俗ニ水入リノ水晶ト呼ブ〉とあり、博物誌の一端であろう。しかしここでも蘭山が書斎で机に向っているのではなく足で情報を集めたように思われる。自然科学者の一面であり、水晶が日本人に身近かであったことが思われる。

（3）は羅山が〈越後ノ国ニ石油《いしのあぶら》有り〉と〈燃える水〉を紹介しているところと一致する。もとより益軒も記録しているところである。本草学者以外に、たとえば文人、民俗学の徒ともいえる橘南谿（宝暦三年・一七五三〜文化二年・一八〇五）なども、その著、『東遊記』〈（越後の）七不思議〉で、〈臭水《くさうづ》の油《あぶら》は芝田の城下より六里ばかり東北に黒川といふ村あり……小き池有りて其池に油湧くことなり、其油のわく池此地に五十余《よ》あり……よく湧池は毎日油二斗ばかりヅヽ、を得るといふ、此油灯火に用ふるに松脂の気ありて甚臭し故に臭水《くさうづ》と名《なづ》く〉などとあり、また越後国の如法寺村に、〈自然と地中より火もえ出る家二軒あり〉と〈火井〉も紹介している。まさにしる人ぞ知るである。（39）のカマイタチも〈鎌鼬《かまいたち》〉として『東遊記』にみえる。時代的にも広く、民俗に文化人、知識人が関心をもった時勢の空気を感じとることができよう。南谿また菅江真澄（宝暦四年・一七五四〜文政十二年・一八二九）に比すべき文人民俗学者である。もとより李時珍も、〈土人多以然灯甚明、得水愈熾、不可入食……勝于手松烟〉（巻九、金部／石脳油・石油）とある。シナでも同様であった。益軒も〈燃水《もゆるみづ》は是くさうづなるべし、灯油とする事、筑紫にくじら油をともし北部につのじの油をともすがごとし、其価他の油より甚いやし賤民は此油の出る処にわらをひたしてこれをともして家業をつとむ〉と記述している。なお〈つのじ油〉のツノジは柳田国男監修『綜合日本民俗語彙』によると〈山陰東部の海岸でいう鮫の一種〉とある（灯油として用いるとはみえない）。鮫の油もまた用いられていたのである。

（4）もほぼ（3）に準じて考えられるが、石炭と九州地域との関連は現代的である。イシガラはおそらくコークス（オランダ語Cokes）の類であろう。

（5）はやはり栃餅はあっても栃麺は存在しない証明にもなろう（現代のトチルの語源解に関連する）。

（7）の樺木も貴重な記録である。羅山も『新刊多識編』で、〈信州木曾ノ民作レ燭ニ甚タ能燃《モユ》〉（巻三）と記録している。樺の皮のよく燃えることはかなり一般的にしられていたようであり、鵜飼のことは他にも記述がある（（26）を参照）。ここで興味あるのは、〈厠籌《シチユウ》〉のことである。『啓蒙』には、〈厠籌　カワヤノステギ　チウギ土州甲州（一名〕刮屎柴竹附方屎杯郷談正音　浄籌　揫筂共同上〉（巻三十四・服器之二）とあるのみだが、羅山は、〈厠籌　今案志里奴久比乃岐、信濃岐蘇《キソ》山ノ民以テ二木ノ篼屎ヲ一而拭フレ尻《シリ》ヲ〉（巻三）と、〈志里奴久比乃岐《シリヌグヒノキ》〉を紹介している。先の『綜合日本民俗語彙』には、〈尻拭箱〉として、〈秋田県鹿角地方には厠の一隅に尻拭箱という把手のついた木箱が二つ置いてあって一方には尻拭いの藁や木片を一方には使用ずみのものを入れた。木片などを壺の中に投ずれば施肥の際に妨げになるからであった〉とある。ここには木曾の民のことがみえないし、羅山のことにもふれていない。羅山のいう木ノ篼屎ヲ以テは〈屎篼ヲ以テ〉とあるべきだろう（校正の誤り）。まさしく尻《シリ》ヌグヒノ木《キ》というヘラ状のものであろう。いかにも木曾山中の民にふさわしい民俗《たみのなりはひ》である。秋田にあり、〈土州・甲州〉のチウギを合せ考えると、おそらくカワヤノステギはふるくは日本国中、山中の民の間ではこの方式がおこなわれていたのではないか。蘭山が記録していない方がむしろ珍しい。否、『本草綱目』の一名を案ずれば、〈屎杯〉とあるなどシナでもステギが存在したのであり、日・中共通する。古く紙は貴重なものだったであろう。漢字、〈籌〉を用いている点、木より竹片での使用がシナであろうか。ともあれ民俗の一端を本草学が担当することは明白である。蘭山もカワヤノステギ・チウギと同定している点、シリヌグヒノ木の存在と民俗《たみのなりはひ》に認識があったと思う。

厠籌と同じく『新刊多識編』に、〈烏喙今案於宇乃布多末多古〔異名〕金鵶《キンア》綱目　草烏頭今案伊布須蝦夷《カイニ》擣テレ茎《クキ》ヲ煎シテレ汁ヲ伝フレ箭《ヤ》ニ射《イ》ル二禽獣《キンジウ》ヲ一〉（巻二）とあり、この〈草烏頭〉は（16）〈烏頭〉と対応しよう。いわゆるトリカブトから製する毒薬である。伊布須はブス（附子）であり、鎌倉期の本草辞書、『色葉字類抄』に、〈附子ブシ薬名〉とみえる。蝦夷《カイニ》はアイヌのこと、『蝦夷志』は新井白石の著、『蝦夷志』をさすと思うが、かなり丁寧に読んでも同書にブスにクモやトウガラシを加えることはみえない。〈鏃有逆鬚者淬以二毒艸一、蓋取下淬二其毒一脱不上レ出也〉とあるのみ。蘭山の記憶違いか。なおトリカブト、ブス、アイヌのブスの使用など、『和漢三才図会』にもみえ、かなり一般的情報だったと思われる。

（17）〈青魚〉に〈詳ナラズ〉とあるのは蘭山の慎重振りを示すか。益軒など〈案本草ニ所謂青魚与此〔カド・ニシン〕別ナリ〉とはのべる。そして〈青魚《かど》鰮《イハシ》に似テ大ナリ〉と、いわゆる鰊《にしん》として蘭山同様に、カズノコを〈世俗コレヲ年始及婚嫁ニ用ユ〉などと紹介している。もとより『本朝食鑑』など、〈数ノ子〉礼讃である。いつごろからカズノコと子孫繁栄が結びつけて考えられるようになったか。幕末の『古名録』に、〈かどのいを〉を『四季物語』により示しているが、同書は偽書で鴨長明とは関係ないのでやはり未詳である。『和漢三才図会』は、〈鯑《かど》〉の字をあて鰊を俗用などとするが、カズノ子は『大和本草』などにも同様の内容をのべる。やはり『本草綱目』の〈青魚〉は、本草学として未詳とするのが正しいようである。ここまでいくと、もはや『本草綱目』と日本人とは絶縁状態になったといっても過言ではない。日本人と正月は他民族にみえない独特のものがあろう。

(23) 雁風呂湯も当時よくしられていたようである。先の南谿『西遊記』〈渡《わた》り鶴《づる》〉(巻二)に、〈雁などにても小鳥類にても北地より日本へ渡り来るには中途にて羽つかれて海中に落んことを慮《おもんばか》りて鳥ごとに枯木《かれき》の枝をくはへて来るなり。海中にて羽つかれば枯木の枝を海面に浮《うか》めてその上に下《お》り立て羽をやすめ又其枝をくはへ飛来る事とぞ、それゆゑ北海辺《ほつかいへん》にては秋の初雁《はじめかり》の渡り来りし時は海浜に枯枝おびたゝしく落《おち》あるなり。秋の頃は海浜の人雁の捨置たる枯木の枝をひろひ集めて風呂を焚《たき》て漁人《ぎよじん》集り浴することなり。是を北海辺にては雁風呂《かりふろ》といふ。微少《びせう》の禽《きん》獣といへども相応の智はあるものなり〉と紹介、蘭山は雁ノ供養と解し、南谿は小鳥ノ知恵とするが、雁風呂はまさしく人と動物の共生の一つの姿であり、供養の意があると思う。北の人びとの民俗の一端といえよう。文人民俗学者は菅江真澄のみではないのである。

(29) ブタと (31) クマのことを考えてみよう。長崎はともかく、江戸でブタを多く飼うとは、『啓蒙』ではじめてしる。何のためかはここにみえないが売買されている点、おそらく食用ではないのか。俚諺に古くから霜先の薬喰という、寒にそなえて体力充実保持のためか、日本人が動物性蛋白質のものを摂取した食生活に関係するわけであろうか。『古名録』に、〈井《ヰ》倭名類聚抄〔漢名〕豬本草〔今名〕ブタ〉とあげ、畔田伴存は聖武天皇天平四年七月に、〈畿内ノ百姓畜《カヒタル》猪四十頭放テ二於山野一ニ令レ遂二性〔生〕命一〉の記事をあげ、〈家豬《ブタ》〉に同定している。とすると古代にも存在し飼育していたか。ブタの呼称は中世の書物にはみえるようであるが、文字どおりブヨブヨ、ブクブク太った状態の擬態語から一般語に組入れられたらしい。(31)の熊の子の売買は何か、大人の熊が食用とするのはうなづけるところであるが、子熊も食したのだろうか。あるいは子熊は観場《みせもの》としてならされて飼育されたか。(28)・(36)などにみえる〈観場《みせもの》〉は、広く一種の移動動物園でもあろう。世の平和がもたらす庶民生活の飾部分でもあろう。(36)以降、海の獣もよほど人びとの身近になってきたようである。(38)の平賀源内の火浣布に、〈没緊要〉とある断定は痛快である。火浣布は一般に源内のものとされるが、どうも誤伝で、蘭学者の前野蘭化や中川淳庵が蘭書を翻訳して作製を実行したのが真のようである。

(39)のカマイタチはわたくしも少年のころ経験がある。(40)の河童は、柳田民俗学を引用するまでもなく日本人と縁がふかい。メドチは現代も八戸市の方言で耳にしているが、国民的な生物がカッパであろう。民俗学でも好んで取りあげる。蜃気楼といい勝負の材料である。蘭山はシナ的な大蛤《はまぐり》ノ息などと非科学的認識ではなく、自然現象の一つと蜃気楼を解説する。

(41)の〈蜃・蜃楼〉(蜃気楼)はシナでは大蛤《おおはまぐり》の吐息によると迷信がまかりとおっていた。しかしシナでも、『五雑俎』にこれを否定している由を蘭山は紹介している。さらに、〈海辺ニ限ラズ高山ニ神仏ノ形現スルヲ山市ト云〉とシナの例をあげ、日本でも、〈本邦ニモ諸州ニアリ豫州石鎚山ニハ権現ノ像現ジ佐州金北山ニハ朝日ニ映ジテ現ズ俚人弥陀ノ来迎ト云フ城州鷲峰《ジブゼン》山ニ五光ノ滝アリ夕陽ニ映ジテ不動ノ像現ズト云フ播州七種《ナグサ》山ノ滝モ同ジト云フ是レ皆飛泉《タキ》ノ水花《ミヅケブリ》ニ日光ノ映ズルナリ日光ノ雨雲ニ映ジテ虹蜺《ニジ》ヲナスト同理ナリ〉と理科的説明をしている。やはり本草学者は科学者に変身しつつあるのである。

本草学と言語の学

かつて本草学は方言の学である——とのべた。たとえば『啓蒙』で、〈石蒜〉(巻九)を一見すると、〈マンジュシャゲ〉をはじめ四十八語、〈魚狗〉（巻四十三）では、〈ソビ〉以下二十語、あるいは〈蝸牛〉（巻三十八）では、〈カタツブリ〉など三十二語、〈杜父魚〉（巻四十）では、〈カジカ〉をはじめ五十五語、〈水黽〉（巻三十八）に至っては、〈ミヅクモ 江戸〉をはじめ六十一語と多くの方言をあげる。『本草綱目啓蒙』全体では二万余語と厖大な量となる。しかし本草学が何ゆえに方言を収集したか――これはいうまでもなく名物ノ学という本草学の重要な一面、直接的には、〈同定〉、名ヲ正スの問題にかかわるからである。この点はこれまで再三論じてきた。しかし同定はむしろ方言学とは無縁であるともいえる。したがって何ゆえかという点はあらためて吟味しなければならない。

『啓蒙』を通読すると、たとえば、〈杜父魚 カジカ 古歌 仙台／魚狗 ソビ 古事紀（ママ） 日本紀 旧事紀 和名抄／蝸牛 カタツブリ 古名／蛞蝓 ナメクヂ 和名抄〉とはじまる。『大和本草』にあっても、〈景天《いきくさ》 順和名〔和名抄〕にいきくさと訓ず、今世の俗にべんけい草と云……〉とある。右に共通する点は一言でいえば、〈古言〉の表示である。この古言が方言と同列に収載されているわけである。方言とともに古称、いいかえると根源の呼称を明示することも、本草学では重要な作業なのである。そのことが日・中ともに古典を出典とする理由の一つである。本草学は方言と古言の学なのである。周知のように本草学の一分野、〈名物ノ学〉は、そもそも古典『詩経』という歴史的産物の中のモノの名を正すことに発している。この精神と方法が日本の本草学でも忠実に受けとめられた。しかし日本の場合、同定には二面、外（漢名と和名）と内（標準的と地方の呼称）の問題がある。名のみでなく漢名（シナでの呼称）と和名、和名の中の名（異称・方言）とモノの対応である。そこに方法として史的観点からの同定も、同時代の地方の呼称＝方言も採択することが強く要請された。本草学者、曾占春（槃）の『国史昆虫草木攷』（文政四年・一八二一成）にみられる名物学の確立はその典型であり、畔田伴存による『古名録』の執筆と編集は、名物学の一大集成であって、これもまさにこうした要請に答えるものである。書名の〈古名〉は名物学そのものを語っている。

一般的に方言といえば、標準語乃至はそれに準ずる語形、共通語に対する地方語である。しかし本草書における方言は本名に対する異称、一名の意味で、根元の語形に対する別名である。それは民俗において史的考察を加えている点とも共通する。たとえば柳田民俗学において〈六日だれ・出立《でたち》（飯《めし》）〉の場合、ことに前者でダレを垂レと誤解しているが、タレは剃《ソル》の忌詞で、史的観点をもってすれば中世の辞書、外国人のノートにもその旨を記している。具体例については西鶴作品など江戸期に多くの記録をみる。日本の民俗学の弱点はこの史的考察の欠如にある。その点、本草学での民俗ノ記録は、補完的役割をもつ。同様に方言の収集は方言学に有効である。本草学の本質論からいけば、方言は同定のときの重要な記号なのである。もちろん古言も。その点あえていえば方言学とは、目的も異なり学として異質である。日本の本草学では京都語も江戸語も一方言、いうなら一名にすぎず、古名、具体的には日本最古の百科辞典である『和名類聚抄』を一つの拠りどころとし、基準として、さまざまな語形をこれに対応して求めているわけなのである。〈古名〉の宝庫が『和名類聚抄』だからである。ただし国語学的にいえば、『和名類聚抄』には、十巻本と二十巻本と区別されるように書誌的に解決すべき問題があり、内容的にもまだ未開拓の研究段階にとどまっている。いうならば現代でもまだ十分に考究されていない。わたしは大学院生とともに、『和名抄の新研究』の一書にまとめて、『和名類聚抄』の本質にも筆を入れた。しかしその点、畔田伴存は彼以前の本草学者が、〈古名・古歌、和名抄、万葉集、日本紀、旧事紀〉などに求めた古言を、さらに徹底的に学問的に追究し、八十五巻に結集して、〈古名〉の実態を明確にした。古言は『和名抄』のみではないからでもある。当時としては破天荒ともいうべき想像を絶する多くの文献資料を駆使しての古名の蒐集である。しかも他の本草学者と違って、和歌山という地方で、ほとんど彼独りで古典に対峙して、古名を採録し、本草の記述に努力した。高く評価すべきなのである。彼は『和名類聚抄』での写本、板本（板種の異同などもふくめる）を書誌的な点においてもできる限り学究の筆を駆使している。

益軒が、〈一、本邦諸州ニ産スル所ノ品物各其ノ郷土ノ方言アリ。然シテ其ノ名称同ジカラズ。四方ニ通称シテ闔国（国中）其名ヲ同ジクスル者鮮シ〉（『大和本草』〈凡例〉）と方言に注目したのも以上のような本草学の考えからである。別に益軒には語源を探求した『日本釈名《にっぽんしゃくみょう》』（元禄十三年・一七〇〇刊）の著があり、日本語にはことのほか関心が強かった。その点同じく本草、物類に関心をもって、『物類称呼』（安永四年・一七七五刊）――〈諸《しよ》品《ひん》の和訓《わくん》は源 順《したかふ》ノ和名抄及漢語抄本朝印行《ゐんかう》の諸家本草等に譲り〉（凡例）とのべる――という全国方言辞典を編纂した越谷吾山がいる。彼は方言に関して、〈大凡《をほよそ》我朝六十余州のうちにても山城と近江又美濃と尾張これらの国を境《さか》ひて西のかたつくしの果まで人みな直音《ちよくをん》にして平声《へうしやう》おほし北は越後信濃東にいたりては常陸をよび奥羽《おうう》の国々すべて拗音《いようをん》にして　上声多きは是風土水気のしからしむるなればあながちに褒貶《ほうへん》すべきにも非す畿内にも俗語あれば東西の辺《へん》国にも雅言《がげん》ありて是非《ぜひ》しがたししかしながら正音を得たるは花洛に過べからずとぞ〉（序）と言挙げしている。両者の根本的違いは明白である。吾山の論を煎じつめ、あるいは発展させていけば、アクセントなども考慮し、標準語に対する方言、方言の学として日本列島での方言区画とその分布地図、いわば言語地理学的なものを想定することさえ可能である。確かに吾山の胸中には方言を相対的にとらえている点がある。しかし立項する登録の語、正音という考えなどを忖度するならば、例えば、〈父《ちゝ》〉を立てて、〈ちゃん・てて・てら・の、〉などは方言と記載するのである。

吾山は〈蝸牛《かたつぶり》〉と立項し、〈でん〳〵むし、まい〳〵〉など方言を蒐集、記載する。カタツブリがすべての方言をおおう基準ないしは標準となる語形である。ここで参考までにa『物類称呼』とb『本草綱目啓蒙』の〈蝸牛〉方言を引用して比較しておく。

a蝸牛（巻四・動物）かたつぶり○五畿内にて○でん〴〵むし　播州辺九州四国にて○でのむし　周防にて○まい〳〵　駿河沼津辺にて○かさぱちまい〳〵　相模にて○でんぼうらく　江戸にて○まい〳〵つぶり　同隅田川辺○にてやまだにし　常陸にて○まいぼろ　下野にて○をゝぼろ　奥仙台にて○へびのてまくらといふ
今按にかたつぶりは必雨ふらんとする夜など鳴もの也貝よりかしら指出して打ふり〳〵かたかたと声を発すいかにも高きこゑ也　かた〳〵と鳴て頭をふるものなればかたふりといへる意にてかたつぶりとなづけたる

ものか　つは助字なるべし（後略）

b 蝸牛《かぎゅう》（巻三十八・虫部）カタツブリ 古名　マイマイツブリ 江戸　マヱマヱ 筑前　マイマイ 同上 防州 遠州 作州 筑前 備後 カサバチ
マイマイ 駿河　デ、ムシ 京　デムシ　デブシ 予州 松山　デツボロ 同上　カタ、 共同上 吉田　デゴナ 勢州 津　デバノ 桑名　デイ
デイ 共同上 松坂　デンデンコボシ 和州　デンデンゴウ 讃州 高松　デンデンムシ 同上 阿州 丸亀 備前　デンノムシ 播州 立野　デノムシ 同上 赤穂
四国 九州　デンボウラク 相州　ヤマダニシ 隅田 川辺　マイボロ 常州　オホボロ 下野　ヘビノテマクラ 仙台　ヘビノタマク
ラ　ツノダシムシ 共同上　メンメン 涌谷　タマクラ 同上　ダイダイムシ 雲州　モウイ 石州　デンガラムシ 能州　クワ
ヘヒヤウ 隅州　ツンナン 琉球

蘭山の〈蝸牛〉の項（次頁の図も参照）は吾山の〈蝸牛〉と重なり、さらに柳田国男『蝸牛考』（昭和五年・刀江書院）と重なるところをしる。結果的に吾山から蘭山へさらに柳田は系統として同じような分類に達する。例示すると、〈でんでんむし・かたつぶり・まいまい／なめくじ・つぶり〉と三つや五つの系統に分類されることになる。蘭山など本草学での対方言観とは根本的に異なるところである。本草学ではできるだけ多くの方言、異称量の多さが望ましい。そして方言が古言と一体となって一つの言語ノ学を形成しているともいえる。したがって柳田国男は〈デデムシ・マイマイ・カタツムリ・ツブリ・ナメクジ〉と五系に分類しているが、これに加えて〈ソノ他〉がむしろ重要となる。また柳田国男はカタツブリをカタツムリの訛りと錯覚して、カタツムリを五系の一つに立てているが、おそらくこれは誤解で、カタツブリが正統で、カタツムリこそ訛り語形と判定すべきである。ケブリ―ケムリ、カタブク―カタムクなどいずれも前者が古形であり正式であって、後者が訛である。俗情を入れてカタツブリを正統と認めないようで訂正を要する。

吾山もまた本草学者と同じく方言採集の一つの意図方法として、〈唯民俗要用《たゞみんぞくようく》の事のみをしるす〉（凡例）とはのべる。この点で、本草学のそれと重なる民俗的記録がみられるのである。これは方言探究によってむしろ必然的

に出てくるところでもあろう。〈民俗、所ならひ（江戸期の呼称）〉を無視しての方言研究——現代の方言研究はそれであろう——は魂なき仏像である。吾山ももとより近代的意味において方言学者ではないが、『啓蒙』にも関心をもった柳田国男が吾山的な方言観を発展させて、『蝸牛考』という〈方言周圏論〉を世に問うたのも肯づけよう。吾山と柳田とは系統分類でほぼ一致している。本草学では方言的区画や分類、系統的処理は没緊要なのである。では小野蘭山など、本草学での厖大な量の方言は方言学に寄与しないかといえばもとより否である。本草学者が方言蒐集にはらったエネルギーを敬することはあっても過小評価などとんでもないことである。方言研究に先鞭をつけたことはもとより、むしろそれぞれの土地独自の、人びとの感情、考え方、慣習、伝統、環境などにより、独特な名（方言）を創作したことの意味は大きく、これをわたくしたちに恵与しているのである。多様性を方言にみるわけであり、〈方言周圏論〉——方言分布の原因を文化の中心から時間に応じて波紋状に広がる事象に認めた理論（『広辞苑』）——では解釈できない、むしろ否定ないしは補訂する論拠を示唆している。

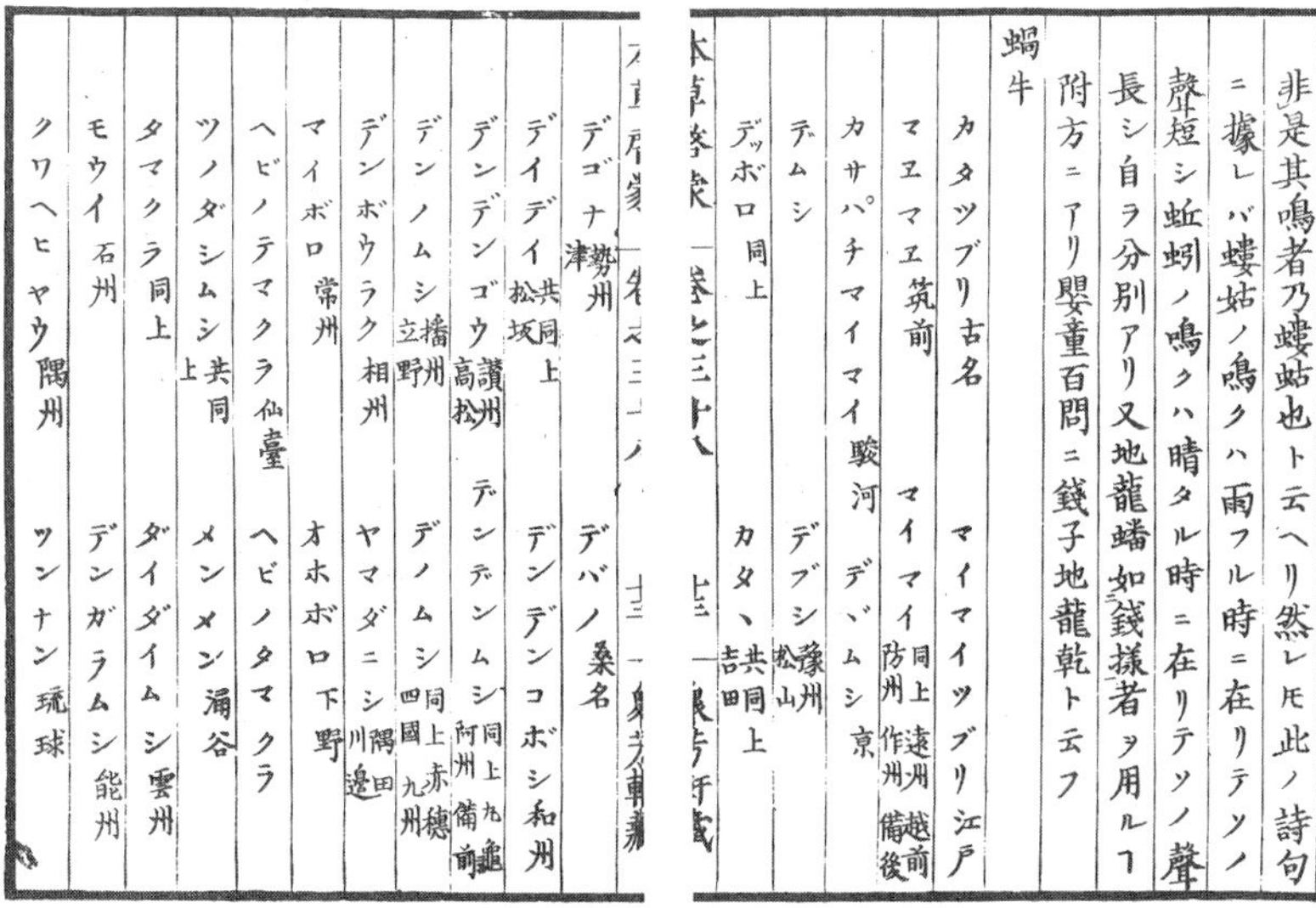
非是其鳴者乃螻蛄也ト云ヘリ然レドモ此ノ詩句ニ拠レバ螻蛄ノ鳴クハ雨フル時ニ在リテソノ聲短シ蚯蚓ノ鳴クハ晴タル時ニ在リテソノ聲長シ自ラ分別アリ又地龍蟠如銭採者ヲ用ルコト附方ニアリ嬰童百問ニ銭子地龍乾トテ云フ

蝸牛

カタツブリ古名　マイマイツブリ江戸
マヰマヰ筑前　マイマイ同上 遠州 越前 防州 作州 備後
カサパチマイマイ駿河　デヾムシ京
デムシ　デブシ豫州 松山
デッボロ同上　カタヽ共同上 吉田
デゴナ勢州 津　デバノ桑名
デイデイ共同上 松坂　デンデンコボシ和州
デンデンゴウ讃州 高松　デンデンムシ同上 阿州 備前 丸亀
デンノムシ播州 立野　デノムシ同上 四国 赤穂
デンボウラク相州　ヤマダニシ九州 隅田川邊
マイボロ常州　オホボロ下野
ヘビノテマクラ仙臺　ヘビノタマクラ
ツノダシムシ共同上　メンメン涌谷
タマクラ同上　ダイダイムシ雲州
モウイ石州　デンガラムシ能州
クワヘヒヤウ隅州　ツンナン琉球

『本草綱目啓蒙』〈蝸牛〉（巻三十八）

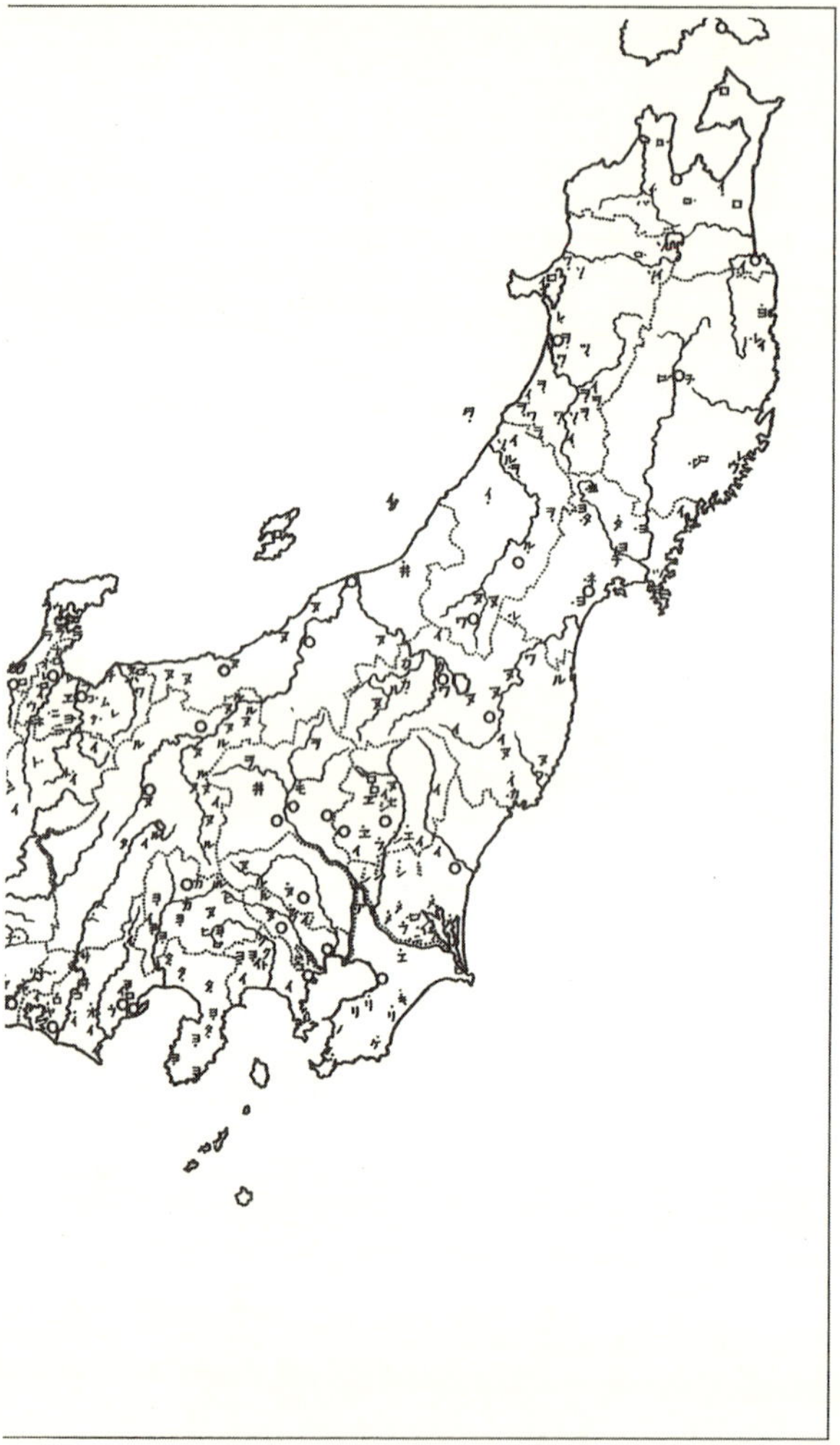

ただし柳田国男の『蝸牛考』を一読すれば、五系統に分類したこと自体、実は解釈の仕方によって、単純な周圏論ではなく、多発的な多周圏論、いわば都の文化の高さ云々ではなく、各地の独自の文化を想定して、それを中心に方言周圏論、あえていえば〈本草方言論〉が形成されるはずである。蘭山が、〈カタツブリ 古名 マイマイツブリ 江戸 デ、ムシ 京〉と蒐集した方言地を明示していることは、自ずと三つの方言文化圏を想定することができるわけである。また琉球の〈ツンナン〉をみれば、琉球人独自の蝸牛観による語の創造が想定できる。ツノダセヤリダセのツノに注目しているのである。また柳田国男が、〈言語の時代差と地方差〉を論じている点か

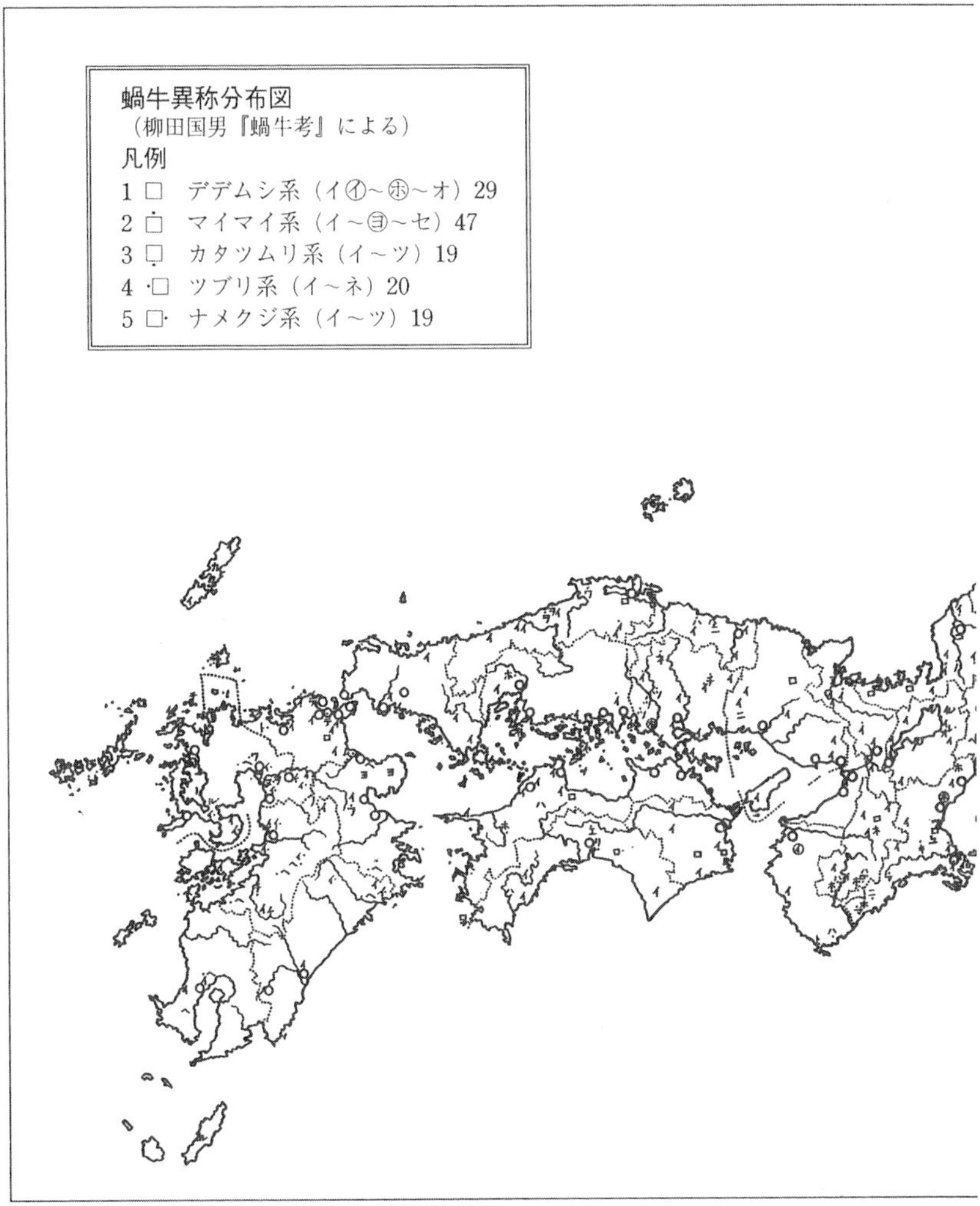
蝸牛異称分布図
（柳田国男『蝸牛考』による）
凡例
1 □ デデムシ系（イ㋑〜㋭〜オ）29
2 □ マイマイ系（イ〜㋵〜セ）47
3 □ カタツムリ系（イ〜ツ）19
4 ·□ ツブリ系（イ〜ネ）20
5 □· ナメクジ系（イ〜ツ）19

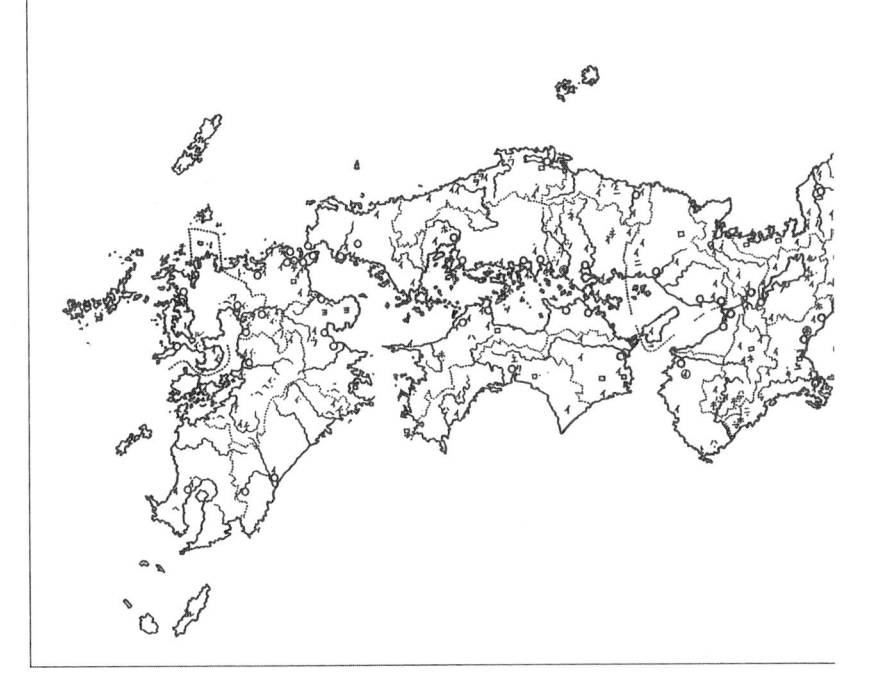

註：原本は五色刷り。ここでは＜凡例＞のように、片仮字の上下左右に＜・＞を付して区別した。たとえば青森県の＜イ·＞はナメクジ系でナメクジ、また佐賀県に＜イ·＞と同じ方言がみえる。高知県の＜ロ·＞は同系でナメクジラとみえる。神奈川県の＜イ＞はデデムシ系でデンデンムシ、千葉県の＜リ＞でゲゲボ、同県で＜リ̣＞はマイマイ系でメェメッポなどとなる。個々の方言は示せないが、蝸牛の五系統の分布は推量できよう。

らすれば、カタツムリよりカタツブリを一系統として設定すべきで、古語もカタツムリでなくカタツブリである（吾山も蘭山ものちの翠山もカタツムリの語形は認めていない）。ここは『蝸牛考』を批判する場ではないのでこれ以上の言及は筆をおく。

　言語文化の中心は一つではなく、方言が同時多発的な、いわば池に一箇の石を投げて描かれる輪の広がりではなく、同時的に数箇の石（地方文化・生活の多様性）が投げられて、輪を複数描きぶつかり重なりあっていく姿、大きな円の中に小さな円がそれぞれ中心点をもって共存している姿を描くと解することができる――方言のいわば文化物類学、文化名物学を想定することができると思う（右図を参照）。柳田の方言研究では文化（地方）は欠落している。本草学は言語文化の方言蒐集なのである。そうした新しい学問への貴重な素材を本草学者が時間、空間的に用意し文化遺産として後世に伝えたのが厖大な、方言量であると評価したい。

　小野蘭山の厖大な方言収集に対するとき、なんと地方の民の命名のユニークで、ときにウイットに富みユーモアにあふれる名を物に与えていることかと感嘆する。江戸方言、〈水蜘蛛《ミヅクモ》〉が排除され、四国・中国地方の方言、〈アメンボウ〉が標準語あるいは共通語的地位を獲得したのもゆえあるかなである。所詮日本語も方言の総和を意味するわけではないか。雅語、古言であるツキ（桃花鳥）を排して、訛りともいうべきトキ（紅鶴・朱鷺）を選択したのは近代の日本人であり、こうした心情は、蘭山の『本草綱目啓蒙』という方言宝庫に今なお豊かに眠っているともいえるのである。本草学もそういう意味で文化人類学といえる、すくなくともその一翼を担う学であり、江戸期に明確なその萌芽をみるといえると思うのである。

「方言周圏論」

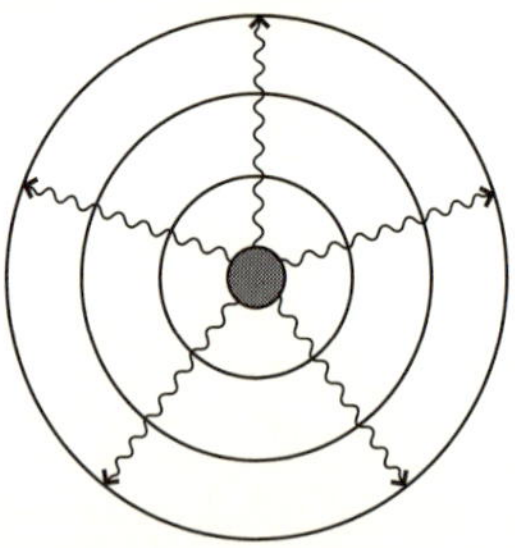

a 方言、蝸牛の流布

「本草方言論」

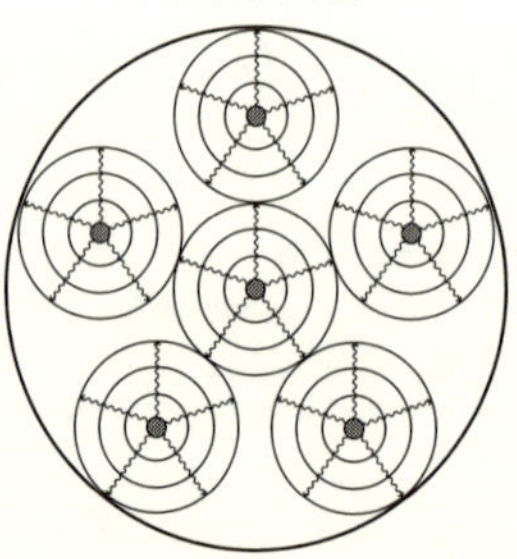

b 方言、蝸牛の流布

5　畔田翠山と『古名録』——本草の古名をさぐりつくす

執筆の目的と内容

『古名録』は、これを世に出すのに、もっとも骨をおった土岐政孝がその〈緒言〉につぎのようにのべている点、よく全体像を語っていると思われるので、まずその一部を引用してみる（振り仮字は筆者）。

> この編は。もとの紀藩の赭鞭《しゃべん》家（本草家の別称）にて。夙《つと》にその名の高かりつる。畔田翠山源伴存翁の撰にして。通編部門を水火鹵石金玉石土彩色草木竹菜蔬果蓏蕈穀蟲魚介禽獣畜人魑《（ママ）》魅飲食の二十六に分かち。又その子目を八十七となして。上は六国史を始とし。歴代の史伝本草書新撰字鏡倭名鈔万葉集より。下は天正慶長の頃までの載籍。無慮数百種を引用し。その漢名は。彼の国の本草書府縣志字書等に據りて。一々これが出典を掲げ。編纂の体裁は。むねと本草綱目に倣ひて。普《あまね》く宇宙万物の名称を裒輯せられたるものなり。その該博にして精確なる。和漢百科の学にわたりて。坐右必備の良材といふべし。（後略）　明治十八年二月　土岐政孝しるす

右のとおり、日本人の本草学研究史上、最大の傑作といっても過言ではない、とくに本草学のなかでも、〈名物学〉を集大成した労作が『古名録』である。同書の性格・目的は、巻一冒頭の〈古名録引〉につくされている。全文

をここにあげて検討してみよう。便宜上、四つに区切って示す。

古名録引

①所謂古名者始国史国朝本草字鏡倭名鈔万葉集而終天正慶長間其闕於旧書者亦有用慶長已降名矣如近世所称則不便攷索於古史故不載録之也

②如大同類聚方則古書既亡失矣今所流布者蓋後人之偽選而有可疑之名称故暫録其概以備考証俟真書所訂正至日本風土記則亦後作而真籍纔存於若干焉其他雖不係物類書聊采其要記之也

③延喜式所載薬名総以漢字註之固無用国字然本草啓蒙以傍訓悉為式文傍訓輙後人所加也大和本草亦誤以万葉集註釈豕尻為猪舌啓蒙為此説所蔽以伝写国字錯譌為漢字故本文大意已齟齬矣

④斯以此書正古名之出処不改国書所載而部中凡溷淆真草者恐失其本書義也僕久歎国朝之旧書物名之無詳録従来稽古探賾采其糟魄編輯之然書内非無魚魯誤文中差謬亦多矣後識者正之云爾

天保十四癸卯初夏日　源伴存識

①では、〈古名〉の下限を〈天正慶長ノ間〉と定め、その範囲内の書物に闕けているものの場合には、慶長已降の名称を用いることがあるという。そして、〈古名〉を採録する目的の一つが、〈古史ヲ攷索スルニ便〉たらしめることである。したがって〈旧書〉に欠ける例以外、〈近世〉の名称（具体的には、翠山と同時代もしくはごく近い時代の俗語・地域的名称を指すのであろう）は採録されない。おそらく翠山は古語が方言に残るといった見解は

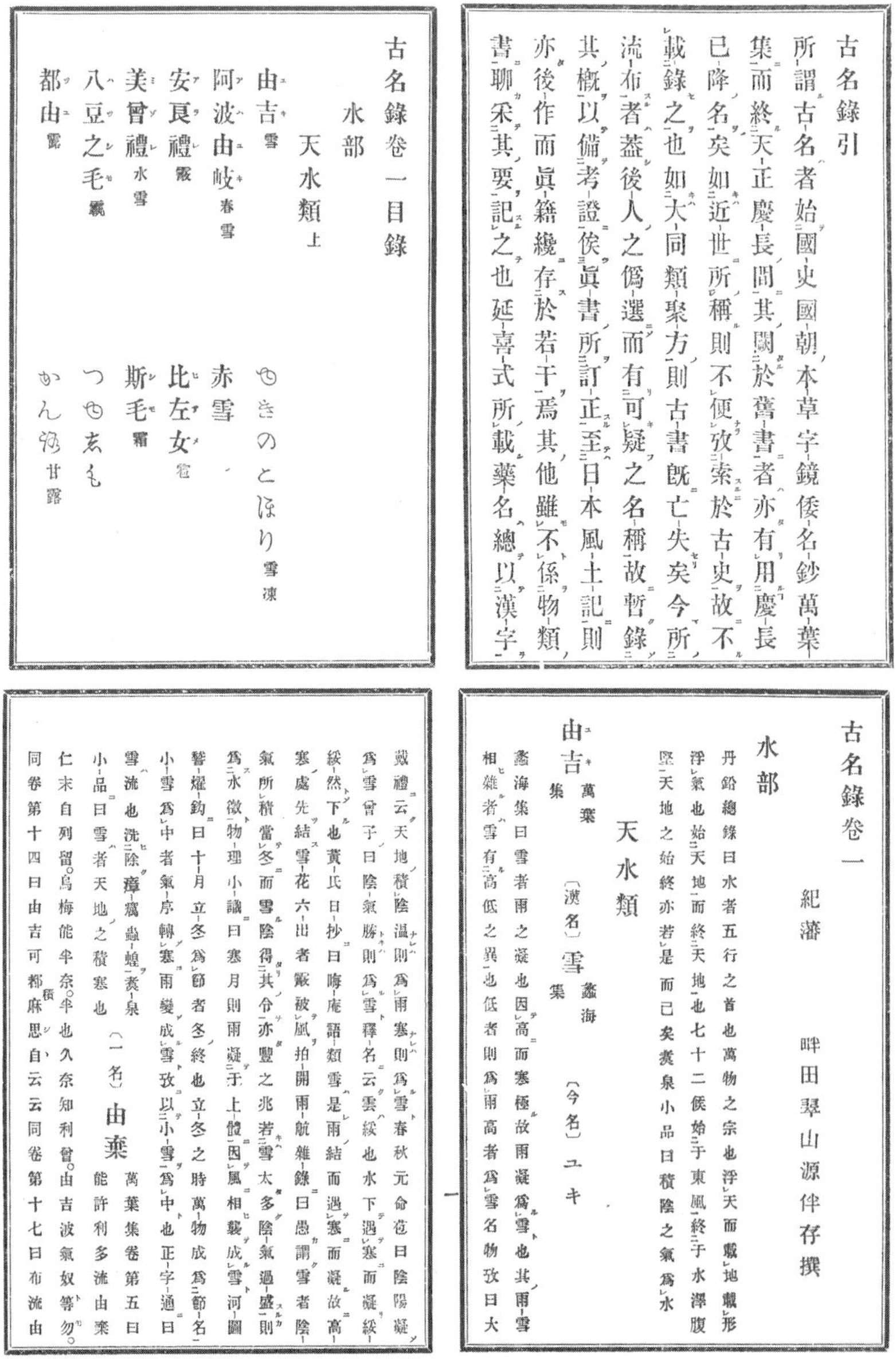

古名錄引

所謂古名者始國史國朝本草字鏡倭名鈔萬葉集而終天正慶長間其關於舊書者亦有用慶長已降名矣如近世所稱則不便攷索於古史故不載錄之也如大同類聚方則古書既亡失矣今所流布者蓋後人之僞選而有可疑之名稱故暫錄其槪以備考證俟眞書所訂正至日本風土記則亦後作而眞籍纔存於若干爲其他雖不係物類書聊采其要記之也延喜式所載藥名總以漢字

古名錄卷一目錄

水部

天水類上

由吉《ユキ》雪
阿波由岐 春雪
安良禮 霰
美曾禮 水雪
八豆之毛 霰
都由 露
ゆきのとほり 雪凍
赤雪
比左女 雹
斯毛 霜
つゆしも
かんろ 甘露

古名錄卷一

紀藩　畔田翠山源伴存撰

水部

丹鉛總錄曰水者五行之首也萬物之宗也浮天而載地載形浮氣也始天地而終天地也七十二候始于東風終于水澤腹堅天地之始終亦若是而已矣袁泉小品曰積陰之氣爲水

天水類

由吉 萬葉集〔漢名〕雪 蠡海集〔今名〕ユキ

蠡海集曰雪者雨之凝也因高而寒極故雨凝爲雪也其雨雪相雜者雪有高低之異也低者則爲雨高者爲雪名物攷曰大戴禮云天地積陰溫則爲雨寒則爲雪春秋元命苞曰陰陽凝爲雪曾子曰陰氣勝則爲雪釋名云雲綏也水下遇寒而凝綏綏然下也黃氏日抄曰晦庵語類雪是雨結而遇寒而凝故高寒處先結雪花六出者緊被風拍開雨航雜錄曰愚謂雪者陰氣所積當冬而雪陰得其令亦豐之兆若雪太多陰氣過盛則爲水徵物理小識曰寒月則雨凝于上體因風相襲成雪河圖響耀鈎曰十月立冬爲節者冬終也立冬之時萬物成爲節名小雪爲中者氣序轉寒雨變成雪故以小雪爲中也正字通曰雪流也洗除瘴癘蟲蝗袁泉小品曰雪者天地之積寒也

〔一名〕由棄 萬葉集卷第五曰能許利多流由棄仁末自列留。烏梅能半奈。半也久奈知利曾。由吉波氣奴等勿。同卷第十四曰由吉可都麻思《シ》自云云同卷第十七日布流由

『古名録』
上：〈古名録引〉・〈巻一目録〉各冒頭／下：〈由吉〉（巻一本文冒頭）

いだいていなかったのであろう。また、④とも関連するが〈古名〉とは、単に古くからある名称というのではなくて、古くから書き残されている書物にみえる名称を意味する。

本書の〈緒言〉に土岐政孝が、〈下は天正慶長の頃までの載籍〉とのべ、『日本博物学史』（上野益三著）に、〈天正慶長ころまでの国書歌書から選出〉（同書、五四三頁）と書いているが、両者ともやや漠然とした論述である。

②は、『大同類聚方』のような偽作の疑いのある書を例にして、それらに対する慎重な用意を示し、また本草学にかかる〈物-類ノ書〉だけが対象ではないこともものべているのである。

③は、④が本書編輯の積極的動機であるとするならば、消極的動機と考えられるし、同時代の学風に対する不満と批判の表明とも解せられる。ここに挙げられている二著書は、ともに近世本草学の巨擘の代表作と目せられているものである。すなわち『大和本草』（宝永六年・一七〇九刊）は、貝原益軒著、『本草啓蒙』は、正式には『本草綱目啓蒙』（享和三年・一八〇三～文化三年・一八〇六刊）と呼ばれ、小野蘭山著。前者は『本草綱目』に対抗して、日本の本草学をうち立てようとした傑作であり、後者はそれまでの『本草綱目』の研究を集大成した労作である。両者とも、日常の生活に役立つという方向性を有しており、多くの方言・異名が収録されている。そこには〈名〉と〈物〉を重視する〈名物学〉の方法・態度がみられる。しかし翠山はそれらとくらべて資料の客観性を重んじ原典批判がきびしい。目的と方法を異にしているともいえる。『本草綱目啓蒙』が『延喜式』の傍訓を本文であるかのように引用しているとの翠山の批判は、確かにあたっている。こうした態度は、翠山が物類の文献的事実を集成するという立場からすれば当然で、蘭山の方式は明白な誤りとしかうつらず、正しておかねばならないのである。それゆえ本文中でも、この両者の引用資料（文献）は批判の対象となっている。ただし本書の主要な批判対象がこの両者、さらに『倭名類聚抄』であることは、翠山の学識の深さ、見識の高さを物語っているといえる。

④は、本書編集の動機・目的である。〈古名〉を〈詳-録〉し、その出典――特に国書について心を配っている――を明らかにし、できる限り原典での表記形態を示すということである。

一般に序文・跋文の類が、本文の内容を必ずしも忠実に反映していないことはしばしばであるが、本書の場合は、その点、まことに的確に内容をのべ実践している。本書の内容は引用文の集積であり、しかも必要最少限度よりも、むしろ余裕のある長さで引用されている。恣意的な引用に陥らぬ用意でもあろう。表記形態も原文を反映して、漢字・真仮字（万葉仮字）・片仮字・平仮字・それらの混合など、きわめて多彩である。しかし引用でない編者自身の記述部分は、漢字片仮字まじり文で記され、むしろ平易というべきであろう。いうまでもなく中心は物と名の同定に関する物類、名物の考証である。著者、畔田翠山がこの〈引〉を執筆した天保十四年（一八四三）は明治維新のわずか二十五年前、日本が内外ともに非常のときであった。

このように本書は、江戸時代における一般の本草学書とは目的・方法がやや異なっている。本草学では手段であるはずの名物の考証が目的化されているわけである。いわば〈物類の名称に関する古語辞典〉というに近い。しかし対象としてとりあげられている範囲は、まさしく本草学の物類であるし、記事の中にも、〈附方／薬製〉などの本草学の記述方式が随所にみられる。本草学者たる翠山の学問的関心が、どこにあったかも如実に語られているといえよう。それにしても、引用文献の範囲が分野的にも広く、量的にも豊かであって、翠山の読書量の多さが思われる。その点、『群書類従』などをかなり利用しているように思う。また引用にあたり、原本に忠実に、しかも単に必要な物名だけを抜き出すのではなく、その前後をあわせて、文脈的配慮をもって引用している。出典の書誌的な点やその表示においても、厳密さを期していることは、当時としては特質的といっても過言ではなく、彼の国学的学問背景を推測させる。たとえば日本本草学のもっとも基本的図書、『和名類聚抄』についても一本のみでなく、〈倭名鈔／天文写本倭名抄／一本倭名抄／活板倭名鈔〉の例でも判明するように伝本をよく吟味して用いている。写本、板本と四種・四通りに示しているのである。その他の場合でも、〈源氏物語野分曰／万葉集巻第二曰／明月記曰嘉禄三年閏三月十日／日本書紀曰皇極天皇三年夏六月癸卯〉などのように、所在の個所を細部においても明示している。

こうした点は、翠山の学識の深さや、学問的良心を語るにとどまらず、本書の現代における利用価値を絶大なものにしている。明治期の博物学者、伊藤篤太郎が、『畔田翠山翁伝』の〈題言〉で、〈吾人ガ動・植・鉱諸物ノ古名・出典等ヲ調査スルニ当リ、参考ニ資スベキ宝典ナリ〉とのべ、さらに同書の著者山口藤次郎〈華城〉も、〈原書に拠つて正し、一々これが出典を掲げ、誤謬あるものは之れを厳訂して、普く宇宙万物の名称来歴を闡明記述されてゐる、其の博通にして考証の的確なることは到底本書の右に出づるものは無い〉と絶讃している。これらの讃辞は決して誇張ではないのである。

分類と方法

本書の内容は、二十四部八十六類に分類されている（別に詳細な内容構成の一覧を作成して、二九〇頁以下に示しておいたので参照されたい）。部が上位区分、類が下位区分である。〈部・類〉という分類形式や、各部類の名称は、特に独自なものではない。〈緒言〉で土岐政孝が、

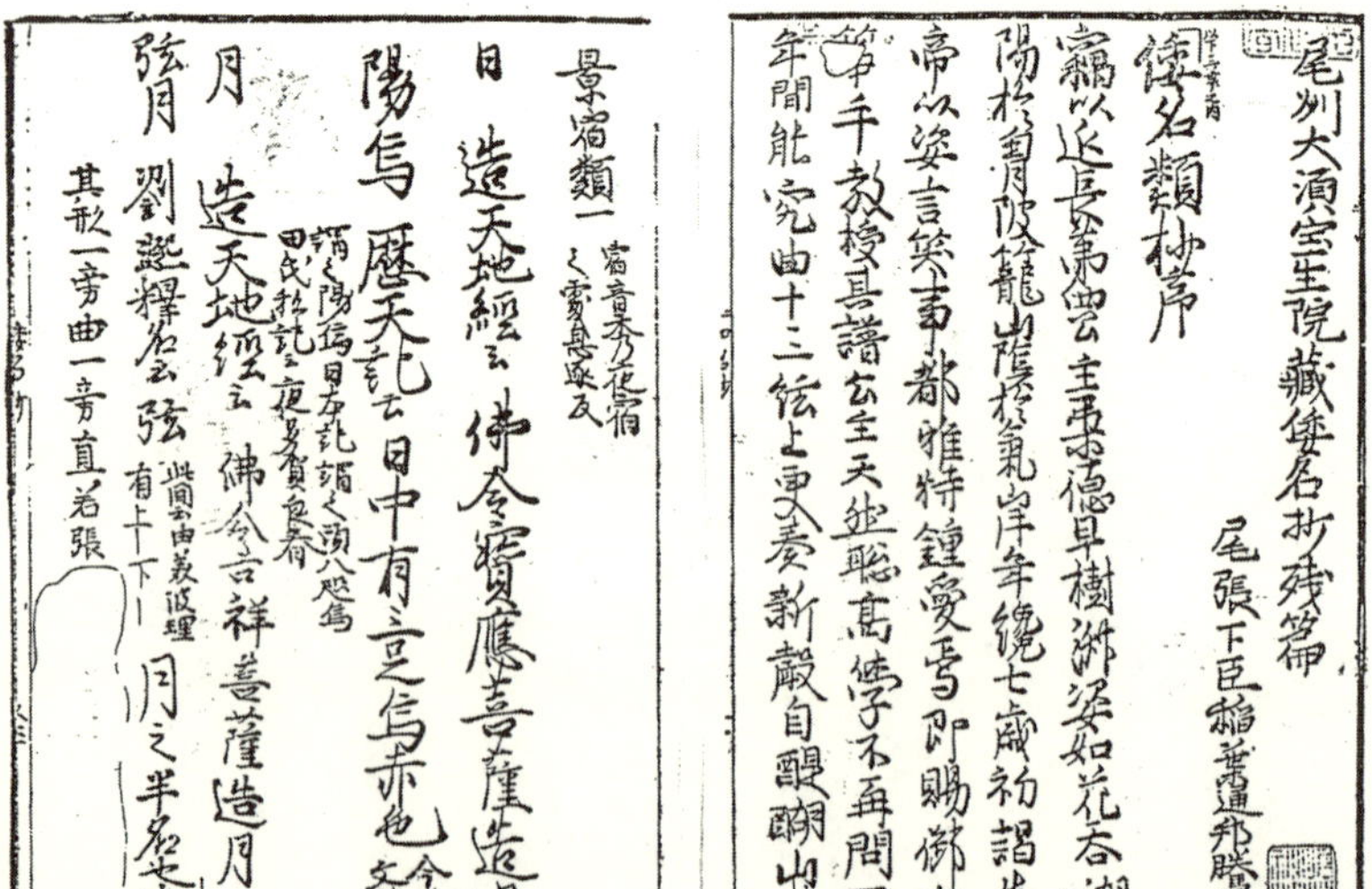

『尾州大須宝生院蔵倭名抄残篇』〈序・景宿第一〉
＊原本に近い形式か。

〈編纂の体裁はむねと本草綱目に傚ひて〉と指摘し、『日本博物学史』に、〈分類排列は『本草綱目』の順序に従い〉（同書、五四三頁）とある。これらは、大筋では妥当しているといえようが、後者のいうほどに、そのまま『本草綱目』に従っているわけではない。改めて、『本草綱目』の分類と比較してみる。個々の細目の対応は内容を重視すれば複雑な関係になるが、名称の対応を中心にして比較すれば、『本草綱目』との主なる相違点は、『古名録』を主として示すとつぎのようである。

一、〈木部〉が〈草部〉のすぐ後にある。
一、〈服器部〉を廃し、〈飲食部〉を設けている。
一、〈彩色部・鬼魅部〉を設けている。
一、〈虫部〉の下位分類の原理が、まったく異なる。
一、〈鱗部〉を、〈虫部鱗虫類〉と〈魚部〉とに分ける。
一、水獣・蕃獣・異獣類を設けている。〈蕃（蛮）類〉への関心を示す。
一、全体的に分類が細かくなっている。すなわち、十六部六十二類（『本草綱目』）→二十四部八十六類（本書）とある。

こうしてみると、『本草綱目』を直接に範としての分類とのみ断定はできない。もっとも、一致している点がないわけではないし、大筋の記載順序（鉱物→植物→動物）などは両者で一致しているわけである。しかし記載順序に関しては、たとえば『大和本草』なども同様であり、翠山にとっては、学習し修得した本草学一般の記載順序を適用したにすぎないのではあるまいか。そして、そこに積極的な欠点が見出されないならば、それを採択するのがもっとも自然な方法であったに違いない。結果的に似ているという点では、本書はむしろ『大和本草』の

『古名録』内容構成一覧

分冊数	巻数	部・類名	出版年月	ページ数 巻別	ページ数 (計)
1	総目録	総目録	明治18年5月		140
2	1	水部天水類上	〃 3月	92	282
	2	〃 下		50	
3	3	〃 地水類上	〃 4月	84	
	4	〃 〃 下		56	
4	5	鹵石部鹵石類	〃 5月		32
	6	火部火類			72
5	7	金部金類	〃 6月		108
6	8	玉部珠玉類	〃 8月		82
7	9	石部石類	〃 9月		56
	10	土部土類・灰塵類			44
	11	彩色部彩色類			40
8	12	草部花草類上	〃 10月	102	1,258
9	13	〃 〃 下	〃 11月	108	
10	14	〃 野草類	〃 12月	112	
11	15	〃 湿草類	明治19年1月	96	
12	16	〃 山草類	〃 2月	102	
	17	〃 陰草類		28	
13	18	〃 香草類	〃 3月	68	
	19	〃 薬草類上		44	
	20	〃 〃 下 毒草		48	
14	21	〃 蔓草類	〃 4月	124	
15	22	草部水草類上	明治19年5月	76	
	23	〃 〃 下		62	
16	24	〃 蕃香草類・蕃薬草類	〃 6月	90	
	25	〃 染草類・雑草類		68	
17	26	〃 石草類・寓木類・苔類・萍類・水藻類・水苔類	〃 7月	70	
	27	〃 海藻類		60	
18	28	木部花木類上	〃 8月	136	816
19	29	〃 〃 下	〃 9月	90	
20	30	〃 常盤樹類	〃 10月	122	
21	31	〃 香木類	〃 11月	100	
22	32	〃 大木類上	〃 12月	92	
23	33	〃 〃 下	明治20年1月	118	
24	34	〃 小木類	〃 2月	36	
	35	〃 雑木類・異木類		38	
	36	〃 蕃木類		84	
25	37	竹部竹類	〃 3月		44
	38	菜部菜類		52	86
26	39	〃 香蔬類	〃 4月	34	
	40	果部園果類		96	150
27	41	〃 山果類	〃 5月	54	
	42	蓏部蓏類		22	66
	43	〃 瓜類		44	
	44	蕈部蕈類			30

冊	巻	部類	刊行年月	ページ数	小計
28	45	稲麦部稲麦類	明治20年6月	94	124
	46	穀部豆類		30	
	47	麻部麻類		38	38
29	48	虫部羽虫類	〃7月	64	322
	49	〃無翅虫類		74	
30	50	〃鳴虫類	〃8月	42	
	51	〃水湿虫類		36	
	52	〃甲虫類		32	
	53	〃雑虫類・鱗虫類・海虫類		74	
31	54	魚部海魚類上	明治21年3月	78	250
	55	〃〃下・雑魚類・異魚類		86	
32	56	〃河魚類	〃5月	86	
	57	介部蚌蛤類		38	198
33	58	〃螺類	〃6月	36	
	59	〃雑介類		44	
	60	〃水産類・諸介類		38	
	61	〃亀蟹類		42	
34	62	禽部水禽類上	〃7月	88	566
	63	〃〃下		78	
35	64	〃山禽類上	〃10月	92	
	65	〃〃下		54	
36	66	〃林禽類上	〃10月	60	
	67	〃〃下		36	
	68	〃野禽類		34	

冊	巻	部類	刊行年月	ページ数	小計
37	69	禽部燕雀類・雑禽類	明治21年12月	34	566
	70	〃養禽類		34	
	71	〃蕃禽類・異禽類		56	
38	72	獣部獣類上	明治22年3月	144	544
39	73	〃〃下・水獣類	〃4月	40	
	74	〃蕃獣類・異獣類		78	
40	75	〃畜類上	〃5月	114	
41	76	〃〃中	〃6月	52	
	77	〃〃下		116	
42	78	人部人類上	〃6月	90	108
	79	〃〃下		18	
	80	鬼魅部鬼魅類		40	40
43	81	飲食部造醸類上	〃6月	58	252
	82	〃〃下		48	
44	83	〃食物類上	〃7月	48	
	84	〃〃下		54	
	85	〃菓餅類		44	
45	索引	索引	明治23年3月	322	
計45冊	計87巻	計25部85類	明治18年3月〜明治23年3月	計6070ページ	

＊ページ数のうち、本文以外の扱いはつぎのとおり。
①原本の各冊末尾にある刊記は、それぞれ、2ページ分を加えて該当する巻におさめた。
②巻一には、〈緒言〉（4ページ）、〈古名録引〉（2ページ）を含める。
＊刊記の売捌名は、巻27まで〈丸家善七・製紙分社〉、巻28から巻63まで〈丸屋善七・製紙分社〉、巻64以降は〈丸善商社書店・製紙分社〉である。

分類に近いようであるが、全く同一の分類をしている書がないのならば、どれが最もよく似ているかを求めるよりも、一般的な分類が翠山というフィルターを通過して本書に具現されている、と解しておいてよいであろう。本書の分類は、特異なものでもないし、『本草綱目』を直接の模範としたものでもないのである。

本書では『本草綱目』の〈百病主治薬〉を削っており、〈服器部〉（病人衣・草鞋・尿桶など）がない。分類がないだけでなく、内容もない。そして（その代りにというわけでもあるまいが）〈飲食部〉が立てられている。この事実は、翠山が『本草綱目』よりもさらに、博物学を志向していることを示している。もっとも『本草綱目』にも、巻一のはじめに〈百病主治薬〉があって、飲食と薬のことが論じられて、時珍が食物の摂取やその意味をおろそかにしたわけではない。しかし翠山の関心が、はっきりと自然物に向いているのである。本草学と近代の生物学との最大の相違は、本草学では生物を常に人間との関係において捉えるということである。害になるか、益になるか、食べられるか、食べられないか、食物または薬として用いる際にはどう処理すればよいか、に関心が払われる。したがって、人間の手が加わる点では同じであっても、〈飲食〉は〈服器〉よりもはるかに、博物学的関心の領域内に留まりやすい。翠山が〈飲食部〉を設けたことは、〈百病主治薬〉の部分や〈服器部〉を廃したことと矛盾してはいない。

〈虫部〉の下位分類も注目される。『本草綱目』の〈卵生類・化生類・湿生類〉という分類は、いかにも非科学的なものであるが、翠山は、その無原理性・わかり難さを認め、〈無翅虫類・水湿虫類・羽虫類・鳴虫類・甲虫類・雑虫類・鱗虫類・海虫類〉と、日常的な理解しやすい分類に改めた。

以上の点は翠山の個人的能力に全面的に帰せられるべきではなく、時代的背景に注目しなければならないが、ここでは、『本草綱目』と比較して考えた場合、以上のような事実を指摘しておくにとどめる。

記述の方法

巻一の〈水部〉は巻頭に、〈丹鉛総録曰水者五行之首也万物の宗也〉と、〈水部〉に関する総論的な記事がある。巻十二から始める〈草部〉は、下位分類たる〈類〉がもっとも多く、その最初は〈花草類〉であるが、まず〈草部〉に関する総論、それから各項目についての記述という順序である。巻五〈鹵石部鹵石類〉、巻七〈金部金類〉なども、巻頭に総論が置かれているが、これらは一部一類であるから、〈部〉に関する総論であると同時に〈類〉に関する総論である、とみなしてよかろう。

このような総論は、〈部〉・〈類〉各々のおよそ半数に付されている（逆にいうと半数には総論が欠けていることになる）。そしてそれらは、翠山が直接に見解をのべたものではなく、本文と同じく他からの引用なのである。ここにも自己の解釈を最小限に止めて客観的に、かつは文献的事実を重視するという本書の性格があらわれている。つぎにのべるように、各項目の記述の体裁が整備されていることを考えると、半数に総論が欠けている理由は、翠山はすべてに総論を付する意図を有していたが、それに適当する記事が先行書に見出せなかった、ということではあるまいかと思う。全体的統一に対する単なる無関心からとは思えないのである。

各項目の記述の体裁は、すべての項目にわたって同一の形式がとられているわけではないが、基本的には、つぎのようである。

標出語／漢名／今名（日本名）

右のように、三者で一行を占め、標出語と漢名とには細字双行で出典が示される。標出語は、多くは和語であるが、古来漢語を用いているものは漢名であり、それらでは、〈和漢通名〉と註記して漢名を繰り返して示さぬ例も多い。この三者からなる一行以外は、すべて一字下げで印刷してある。したがって標出語（次の項目の始め）

一緯支綃披裁風。更無殘粉夜嵐底。幾有啼粧暮雨中。唯喜夏
東花早綻。休愁秋後艶還空。汝稱撫子歯猶少。定恥白頭公作
翁
○しろなて　雅補装束抄　白花瞿麥也（集註）雅補装束抄曰なで
しこ。これもてはすはうにほひて三しろれもて二かうすは
う。くれなゐ。こうばい。あをきこきうすきしろき。くれなゐ
ひとへなり。しろなて。これもてみなしろくてうらすはうく
れなゐこうばいあをきこきうすきしろきくれなゐひと
へ心く
なり
やまとなでしこ　狭衣　（今名）カハラナデシコ

十二

（一名）倭瞿麥　新撰萬葉集曰。吾而已哉。憐《アハレ》砥思《トオモヘ》莖。鳴暮景之倭瞿麥。　和瞿麥　尺素
往來　山となでしこ　堀河次郎百首曰瞿麥床夏のこれ
にしくはなかりけり。まかきに
さける山となでしこ。けさも又いざ。みにゆか
ん。さゆりはに。枝さしかわす山となでしこ　大和ナ
デシコ　塵添壒嚢鈔曰彼金源三カ歌ニ唐ノカラ紅ニサ
キニケリ我日本ノ大和ナデシコ藻擿草曰霜さ
ゆる朝のはらの多枯に一はなさけるやまとなてしこ○
按ニ山家集曰かき分て折は露こうこほれけれあさちに
ましる撫子のはなト觀ル即ナ　仙傳
デシコノ野生スル證トスベシ　河原なでしこ　抄

十三

曾根好忠集曰のとかにもれもほゆる哉　枕
（集註）とこ夏の久しくにほふやまとなでしこ（形狀）草
紙曰草の花はなでしこからのはさら也やまとのもいと
めでたし狭衣曰いとあつかはしげなりつゝるせんさいと
もの雨に心ちよげに思へる中にやまとなでしこのしほ
れたるけしき中にもらふたげなるを一枝れらせたまふ
てさがのいんにまいらせたまふ云云更級日記曰夏はやま
となでしこのこくうすくにしきをひけるやうになん咲
たるこれは秋の末なれは見ぬといふになを所〳〵は打
しほれつゝあはれげに咲渡れりもろこしかはらにやま
となでしこも咲けんこうなと人〳〵れかしかる古今榮
雅抄曰唐撫子は色ゝなり大和なでしこは皆紅梅色也

十四

からなでしこ　榮花物語　（漢名）石竹　群芳譜　セキチク也　今世花圃ニ植ル
花史左編曰石竹有二二種一。單瓣者名石竹。千瓣者名洛陽花。二
種俱ニ有リ雅趣一。群芳譜曰石竹草品纖細而青翠花有五色單葉
千葉又有剪絨。嬌艶奪目嫣娟動人。一云千瓣者名洛陽花。花
中佳品也○按農圃六書曰石竹洛陽花二種相類開亦同時
千瓣者名石竹。單葉者名洛
陽。蓋與花史左編所説相反　（一名）唐瞿麥　尺素往來　から撫
子　公任卿集　榮花物語御着裳曰又の日大みや
の御かたの女ばうからなでしこのきぬ（集註）榮花
物語たまのうてな曰るりのつぼにからなでしこ。きちか
うなとをさゝせたまへり枕草紙曰草の花はなでしこか

十五

『古名録』
〈やまとなでしこ・からなでしこ〉（巻十二）

は見つけやすい。

各巻巻頭には、その巻の〈目録〉が付されているが、〈目録〉に載せられているのは、本文中の標出語と〈漢名〉である。巻一の場合を例にとると、

由吉 雪　ゆきのこほり 雪凍　（以下略）

とある。〈由吉・ゆきのこほり〉が標出語、やや小さく右下に〈雪〉・〈雪凍〉とあるのが〈漢名〉である。

標出語、〈漢名・今名〉のつぎの行から本文がはじまる。考証解説の部分となるわけである。標出語の部分より小さい活字を用いているが、本文を中心として考えれば、これが一つの標準的表記であり、活字の大きさである。本文のはじまりをみると、まず〈本草綱目曰／群芳譜曰〉などと、〈漢名〉の出典を中心に、シナ書からの引用が読みとれる。この部分は特に解説や考証をのべているのではなく、出典とその引用部分を示すにとどめている。他の部分が小見出し的に〔集註〕とか〔形状〕とあるのに反し、この部分は何のことわりもない。あえて私に設定するならば、〔出典〕などとしてよい部分であろう。しかし中には冒頭に、〈〇按ニ巳波川ハ此子巴豆ニ似テ小ナル故ニ名ク〉（草部・薬草類、巳波川《コハツ》）と〈名〉についての小解がある場合もみられる。これは翠山が何かを参照して設けた記述の方法かどうか断定は下せないが。いわゆる〝コロイトブック〟（西洋本草書）には〈ナーメン〉（naamen, 名称）として、解説項目の小見出しが設定され、名の由来が示されているので、あるいは何らかの影響を受け、それにならったかもしれない。いうまでもなく〈〇按（ニ）〉の形式は翠山の按文であることを示しているのであるが、全体的には〈〇〉（小丸）は部分同士がまぎれないように付しているようである（後述参照）。なお、上の出典を示す部分が、以下の部分に比較して分量的に非常に少ないことも、本書の性格をものがたっている。

さてつぎには、〈一名／集註／形状〉などの部分が続くわけであるが、これらは〔一名〕・〔集註〕といったふうに、

その項目名を〔　〕でくくり、二行どりで示して、以下記述しているから境界が判然とする。

〔一名〕はもっとも重要な部分で、本書の中心的意図はここにあると考えられる。標出語と同じ大きさの活字で示すが、標出語と同義語であるものだけではなく、異表記形態までをも、広くわが国の古文献の中から採択され、一つ一つに、出典及びそこからの引用語文が付されている。

〔集註〕は、分量としてはもっとも多い。標出語（に対応するもの）に関するさまざまな記事を、広く〈国書〉全般から引用している。〔形状〕とか〔薬製〕とかは、項目名どおりの内容の記事を引用しているのであるが、内容によって分類できない（分類しない）記事が、すべてこの〔集註〕に入れられているから、分量が多くなるのは当然である。おそらく翠山自身、自分のコメントを一つにまとめておくという意味で〔集註〕の名称を用いたのであろう。

右に示した以外にも、〔今案〕・〔附方〕・〔正誤〕・〔種法〕などの項がある。そして〔附方〕においてどの病気に効くかを示した部分は標出語と同じように大きい活字で表示されている。視覚的印象からすれば、標出語・漢名・今名／一名／附方の病名――だけが、他の部分より大きい活字で記されているということになる。

以上、一般形式的にいえば、一つの名称は上の匡郭に接して標出語が示され、その下に〈漢名〉と〈今名〉、そのつぎの行から一字下げで、各項目別に本文がはじまることになる（以上の形式はあるいは翠山ではなく、明治期の出版にあたり原稿を整理した田中芳男らの作業によるかもしれない）。しかしこれとは別に、もう一種、行頭に置かれてはいないが、明らかに標出語と等質であると認められる場合がある。〈目録〉に、〈〇〉印を付し本文中、〈附録〉として、原則として標出語などと同じ大きさの活字で示されているものである。たとえばつぎのような例である。

〈目録〉：波流佐米《ハルサメ》 春雨 〇初春雨立春雨水（水部・天水類下）

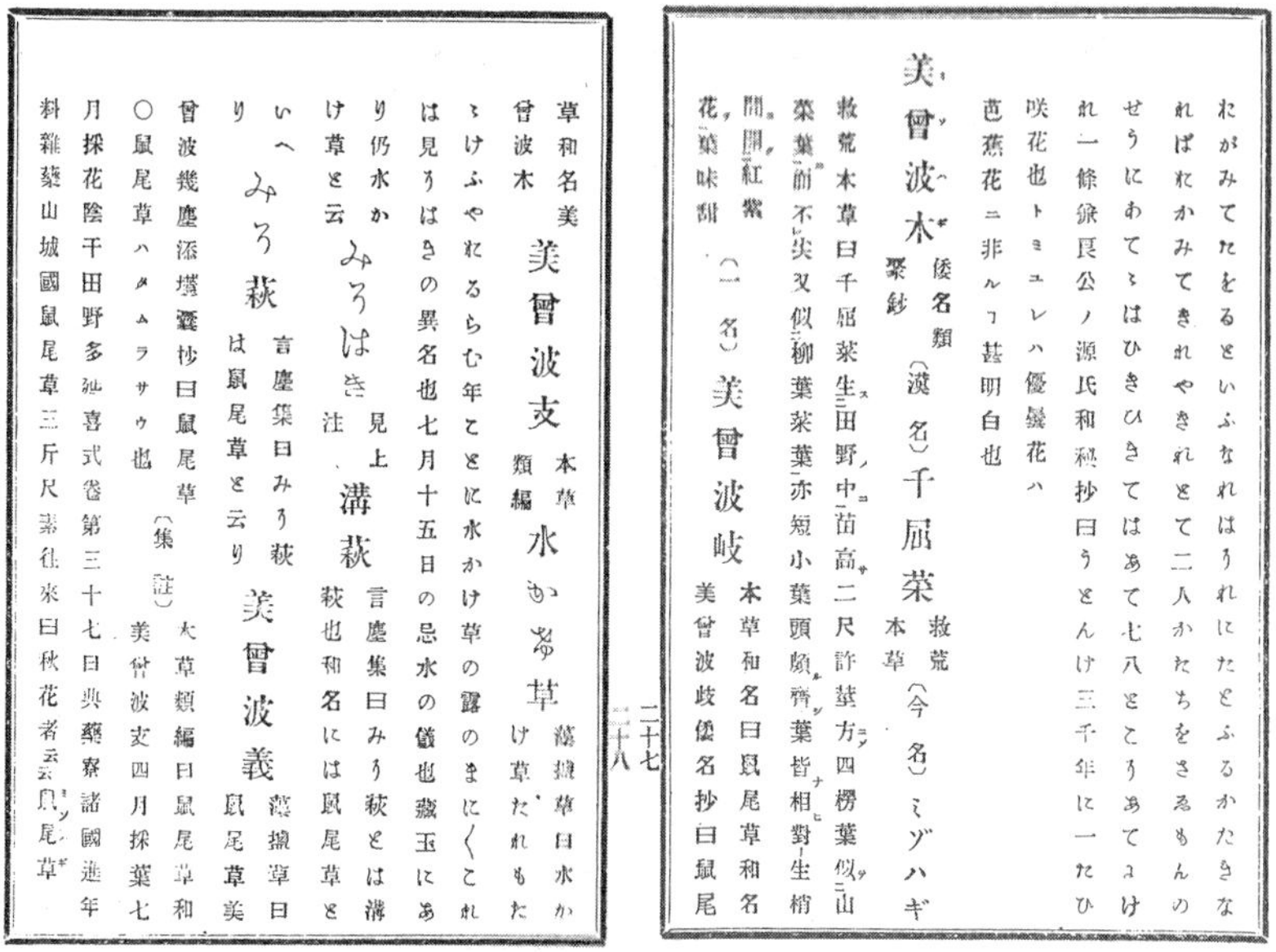

れがみてたをるといふなれはうれにたとふるかたきな
ればれかみてきれやきれとて二人かたちをさゐもんの
せうにわてゝはひきひきてはあて七八ととりあてゝけ
れ一條兼良公ノ源氏和秘抄曰うとんけ三千年に一たひ
咲花也トミユレハ優曇花ハ
芭蕉花ニ非ルヿ甚明白也

美《ミ》曾《ソ》波《ハ》木《ギ》 倭名類聚鈔 （漢名）千屈菜 救荒本草 （今名）ミゾハギ

救荒本草曰千屈菜生田野中苗高二尺許莖方四楞葉似山
菜葉而不尖又似柳葉菜葉亦短小葉頭頗齊葉皆相對生梢
間開紅紫
花葉味甜 （一名）美曾波岐 本草和名曰鼠尾草和名 美曾波岐倭名抄曰鼠尾

二十七

二十八

草和名美曾波木 美曾波支 本草類編 水かけ草 藻鹽草曰水かけ草たれもた
ゝけふやれるらむ年ことに水かけ草の露のまにくこれ
は見そはきの異名也七月十五日の忌水の儀也藏玉にあ
り仍水かけ草と云 みそはき 見上注 溝萩 言塵集曰みそ萩とは溝
萩也和名には鼠尾草と
いへ みそ萩 言塵集曰みそ萩は鼠尾草と云り 美曾波義 藻鹽草曰鼠尾草美
曾波幾塵添壒囊抄曰鼠尾草 （集注） 本草類編曰鼠尾草和
○鼠尾草ハメムラサウ也 美曾波支四月採葉七
月採花陰干田野多𢌞喜式卷第三十七曰典藥寮諸國進年
料雜藥山城國鼠尾草三斤尺素往來曰秋花者云云鼠尾草

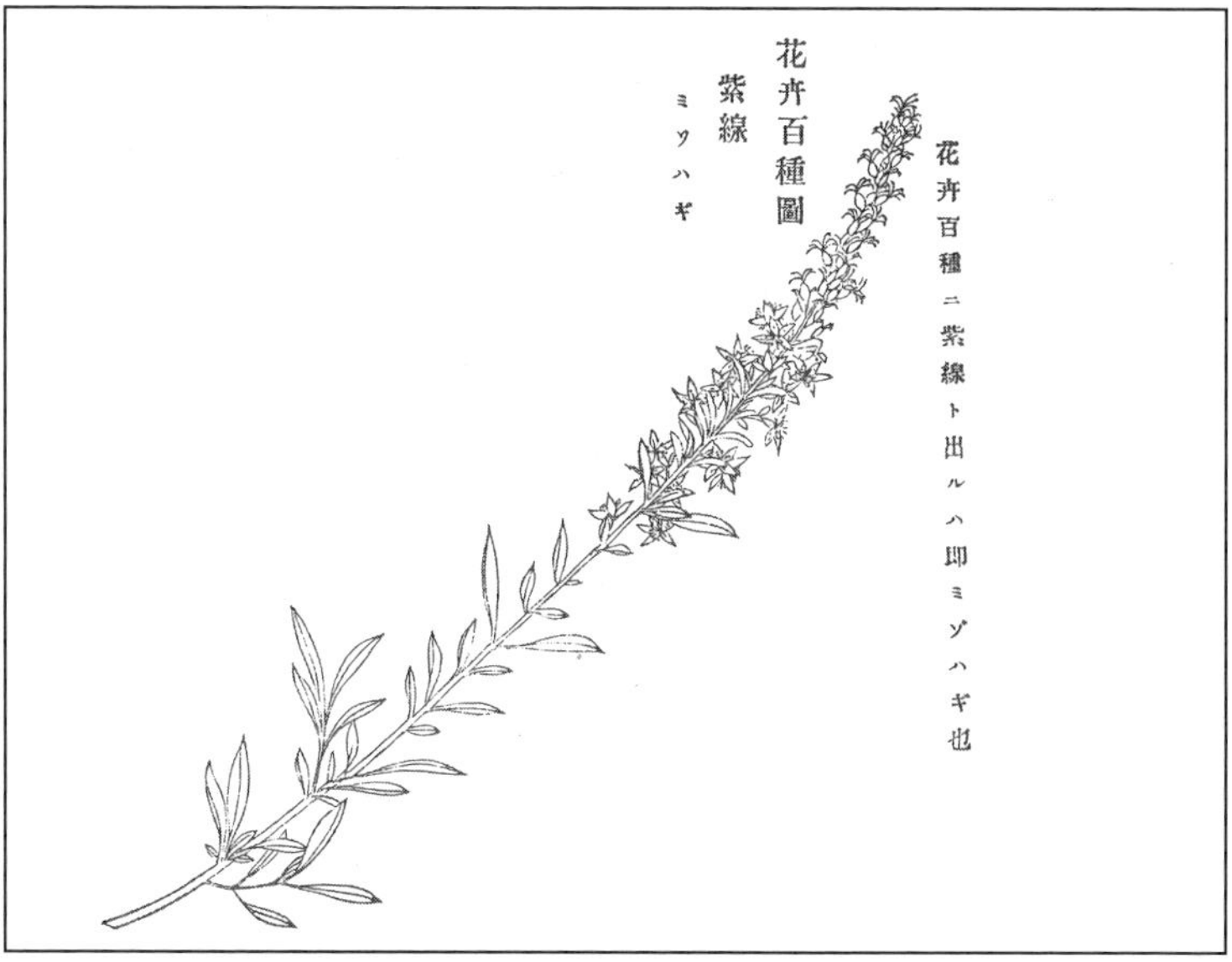

花卉百種圖
紫線
ミゾハギ
花卉百種ニ紫線ト出ルハ即ミゾハギ也

『古名録』〈美曾波木（ミゾハギ）〉（巻十五）
項目冒頭と折込の挿図

本文：波流佐米《ハルサメ》万葉集春雨通名〔今名〕ハルサメ

本文〔附録〕：初春雨藻鹽草〔漢名〕立春雨水

右の〈初春雨〉がそれである。〈立春雨水〉は〈初春雨〉に対する漢名である（〈春雨〉は〈波流佐米《ハルサメ》〉の漢名である）。本文では、〈〔附録〕初春雨〉と扱われているが、この種のものは多くは、〈目録〉と同じく〈○〉印を付してある。これの特色は、つぎのとおりである。

一、行頭に位置しない。

一、標出語との関係が深く、派生語的な面があり、〈附録〉などとある。

一、記事の内容は、通常の標出語の場合と同質である。

一、大多数は、目録・本文とも○印を有する。

これを仮に、準標出語と呼んでおく。各巻頭の〈目録〉の末尾に、たとえば〈通計十三種〉（巻二、水部・天水類下）のように、その巻の標出語数が記されているが、これは準標出語を含めた数である。したがって、目録作成者（翠山自身でないかもしれぬ）も、これを標出語並みに考えていたのであろう。しかしつぎのような場合もあるので注意を要する。

甲　支太支須乃彌《キタキスノミ》鏡字（巻三十八、薬部・薬類、岐多岐須《キタキス》）

乙　○田父（巻五十一、虫部・水湿虫類、加倍留《カヘル》）

甲は〇印がないが内容から考えて準標出語、乙は〇印が付されているが準標出語とは考えられない。こうした例は他にもあり、〇印の有無だけに頼っての判断はくだせない（引用文中の異称である）。しかし、ほとんど単純なミスに属する事柄といってよく、いずれにせよ、〇印の有無は大きな指標になるのである。

方言・民俗への関心

すでにのべたように、本書は方言にはさしたる関心をはらわない。『本草綱目啓蒙』が、ものを重んじた結果、名称の空間的異同を重視することとなり、方言の宝庫となったのとは対照的に、本書は、名称の時間的異同を主題としていることが一因である。しかし採集にも従事しており、方言に関する記述がまったくないわけではない。たとえば、つぎのような例がみられる。

ドウトホシ　筑前家作ノ木ヲ食フ虫（巻四十八、虫部・翅虫類、屋蠹《ハアリ》）
チンチロリ 京（巻五十、虫部・鳴虫類、鈴虫《スヽムシ》）
ツヾリサセ　イトド 京　コホロギ 江戸（右同、岐利岐利須《キリギリス》）
アネカウロギ 紀州（右同、波太於里米《ハタオリメ》）

これらは、〈今名〉として記載される（〈今名〉とは、当時の一般的名称）ということであろうが、翠山にとって、同じような勢力をもっていくつかの名称が共存していたり、明確に一般的とはいえない名称を用いざるを得ないような場合に、右のごとき結果となったのであろう。鳴虫の名は古代と当時、昔と今では異なるか、ズレがあるゆえでもある。また〈今名〉としてではなく、記事の中に、〈江戸ニテカクレミノト云〉（巻三十二、木部・大木類上、加之波岐《カシハギ》・御綱葉《ミツナカシハ》）などと、方言にふれていることもある。こうした例示には、つぎのような記述もみられる。

今勢州度会郡栃本村ノ方言ニ天仙果ヲチ、ノミト云即古名ノ所レ伝也（巻四十一、果部・山果類、知智乃実）

今奥州南部ニテコクハト云ハ古名ノ残レル也（巻四十二、蓏部・蓏類、志良久知《シラクチ》）

これだけをみたのでは、古名探究の手を方言にまでのばしたかにみえる。確かにこうした記事もあるが、全体的には、方言に対して右のような例はすくなく、たまたまこのような方言にぶつかって、記述しておいたというにとどまる。

右のほか、ごくわずかであるが、方言に言及している個所があり、そうした中に、紀州人として、翠山個人の影を感じとることのできるものがある。

翠山は、紀州に生まれ育ち、国学・歌学を本居大平に学んだ。『古名録』は、書物の世界へ沈潜した結果として成立したのであるが、当時の本草学者のすべてがそうであったように、活発なフィールドワークもおこなっている。したがって当然のことながら、方言に翠山の行動範囲の反映がみられる。

今越前大野郡一ノ瀬村牛カ首村ノ方言ニ犬ホウノ木ヲメヅラト呼（巻三十五、木部・雑木類、めつら）

今モ紀泉ノ山人コメ〳〵ト呼コヾメザクラ也（巻三十五、木部・雑木類、こめ〳〵）

紀州龍神ニテアカ木ト云（右同、猿滑）

一名イソチヾミ（泉州小島）（右同、都萬麻《ツマヽ》）

熊野ニテ熊ダラト云ヲ以テミレハ……（右同、久萬波自加彌《クマハジカミ》）

紀州ニテヲバカヘルト云（巻五十一、虫部・水湿虫類、都知加閉流《ツチカヘル》）

ハゲハ今コット呼処アリ播州姫路ニテゴハゲト云筑前姪ノ浜淡州都志浦ニテコウムキト云紀州海士郡賀太浦ニテコウベハゲト云（巻五十五、魚部・海魚類下、古都乎《コツヲ》）

ワスレ介ハ紀州海士郡吹上松江浦ノ砂海ニ多シ土俗サ、ラ介ト云（巻五十七、介部・蚌蛤類、忘貝。誤って忌貝と目録にある）

カモメハ紀州海士郡外浜ノ方言ニヘウタント云（巻六十三、禽部・水禽類下、加毛米《カモメ》、美夜故杼里《ミヤコドリ》）

和州吉野十津川小川栗平ノ方言ニ一ツザルト云（巻七十二、獣部・獣類上、夜萬古《ヤマコ》）

紀州海士郡ニテハタケネズミト云（巻七十三、獣部・獣類下、乃良禰《ノラネ》）

和州吉野郡十津川ニテモ、ト呼（右同、牟佐々比《ムササビ》）

すべてをここにあげたわけではないが、これらによっても、方言が紀州・和州に非常に集中していることがわかる。また地名の表示の細かさにも驚かされる。いかにも彼自身で見聞したことの反映という気がするのである。いうまでもなく、翠山の足跡を感じさせるのは、方言に限ったことではない。

和州釈迦嶽ノ東前鬼山ニハ樹高大ニシテ一抱ニ余ル者多シ（巻二十、木部・常磐木類、うはめの木）

文政ノ末年奉君命熊野潮岬ニ至ル……（巻三十二、木部・大木類上・加之波岐《カシハギ》、御綱葉《ミツナカシハ》）

クヱハ今紀州由良ノ内漁村ニテ冬月夜中ニ釣テ多ク市纒ニ出ス（巻五十五、魚部・海魚類上、久恵《クエ》）

今紀州牟婁郡太地ノ民家門戸ノ上ニ魚頭骨ヲ懸形状虎頭ノ如ク寸許白色末尖本闊キ歯上下ニ並ヒ生リ土人曰先年此ヲ殺シテ其頭ヲ懸ル也ト方言コレヲワニト云即イラギザメ也（巻五十五、魚部・海魚類下、和爾《ワニ》）

サクラ介ハ紀州吹上浜ニ多シ（巻五十七、介部・蚌蛤類、さくらかひ）

スダレ介ハ紀州吹上浜ニ多シ（右同、すたれ貝）

をもミ合て後云云公事根元曰若菜を十二種供事あり其く
さくは若なはこへら薺せりなつなあふひ芝蓬水蓼水雲
松どみ　本草類編曰蘩蔞和波巳
にたり（形状）扁長夏秋間生小白黄花

佛の座　公事根元（漢名）元寶草　本草従新（今名）ホトケノザ
本草従新曰元寶草生江淅田塍間一莖直上
葉對節生如元寶向上或三四層或五六層（一名）佛
座　壒嚢鈔　ほとけのつゞり
經信卿母集曰ほとけのつゞ
りといふはなよめといふ百
和香あつむる人花の咲のへをうけふもた（集註）公事根
つねつるこれやほとけのつゞり成らん　元日尋

八十一

元寶草
佛ノ座ノ圖

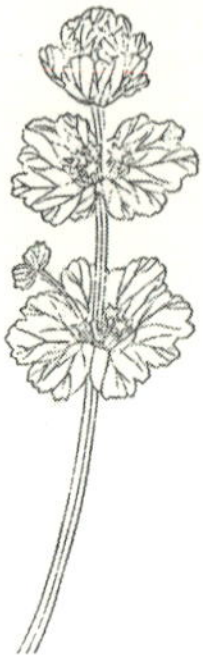

花紅紫二月開

智　倭名類聚鈔（漢名）白茅　本草綱目（今名）チガヤ
新猿樂記曰一佩ノ小太刀云云樣似茅葉富樫記曰將ニ敢親ノ
得手具足藤右馬尉ガ打タル白柄ノ長刀柄モ六尺身モ六
尺有リ茅葉ノ如ク鋒利推立弓手ノ方ニ擔○證類本草曰
圖經曰茅根生楚地山谷田野今處處有之春生苗布地如針

八十四

多月春初味美レトテ衆人多ク食
フ三月以後魚ヤセテ味アレ、

古都乎　倭名類聚鈔（漢名）鹿角魚　閩書（今名）ハゲ
閩書曰鹿角魚海物異名記芭角持戴
在鼻大者長五六寸許其皮可以角錯（一名）許都魚　延喜式　乞
魚　同上倭名類聚鈔曰乾魚玉篇云乾居迄反漢語抄云古都乎本朝式用乞魚二字
○正字通曰乾俗字舊註音吉斷魚一曰魚游並非　木
津魚　續日本紀　木津雄　類聚國史按續日本紀卷第三十七云
桓武天皇延暦二年春正月丁酉紀朝
臣木津魚吉彌侯横刀等八人夙夜在公勤恪匪懈於是有詔
並進其爵授從五位下紀朝臣木津魚從五位上トミエテ類

二十

司供御月料乞魚皮二十斤十三兩同巻第　許都魚皮
四十三曰主膳監月料乞魚皮十四斤一兩（今案）ハ鹿角魚
皮也ハゲハ今コツト呼處アリ播州姫路ニテゴハゲト云
筑前姪ノ濱淡州都志浦ニテコウムキト云紀州海士郡賀

鹿角魚
沖ハゲノ圖

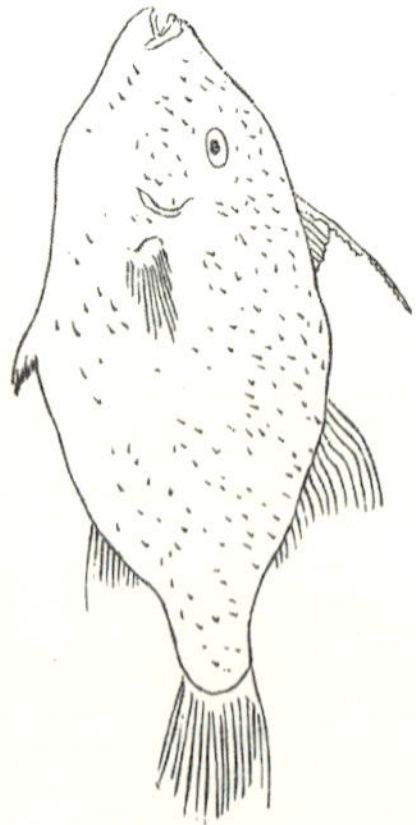

大者二尺許小者五六寸皮灰褐色ニメ沙アリ

『古名録』
上：〈仏の座〉（巻十四）／下：〈古都乎（コツヲ）〉（巻五十五）

十四

さくらかひ 公任卿集

〔一名〕櫻貝 言塵集 〔集註〕藻塩草曰伊勢海櫻かひ伊勢浦櫻貝難波海つの國櫻かひ山家集曰風吹は花咲波の出るたひに櫻貝よるみしまはのうら回國雑記曰櫻井の濱といへる所にて櫻貝をひろふとて春はさう花れもしろく櫻井の濱にう拾ふれなし名の貝 四條大納言公任卿家集曰夜ひとよたうとき事き、あかしてあか月かたにみれはよなちわける花のやりみつの波によせられてそはうかひのさまなるはさくらかひとれ是をやなといひて水にうかふ櫻のかひの色みれは波の花とうへかりける

〔形状〕○サクラ介ハ紀州吹上濱

十五

ニ多シ大サ五六分兩殻薄ク紅色碎ケヤスシ扁長ニシテ櫻花辧ニ似タリ

サクラ介ノ圖

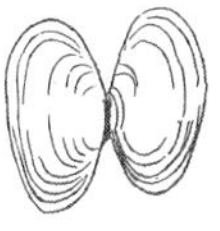

紅色ウスクメ碎ケヤスシ

忘貝 萬葉集 〔今名〕サヽラガヒ

〔一名〕和須禮我比 萬葉集巻第十五曰安伎左良婆。和我布禰波弖牟。和須禮我比。與也伎弖於家禮。於伎都之良奈美。和我袖波。多毛登等保里弖。奴禮奴等母。故非和須禮我比。等良受波由可自藻塩草曰伊勢海

二十

てて比興の事に思ひて歌をよみてふだにかきて壬生の辻に立られける「ひへ鳥をむしりつゝみのはたかはら志りすくにしてなをわたるなり○喚子鳥曰ひよ鳥大きさ鵯ふちいさく毛色あをくろくはしさゑつり大をん○按ニ古説ニ白頭翁ニ充誤也白頭翁今舶来アリヒヨドリヨリ小クシナイノ大サニメ觜黒色背ノ本ヨリ頭黒色頭ノ後ニ白毛アリ眼ノ上下黒色眼ノ通リ灰黒背黒色末灰黒色胸灰黒色腹白ク羽尾黒ホロ白色足黒色也

奴《ヌ》要《エ》鳥《トリ》 萬葉集 〔漢名〕未詳 〔今名〕ヌエツグミ

〔一名〕奴要子鳥 萬葉集巻第一曰霞立。長キ春日乃晩家《クレニ》流和《ワ》豆《ツ》肝《キモ》之《シ》良《ラ》受《ズ》。村《ムラ》肝《キモ》乃《ノ》。心《ココロ》乎《ヲ》痛《イタ》見《ミ》。奴《ヌ》

二十五

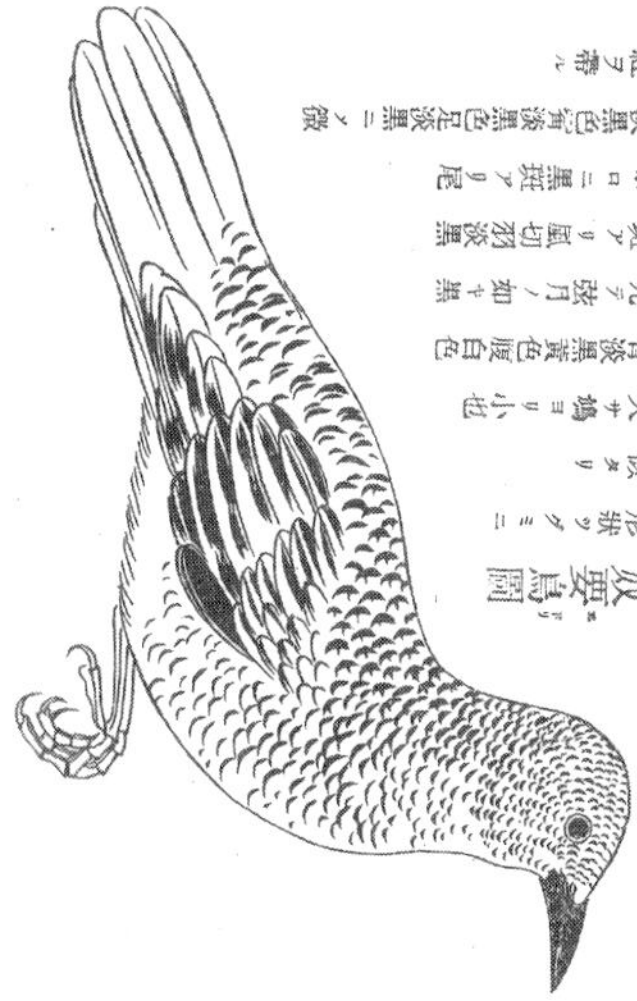

上：〈さくらかひ〉（巻五十七）／下：〈奴要鳥（ヌエトリ）〉（巻六十六）

今モ袖介ト云紀州吹上浜ニ多シ（巻六十、介部・水産類、袖貝）
伴存往年白山ニ登リ此鳥ヲ見ル大サツグミノ如シ（巻六十五、禽部・山禽類下、らいの鳥）
今和州十津川庄中ノ山民亦此鳥ノ人家ニ来リ鳴ヲ忌テ無縁ノ鳥ト云此レ病人アレバ必死ヲ表スル也ト云（巻六十六、禽部・林禽類上、奴要鳥《ヌエトリ》）
紀州日高郡川又村獵人云秋山ニ入テ笛ヲ以テ鹿ヲ呼ヘハ先ニ来ル者ハ二歳ノ鹿ニシテ多クハ一角也……（巻七十二、獣部・獣類上、久之加《クジカ》）
和州吉野郡西川村土人云一種オホジカアリ其角末二岐ニシテ身至テ大ナリ其皮亦下品ニシテ用ヲナサス……（右同、於保之加《オホジカ》）
紀州奥熊野ノ俚諺ニ毎年十二月廿日 俗云果ル廿日 大台山麓姥峯ニ牛鬼出テ雪中ヲ通リ熊野ノ海ニ出テ潮ヲ蹈其通リシ跡雪上ニアリテ只一足也人家門戸ヲ閉テ見ルコトヲ恐ル誤テ逢則命ヲ亡《ウシナフ》ト云（巻八十、鬼部・鬼魅類、うしをに）

右のように、自身の経験・見聞が散見している。〈民俗学〉的関心とその記録・記述がみられるわけで、羅山、益軒、蘭山とつづく伝統を明確に指摘できるであろう。そして方言の場合と同じく、地名を細かに表示しているが、翠山にとって、書物の場合の孫引きや見聞を語る際のまた聞きなどはもっとも嫌うところであった。これはまた、親験目睹という本草学者の姿勢・方法であるが、そうした点が江戸時代本草学の掉尾を飾る学者として高く評価できるゆえんであろう。なお論末に『古名録』に参看したと思われる参考文献をまとめておいたので参照されたい。

忘れられた本草学者

畔《くろ》田《だ》翠山《すいざん》（寛政四年・一七九二〜安政六年・一八五九）に関して、はじめてその功業を公に論評したのは伊藤篤太郎で、雑誌「大陽《ママ》」（第十九巻第一号・大正二年一月号）に、〈隠れたる博物学者＝畔田翠山〉として発表された。しかしそれからすでに一世紀が経過し、相かわらず隠れたる学者として、ほとんど日本人にしられていない。しかしその間、逸することのできぬ研究は、山口藤次郎（華城）の『贈従五位畔田翠山翁伝全』（全九十五頁。昭和七年刊、非売品）である。著者はもとより、印刷出版も和歌山市であり非売品のこともあって、かならずしも一般的にならなかったようである。同書には多数の口絵のほか、伊藤篤太郎の〈題言〉、艸山学人、多紀仁の〈序〉があり、その他、白井光太郎の和歌、南方熊楠翁の著者宛書翰（一部）なども収録されている。おそらくこれまで、もっともまとまった伝記といってよかろう。

畔田翠山についてはその厖大な著述とその内容を精査したうえで、改めて学問方法や態度など究明すべきかと思う。したがってここでは、上掲の山口藤次郎の伝記を参照させていただきながら、昭和四年、和歌山市大泉寺境内に建てられた〈畔田先生碑〉（多紀仁による）を解読していく形で、その生涯を概略的にのべ、読者の参考に供することとする。その他、畔田翠山が生前に刊行した唯一の著『紫藤園攷証 甲集』（天保十五年・一八四四成立、弘化二年・一八四五刊）にも、その学問を語る白井剛篤の記述がみられるので、あわせて参考にする。まず碑文はつぎのようにはじまる。

畔田先生。姓源、諱伴存、称㆓十兵衛㆒、号㆓翠山又翠嶽㆒。始従㆓小原桃洞修本草学㆒、就㆓本居大平㆒学㆓国典㆒。
先生以㆓博物之学㆒聞㆓於紀人㆒旧矣。

右の記述を考えてみよう。畔田はクロダと読み、伴存はトモアリという（伊藤篤太郎はトモツグと読む）。号には翠山《スイザン》と翠嶽の両方を用いているが、『紫藤園攷証』の〈序〉には〈畔田翠嶽子〉と出ている。また著書に『紫藤園攷証』があり、日記に『翠嶺軒日抄』があるので、〈紫藤園・翠嶺軒〉とも号したことが推定される。居室を〈円窗書斎〉と呼んだ。山口藤次郎氏の調査によると、十兵衛は畔田家の通称で翠山はちょうど五代目にあたる。本草学を小原桃洞に学んだとあるが、桃洞は紀州藩の本草学者で、名は良貴といい、桃洞は号、通称は源三郎。吉益東洞について医学を、小野蘭山について本草学を修めた。したがって、翠山は蘭山の孫弟子ということになる。『紫藤園攷証』の序で白井剛篤は、〈稲若水、貝原益軒、松岡玄達〉の諸子の名をあげ、小野蘭山が、〈反覆研究参証諸家我邦本草之学於是略備矣〉とのべている。翠山はこの蘭山の本草学をさらに一歩すすめた学者としてとらえているわけである。同序に、〈自少嗜赭鞭之学〉とあるように、翠山が若い時から本草学（赭鞭之学《しゃべん》）にたしなみのあったことも判明する。さらに国学を修める。師事した本居大平は、本姓、稲懸であるが、養嗣として宣長の跡を嗣いだ国学者である。大平は紀州藩に仕えていたので、翠山はその門にはいったのであろう。伝記には、翠山晩年の詠歌として、〈いろ〳〵なる奥の草を見せ給ひにしをよめる〉の詞書きをもつつぎの和歌をのせている。

おもひきや聞やは遠しみちのくの野辺のちくさをここにみんとは　伴存

いかにも植物学者、採薬に専念している学者の詠を思わせる。翠山はまた漢詩にもたしなみがあったといわれる。

さらに学統についてふれておきたい。上野益三『日本博物学史』（星野書店版、昭和二十四年）によると、翠山は小野蘭山の弟子、山本亡羊の子、沈三郎（錫夫、榕室）が父から受け継いだ書斎、〈読書室〉所蔵の本草学書を多く手にして、研究上の便益を得たように記述されている（同書、一六八頁）。直接には上でふれたように小原桃洞の弟子ではあったが、こうしてもっとも本草学の中心であった京都の、しかも亡羊―沈三郎の蔵書を利用することのできた点、ある意味では、正統な日本本草学の流れに立つ学者ということができる。また碑文に刻されているとおり、紀州藩主、徳川治宝によって禄二十石を与えられ、藩の薬園の管理もまかされ、医員の列に加えられた。しかし僅か二十石の微禄では、永続して研究に従うことは至難であった。その点翠山の親友であり歌人であった雑賀屋長兵衛こと、安田長穂の援助によって、学問研究を継続していくことができたようである。すなわち、山口藤次郎は、〈長穂が翁のために雑賀屋文庫一切の蔵書を挙げて、随意閲覧に供し、その研究を援けてゐたが如き。また翁が紀南地方を採集するに際しては、長穂は常に翁をして其の生家或は関係ある家に宿泊せしめて、万事の便宜を計り、一臂の力を添へてゐたなどは、其の一例に過ぎぬが、翁と長穂との関係の片鱗が、これを以て窺はれると思う。（中略）終始一貫、これ等の学者を保護してゐた長穂の美挙も、亦大いに賞讃に値ひするものがある〉とのべておられる。現代ではこうした例はほとんどなくなってしまったようであるが、江戸時代、ことに京都・大坂、また紀州などでは、富豪といわれる人たちが、よく学者を援助し、大成に至らしめている点、特筆するにたる。つぎにうつる。

著書と学問と

『古名録』刊行の経緯についてこうのべている。

明治十七八年之交、東都宍戸昌、田中芳男、得㆓其所㆑著書、水族志十巻、古名録八十五巻㆒。与㆓先生門人堀田龍等㆒共校㆓刻之㆒、書既出。而世之有㆑志㆓於斯学㆒者争伝㆑之。於㆑是、先生之名遂擅㆓天下㆒矣。

これは『水族志』『古名録』などを出版した点をのべているところである。翠山の弟子は堀田龍（堀田龍之助とも）と栗山修太郎（紀州藩士）の二人といわれ、ともに志を得ずして死歿している。また子の畔田伴宜《ともよし》は後妻の子で、父の跡をついだが、明治維新後、家運も衰え翠山より伝えられた古書標本なども手放して、零落の身となった。明治三十八年あやまって池におち絶命、ついに翠山の系統は絶えるに至るという。

上野益三ものべておられるように、〈従来の本草学徒が植物に注意を注ぎ、動物特に海産動物にはとかく疎《おろそ》かであった欠陥に注目し水産動物の採集研究につとめた。これは紀州に住んでいたという地理的原因もあるであろう〉ということで、『水族志』（明治十七年刊）は日本博物学史上、注目すべき労作と思われる。『水族志』にはおよそ七百三十五種、異名、一千三百十二種が網羅されており、翠山の多年にわたる学問研究と実地精査に基づく成果が充実している。『延喜式』『倭名抄』など典籍に名を求め、諸国の方言、産地の異同にわたって、精確に記述されている。幕末には武井周作『魚鑑《うおかがみ》』（天保二年・一八三一）の傑作もあるが、〈水族〉研究はこの一書に尽きる。〈自叙〉は、『古名録』を理解するうえからも参考になろうと思うので、つぎに全文を引用しておこう。

水族志自叙

比歳余遊於海郷而洋海之鱗属其所竭目力者以若干竊条列之陳其梗概苟種類萬萬以我蒿目敢不自知其尽境屢已挙其凡十分未得其一端也曾前輩之述作儘雖以漢名為之要領及其魚品則未嘗詳於其備由府志本草倶甚略矣既皇朝四海所産游鱗殆倍有余萬豈不可勝数敢難測究矣況和漢固異疆域焉至若其地之相去也千有余里其水鱗不只自同其状貌何必撮総於漢名以相当于和品所謂雲中白鶴非燕雀之網所能羅也故今当載其名称焉漢名則従先人之攷補以己考品物則推却漢名更登用国名稍捜索於方言以采其俚諺蓋雖其言鄙野足以備用実唯茲歴精以陳辞兮余羞不能僭踰而審於鑒裁焉聊悉耳目之所好窮心思之所楽耳但恐後君子責数其

謬《ヲ》一吾復《タ》方《ニ》不レ得レ辞《ルコトヲ》二其罪《ヲ》一也

文政十年正月　　　　　　　　　　　　源伴存識

『古名録』同様に手がたい方法で水族を考察、分類し、漢名と和名、方言、俚諺にもよく配慮して採集の態度を示す。〈後ノ君子〉が補訂することを期して筆をおさめている。謙虚な、いかにも学究の徒の言である。翠山の著書については終りにまとめて列挙するが、『水族志』を一読し、『古名録』を一覧しても、いかに彼が努力精進の人であるか判明するであろう。これを出版した土岐政孝・田中芳男・宍戸昌三の三氏に対しても、衷心より敬謝の念を禁じえない。翠山の参考書には『和蘭介図』・『汾印満《ウェインマン》草木図』などもあって、西洋博物学書にも目をとおしていたことが推察できる。現在、草稿・自筆本などは、武田製薬株式会社の杏雨書屋や国立国会図書館などに所蔵されている。心ある出版社によって、是非とも全作品が世に刊行されることを願う。

『古名録』の出版に関して、伊藤篤太郎は、〈我国に於ける博物学の宝典たる小野蘭山の本草綱目啓蒙や、飯沼慾斎の草木図説では知ることが出来ぬ、他方面の事実を収載してあるのみならず、而かも本草綱目啓蒙や草木図説に譲らぬ此大著述に、吾人が接する機会を得たのであります。翠山翁も泉下に於て、その著作の一部が、世に発表せられたことを定めて悦んで居ることでありませう〉（漢字のルビは省略）とのべておられる。また南方熊楠翁も、〈畔田氏ノ古名録ヲ和中家ヨリ借覧候ニ。此人ハ自分ノ師タリシ大家蘭山ノ説ナドヲ。会釈ナク打チコミ居リ候コト処々ニ見エ候。コレハ余程スグレタル人ト感心致候（後略）〉と書翰にしたためている。本草家の伝統としても批判の精神はよく受けつがれている。さらにまた、博物学者として著名な白井光太郎も、〈埋れし学の道のいたつきも御代の光に顕れにけり〉などと、和歌によせてその功をたたえている。つぎにうつろう。

雖レ然、先生所レ著不レ留レ此。如二紀伊六郡志、熊野物産初志、野山草木通志、吉野群山記、大和本草註疏、

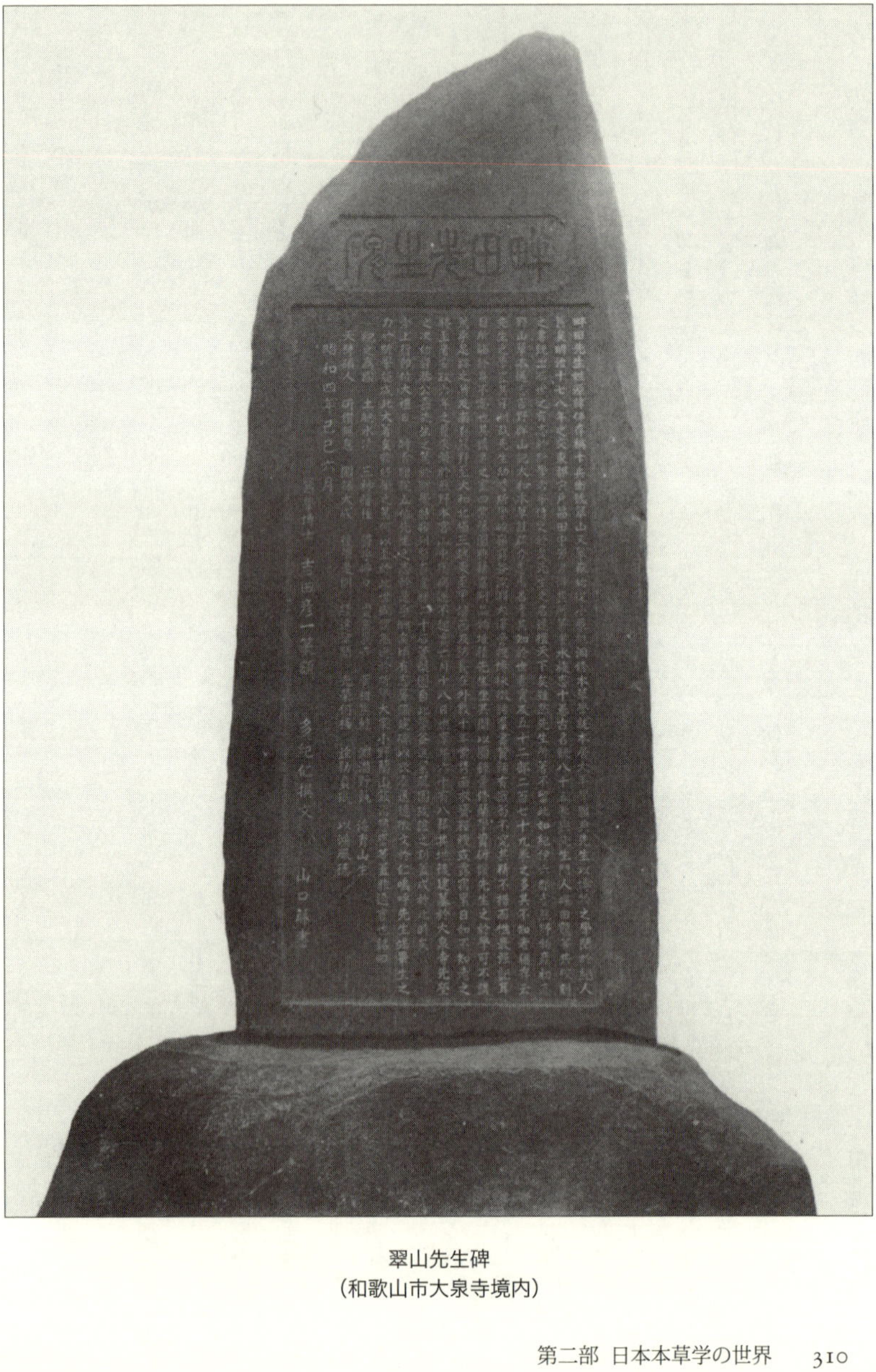

翠山先生碑
（和歌山市大泉寺境内）

介志、馬名考、其知於世者、実及五十二部二百七十九巻之多。其不知者、猶存云。先生之学豈可測哉。先生幼嗜斯学、峻嶺窮谷、深淵大沢、旁捜博採。徴諸群書、質諸有識。苟不究其精不措。而性最強記、耳目所触、終身不忘也。其読書之室曰紫藤園。典籍羅列、品物堆積。先生坐其間、以図録。旁修蘭学資研鑽。先生之於学、可不謂篤乎。足跡之所及、南自熊野至大和、北極三越、東至甲信、西及防長、在外数十年、常携雨衣、齎糒糧、或露宿累日。如不知老之将至者。

この記述は当時の本草学者一般にみられる研究生活にほぼ等しい。〈旁、蘭学ヲ修シ〉とあるが果してそうか。特に翻訳書がしられているわけではない。書斎と自然とを縦横にわが研究の場として、〈老ノ将ニ至ラントスルモ知ラズ〉と元気いっぱい活躍した翠山の真摯な姿がしのばれる。〈紫藤園攷証序〉にも、〈長歴遊諸州、南至熊野北極三越東抵甲信西達周長、……〉と記されている。こうした翠山も安政六年（一八五九）六月十八日、帰らぬ人となった。享年六十八歳。すなわち、つぎのように碑に刻されている。

安政六年之夏、采薬於熊野本宮山中。獲病遂不起、実六月十八日也。享年六十有八、葬其地。後建墓於大泉寺先塋之次。始舜恭公嘉先生之篤於斯学、特擢列医員、食禄二十石。管薬園。自此学益進、紫藤園攷証之刻成於此時矣。

さらに碑文の残りを引用してみよう。

今上行即位大礼日、特旨贈従五位、先生之志於是乎酬矣。頃有志胥謀、建碑以欲表遺徳。徴文於仁。嗚呼、先生竭畢生之力於斯学、能成此大著矣。非好学之篤、何以至於此。世或謂、無遜於

斯学大家小野蘭山、飯沼慾斎等一、蓋非二過言一也、銘曰、

紀之為レ国　土肥水清　三神播レ種　鬱乎崢々　霊禽異卉　黄柑黒鯨　淵潜野藪　海育山生

天降二碩人一　研鑽無レ息　図録大成　後学是則　績達二聖聞一　光栄何極　茲勒二貞珉一　以鴻二厥徳一

昭和四年己巳六月　多紀仁撰

ここにも、本草学の大家、小野蘭山・飯沼慾斎に優るとも劣ることのないと翠山の功績をたたえ、ついに聖聞に達したと結んでいるのである。これは昭和三年、御大礼に際し、国家に貢献した功績によって従五位の贈叙の恩典にあずかったことを示すものである。

死去については、安政六年六月、藩命によって熊野本宮の山中に採薬したが、そこで急病にかかり急逝したという。そして親友、安田長穂の生家のあった〈本宮村字上地の竹ノ坊家菩提所〉に遺骸が葬られ、〈賢性曹徹信士〉と刻された。後に翠山の菩提寺、大泉寺先塋の側にも遺髪をおさめ、〈義光院賢性曹徹居士〉と刻された墓碑が建てられた。

終りに、碑文にみられる〈五十二部二百七十九巻〉と山口藤次郎の調査、『国書総目録』を参考にして、翠山の著書を列挙しておく。すべてを直接現物にあたっていない点、ご了承を乞う。

参考文献

拙編著『畔田翠山「古名録」―本文・研究・総索引』（早稲田大学出版部）

著述一覧（＊印は所蔵者を示す。ただし『国書総目録』の略称による）

梅の記　一巻・一冊　＊日比谷加賀
和蘭介図　一冊　＊杏雨
介志（介志之図）　十巻・十冊　＊国会・東洋岩崎・岩瀬
海藻譜　一冊　＊杏雨
介譜　一冊　＊東洋岩崎
花卉百種　一冊　＊岩瀬・杏雨・神宮
漢渡諸物図　一冊　＊杏雨
紀伊草木通志　二冊　＊『本朝医家著述目録』
紀州分産物絵図　一冊　＊杏雨
紀伊六郡志（紀南六郡志とも）　八冊　＊杏雨
卉花譜　一帖
卉木譜　一帖　＊杏雨
魚譜　三巻三冊　＊杏雨
救荒本草紀聞　一冊　＊『国書総目録』には〈十四巻二冊、国会白井〉
とある。
救荒本草註（救荒本草註疏とも）　一冊（一巻）
金嶽草木志（天保七年）上下　二巻・二冊　＊『国書総目録』には〈二
巻一冊、内閣〉とある。
熊野草木図　一冊　＊杏雨
熊野物産初志　五冊（五巻・五冊）＊国会伊藤・白井・東博・東大・岩瀬
綱目註疏（本草綱目註疏とも）　四十八巻　合本十冊
綱目外異名疏（本草綱目異名疏とも）　四十八巻　合本十冊
古名録（天保十四年／明治十八年～明治二十三年）　八十五巻・
八十五冊
海鯊図《さめず》　一冊　＊杏雨
三千介図（弘化三年）　五巻・五冊
爾雅紀聞　一冊
詩経名物辨解紀聞　三巻合本　一冊
紫藤園蝦図　一冊　＊杏雨
紫藤園介図　一冊　＊杏雨
紫藤園蟹図　一冊　＊杏雨
紫藤園花品　一帖　＊杏雨
紫藤園魚図　二冊
紫藤園魚図続篇　一冊
紫藤園魚図河魚　一冊
紫藤園禽図　一冊　＊杏雨
紫藤園攷証甲集（弘化二年刊）　一冊　＊国会白井
紫藤園攷証乙集　一冊　＊東博

紫藤園攷証後集　一冊
紫藤園獣譜　一冊　＊杏雨
紫藤園小禽図　一巻
紫藤園諸虫図（虫図とも）　一冊　＊杏雨
写真魚介録（嘉永二年）　一帖（一巻）
獣鳥譜（菌果獵鳥譜とも）　一冊　＊『本朝医家著述目録』
諸飯考　一巻
白山草木志　二巻　二冊　＊国会・東博・岩瀬・杏雨
白川草誌　一冊
水禽図（水禽とも）　一冊　＊杏雨
水族志（文政十年／明治十七年刊）　十巻合本　四冊
翠嶺軒日抄（弘化元年～嘉永五年）　四十巻・四十冊
草木花図　一冊　＊杏雨
草木写真帖（草木写生図とも）　三冊　＊杏雨
草木図　三冊　＊杏雨
続異称日本伝　＊『本朝医家著述目録』
大同類聚方薬註前集（天保四年）　一冊　＊京大・杏雨
立山草木志　一冊　＊内閣
鳥名考　一巻　＊『日本博物学年表』

日光草木図　一冊　＊杏雨
白山の紀　一冊
馬名考（天保十二年）　一巻・一冊　＊京大・杏雨
閩書南産志紀聞　上下　二冊（二巻一冊）　＊杏雨
北越卉牒　二冊
北越物産録　一冊　＊杏雨
野山草木通志　上下　二冊　＊内閣・岩瀬・杏雨
大和本草註疏　四冊（六巻附録一巻・諸品図一巻）　＊東博・杏雨
吉野群山記　七巻　合本六冊　＊岩瀬・杏雨
吉野郡中物産志（和州吉野郡中物産志・吉野物産志とも）　上下二巻・二冊　＊国会白井・日比谷加賀・岩瀬・杏雨
吉野郡名山図誌（志）　五巻・五冊
琉球草木禽図　一巻
琉球蛮産介図　一冊
六百介図（魚介）　一冊　＊杏雨
六百介品（魚介）　一冊　＊杏雨
沕印満《ウェインマン》草木図　一巻

以上　七十部　三百四十三巻

『古名録』にあらわれた主要資料文献書目摘録

＊〈成〉は成立（写本）を表わす。

壒嚢鈔　行誉撰。（十五巻）類書。一四四六成。
朝倉亭御成記　作者未詳。記録書。一五六八成。
海人藻芥　恵命院宣守撰。（三巻）有職故実書。一四二〇成。
猗覚寮雑記　宋・朱翌撰。（二巻）上巻詩話。下巻文章史事論説。
医心方　丹波康頼撰。（三十巻）医学書。九八四成。
伊勢守貞陸記　伊勢貞陸撰。（一冊）武家故実書。十六世紀成。
伊勢貞丈雑記　伊勢貞丈撰。（一冊）武家故実書。一七六三以降成。
今物語　藤原信実撰か。（一巻）説話集。十三世紀成。
雨航雑録　明・馮時可撰。（二巻）上巻論学論文。下巻物産の記録。
雲南通志　清・鄂爾泰等監修。靖道謨等撰。（三十巻）地理志。
園太暦　洞院公賢の日記。（百二十余巻）南北朝時代の記録。
簷曝雑記　清・趙翼撰。（四巻）雑説書。
奥儀抄　藤原清輔撰。（三巻）歌学書。十二世紀前半成。
大内問答　伊勢貞陸述・伊勢貞久記。武家故実書。一五〇九成。
芥子園画伝　清・王槩等撰。（二十一巻、附六巻）画法書。
海南日抄　清・張眉大撰。（三十巻）雑考書。一七九六序刊
陔余叢考　清・趙翼撰。（四十三巻）歴史的考証の論説記録書。
下学集　東麓破衲撰。（二巻）辞書。一四四四成。
格致鏡原　清・陳元龍撰。（百巻）事物の本原に迫る考証学書。
餝抄　中院通方撰。（三巻）装束書。十三世紀前半成。
花史左編　明・王路撰。（二十七巻）花の品目とその故実。
何氏類鎔　明・何三畏撰。（三十五巻）類書。
家中竹馬記　土岐利綱編。（一冊一巻）室町時代の小笠原流武家故実書。一五一一成。
格古要論　明・曹昭撰。（三巻）一三八七成。名玩器具考証書。
合璧事類　宋・謝維新撰。（三百六十巻）類書。
歌林四季物語　鴨長明撰か。（十二巻）年中行事等を記す随筆。偽書とも。十三世紀成。
広東新語　清・屈大均撰。（二十八巻）地理雑記書。
寄園寄所寄　清・趙吉士編。（十二巻）考証雑書。
救荒本草　明・周憲王撰。（十四巻）一四〇六刊。本草書。
漁隠叢話　宋・胡仔撰。前集（六十巻）・後集（四十巻）詩話集。
桐火桶　藤原定家撰か。（一巻）歌学書。十三世紀成か。
群芳譜　明・王象晋撰。（三十一巻）草木虫魚等十四項に分け解説。
桂海衡志　宋・范成大撰。（三巻）嶺南の山川・物産の記録。
江陰縣志　清・沈清世等撰。（二十二巻）地理地方志。一六八三序刊。
広群芳譜　清・汪灝等奉勅撰。（百巻、目二巻）一七〇八序刊。
江家次第　大江匡房撰。（二十一巻）有職故実書。一〇九九以降成。
江談抄　大江匡房談・藤原実兼録。（六巻）説話集。十二世紀初成。
広博物志　明・董斯張撰。（五十巻）類書。
五雑組　明・謝肇淛撰。（十六巻）天地人物事の雑説。一六一九成。
古文正宗　明・張鼐撰。（十巻）古文選集。

言塵集　今川了俊撰。（七巻）歌学書。一四〇六成。
山槐記　中山忠親の日記。（二十八冊）一一五一～九四間が現存。
山堂肆考　明・彭大翼撰。（二百二十八巻）類書。
詩経類考　明・沈満鋼撰。（三十巻）詩経所載の名物典故書。
事物異名録　清・厲荃撰。（四十巻）類書。一七八八刊。
釈日本紀　卜部懐賢撰。（二十八巻）日本書紀の注釈書。十三世紀成。
袖中抄　顕昭撰。（二十巻）語釈書。十二世紀末成。
遵生八牋　明・高濂撰。（十九巻）養身修養書。
倘湖樵書　明・来集之撰。（十二巻）唐宋元明諸家の雑説論著。
精進魚類物語　二条為基撰か。室町期の戦記物物語草子。
小知録　清・陸鳳藻撰。（十二巻）類書。
証類本草　宋・唐慎微撰。（三十巻）本草書。
釈名　後漢・劉熙撰。（八巻）字書。
詞林采葉抄　由阿撰。（十巻）和歌注釈書。一三六六成。
新猿楽記　藤原明衡撰か。（一巻）類聚的随筆。十一世紀過半頃成。
人車記　平信範の日記。兵範記とも。（現存二十五巻）十二世紀成。
真珠船　明・黄焜撰。（二十巻）考説書。
新撰字鏡　昌住撰。（十二巻）九世紀末成。日本最古の国語辞書。
新撰姓氏録　万多親王等奉勅撰。（三十巻、目録一巻）八一五成。
塵添壒囊鈔　撰者未詳。（二十巻）類書。一五三二成。
神鳳抄　作者未詳。神社の経済を記す。十四世紀後半成。
水経注　後魏・酈道元撰。（四十巻）水経（地理書）の注釈書。
水左記　源俊房の日記。（六冊七巻）十一世紀後半成。
西宮記　源高明撰。有職故実書。十世紀後半成。
正字通　明・張自烈撰。（十二巻）字書。清・廖文英が版行。
斉民要術　後魏・賈思勰撰。（十巻）農政書。六世紀前半成。
尺素往来　一条兼良撰。（一巻）往来物。十五世紀成。
仙伝抄　富阿弥相伝。花道書。一四四五頃成。
台記　藤原頼長の日記。（十二巻）一一三六～五五間の記録。
大同類聚方　安部真直・出雲広貞撰。（百巻）医学書。八〇八成。
太平御覧　宋・李昉等奉勅撰。（千巻）類書。九八三成。
大清会典　清・伊桑阿等奉勅撰。（百六十二巻）法制書。一六九〇序刊。
高倉院升遐記　土御門通親撰。（一冊）葬儀次第書。一一八一成。
卓氏藻林　明・卓明卿撰。（八巻）類書。
丹鉛総録　明・楊慎撰。（二十七巻）天文地理など二十六種の雑考。
致富全書　清・陶朱公撰。（四巻）草木花解説書。
池北偶談　清・王士慎撰。（二十六巻）随筆集。一六八九成。
中華古今注　宋・馬縞撰。（三巻）古今の名物考証書。
厨事類記　紀宗長撰。（三巻）料理書。十三世紀末頃成。
中右記　藤原宗忠の日記。（百九冊）一〇八七～一一三八間の記録。
通雅　清・方以智撰。（五十二巻、首三巻）名物象数訓訪音声の考証。
帝王編年記　永祐撰。（二十七巻）編年体歴史書。十四世紀後半成。
帝京景物略　明・劉侗等撰。（八巻）地理風俗書。一六三五成。
天工開物　明・宋応星撰。（三巻）産業百科全書。一六三七頃成。
輟耕録　明・陶宗儀撰。（三十巻）随筆・考証書。
殿中申次記　伊勢貞遠撰。武家故実書。十五世紀末成。

天禄識余　清・高士奇撰。（二巻）雑録集。
東医宝鑑　朝鮮・許浚撰。（二十五巻）医学書。
東西洋考　明・張燮撰。（十二巻）明の交易国を主とする経略。
杜陽雑編　唐・蘇鶚撰。（三巻）伝奇小説集。
頓医抄　梶原性全撰。（五十巻）医学書。一三〇四成。
農政全書　明・徐光啓撰。（六十巻）農政書。一六三九序刊。
農圃六書　明・周之璵撰。（六巻）農政書。
宣胤卿記　中御門宣胤の日記。（現存二十三巻）十六世紀前半成。
博物志　晋・張華撰（十巻）類書。
百練抄　撰者未詳。（十七巻、三巻欠）冷泉天皇より後深草天皇間の編年体歴史書。十三世紀成。
閩書　明・何喬遠撰。（百五十四巻）地理志。一六三一序刊
福田方　有隣撰。本草書。十四世紀後半成。
袋草紙　藤原清輔撰。（四巻）歌学書。十二世紀中頃成。
武家調味故実　四条隆重撰か。料理書。一五三五成。
物理小識　明・方以智撰。（十二巻・総論一巻、十五類に分つ）博物・理学書。
北山抄　藤原公任撰。（十巻）有職故実書。
本経逢言　清・張璐撰。（四巻）薬理論書。十七世紀末成。
本草原始　明・李中立撰。（十二巻）本草書。十七世紀前半刊。
本草綱目　明・李時珍撰。（五十二巻）本草書。一五九六刊（金陵本）
本草綱目啓蒙　小野蘭山撰。（四十八巻）本草書。一八〇六刊
本草辨疑　内山覚順撰。（三巻）本草書。一七五八刊
本草和名　深根輔仁撰。（二巻）本草書。九一八頃成。一八〇二刊。
本朝食鑑　野（人見）必大撰。（十二巻）食物本草書。一六九七刊。
本朝無題詩　撰者未詳。（十巻）漢詩集。十二世紀後半成。
雅輔装束抄　源雅輔（亮）撰。（三巻）装束書。
明月記　藤原定家の日記。（三巻）一一八〇〜一二三五間の記録。
明衡往来　雲州消息とも。藤原明衡撰。（三巻）往来物。十二世紀成。
康富記　中原康富の日記。（現存三十六巻）十五世紀前半成。
野府記（小右記）藤原実資の日記。（六十一巻）九七八〜一〇三二間の記録。十一世紀成。
大和本草　貝原益軒撰。（十六巻）本草書。一七〇九成。
涌幢小品　明・朱国禎撰。（三十二巻）見聞の雑記・考証書。
酉陽雑俎　唐・段成式撰。（前集二十巻・続集十巻）博物志。八六〇頃成。
梁塵愚案抄　一条兼良撰。（二巻）雅楽の注釈書。一四五五奥書。
嶺南雑記　清・呉震方撰。（三巻）地理雑記書。
六代勝事記　撰者未詳（一巻）高倉天皇より後嵯峨天皇間の歴史書。十三世紀前半成。
倭名類聚鈔（和名類聚抄・順和名）源順撰。（十巻／二十巻）日本最古の百科事典、辞書。十世紀前半成。
（補）魚鑑　武井周作著。（二巻二冊）本草としての魚類の紹介書。一八三一刊。

以上　一二一本

6　越谷吾山と『物類称呼』——方言・民俗を全国に求める

出版事情と板種

岩波文庫本『物類称呼』をはじめ、これまで出版のものは本文および付された解説において、誤りおよび不足のところが多い。その点、原点にもどって、改めて原本を考察し、体裁・構成・内容について、私見を提示して出発点とする。現在まで調査した『物類称呼』は、いずれも同一の板に部分的変更を加えたものであって、新たに彫りおこしたものはない。わたくしが研究の対象として取りあげた国会図書館所蔵の大坂屋板『物類称呼』をふくめ、『物類称呼』の体裁は、おおよそつぎのようになる。

(1)編者：越谷吾山秀真（巻一巻首内題　江都　越谷吾山秀真　編輯）。
(2)表紙：濃紺色。
(3)題簽：諸国方言物類称呼天地人倫一／巻之二以下はそれぞれ、〈禽獣魚虫二・草木三・衣食器財四・言語五終〉とある。
(4)構成：序（二丁）・凡例（一丁）／本文（五巻五冊。巻首内題は、物類称呼巻之一（一～五）、天地・動物・生植・器用・言語）。
(5)大きさ：半紙本。底本に関していえば二二五ミリ×一六三ミリ。匡郭内は、一七八ミリ×一三五ミリ。
(6)行数（毎半丁につき）：序—有界八行、凡例・本文—無界十二行。

(7) 丁数：巻之一―十七丁（序二丁・凡例一丁・本文十四丁）／巻之二―三十一丁／巻之三―二十二丁（ただし、第十二丁は重複し、それぞれ〈十二上（オ・ウ）・十二下（オ・ウ）〉と丁付。したがって二十一丁で丁付は終る）／巻之四―十九丁。（ただし、十三丁はなく第一二丁目に、〈十二、十三〉と丁付されている）／巻之五―二十丁　＊合計 百九丁

〈諸国方言 物類称呼〉となっているのは題簽のみで、他はすべて〈物類称呼〉である。また後摺りの寛政十二年刊本は、題簽が、〈和歌連俳 諸国方言〉となっている。ただし内題は〈物類称呼〉とあり、出版は〈浪華書林〉と大坂の書肆によっている。また多くの後摺本では、〈序〉の表題が、〈物類称呼諸国方言序〉と、一部埋め木をもって変更されている。したがって以下の論述では内題のとおり、〈物類称呼〉という書名を用いることとする。この〈物類〉という語は、『大漢和辞典』（諸橋轍次編著）によれば、〈物類　ものの種類。又、同じ種類の物。又、万物をいふ〉とあるが、シナで俗に、〈物類相感〉というように、あるいは『荀子』に、〈物類之起、必有所始〉（観学）とみえるように、起源はシナ語にある。ただし辞典のように、これは単に〈万物〉というような広い意味ではなく、『物類相感志』（宋、蘇軾撰・元禄三年に和刻本がある）の説くように限定された意味をもっている。これが、本草学ではさらに限定されて用いられた。たとえば、『物類称呼』よりはやく刊行された平賀源内『物類品隲』（宝暦十二年・一七六二）の〈凡例〉中に、〈通向四会物類会萃者凡二千余種／主客物類産必限地方〉とみえる。本草学の対象となる動植鉱物、すなわち本草を示すものとして〈物類〉が使用された。

人類にとって有用・有効な物という価値を与えた品物の類であり、〈人類〉に対する〈物類〉である。また『物類品隲』の後藤光生（黎春）の序に、〈吾友平賀鳩渓自少好名物之学〉とある〈名物〉もまた〈物類〉と共通の概念をもち、本草学での用語である。字書に〈鳥獣虫魚や器物類などの名称や種類〉（『角川 新字源』）とあるように、まさに『物類称呼』の物類＝名物と考えられるところである。ただし〈物類〉より、さらに一般的に用いられている点も注意したい。日本でも『物類品隲』以外に『物類彙攷』・『物類攷証』・『物類集解』・『物類辨疑』などの

〈物類〉をもった本草関係の書物がある。『物類称呼』という書名が、『物類品隲』と直接関係するという説もあるが、むしろ右にのべたように、本草学の流れの中での〈物類〉の用語であって、これを本草にも関心のあった吾山が用いたとみるべきである。

つぎに刊本の種類について吟味しておこう。これは最終の第五巻目の巻末にある版元の違いによって、これまで、つぎの二つのグループに分類されている。

(A)初摺本——大坂屋本

(B)後摺本——
- 須原屋本
- 寛政十二年本
- 河内屋源七郎本
- 前川源七郎本

＊架蔵本は無刊記、明治初期の刊行と思われる。

そして(B)の後摺本は、(A)の初摺本の誤謬の訂正、濁点の付加など数百カ所にわたって補訂を施したもので、〈序〉も、(B)では、〈物類称呼諸国方言序〉と変更した。しかし新しく披閲の東洋文庫（岩崎文庫）所蔵『物類称呼』（以下、〈岩崎本〉と仮称）は、すでに本文中の誤謬——去来を丈草と誤っているなど——が訂正され、濁点が付加されているなど、補訂が加えられている。しかし〈序〉の標題および版元名は初摺本そのままなのである。この〈岩崎本〉は、すでに吉沢義則が、『校本物類称呼諸国方言索引』（立命館大学出版部刊、昭和八年）の例言の中で、〈岩崎文庫蔵本は、一見異本のやうに見えるが、この書は、後人が大坂屋刊本・須原屋刊本の二本を混綴したまでのものである〉と紹介されている。〈混綴〉の内容は詳にしないが、推測すれば、序の標題の存する丁、および巻之五最終丁以外の部分に、〈須原屋本〉（あるいは(B)グループの一本）が混じって綴られたというのであろう。ことに注目すべき点は、巻五最終丁オの〈をゝ〳〵といへとたゝくや雪の門　丈草〉が、初摺の〈大坂屋本〉とちがって、〈岩崎本〉では、正しく〈去来〉に改訂されている（これを一つの有力なものとして、須原屋本との混綴を断定されたのであろう）。しかしこ

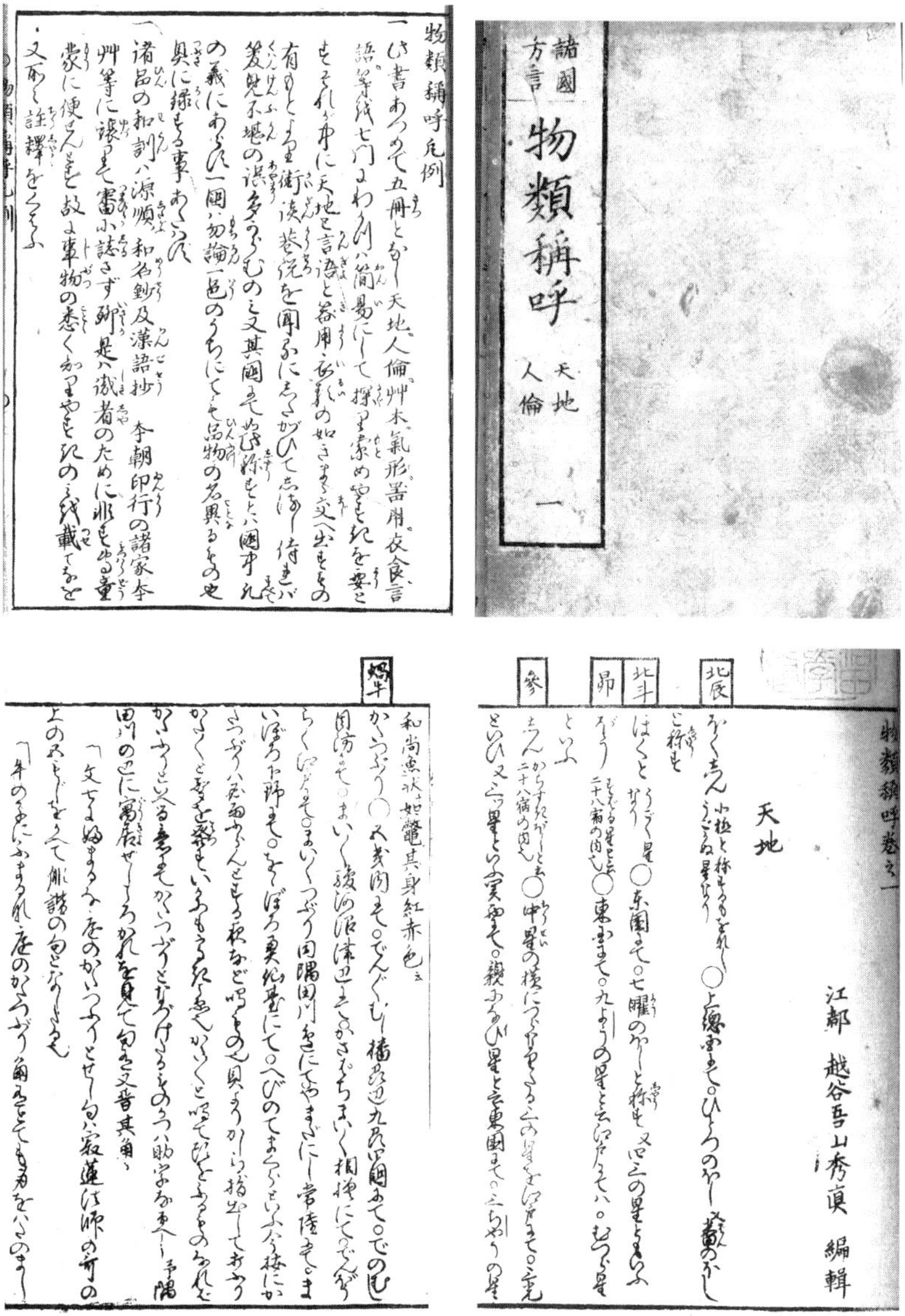

『物類称呼』（無刊記本）
上：表紙・〈凡例〉
下：〈北辰〉など（巻一冒頭）／〈蝸牛〉（巻二）

の裏は、〈大坂屋本〉と同じ刊本・書肆となっている。したがって、吉沢義則のいう混綴をこの最終丁の一丁について、適用することはできない。あえて疑いの眼をもってすれば、この一丁の表と裏とも、後摺の〈須原屋本〉と、初摺の〈大坂屋本〉とで半丁ずつうまく貼りあわせて、一丁に見立てたと考えねばならない。しかし原本について慎重に確かめてみたが、そうなっていない。一丁はまるまる一つづきの一枚もの——ごく当然のことであるが——となっている。したがって、混綴という判断は誤りということになる。一般的に板本を披閲していると、同じはずの作品が、刷りにおいてまったく同一というものはなかなかない。また簡単に初摺本とか後摺本とかきめつけかねるものがある。現代でもこれは同様かと思う。当時、初印のものを手にして、誤りを見出してすぐ訂正して出版することはありうることである。いわば初版本でも、初刷か二刷か相違があるわけで、この点の考慮を欠くと、混綴とか後摺りなどと断定しかねない。実は初摺本とされる〈大坂屋本〉も、国会図書館所蔵本と早稲田大学図書館所蔵本とを比較しても、清濁に異なるがある。したがって、従来の説を訂正して、わたくしが研究上に用いた〈大坂屋本〉にも、つぎの二種類があると考えるべきであろう。

(A)大坂屋本
- a 初印本（たとえば、国会図書館所蔵本、早稲田大学図書館所蔵本）
  - ＊これも厳密には、右にふれたようにたったの一種類ということではない。一部訂正のものが現存する。
- b 補訂本（たとえば、東洋文庫所蔵本。岩崎本と仮称したもの、一部訂正の筆のあるもの）

右のように考えると、〈須原屋本〉の〈安永四乙未正月〉の刊記も、ただ〈大坂屋本〉のそれを踏襲しただけで、実際の刊行は、おそらくこれよりもおくれていたかと思われる。どういう事情で、大坂屋平三郎と伊南甚助の二書肆が、須原屋市兵衛・同善五郎に板木（板権）を売りわたしたのか、本書はむしろ売れ行きはよかったのではなかったか。初印本ですぐ補訂版を出し得るほどの好状況ではなかったか。明治期にはいって同じ板木をもって出版されている（架蔵本）。このへんの事情は後哲をまちたい。また下の図版のように、〈二篇・三篇近刻〉の由が広告されているが、そうした版はみえず、おそらく続刊は実現されなかったと考えられる。

内容は七つの門に分類され、同一本においても、〈凡例・題簽（外題）・本文の各門の標題〉によって、門名およびその順序をみると、つぎのような異同がある。

①凡例：天地・人倫・艸木・気形・器用・衣食・言語

＊〈気形〉は節用集などの類にある中世的分類呼称、鳥獣虫魚をさす。

②題簽：天地人倫・禽獣魚虫・艸木・衣食器財・言語

③本文：天地・人倫・動物・生植・器用・衣食・言語

いうまでもなく、実際の分類として用いられているのは③である。各門の見出し語数はつぎのとおりである。

1天地―三一　2人倫―三〇　3動物―一三八

4生植―一五七　5器用―七〇　6衣食―二二

7言語―一〇二　総計 五五〇語

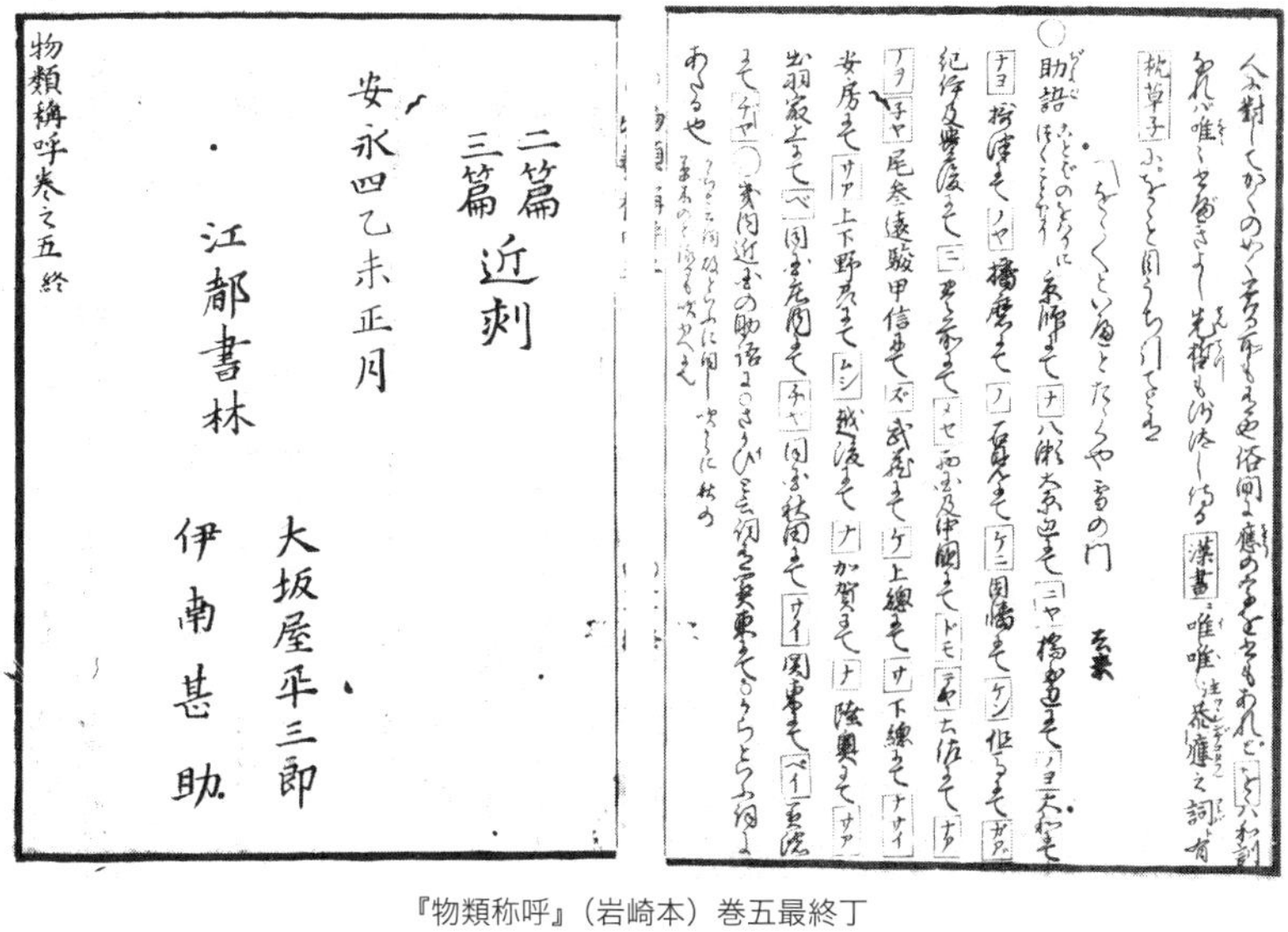

『物類称呼』（岩崎本）巻五最終丁

＊〈去来〉と訂正がみえる。

このうち、本草と関係の深い〈動物・生植〉が合計して二九五語となり、全体の過半数を占めていることは注目される。やはり本書は〈本草〉の物類が中核なのである。

本文の体裁は、上欄、匡郭外に枠囲みで漢語による見出し語を立て、下にそれに相当する和名をひらがなで示し、以下地域名・方言の順で示している。ただし巻之五〈言語〉門は物類ではなく、形式も異なり、欄外に漢語の見出し語を立てていない。また註や異名などを示す際、多くは細字双行に記述している。これが単に本草書とのみ断定できぬ一因でもある。

つぎに本文中に用いられている主な記号について二、三説明しておこう。

(A) □……原則として引用書名を示す。ただしこの記号を付していない引用書もある。

(B) ——……凡例では〈方言の読法〉とのべているが、左のような音声現象について注意をうながすために工夫して用いたようである。当時、一般的には促音や拗音などに対し正確に表示する方式を欠いているので、吾山の態度は好ましいことであり、やはり言語を正視し、その実態に注意をはらっている点、評価したい。

①拗　音——ごりよん（巻之一・七オ）＊〈ご・り・よ・ん〉ではなく、〈ごりょん〉と読むべき。
　ろくしやく（巻之一・十一オ）

②促　音——ぼゞつこ（巻之一・七ウ）
　あつぱ（巻之一・七オ）

③長母音化——やうず（巻之一・二ウ）
　とろろう（巻之一・四オ）

方言についての記述は、地域名の下にその地域での呼び方（国名は〈武州〉〈武蔵国〉など、〈―州〉で示す。巻末の旧国名地図を参照）を、つぎのような表現で記述している。

①……と称す／②……といふ（と云）／③……ともいふ／④……と呼ぶ／⑤……と異名す／⑥……の方言（と云）

記載された方言を地域的にみると、ほぼ日本全国にわたっており、他に朝鮮・福建の方言が一、二みえる。方言の比較的多い地域を登録の標出語数とともにあげるとつぎのようになる。全体では約四千語ほどとなろう。

江戸――約二三〇　東国――約二〇〇　西国――約一六〇　畿内――約一三〇

上総――約一三〇　京――約一一〇　土佐――約九〇　合計約一〇五〇語

編集の意図と方法

『物類称呼』は、俳諧師、越谷吾山により編集され、安永四年（一七七五）正月江戸の書肆より刊行された。吾山が本書を編んだ意図は、編者自身の言によれば、〈序〉末に次のようにみえる。

（前略）今こゝにあらはす趣は其言《こと》の清濁《せいだく》にさのみ拘《かゝ》はるにもあらずたゞ他郷《たきやう》を知らざるの児童《じどう》に戸《こ》を出ずして略《ほゞ》万物に異名《ゐみやう》ある事をさとさしめて遠方より来れる友の詞を笑《わら》はしむるの罪《つみ》をまぬかれしめんがために編《あみ》て物類称呼《ぶつるいしやうこ》となつくる事になんなりぬ

さらにまた〈凡例〉にも、つぎのようにのべる。

諸品《ひん》の和訓《わくん》は源順《したがふ》ノ和名鈔《はめうせう》及漢語抄《かんごせう》 本朝印行《ゐんかう》の諸家本草等に譲《ゆづ》りて審《つまびらか》に誌《しる》さず 聊《いささか》是は識者《しきしや》のために非す
専《もつぱら》 童蒙《どうもう》に便せんとす故に事物《じぶつ》の悉《ことごと》く知りやすきのみを載《のせ》てなを又所〻註釈《ちうしやく》をくはふ

『和名抄』（『和名類聚抄』）をはじめ諸家本草書を参看して、著述として本草学者と相似の態度・方法である。また啓蒙を主眼としたものと主張しているわけであるが、本文中にもこれを裏づける記事、たとえば〈是等の説爰にあづからずといへども、筆のつゐでに記て童蒙《どうもう》に知らしむ〉（鰻鱺、巻二・一七ウ）などが随処にみうけられる。あるいはまた、巻一、人倫の〈遊女〉の解説に情熱まで感得されるほど詳細にわたって遊女を説いている点も注意されるであろう。それにもかかわらず本書は近世をとおして、最初の、有力な全国方言辞書であり、またそれにふさわしい用意が編者にあったことも推測される。江戸時代の代表的な方言書といえば、まず、江戸初期の安原貞室『嘉多言（片言）』がしられ、中期に著者不明の『志不可起』、後期には小林一茶の『方言雑集』などがしられている。安原貞室、一茶、いずれも俳諧師である。中でも本書がもっとも充実している。安永四年（一七七五）という学芸——漢学・国学・蘭学・本草学なども——が隆盛に向かうこの時点に何故こうした方言の書が出版されたのか、また何故、吾山がこのような著書を書きあげんとしたのか、〈和歌連俳〉（後刷本）と角書した書名（題簽）でも刊行されたように、方言と俳諧とはいわゆる〈俳言〉という点で同質的であり、必要な語彙であったと思う。

俳諧の普及とそれに志す人びとには、実作上からも、俗語・方言の知識が要請されたと思われる。しかもこれには、吾山が全国の人の寄り合い場である〈江戸〉に居を構えたという地理的条件も考えておいてよかろう。まずこうした点に動機の一つは考えられるであろう。さらに、〈序〉や〈凡例〉にみられるように、吾山個人の対方言観があり、当時さかんになってきた〈本草学〉への関心も一つの動機となったと思う。用語〈物類〉がこれを証明している（後述参照）。

またこのころ〈方言〉に関心をはらう状況がつくられていたことのもう一つの証

言が考えられる。たとえば安永五年以前成立の国学者、谷川士清の『倭訓栞』（安永六年・一七七七〜明治初年刊）の〈大綱〉にもつぎのような記述がみられる（原文句読点なし）。

○出雲人ははひふへほの音重く、ふわふゐふうふゑふおと聞ゆ、平家をふゑいけ、半分をふわんぶんといふ類也、安芸人はくわといふ事を、凡てかといへり、関東をかんとう、一貫をいっかんの類也、江戸も観音をかんおんといへり、志摩の国安乗《アノリ》の俗は、あの音皆わとなる、綿をあた、度るをあたるの類也、上総の国の南の方の人は、かきくけこを得いはで、皆わゐうゑおに転ず、百六をひやうろうと唱へ、百二百をひやう二ひやうといふうにあたりて聞ゆ、房州も同し笛をふくをふう、太鼓をたゝくをたあといひ、さけをさえといふ、又われをわえといへば、らりるれろも正音ならず、かゝる事国〳〵に多かるべし

なお東条操は、『倭訓栞（後編）』の方言が本書によっているものが〈頗る多い〉（解説、一八九頁）と指摘されているが、士清は安永五年（一七七六）には死没していて、『倭訓栞』はおそらく、『物類称呼』より早く成立しているであろう。刊行、流布の状況については明言できないが、何らかの形で書写されたり、回読されたのではあるまいか。したがって、むしろ影響は逆で、本書が何らかの方法で『倭訓栞』の方言を採択——誤りを訂正しているのもそのため——したのであろう。両者の関係有無の具体的検証についてはあらためてつぎの機会をまちたい。

さて東条操が岩波文庫の解説で、〈吾山は何故に物類称呼の如き方言辞書を著したものか、これはかなり難問である〉（同書、一八五頁）といわれてはいるものの、解答は比較的容易かと思う。右でわたくしの証言したとおり、〈物類〉がこれを解くキーワードである。そしてもう一言つけ加えれば、〈凡天下の言に古言あり今言あり其古今の言に方言あり方言の中にまた各雅言あり俗言あり〉といった新井白石の対言語観を一つの基調として、江戸時代の方言への関心と研究がおこなわれ、本書もそうした伝統の上に、創造されたものということであろう。この

十八世紀は言語研究、方言に関心のある時代、その状況を鏡とうつしている時勢なのである。新井白石の『東雅』（写本。享保四年・一七一九成）は語源書として秀逸であり、吾山もこれを座右において活用している。吾山自身の学究的態度も見のがせない。

つぎに先にすこしふれたように、本書と方言と本草学とのかかわりである。その点では先行の平賀源内『物類品隲』（宝暦十年・一七六〇刊）と書名において関連を考えることができるであろう。これは両者の関連を示すのではなく、ともに時代の人びとの関心を示す〈物類〉であり、直接には本草学と関連しているゆえの一致共通である。短絡的に両者を結びつけてはならない。したがって、あらためて本草学との関係について考えておこう。

本草学と『物類称呼』

近世日本の本草学が明、李時珍の『本草綱目』（万暦十八年・一五九〇）を規範とし、これを研究するということにはじまっていることはあまねく認められているが、同書は、各品目ごとに六つの項目に分けて説明していく形をとっている。その六項目の最初に〈釈名・正誤〉という項があって、〈釈名〉ではその品目の異名・語源を、〈正誤〉では異同と訂正とをのべている。日本の近世本草学はこの流れをくみ、これを助長し、物と名との考証に非常な力を注いだ。いわゆる〈名物之学・名物学〉である。こうした過程で当然のことながら、〈方言〉にも注意をはらうこととなった。代表的なひとつが貝原益軒『大和本草』（宝永六年・一七〇九）で、かなりの品目（名物・物類）について関西・九州などの方言を記載している。このような〈方言蒐集の流れ〉ともいうべきものは、近世末期までその姿を整えながら流れている。小野蘭山の『本草綱目啓蒙』などはいわばその到達点を示す傑作ということができよう。

吾山は〈凡例〉中に、〈もとより街談巷説を聞るにしたがひてしるし侍れば（後略）〉とのべ、また〈松前の旅客に問ひ侍しに少しかはる様におぼへぬると答侍りし〉（巻之二・一六オ）と記して、方言採集法の一端に触れている。俳諧師吾山という立場からすれば、伝統的に〈植物《うえもの》〉など連歌、俳諧の素材への関心が常に強かったであろう。さらには各地の俳人と会い、また手紙のやりとりなどをする機会は多かったであろうし、そういったことが方言の重要な供給源となったことは確かである。しかし同時に、本書に百二十本もの書物を引用している蔵書家、博覧ぶりから推測するに、右にのべたような本草学における方言記載の事実にも吾山は関心をもったと思われる。さらに〈動物・生植〉の両門が本書の過半を占めていることは、この推測を強める一材料になるのである。

　吾山が引用書として示している本草関係の書は、『大和本草』・『広大和本草』・『本朝食鑑』・『本草綱目』などであるが、この他に本草学者の名も散見する。吾山が特に引用をことわっていない部分においても、先行の本草関係書に、その供給をあおいだと思われる点があり、これは決して軽視できないと思う。このことはすでに大田栄太郎などの指摘されたことであるが、しかしながら、今後よりいっそうこれを精査し、徹底的に検証すべきであろう。ことに〈物類〉の語を用いている点は本草学との強い関連性を示唆する。幕末、天保二年（一八三一）に刊行の武井周作『魚鑑《うおかがみ》』の著者自序に、〈夫物類《しな〴〵》至《はなはだ》繁《をゝく》物用《つかひよう》至《いたつて》備《そはなる》〉とみえる。『魚鑑』が本草としての魚の通俗書として、〈物類〉の用語を用いているのである。しかし吾山が方言に関心をもち、これを蒐集した意図は、当然のことながら本草学者とは次元を異にする。すなわち〈序〉につぎのような言挙をみるのである。

大凡《おほよそ》我朝六十余州のうちにても山城と近江又美濃と尾張これらの国を境《さか》ひて西のかたつくしの果まで人みな直音《ちよくをん》にして平声《へうじやう》おほし北は越後信濃東にいたりては常陸をよび奥羽《おうう》の国々すべて拗音《いようをん》にして上声多きは是風土水気のしからしむるなればあながちに褒貶《ほうへん》すべきにも非ず畿内にも俗語あれば東西の辺《へん》国にも雅言《がげん》ありて是非《ぜひ》しがたししかしながら正音を得たるは花洛《くはらく》〔京都〕に過べからずとぞ（後略）

右はあえていえば、日本列島にあって、方言が東部と西部とに大きく分けられること、都の言葉が標準的であり、かつは方言、地方の言葉に存在すること、そして方言への偏見をもたぬことを明言している。現代の方言学では美濃、すなわち岐阜の東部、新潟県（越後）の糸魚川と静岡県（三河）の浜名湖を結ぶ日本列島を縦断する線を東西の方言区域を二大別できるところとのべている。また柳田国男の『蝸牛考』の〈方言周圏論〉的考え方からすれば、吾山のいうように、〈東西の辺国にも雅言あり〉ということになろう。高い文化をもつ京都——当時の京都方言を標準語的存在と考える——の言葉が正音であり、文化の中心地から地方へ流伝して結果として東西の辺境に共通する雅言（京都言葉）が存在するというわけである。儒者、荻生徂徠のいう〈古語が方言に残る〉（『南《な》留別志《るべし》』）というわけである。また本草学者には、方言を話すことが嘲笑の的になることなど想定外で、民俗《たみのなりわい》と深くかかわるところなのである。こうした点などを考慮すれば、本草学者の方言採集の意図とは別次元のところで、吾山は方言をとらえているのである。同じ方言を対象としながら、やはり本草学者と俳諧師吾山とは自ずと態度、方法は異なるわけである。吾山は方言それ自体に関心と興味をもったのである。しかし〈物類〉という点で両者は重なることも事実である。

『物類称呼』の具体的例を私に整理して三例あげる。一つは〈a風〉（天地）、他は、〈b丁斑魚・c蝸牛〉（動物）である。〈蝸牛〉は参考までに、原文を図版でもお目にかけることとする（三二一頁の図版参照）。

a 風 かぜ：あなせ（西北の風）畿内・中国船人・をに北《きた》（二月の風）同上・へばりごち（三月の風）同上・あぶらまぜ（四月未《ひつじ》の方より吹く風）同上・あらはへ（五月の南風）同上・しらはへ（六月末の風）同上・土用あい（土用中の北風）同上・おくりまぜ（七月末の風）同上・あをぎた（八月の風）同上・はま西（九月の風）同上・ほしの入りごち（十月の風）同上・大西《をにし》（十一、十二月の風）同上・はへ（南風）西国・をしやばへ（東南の風）同上・あゆの風（東風）北国・よりけ（西北の風）同上・ひとつあゆ（北風）同上・ぢあゆ（東北の風）同上・まあゆ（丑の方より吹風）同上・ぢくだり（南風）同上・いなさ（東南の風）江戸・ならい（東北の風）同上・はがち（西北の風）同上・下総ごち（東風）同上・富士南《ふじ》（未申の風）同上・ねはん西風（二月十五日前後に十七日ほどやはらかに吹風）伊勢ノ国鳥羽・伊豆国船詞・あぶらまじ（三月土用すこし前より吹く南風）同上・おぼせ（四月よき日和に吹南風）同上・くろはへ（五月梅雨に吹南風）同上・あらはへ（梅雨半《なかば》に吹風）同上・しらはへ（梅雨晴頃吹南風）同上・ござい＝御祭《ごさい》（六月土用半過より一七日程吹北東風）同上・ぼんごち（六月中旬吹東風）同上・くれまじ（ぼんごち後の南風）同上・あをぎた／雁わたしとも（八月の風）・星の出入（十月中旬吹北東風）同上・貝よせ（二月吹大風、正月の節より四十八夜前後の西風）同上・なたねづゆ（三四月の東南の風）同上・たけのこづゆ（四五月吹東南風）同上・野分キ（八月吹風、正月の節より二百十日前後にふく風）同上・神わたし（十月の西風）同上・論義（風の定まらぬ事）近江湖水・といて（日和風）同上・根わたし（湖上《こしやう》の風）同上・日あらし（秋冬の風）同上・やませ風・ながせ風・せた嵐（春夏の風）同上・やうず（春南風で雨を催す風）播磨・四国・だし（東風）越後・しもにし（西北の風）同上・ひかた（西南の風）同上　＊以下方言の語源を解説する。

b　丁斑魚：めだか東武・めゝざこ、うきんじよ、だんぎばう＝談義坊京・こめんじやこ大和・めたゝき南都・うきた大坂東南・こまいじやこ大坂西北・めたばり和泉・めゝじやこ和泉国堺、近江因幡、越前・めばや、ねばい伊勢・こばい伊勢白子、美濃・うきす尾張・ねんはち、めんぱい遠江・びつこ相模三浦辺・めんぱち出雲・うるめ同上、越後・うきい伊予・あぶらこ土佐・たうを肥前・かねさ、こめざこ越中・はりみず陸奥・めざこ、めぬけ陸奥南部・じょんばらこ出羽最上

c　蝸牛　かたつぶり：でんでんむし五畿内・でのむし播州辺、九州・四国・まいまい周防・かさぱちまいまい駿河沼津辺・でんぼうらく相模・まいまいつぶり江戸・やまだにし江戸隅田川辺・まいぼろ常陸・をゝぼろ下野・へびのてまくら奥仙台

柳田国男の名著『蝸牛考』とは比すべくもないが、右の〈蝸牛〉（生植）に、〈かたつぶり〉以下、十一例がみえる。『本草綱目啓蒙』や『蝸牛考』にも、〈へびのてまくら〉などが登録されているわけで、吾山の記録は〈かたつぶり・でんでんむし・まいまい・その他〉の四系統に集約することができると思われる。柳田国男も本書と、小野蘭山

の『本草綱目啓蒙』とは、かなり愛好したようである。もっとも東条操のいわれるように、蘭山が本書によって、補訂を加ええて、『本草綱目啓蒙』を出版したたというような誤った評価もあるのは論外である。むしろ吾山の方が、本草学から方言をとり入れたと思われるが、この点は拙著でも考究しておいた。

さらに、本草学同様に、本書にも〈民俗〉の学への傾斜のみられることである。たとえば〈小豆粥〉(衣食)の説明をよめば納得できるように、民俗《たみのなりわい》への関心が詳述されている。〈凡例〉に〈此編《へん》に著《あらは》す所は唯民俗要用《たゞみんぞくよう〳〵》の事のみしるす〉とあるとおり、本草学と共有する民俗への記述があり、ここにも柳田国男の〈民俗学〉の一原点がかいまみえるといってもいいすぎではあるまい。つぎに参考までに、〈餻〉(巻四・衣食)などをあげておく。

餻 もち 和名もちひ ○関西にて。あもと云江戸にては小児に対して。あもといふ○雑煮 餅にいろ〳〵の菜肴を加へ煮て、あつものとし、年のはじめに祝ひ食ふ、俗にこれを 雑煮といふ 畿内にて。雑煮と云、又かんとも云、江戸にては新吉原にて、。かんと云 おかんを祝ふ、又をかんばしなど云 案に新吉原市中をはなれて一ト廓《くるは》を構へ住居す、ゆへに古く遺《のこ》りたる事多し、又浅草の市にて商人の雑煮箸、おかんばしとよびて売侍るも、古く云伝たるなるべし、かんとは羹《かん》なり、あつものと訓ず○ぜんざいもち 京江戸共に云、上総にて。じさいもち、出雲にて。じんざいもちと云 神在餅と書よし也 土佐にて。じんざい煮といふ、土州にては小豆に餅を入て醤油にて煮、砂糖をかけて喰ふ、神在《じんざい》煮《に》又善哉《せんざい》煮《に》など、称すとなり○かゞみ餅諸国の通称也、円《まどか》なる形によるの名なりとかや、東国にて。そなえと呼又。ふくでん共云、越後及信濃にて。ふくでと云○搔餅《かきもち》 鏡餅に刀剣《とうけん》をいるゝを嫌て、手を以てかく故に、かき餅といふ、今刃物を以てへぎたるをへぎもちといふ 越後にて。けづり餅と云、同国にてかき餅を氷らせて名づけて。しみ餅といふ、ある人のもとにて搔餅《かきもち》を炙《あぶ》りて出せり、余りにかたかりければ、老の歯には得及ばじといふ、あるじのいふ、さらば搔餅によする述懐《じゆつくわい》と云題にて、狂歌よめといひ侍れば、

〽老の身の今さら恥をかき餅のむかふ鏡の昔恋しき　吾山

右の〈じさいもち（上総）〉は、ジザイモチと同じものかと思う。柳田国男監修『日本綜合民俗語彙』（以下『民俗』と略称）につぎのように解説している。

ジザイモチ 食 自在餅。栃木県足利郡三重村（足利市）で、餡をまわりにつけたアンコロ餅のことをいう。これは十月十日に食べる（民伝一五ノ一五）。東京都北多摩郡保谷町附近でも、餅搗きの日に配り合う餅を自在餅という。一つかみ大にちぎつた餅で、型につくらぬところから、この名が起つたのであろう。三月の節供にもこれをつくる（武蔵保谷村郷土資料）。

吾山は神在餅で自在餅ではないが、おそらく吾山の方が正しく、吾山の記録は十分に参考に値する。まして、吾山が〈神在煮〉などを記録しておいた功は忘れてはならない。

もう一つ〈しみ餅〉であるが、『民俗』には、〈青森県西津軽郡深浦町の追良瀬で、寒の中につくる干餅〉とあって、越後のシミ餅は紹介されていない。柳田国男などの見のがした地方の生活を吾山が記録しておいてくれたわけである。カイモチの中身には種々あるようだが、つぎの『物類称呼』の記述はやはり『民俗』などにもみえない貴重な記録であろう。

かいもちとは上かたにて、かいといふ詞は、関東にてつゐといふにをなじ、つゐ餅になる故にかいもちと云、又粥餅也とも云いかゞ、奥の仙台には蚫《あはび》を日にほし、粉になしてもちに制す、名づけて貝もちといふ、出羽の最上にては蕎麦《そば》ねりと云物をかい餅と云、又下総の国にては糯米《もちごめ》を焼て煮《たき》たるに、小豆の粉を上下ゝに置て、椀に盛《もり》たる物を合飯《がうはん》と云、或は夜舟といふは、いつの間につくともしれぬと云意《こゝろ》なり、又隣しらずといふも同じ意なるべし、奉加帳とはつく所も有つかぬ所も有といふ心也、発心集ニやせおとろへたる老尼、清

水寺に奉加すゝむる所に行、硯をこひて、

〽かのきしにこぎはなれたるあまなれはをしてつくへきうらもなきかな

此歌の心も同じことはり也、又京都にて土蔵の壁《かべ》を塗《ぬ》るいわゐとて、かい餅を饗《きやう》す、さればかいもちは、焼ても火の通らぬ物故にいはふての事なるべし

おそらく京都で土蔵の壁塗り祝いに、かい餅を饗することなど、物の本には見えず、もちろん柳田なども指摘記録していない。生活・神事・農事などとも関係する興味ある記事は、〈小豆粥 あづきがゆ〉（巻四・衣食）で、もっとも豊かである。方言としては、〈さくらがゆ（加賀）・ざふすい（但馬）〉のみであるが、古典を引用し、ある人の話もふくめて、つぎのようにのべている。

世俗わたましに赤豆粥《かゆ》を煮て祝ふこと有、一説に、是はもと伊豆の国風にて三嶋明神の氏子、伊豆の豆と三嶋の三を象《かたど》りて、豆三粒入るより、今通じて世上の流例となるといへり未詳、又正月十五日、小豆がゆを煮て都鄙《とひ》家毎に是を食す、[清少納言枕草子]ニ十五日はもちがゆのせくまいるとかきしも、此こと也、をなじ草子にかゆの木にて女をうつ事を書るも此日なり、[狭衣]にも見えたり、今も北国及西国には松の枝柴などにて、男根の形をつくりて、女の腰をうてば、子をうむまじなひとて今もする事也、東国にも聟嫁などをうつ事有、又今日河内国平岡の神社に、卜田祭《うらだまつり》と云有、御粥《かゆ》殿に大ィなる釜をすへ、小豆粥を煮て神供とし、五穀成就《じやうじゆ》の祈念《きねん》終りて、竹を五寸ばかりに伐《きり》て管《くだ》となしたるを、五十四本、それに五穀《ごこく》及色ゝの種もの五十四品に書分て、釜の中へ投《とう》じ。さて一ゝ其管をわりて、粥管の中に入たる多少、或は贄《にへ》の加減《かげん》を見て、それ〴〵に何の種は十分、何の種は八分など、神主《かんぬし》高声に吉凶をよみ上る事也、近国の農民群集して、其卜《うら》の善悪を書付置て、神卜《しんぼく》に任せて農事をつとむる事也、これを平岡の御粥《みかゆ》といひ、卜田祭《うらだまつり》とも云、又或人曰粥を目出

度ことに用るは、粥祝《しゆくく》通音ゆへなりとぞ、又諸国にて此日の粥の初穂をとり置て、十八日の朝これを食す、その糜《び》やわらかなるかゆ粥《しゆく》かたきかゆによりて、一年の風雨を卜《うらなふ》事有、是を則十八日粥といふ

右の〈卜《うら》田《だ》祭〉はたいへん興味あるところであるが、しかし、柳田国男の関心はひかなかったらしく、『民俗』にはみえない。〈粥〉については、民俗学的にも興味あることが多く、『民俗』にもいろいろとみえるが、粥木・粥杖・粥柱などは、滝沢馬琴『俳諧歳時記 上』（享和三年・一八〇三刊）にも春、正月の行事の一つとしてみえる。〈粥《かゆ》の木十五日粥杖粥の木にて女の尻をうてば男子をもつ咒《まじない》也とて打ことあり、女はうたれじと防《ふせ》ぐ也（中略）○信濃、飛驒、三河の三国にては漆櫁《うるし》の木を一寸ばかりに切り（中略）御祝棒といふ、新婦ある家毎に入りこれを以て新婦の腰をうつ、童の戯《たわぶれ》ありといふ〉（十七オ）と記録している。俳諧師も総体的に、〈民俗〉には興味をもっている。吾山の記述を補うと同時に、馬琴が師、吾山の影響をうけて民俗行事にも関心をもったのではないかと推測できる。ちなみにわたくしも童の戯として同じようなことをした少年期がある。たくは全国的だったのではなかろうか。『民俗』にも、〈カユカキボウ・カユズエ〉をはじめ、〈粥初め・粥叩き・粥試し・粥釣《つ》り・粥の汁・粥柱・粥ほがい・粥餅（おはぎのこと、岐阜県）〉など、さまざまな粥の民俗を紹介している。〈粥節句〉では粥を煮ることが正月の始まりと伝承されているなど、日本人と粥の関係はかなり根深いようである。吾山の記録は民俗史としても貴重であろう。参考までに『民俗』から、〈カユカキボウ〉の記事を抜きだしておく。

カユカキボウ 年 粥掻棒。お粥掻きまたは粥立て棒と呼び、正月十五日の粥をかきまわす棒。この名の行われている地方は山梨・長野の両県、関東の東半分などを中心に広い。材料はぬるでの木、方言でノリデンボウ・ノデッポまたはカツノキというものが最も多く、長野県の一部で楊の木、東京の近くでアボヒボの木すなわち接骨木《にわとこ》を使うのがわずかな例外である。現在は通例二本、ところによっては数多く作るのもある。長さ一

尺二、三寸からもう少し長いのもあり、一方を尖らせて土に刺すのに便としたのは第二の用途のためで、他の一端を四つに割つたのは、本来の目的の粥をかきまわすためであつた。なぜ粥を掻くのかを忘れた土地も多く、またその割目にただ粥を附けるだけの所もあるが、以前はこの隙間に挟まる米粒の多少によつて、豊作の豊凶を占うために粥の中を掻きまわしたので、家族も釜も大きかつた時代には、たぶん棒の数も十二であつたろう。木の割目を広くしておくために切餅を挟み、またはタズクリという乾鰯を挟んだ仕来りは残つているが、或は後になつてこれを苗代の水口に立てる際、新たに団子を作つて挟む者が出来てきた。掻きまぜる時に唱えることばがもとはあつたらしい。長野県諏訪地方では「天下太平五穀豊熟云々」といい、また「はつ苗代しめろ」と唱えるものもある（旅伝九ノ一）。このとき棒に附いた米の粒はもちろん取らずにおき、またはその上に籾殻をつけて保存する。その附き方の多いのを喜ぶ気持は今もあるが、長野県上伊那郡などでは、その成績如何によらず、すべて粥かき棒を田に立てて、田の神の祭壇とし、この棒をタガンボウすなわち田の神棒という村もあつて、むしろ苗代の日の入用のために、粥を掻いておくかのようである。しかし地方によつては稲作に限らず、群馬県吾妻郡のように麻を蒔く畠に立ててその割目に鳥の口の麻の種子を挟むものもあり、或は栃木県安蘇郡のように家の周りの小屋や井戸にこの棒を立てておく例もある。苗代田に挿すものだけはその季節が来るまで、神棚に上げておく家が多いようである。田の水口は二本並べて挿し、平たい石を載せ、もしくはギシギシなどの葉を渡して、その上に田の神の供物をしているのを多く見かける（挿絵参照）。

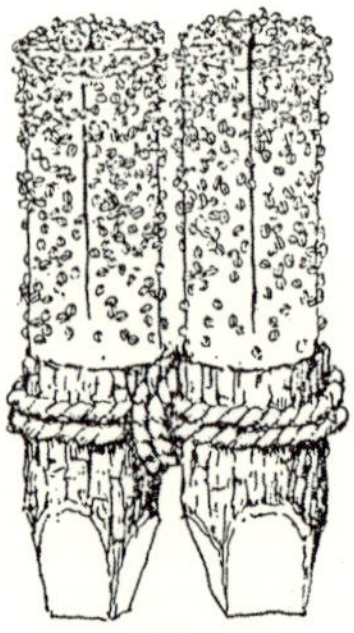

カユカキボウ
（『日本綜合民俗語彙』）

右にある挿絵からは、吾山のいう男根の形も連想できそうである。『民俗』の記事の豊かさに吾山のそれは及ぶべくもないが、別の要素ものべられていて、それはそれとして、民俗行事に一つの補筆をすることにはなっているといえよう。以上、吾山と民俗学とのふかいかかわりを考えてみた。このように民俗にあっても、本草学者のそれと重なるところで、吾山の民俗学的知見を高く評価すべきであろう。彼の学究的姿勢を示す一例、〈米〉（巻三・生植）をつぎにあげてみる。吾山が市井の一俳諧師ではなく、〈多識ノ学〉の人でもあるということができる。

米 こめ よね ○遠江国天龍の川上にて。ぼさつと称す 此所にては米といはずしてぼさつとのみとなふ 按に諸国より大峰或は羽黒山などへ詣るもの一七日斎《ものいみ》す 其内はぼさつと称して米とは呼ずとなん 西国又は朝鮮の方言にも穀を菩薩《ぼさつ》と云よし見えぬ 東雅 ニ 雑林類事 を 引て白米を漢《かん》菩薩といひ粟を田《でん》菩薩といふを記せりと有 又俗間に糠味噌《ぬかみそ》といふは糠と塩とを和して制《つく》れるを名づけて さゝぢんと云 是は仏経を書写する早書の法に菩薩の二字の艸冠《さうかう》のみをとりて丼としるす事有 さればさゝとはぼさつの義にて 是も又米をぼさつといふ事によれる也 秘蔵記 ニ云天竺にて米粒《べいりゆう》を舎利《しやり》とす 仏舎利《ぶつしやり》も又米粒に似たり 故舎利《しやり》といふと云云 是三国同日の談なり、又早書の時のならひに 丼菩薩点 菩提とて丼《ぼだい》とよむ メメ声聞《しやうもん》 ヨヨ縁覚《ゑんがく》 或は弥陀《みだ》を汐《みだ》と書くたぐひ・是皆経文の早書キの合文《がうぶん》也

〽上もなき大仏もちの本来をさとれば米のぼさつなりけり　未得（巻三・生植）

＊右の引用文中〈雑林類事〉は〈鶏林類事〉の誤り、校正ミスで雞と雑の錯誤か、また吾山の錯誤であろう。また〈汐〉は片仮字のミダの合体した形。

つぎに吾山と直接関係のある引用の俳句を一考し、さらに人と教養について、二、三吟味して筆をおく。

吾山と俳句と教養

本草学との関係とともに、もう一つ『物類称呼』と重要な関連のあるのは、いうまでもなく吾山と俳諧、具

体的には引用の俳句との関係である〈江戸時代には現代と同じ意味での〈俳句〉という用語はないが、便宜上これを用いる〉。これは〈大坂屋本〉と〈須原屋本〉との関係にもつながるので、すこしく考証しておきたい。まず第五巻〈言語〉に引用の〈を、くといへとた、くや雪の門　丈草〉の句である。これは〈大坂屋本〉、〈補訂本〉では、作者が〈去来〉となっている。俳諧の専門家である吾山がこうした誤りをするのはいぶかしい限りである。何故であろうか。校正ミスでもあろうか。一般に右の句は『去来抄』でしられているようであるが、しかし同書は安永四年三月刊であって、本書の〈安永四乙未正月〉よりはおくれている。したがって時間的にはこれを見ずに、まず刊行したことが考えられる。したがって、上でも示唆したが、〈大坂屋本〉は正月刊であろうが、〈補訂本〉や〈須原屋本〉はこの三月以降の刊行と推定できるのではあるまいか。ただ一つだけ疑問を出しておくと、この去来の句は、元禄七年の『句兄弟』〈其角編〉に収録はされている。しかし後述のように、吾山は厳密にそうした出版物に一つ一つ拠って引用してはいない。したがってここも記憶で書きしるしたのではあるまいか。ただそれにしてもなぜ丈草としたのか。これはこの句がきわめて丈草的な作品だからであろう。隠遁的な丈草の句風から早合点して丈草のものと思いこんでいたのではあるまいか。

つぎは、第一巻、〈人倫〉の〈遊女〉にのる〈海に降る雪や恋しき浮身宿　はせを〉の句である。これは寛保三年(一七四三)刊の『藻塩袋』にのるのが初出とされている。しかしこの句の収載されている句集はいずれも、〈雪〉ではなく〈雨〉としてのせている。まったく例外がない。とすると、これも吾山の記憶の誤りからきているのではあるまいか。それにこれは研究家の間でも果して芭蕉の句か否か疑問をもたれているもののようである。こうした句を引用している吾山の態度と拠った源は充分に注意しなくてはなるまい。つぎに其角の句についてふれておく。これは巻二〈動物〉の〈鼠〉のところに引用の〈明る夜のほのかにうれしよめがきみ〉の句である。これは〈大坂屋本〉以外は、〈明る夜も……〉となおしている。この句は延享四年(一七四七)の『五元集拾遺』に収載の句であるが、〈大坂屋本〉のとおり、〈明る夜の……〉となっている。要するに改める必要はない句なのである。私見では〈の〉を〈も〉としてはこの句が死んでしまうのではあるまいか。これも吾山の訂正となると吾山の資質まで疑わしくなる。おそらく書肆のさかしらではなかったか。

終りにもう一つ。〈角鯙《かくぶつ》や腹をならべて降るあられ〉（巻二・動物、杜父魚）について吟味しておこう。これは、本書に〈続猿簑ニ詞書有て〉とのべているように、芭蕉の「俳諧七部集」の『続猿簑』にはつぎのようにみえる。

杜父魚《かくぶつ》は河豚《ふぐ》の大さにて水上に浮ぶ、越の川にのみあるうをなり。

かくぶつや腹をならべて降霰《ふるあられ》　拙侯

右によって、〈かくふつ〉と清音ではなく、〈かくぶつ〉と濁音になっていることがわかる。これによって引用のものは、版種による清濁は学問上必ずしも信用しえないのである。東条操『全国方言辞典』では、『物類称呼』から引用したらしく、清音であり、〈越前〉としている。詞書の〈越の川〉からいくと、越前と限定するより北陸道ということであろう。『物類称呼』で〈北海にて……〉としてこの〈かくふつ〉をあげているが、これも〈越の川〉（詞書）の正しい読み方とはいえまい。まして吉沢義則はどうしたわけか、これを北海道あたりに考えたらしく、〈松前〉などと同じ地域内にとりあつかうという誤解をされている。

以上のように、引用の句、四句の検討においても、吾山と俳諧との関連、あるいは引用の厳密さ、さらに刊行の時期まで、さまざまな問題をなげかけるのである。蔵書家といわれる吾山ながら、かえって俳句などは記憶で処理しているところもあるのではあるまいか。其角の句も案外、出版してからふと不安になって、〈も〉と訂正してしまったのかもしれない。

越谷吾山は、享保二年（一七一七）に越谷の豪農の子として生まれた。本名、会田秀真、通称は文之助。会田家六代か七代にあたるらしい。〈越谷〉は姓ではなく単なる名乗りで、越ヶ谷の住人ゆえである。吾山の菩提寺、天嶽寺を訪問の際、ご住職も〈会田さん〉と子孫の方を呼んでいる由であった。同寺の過去帳には、〈天明七年（一七八七）〉のところに、〈十二月十七日／法橋院往誉吾山師竹居士／俗名――戸主会田文之助〉とある。吾山の少年時代についてはよくわかっていないが、吾山の著、『朱紫』（天明四年刊）に寄せられた藤知足の序文に、

大江戸ちかき越谷のむまや路にあれぬ、もとより家とめりければからのやまとの文の巻々多く蔵め貯ざるはなし、幼より夫が文このむ事、よの童部のひゝなをもてあそび、或はこのみをめづるかごとし（下略）

とあって、幼少より学問好き、しかも蔵書家、漢籍、日本書が満ちあふれていたことがわかる。やがて俳諧の道へと進んだ。吾山の弟子、曲亭、滝沢馬琴は『罔両談』（吾山三回忌追善集）の中でつぎのようにのべている。

先師師竹庵吾山は、武州越谷の産にして農家に生る、且家富て多く書を見ることをなせり、殊に風雅に志厚くして眼柳居士の門に遊ぶ（『曲亭遺稿』所収）

同じ馬琴の『俳諧古文庫』にも、〈師竹庵吾山者　武州越谷人也　受㆓業柳居門下㆒而既進㆓法橋㆒嘗著㆓俳書㆒多矣〉（『続燕石十種』所収）の記事がある。これらにみられるように、はじめ俳諧を佐久間柳居に学んだ。判明している彼のもっとも古い句は、『冬野あそび』（白井鳥酔撰、元文五年・一七四〇）の、つぎの吾山（二十三歳）の句である。

卯の華にわたして散や白つゝじ　越谷吾山

俳諧師としての吾山は、師の柳居の没後二世沾山に従い、その後独立して宗匠生活にはいった。では吾山が越谷から江戸に移り住んだのはいつ頃であろうか。白井鳥酔の『わか松原』（宝暦十四年・一七六四）に、つぎのようにみえるから、この時点ではまだ越谷にあったと思われる。

松原主人は道の兄にして、春の一夜は語りくらす明行まゝに
入る月の朧や解て海の音　越ヶ谷吾山

ところが明和七年（一七七〇）刊の『俳諧觽後篇』には、〈古馗庵馬喰町一丁目東よこ町　越谷吾山〉とあって、この四、五年の間に江戸に移住してきたと思われる。ついで志田義秀『越谷吾山』によると、安永三年（一七七四）刊の寄居庵輝雄編『かゞ見種』に〈日本橋品川町河岸廻船問屋銭屋の隣〉とあるよしで、馬喰町から品川町へ移っている。さらに、翌年刊の『物類称呼』、及び安永八年（一七七九）刊行の『翌檜』の序には、〈江都日本橋室坊〉とあり、また馬琴の『吾仏の記』にも、〈天明元年頃、駿河町〉とある。駿河町とは日本橋室坊のことであり、これらの記事により、品川町から日本橋室坊へ移ったことがわかる。吾山が法橋になったのもこの頃で、『物類称呼』の〈序〉にはただ〈越谷吾山識〉とあったのが、安永八年刊の『翌檜』では、〈法橋吾山越谷秀真著〉となっている。この後、志田義秀の説によれば、天明三年（一七八三）秋、上方の旅から帰って、堺町・葺屋町・木挽町のいずれかの劇場付近に移住したらしい。そして天明七年（一七八七）十二月十七日、七十一歳で没した。辞世は、

華と見し雪はきのふぞもとの水（追善句集『もとの水』）

また前述の『罔両談』にも、〈天明七未臘月十七日卒す。春秋七十一歳、法橋往誉吾山師竹居士、深川霊巌寺

に葬る〉とある。ただし吾山の墓は現在埼玉県越谷市の天嶽寺にあり、その墓碑には、正面、左右側面につぎのように刻されている文字をみる。

〔正面〕
浩誉妙清信女
法橋往誉吾山師竹居士
柔戒智光信女

〔右側面〕
寛保四子歳
宣戒童子
二月十四日

〔左側面〕
浩　延享元子歳九月三日
法　天明七未歳十二月十七日
柔　明和五子歳八月二十日

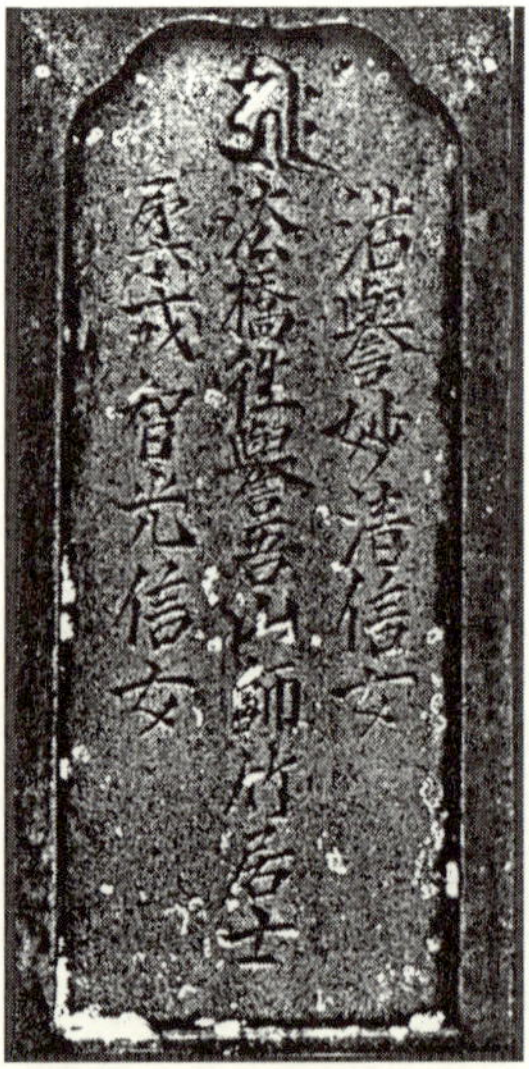
吾山の墓碑

刻されている浩誉妙清信女の没年（延享元年・一七四四）と柔戒智光信女の没年（明和五年・一七六八）とを比較すれば、前者が吾山の先妻、後者が後妻であったことがわかる。したがって寛保四年（一七四四）に幼死した宣戒童子は先妻の子であったと考えられる。先妻は子供の死後、半年余で死没したわけである。志田義秀は先妻と後妻とを誤認しておられるようである。ただ不思議なことは、現在、吾山は神田氏の墓地に葬られており、会田家にではない。この神田氏はおそらく吾山の妻の実家で、当時は問屋場を営んで羽振りのいい家柄だったようである。吾山とその生活や蔵書のことなどを考えると、このへんにも何か人間吾山を考察する資料がありそうである。

先に引いた『俳諧古文庫』に、〈嘗著俳書多矣〉とあり、吾山には多くの俳書があったと思われるが、判明しているところでは、第一に『翌檜』（安永八年・一七七五）がある。江戸須原屋市兵衛の刊、小本二冊本で内題に〈雅言俗語翌檜〉とある。〈諸国略地名〉以下、各項目別に語をあげ、下に註を施して句作の便に供したものである。巻末に〈続あすならふ　近刊〉と広告があるが、これは刊行されなかったらしい。『翌檜』は寛政十二年（一八〇〇）の後摺本があり、文化十四年（一八一七）には全面的に改刻したものが出、嘉永三年（一八五〇）その後摺本が刊行された。寛政十二年（一八〇〇）に『俳諧続翌檜』なるものが出版されたが、これは秋里湘夕の編になるものである。ほかに天明四年（一七八四）刊の『朱紫』がある。半紙本二冊で、江戸の山崎金兵衛の書肆から出版された。前半は京都の俳人台斗との問答形式で芭蕉の句を註釈し、後半は連歌・和歌・俳諧・漢詩をあげ、関連したエピソードなどを記してある。翻刻されて俳諧叢書『俳諧註釈集』におさめられている。これらの他に『俳諧八集問答』・『俳諧本草』・『俳諧月と汐』が、『朱紫』の奥付の広告によってしられるが、実際に刊行されたかどうか不明である。参考までにその広告を示しておこう。

誹諧月と汐　合巻　全壱冊
附録月の出入汐の盈虚《さしひき》国々の相違等を記す 両面摺
誹諧本草　近刻
本書は芭蕉門四季の詞よせにて古註の足さるを補ひ諸国祭礼法会等にあらたに注を加へわかりかたき品類は図をあらはし正俗の文字を出し其あやまりを正したるものなり
誹諧八集問答全二冊
此書ははせを翁七部集深川集合て八集の古註に新註を加へ幷歌発句を付録に載せ新刻仕候
各法橋越谷吾山著

右の『俳諧本草』は未刊と思われるが、書名を考えると、おそらく本草と関連ある内容と思われ注目したい。

なお『物類称呼』（岩波文庫）の東条操解説に、〈天嶽寺の門前に、彼の真蹟を模刻した句碑が建ってゐる。曰く／ひとつるへ水のひかるやけさの秋　吾山〉とあるが、これは昭和九年に新しく建てられた句碑であって、むしろこの天嶽寺の隣の久伊豆神社の境内の草むらに、嘉永二年（一八四九）に建てられた吾山の句碑をわたくしは見出した。つぎのように刻されている。没後六十三年目のことである。

（表）出る月の旅のころもやはつかすみ　法橋吾山　霞翁花押

（裏）嘉永二己酉正月十三日伊勢太々講中

天嶽寺と久伊豆神社との関係、さらに吾山との関係などについては未詳である。後考をまつ。

終りに吾山が用いた参考書、資料文献をまとめておく。すべて本人の蔵書かどうか確言できないが、越谷というところ、俳諧者という点を考えるならば、かなりな勉強家、蔵書家であることが、推測できるであろう。

○辞書の類　＊（　）内の数字は『物類称呼』での使用頻度数。

東雅（6）・南留別志（＝なるべし・4）・釈名（＝日本釈名）・和漢三才図会（3）・合類節用（＝和漢音釈合類節用集）・壒嚢鈔・和名抄（＝源順和名抄／和名類聚抄・14）　以上七本

○方言を解釈するうえでの出典調べ用参考文献

(イ)古典の類：東鑑（2）・十六夜日記・伊勢物語（5）・弥世継〔大鏡〕・宇治拾遺物語（2）・延喜式・源氏物語（6）・旧事紀（ママ）（2）・江家次第・古語拾遺・古事記（3）・狭衣物語・三大実録・十訓抄・拾芥抄・袖中抄・正徹物語・続日本紀（2）・撰集抄・太平記・徒然草（2）・庭訓抄・土佐日記（3）・中臣祓・日本紀（17）・日本紀私記・風俗文選・平家物語（3）・発心集（2）・枕双〔草〕子（7）・〔枕草子〕春曙抄・無名抄・紫〔式部〕日記・文徳実録・

大和物語　以上三十五本

(ロ)歌集・和歌の類：玉葉集・挙白集（2）・金葉集・古今集（4）・西行家集・後拾遺集（2）・拾遺集（2）・職人尽歌合（4）・新古今集・新撰筑波集・新撰六帖（古今六帖）（2）・続古今集・続千載集・沢庵和尚百首・夫木集（5）・堀川治郎百首・万葉集（36）／飛鳥井雅章歌・曾根好忠の歌・平忠盛の歌・為家卿歌（2）・貞徳の歌・源俊頼の歌・源通村の歌・紫式部歌・古歌∥続猿蓑∥一休和尚発句　以上二十八本

(ハ)その他：会津風土記・江戸砂子・河海抄・鎌倉志・鎌倉大草紙・救荒本草・広大和本草（3）・雑事筆海・拾穂抄・神代口決・榊武日記・勢陽雑記（2）・性理大全・俗説弁・多識編（2）・土御門内府通親記・南郭遺契・本草会志・本草釈名（2）・本朝食鑑（3）・大和本草・笠翁画法・和字正濫鈔（2）　二十三本

(ニ)登場の人物（実質的には著書を兼ねる）：阿部氏（阿部将翁・2）・荒木田守武・石川丈山・宇陀法師・永縁・正親町公通・貝原翁（貝原益軒・4）・烏丸光広・季吟（北村季吟）・去来・近衛龍山公・小堀遠州・西行法師（西上人）・支考（2）・清水谷実業・寂蓮法師・昌郁翁・信海・晋角・徂來（徠）翁（4）・曾呂利新左衛門・沢庵禅師・武田信玄・直龍（直海元周）・貞砂・貞徳翁・白石（新井白石・2）・はせを（3）・秀吉（豊臣秀吉）・法橋昌長翁・松岡氏（松岡玄達・3）・源頼朝・山崎垂加翁（山崎闇斎）・山辺赤人（2）・李由（亮隅律師）・渡会氏・蟠龍子

三十七名

(ホ)漢籍・仏典の類：荊楚歳時記・芸文類聚・古文前集・三才図会・史記（2）・詩経（2）・詩周南・詩（2）・事文続集・釈名・春秋左氏伝・荀子・説郛・説文・千金月令（月令）・丹鉛録（2）・中庸・唐詩・稗文・本草綱目（3）・蒙求・文選（2）・遊仙窟・呂氏春秋／山谷ガ詩・杜甫ガ詩・李白ノ詩∥金剛経・秘蔵記・法華経・涅槃経・経文　三十三本

以上が、『物類称呼』に現れた諸文献資料である。やはり辞書類、ことに他の学者の場合と同じく『和名抄』

がよく用いられている。これは〈凡例〉でも、〈源順ノ和名鈔〉とある日本最古の百科事典であるが、吾山はおそらく元和三年（一六一七）に刊行（古活字板）のものか、慶安元年（一六四八）・寛文七年（一六六七）に刊行の板本を用いたと思う。とりわけ、写本として一部の人のみ入手できるはずの貴重な語源書『東雅』のみえる点、吾山の精進ぶりを示すと思う。なお既刊翻刻『物類称呼』の活字本にはつぎの三種がある。

(1)『物類称呼』（日本古典全集刊行会・昭和六年）
大坂屋初刷本を底本とし、東条操の解説がある。『片言』『浪花聞書』『丹波通辞』と合冊されている。

(2)吉沢義則『校本物類称呼諸国方言索引』（立命館大学出版部・昭和十一年）
須原屋本を底本とし、大坂屋初刷本との相違を頭註にて示す。索引は、五十音索引と地名索引とを併用。

(3)岩波文庫『物類称呼』（岩波書店・昭和十六年）
(2)と同じく須原屋本を底本とし、大坂屋初刷本との相違を傍註にて示す。巻末には〈物類称呼目次〉と、東条操氏の解説とがある。

(4)生活の古典双書『物類称呼』（八坂書房・昭和五十一年）　＊総索引つき。

参考文献

拙著『越谷吾山—方言に憑かれた男』（さきたま出版会、平成元年九月）

7　本草学と方言研究──物と名の同定を追究して

方言研究の源流

日本における方言研究の源流をどこに求めるべきかは、厳密な意味においては、まだ研究の段階であるということができよう。しかし方言への関心という点ではよくいわれるように、かなり古く、九世紀そうそうに成立の『東大寺風誦文稿』に、〈毛人方言・飛彈《(ママ)》方言・東国方言〉と〈方言〉の用語をもっての記載があり、地域的区分も意識されていたようである。しかしここでは、方言研究史を記述するわけではない。本草学者による方言採集の実態と経緯を考えておきたい。

導入をわかりやすくするために、江戸時代での全国方言辞典といわれる越谷吾山『物類称呼』（安永四年・一七七五刊）についてまず考えてみよう。方言の書でありながら、〈物類〉の語をもつ意を読者は頭に入れておかれたい。吾山は通称のように越ヶ谷の人間であるが、会田文之助秀真といい、一般には越谷吾山でしられている。俳諧師であり、滝沢馬琴の師匠である。『物類称呼』は岩波文庫におさめられて多くの人にしられている。しかし〈物類〉は彼よりはやく、平賀源内の『物類品隲』（一七六三刊）に書名として採択されており、本草学の用語の一つである。いうまでもなく、『物類称呼』は国語学者によって注目され、本草学者や植物関係者には無縁であった。方言研究家にしられてきたように、〈諸国方言〉を収集した方言辞典として評価されているのである。これは一面確かなことで、書名も『諸国方言物類称呼』（題簽）であり、〈凡例〉のことばをもってすれば、〈天地・人倫・草木・気形・器用・衣食・言語〉と七つの門に分け、中世以来の伝統的な『下学集』とか『節用集』という国語辞書の体裁をおそっている。〈序〉にも、〈二条のおとゝの筑波集に草の名も所によりてかはるなりといふ句に救済法師なにはの蘆もいせの浜荻と附しにもとづきて諸国の方言の物ひとつにして名の数々なるたぐひを採り選ひて五の巻とはなりけらし〉と宣言しているのである。しかし先にあげたように、見方をかえると、〈物類〉という用語は、いかにも本草から血をひいているといわねばならない。ころもよし本書は安永四年に出版されている。わかりやすく記述の分類（凡例・外題・本文内題で異同がある）を示すと〈巻之一　天地・人倫（十四丁）／巻之二　動物（禽・獣・魚・虫。三十一丁）／巻之三　生植（凡例では草木。二十二丁）／巻之四　器用・衣食（衣食・器財。十九丁）／巻之五　言語（二十丁）〉となる。

全体約百丁のうち過半数は、動物・生植、本草学でいう〈物類〉なのである。このことは、やはり本書の編集が、貝原益軒や稲生若水、直海元周、平賀源内らの著述の延長線上に位置していることを自ずと語り、それは〈物類〉を本質を証明しているといえる。このように〈物類〉を中に、本草学と方言研究とは二つながら一体のものと考えられる。この点はさらに『物類称呼』に引用参照の文献が証明する。本文の説明中には、『本草綱目』や『和名類聚抄』・『新刊多識編』・『大和本草』・『広大和本草』・『本朝食鑑』など日・中の本草学関係書が至るところに引用されている。書名ではなしに、〈松岡氏曰〉などとあるのは、本草学者の松岡玄達であろうから、あつかった対象、その分量、参考引用書と、まさしく本書は〈物類〉の称呼であって、従来、当然のこととしていわれている全国方言辞典と簡単に認めることは問題である。岩波文庫本での解説者、東条操が、〈吾山は何故に物類称呼の如き方言辞書を著したものか、これはかなり難問である〉（一八五頁）とされるが、方言のみに目を奪われていては当然のとまどいである。

上述のように考えると、きわめて必然的に『物類称呼』が生まれでたといってよかろう。彼の著として『俳諧本草』なるものがあったと思われるのも、間接的に以上のことを証明する。加えて、シナの『荊楚歳時記』や日本の『俗説弁』など、民俗の学にもかかわる書が活用されている。〈飯い、・めし〉（巻四・衣食）には日本の食《めし》の民俗が細かく記録されている。つぎに直接、本草学と関係ある記述を〈生植〉（巻三）の門から、若干ぬき出してみよう。

萈苕　ほめきぐさ○江戸にて。なゝつぎ、やうと云　肥後にて。はしりどころといふ　[広大和本草]　葉　商陸に似て小也　根　野老に似たり　あやまつてこれを食へば狂走して止ず　故に　はしりどころといふと云々
連銭草　れんぜんさう○江戸にて。かんとり草と云　駿河にて。かたいかりと云　加賀にて。ねぜりと云　此草地に付て生す気味芹の臭有《か》　鉄錨《いかり》児の形に似て花半分有によりて名づけてかたいかり　といふ　花又蓮の香有　故に半辺蓮の名有なるべし　是[広大和本草]の説なり　松岡氏曰唐土の書に半辺蓮と云草有是日本にて絵に書る唐草と云物也とぞ（中略）鹿蹄草　和名まらはらしと云　又。積雪草又げんのしやうこなどと云
武江本所三囲稲荷社の側に多く有

右にみえる『広大和本草』（一七五五）については後に紹介するが、本草書で原本は右の説明と一致する（平賀源内の『物類品隲』とも一致）。吾山は同書を一つの参考書として座右におき活用したのであろう。ここでは書名がきちんと出ているが、そうではない場合もある。ただしここにいささか不思議なことがある。というのは、ホメキグサが、『大日本国語辞典』などでは、〈はしりどころ（萈苕）の異名〉とあることである。現代の辞典の記述からいくとハシリドコロの方が正式のように思われる。まさしくそのとおりで、『大日本国語辞典』で、〈はしりどころ〉をみると同辞書にはつぎのようにある。

はしりどころ　萈苕　（名）［植］茄科、萈苕（ハシリドコロ）属の多年生草本。茎の高さ一尺余。葉は長楕円形、全縁

なり。春季、淡紫色の鐘状花を葉腋に一箇づつ開く。我が国、各地の山地に自生す。有毒植物なれども薬用に供せらる。おにひるぐさ。おほみくさ。おほみるくさ。さはなすび。ななつききやう。やまくさ。やまなすび。やまめ。らうたう。をめきぐさ。

右のように肥後方言のはずのハシリドコロが正式名として立てられて、〈おにひるぐさ〉以下は異名あるいは方言をあげたと思う。しかしついにホメキグサはあげられず、ハシリドコロ属という点からすると、ホメキグサは単なる一俚言にすぎないのかと思わせる。ちなみに、八坂書房刊行の『日本植物方言集』で、それらしいところをみると、〈[七三二]　はしりどころ（なす科）ナナツキキョー　江戸（物）　ハシリトコロ　肥後（物）〉とあって、やはりホメキグサは抹消されている。右の〈（物）〉は『物類称呼』をさしているのだが、これも厳密にいうと誤りである。より古い、より早い出典をあげるべきであるから、『広大和本草』『物類品隲』とすべきであろう。いずれにせよ、方言ハシリドコロが正座につき、ホメキグサは文献に残るのみ。一般に『物類称呼』が引用しているもので、それとことわりない場合でも、調べてみると出典が明瞭なものはかなりあるのだが、一体全体、ホメキグサは一地方の方言にすぎなかったのか。それにしても辞書に列挙していないのはどういうわけであろう。引用文中にあったがおそらくオメキグサは訛り語形で、この方が新しい語形と思うが、これは『大辞典』（平凡社）にもあって、むしろ優遇されているのである。しかし現代の植物学辞典でいうハシリドコロというのは、肥後方言が獲得した正統な地位なのであろうか。これはごく最近のことなのだろうか。このへんは是非とも専門の方からの御教示をお願いしたいものであるが、『牧野日本植物図鑑』（新刊学生版、一九六七年）では、〈400 はしりどころ *Scopolia japonica* Maxim［なす科］〉として、〈山地の谷間にはえる多年草。……地下茎に猛毒がある〉とみえる。江戸のナナツギキョウも当時の標準的なホメキグサも排されて、肥後熊本の方言、ハシリドコロが学問的にも認容されて今日に至るわけである。

『物類称呼』に収録の〈物類〉の語は、見出し語で約二百九十五語である。これは『物類品隲』の約二百五十語と比較して多い方ではないし、他の本草書と比較してはむしろすくないといえる。しかしその一つ一つに各地の方言をあげているという点でいうまでもなく方言辞書である。そして名と物との対応という名物之学の方法は大幅に後退していることもごく自然である。名が優先されているのである。しかし、それでも〈緑豆　ぶんどう〉のところで、〈(前略)尾張にて云ぶんどうあづき又十《とを》六寸なといふは別種也〉などとあるのは、吾山が本草学の洗礼を受けたとみうけられる。さすがに源内風に〈……は誤なり〉という本草学者的な、かつ論客的言辞は見当らないようである。せいぜい、〈……にはあらず〉とか、〈松岡氏の説によるべきか〉とのべるにとどめる。つぎに具体例をあげ、『物類称呼』と『広大和(倭)本草』を〈海仙花〉で比較しておこう。

◇『広大和本草』(別録巻上七オ)

海仙花　和名サツキハナ　王元之詩集及陳士鐸ガ花木全帖等ノ書ニ見タリ　仙台ノ方言ケタノキト云　言心ハ海参《イリコ》ノ桁ニスル故ニ民俗アヤマリヨブ　サツキハナハ田ヲウユルコロニ開花故ニ名ルナラン　常陸ニテハ山ウツキ紀州ノ方言深山霞ト云　駿州ノ方言赤丁字ト云　越中ノ方言ダイホウノキト云　処処ニテ名多キモノ(中略)琵琶湖ノ北三越之間俗ニ呼テダイホウト云モノナリ　或人誤テ密蒙花トス

◯『物類称呼』(巻之三・生植)

海仙花　さつきばな◯仙台にて。けたのきといふ　常陸にて。山うつぎと云　紀州にて。みやまがすみと云　駿州にて。あかてうじといふ　越中にて。たいほうのきと云　けたのきとは　民俗海参《いりこ》の桁《けた》にする故に名つくといふ

両者を比較すると、おそらく後者は前者を簡略にしたものとして引用したと思う。〈民俗〉などという『広大

和本草』、本草学での独特ともいうべき言い方の踏襲もその片鱗を語っていると思う。『広大和本草』中のものと、『物類称呼』のそれとは方言だけ比較するとかなり一致・共通するものがある。必ずしもすべて前者から後者へと流れたとはいえないが、現実に『広大和本草』が『物類称呼』の編集に一つの有力な参考資料となったことは、筆者自身が採択していることからも確かであろう（後述参照）。

以上のように『物類称呼』はまさしく本草学の一翼を担い、本草学が方言蒐集や考察と固く結びつくことを立証している。従来、方言研究家が迷い惑わされた〈物類〉も明白になった。筆をさらに直接、本草書と方言の考察にむけたい。なお『物類称呼』の詳細については、本書の三一八頁以下、ならびに拙著『越谷吾山—方言に憑かれた男』（さきたま出版会）を参照されたい。

『大和本草』と方言

以上の点を考えてくると、やはり本草と方言との関係はそのまま、〈本草学〉と〈方言〉研究との関係におきなおして考えることができるわけである。それはまた必然的にさかのぼって、貝原益軒の『大和本草』にまで至り、それを考察しなければならない。益軒の本草学者としての評価や、その学史上の位置などについては、すべて別稿にゆだねるが（本書一六七頁以下を参照）、しかし『大和本草』の〈凡例〉（すべて十三件）にみえるつぎのことばは、十分に本草学における方言の大切さを示し、注目してよい。

一　本邦諸州所レ産スル之品物　各有二其郷土之方言一而其名称不レ同　四方通称シテ而闔国同二スル其名一者鮮シ矣　此書所レ載ル之倭名、亦往往西土之方言居レレリ多ニ　而恐下与二四方之名称一ト不レ同シテ　而難上カランコトヲ認二別シ其品色一ヲ　観ル者勿レ訝二ルコト名称之異一ナルヲ　唯察二シ識ラハ其形状之真一ヲ則可也右のように地方によって品物の名称が同じでないこと――すなわち〈方言〉のあることをのべているわけで、本草学で重要な〈名物之学〉――名と物との対応を明確にする同定作業――が要請されるのである。ということがとりもなおさず、〈方言〉への関心をはらうことになるのである。ただ益軒はあくまで実物を重んじているから、〈唯察二識其形状之真一則可也〉ともいうのである。ひろく品物の名称に関心をはらったことは〈西土之方言〉（この場合の方言は、国語というような意）にも関心をもち、事実、『大和本草』には、〈蛮種〉も登録されている。こうした益軒の学問、方法は、のちの平賀源内などにも流れているわけであるが、それは後に論じることにして、つぎに『大和本草』から、〈方言〉の記載をすこし抜き出してみよう（原文、句読点なし）。

○蘡薁《イヌエビ》　京ニテイヌヱビト云。西土ニテ、ガラミト云。葡萄ノ和名ヲ、ヱビト云。此草蔓モ葉モ、ヨク葡萄ニ似タル故。イヌヱビト云。野葡萄ナリ（後略、巻八、艸之四）

○海金沙《ウミクサ》　七月二日ニ乾シタ、クニ金砂アリ。唐ヨリ来ニ性ヲトラズ。京都近辺ニテ、カニグサ、又カンツルト称ス。江州ニテ、タ、キ草ト云。又イトカヅラト云。西国ニテ、ハナカヅラト云。ツルアリ、ヤブノ内、岸ノ側ニ多シ（同右）

○景天《イキクサ》（前略）順和名ニイキクサト訓ス。今世ノ俗ニヘンケイ草ト云。筑紫ニテ血ドメト云。コレヲキリキズニツクレバ、血ヲトムル故ニ名ヅク。本艸ニモ療二金瘡一止レ血トイヘリ（巻八、園艸）

○[品和]スヾメウリ　京都ニテヒメウリト云。（中略）西土ノ鄙俗、ヨメノコキト云。気味瓜ニ似タリ。此王瓜ノ類ナルベシ。根ハ括蔞王瓜ニ似ズ。漢名不レ詳（巻八、蔓類）

○菝葜《サルトリイバラ バッカツ》　其茎ハリアリ。山野ニ多ク生ズ。長二三四尺ニイタル。筑紫ノ俗カメイバラト云。（中略）世俗アヤマリテコレヲ山帰来トス（同右）

○石龍芮《タガラシ》《ウシゼリ》　京都ノ方言ニ、タガラシトモ、又タゼリトモ云。筑紫ニテ、ウシゼリ、ウバゼリト云。（中略）一種葉茎実共ニ石龍芮ニ似テ小ナルアリ。可レ為二別種一。西土ノ俗名、ヒキノカサト云（同右）

○［外］砕米薺　京都ノ小児、コレヲレンゲバナト云。筑紫ニテホウザウバナト云（巻九、雑艸）

○［品和］ランギク　京畿ニテランギクト云。西土ニテ山香蕎ト云。漢名未レ詳（同右）

○［品和］［品和］イザリ松　京の方言也。筑紫ニテ、ソナレ松ト云。マレナリ。古歌ニヨメルソナレ松ハ別ナリ。ソナレ松ニ松子アリ。甲州ニ多シ（巻十一、園木）

○［外］茅藤菓　京都ノ方言カラタチ花ト云。筑紫ニテヤブカウジト云モノ也（同右）

○聚八仙　京畿ニテカイバト云。筑紫ニテヤブテマリト云（巻十一、花木）

○［品和］タブノ木　方土ニヨリ、ダマトモ、ダモトモ云。漢名シレズ（巻十二、雑木）

右のように、〈西土・京都近辺・江州・西国・京畿・筑紫〉など、益軒のしれる範囲で方言をあげている。中には〈シカカクレユリ（和名）〉のように、〈根ハ恰如二百合《ユリ》一、西土ノ野人ハ牛蒡ユリト名ヅケテ、煮テ食ス〉と、部分のしかも一部の人の用いる呼称も示す。説明文中にこれとなく、その地方の人びとの呼名としてあげている場合もある。〈世俗・国俗・方土〉などいささかあいまいな表現もみられるが、本草学の先達としては、必要にして十分と評価してもよかろうか。当然のことながら益軒が居を構えた筑紫の方言が、京都の方言に準じてよくみられる。またつぎのように、〈蛮種〉として外国産もみられる。

○ルウダ（蛮種）蛮語ナリ。是南蛮ルウダト云。其葉麻《アサ》及羅勒ニ似タリ（巻九、雑木）

○ヘンルウダ（蛮種）近年紅夷ヨリ来ル。是紅夷ルウダナリ

○斑枝花《パンヤ》　木綿也。木也（巻十、四木）

○マルメル（蛮種）（前略）榲桲ハ日本ニ無レ之。マルメルハ蛮種ナルベシ。是蛮国ヨリ来リテ、中華ニハ無レ之乎（右同）
○マソフヤ（蛮種）蛮語也。異邦ヨリ来レル木皮ナリ（巻十二、雑木）
○タガヤサン　蛮語ナルベシ。異舶ニノセ来ル（同右）
○ホルトガル（蛮種）其実杏子ニ似タリ、蛮医用レ之（中略）ホルトガルハ蛮戎ノ国ノ名ナリ。其国ヨリ出ル故、名ヅケシニヤ（同右）
○ルザラシ（蛮種）蛮戎ヨリ来ル。味甚苦シ（同右）
○イツサキ（蛮種）葉モ木モ梧桐ニ似テ異ナリ（中略）西土ノ人或ハ対馬桐ト云（同右）
○鬼ヘゴ（同）薩摩ノ西ノ遠島、サダト云処、又ヤクノ島ト云処ニ多クアリト云。葉の形シダニ似タリ薩摩ノ俗シダヲヘゴト云、ヘダニ似テ大ナル故名ヅク（同右）

益軒が、長崎に近い地域に住み、長崎に遊んでいたことと関連あろうか。レヴェルとして方言と同じように思惟されていることも確かである。〈蛮種〉については、蘭山にも共通しているところがある。

『用薬須知』と方言

こうして本草学を日本で開拓する出発点において、益軒は方言に関心をもち、これを記載しているのである。確かに日用の薬用としたり、食用とする時に、名と物との対応を明確にしておかなければ、誤って毒性あるものを用いてしまう過失もおこるであろう。益軒も医者のはしくれであった。慎重なうえにも慎重を期すべき性質の学問である。『大和本草』ののち、小野蘭山の師である松岡玄達（恕庵、成章。一六六八〜一七四六）にも当然のことながら、方言への関心を示す著作があり、記述の体裁においても『本草綱目啓蒙』が範と仰ぐところがあった。

玄達の著書としては、正徳二年（一七一二）に成立、享保十一年（一七二六）に出版された『用薬須知』（三冊・五巻）が注目される。〈自叙〉の一部につぎのようにある。

（前略）嘗テ世ノ伝フル所ノ本草倭名日用食性等ノ諸作ヲ視ルニ、頗ブル疎謬多ク、名実乖戻真偽混淆ス、未ダ適従スル所ヲ知ラズ、之ヲ読ンデ徒ニ不觚ノ嘆ヲ増スノミ（中略）凡ソ物未ダ名実相須《マツ》テ用ヲ為サザル者有ラザル也、故ニ名ヲ正ス者ハ聖賢ノ先ニスル所、故ニ曰ク名正シカラザル時ハ則言順ハズ、業《ワザ》成ラズ、（中略）昔葩経ヲ読ンデ名物ノ明ラメ難キコトヲ苦シム、慨然トシテ志ヲ発シ、爾来《シカリシヨリ》諸士之間ニ周旋シテ研究シテ已マズ、（中略）夫レ名ヲ正スコトモ亦豈草木昆虫而已ニ止ランヤ（後略）

正徳壬辰冬臘月日

平安松岡成章書（原文漢文）

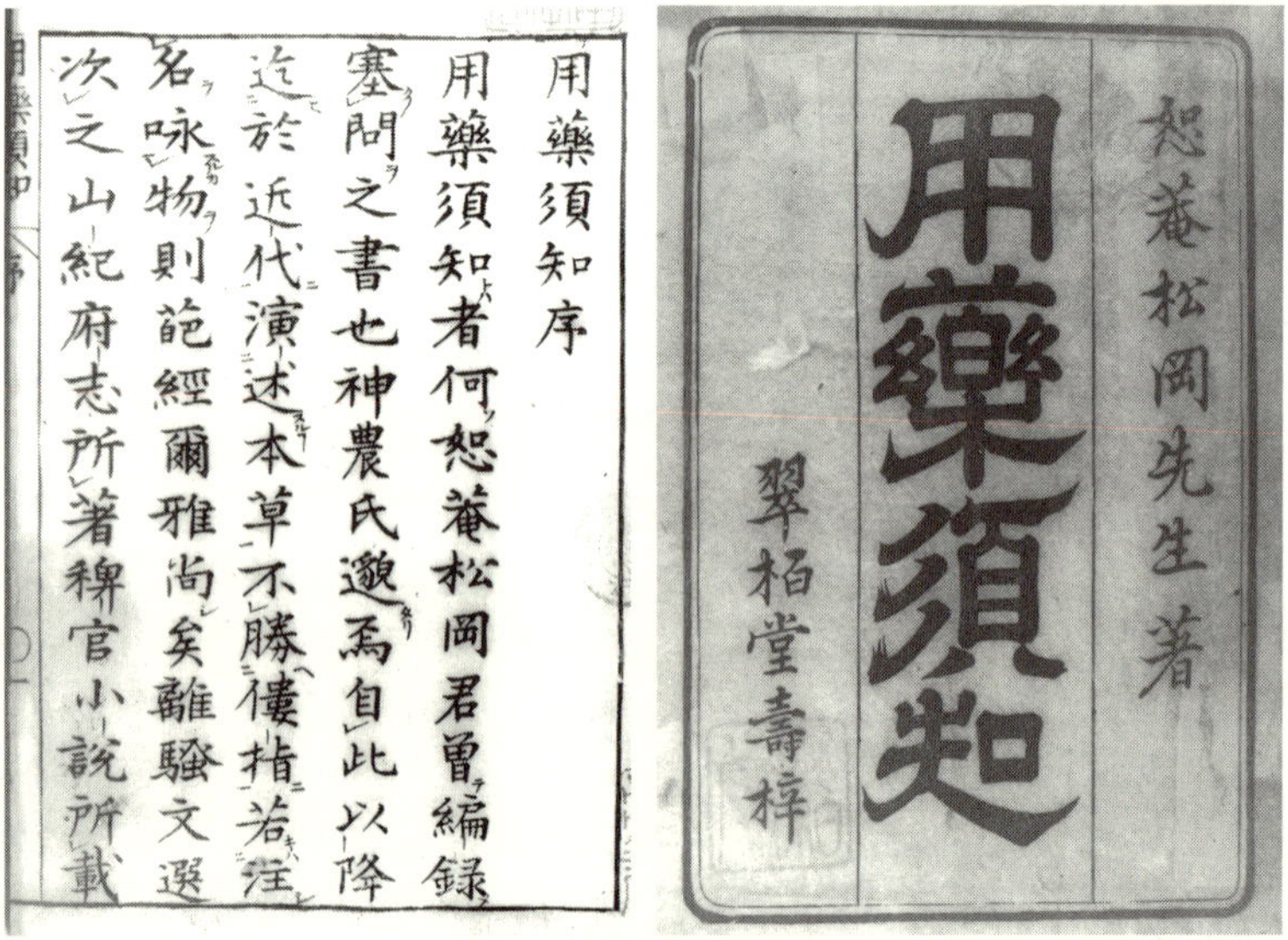

『用薬須知』見返し・〈序〉冒頭
早稲田大学図書館蔵

シナ本草学の伝統であり、羅山─益軒と受けついだ〈名物之学〉を、松岡氏もまたしっかりと受けとめているわけである。時代の流れからいけば、さらに松岡から源内へと流れていく。『用薬須知』から用例をいくらか列挙してみよう。

○火矢墅　蛮名コキンニヨ俗ニ海ヤツホト云
○蒼耳　和名ヲナモミ　国ニヨッテ此ヲメナモミト訓シ豨薟ヲヲナモミト訓ス
○白頭翁　俗名赤熊柴胡《シャグマ》ト云者是也　諸国方言最モ多シ聚メ二于此一以テ便ス二訪問ニ一　児花《チゴバナ》賀州ケシ〳〵マナイタ《クニコトバ》同レ
上　猫艸《ネコグサ》筑前チ、ンコ仙台ウナイコ ゼガイサウ京花肆所レ称ヒメバナ摂州大坂ガクモチ濃州此薬漢ヨリ不レ渡ラ（後略）

ここで〈諸国方言・クニコトバ〉という用語のみえることや、方言を示して、その語の下に地名を示している形式は注目したい。一種の方言辞書的体裁であり、門人の小野蘭山の著書、あるいは従来方言専門辞書といわれる『物類称呼』にまで類似した形式が継承される。ただ〈訪問ニ便ス〉という態度と方法は、いかにも植物採集、採薬の徒、本草学者のそれであって、単に方言のみに関心をはらっている言語研究家のそれではない。いうまでもなく蘭山は、師のこの方法と態度を身につけたことであろう。

『広大和本草』と方言

史的展開からして、『用薬須知』につづいて注目されるのは、先にふれるところがあったが、直海《なおみ》（龍）元周の『広大和本草』で、そこにみられる方言の記載であろう。この『広大和本草』（十二冊・十巻・宝暦九年・一七五九刊）に関して、『明治前日本生物学史二』では、その〈明治前植物学年表　宝暦五年・一七五五〉のところで、つぎのように解説している。

（前略）越中人直海元周は『広大和本草』十二巻を著し、上本した。此の書は名を大和本草増訂に仮りてはいるが、実は漢名・和名・引用書名等は、大抵皆偽作であり、その実はない。（同書一二六頁）

手きびしい批評である。江戸時代には尾張の本草学者、松平君山（秀雲）が『本草正譌《せいか》』（六冊十巻。安永五年・一七七六）の〈凡例〉で、『広大和本草』を、〈魂奇虚説眩惑後生其所引漢名多是本草所レ無也……杜撰之甚不之取〉と痛烈に批判する。また源内なども、『物類品隲』の〈鼠尾草〉（巻三）のところでつぎのように批判する。

（前略）用薬須知、鼠尾草ノ下ニ、疑ハ馬鞭草ナラント、然ドモ後編有名未識ノ部ニ鼠尾草ヲ出ストキハ自ラ其ノ非ヲ知ルト見エタリ。直海氏雷同シテ鼠尾草、和名クマツヅラ、鼠尾草ハ即チ馬鞭草ノ一名トスルハ、真ノ鼠尾草ヲ知ザル故ノ誤ナリ（後略）

これまた雷同の人と難じている。『大和本草』を増訂補充しようと志しての書名ながら、どうも評判はよくない。もっともここの批評は他の人びとへの批評にくらべて、特に劇しいというほどのものではない。したがって源内が直海氏を低能な学者として問題にしなかったか否かは別である。それよりも、源内も『広大和本草』を参考にした証拠は、『物類品隲』をみると明白である。『広大和本草』は、娘の嫁入り費用捻出のために、一夜にして書きあげたという逸話のあるいわくつきのものである。しかも巻一が水部ではじまり、第十巻の獣部まで、通計二十九部五百四十二種の構成は、『本草綱目』はもとよりのこと、『物類品隲』と無縁のものではあるまい。序文中に、〈各家執其所信、以論隲薬品〉とある〈論隲〉なども、源内の〈品隲〉の語を連想させる。あるいはまた〈凡例〉で、直海が、〈益軒先生素非専門本草者〉とのべているところも裏返すと、直海氏の自信のほどがわかる。さらに注目されるところは、〈凡例〉に〈（前略）其名物素以雅呼者仍従雅其以俗呼者仍従俗故方言俗語混載不遺〉と、直海のことばのみえることである。彼がやはり名と物との関連と方言・俗語に心を配っていたことがわかる。実はこの『広大和本草』は、益軒のものについで、私見では近世における方言研究の先鞭をなすものと評価してもいいと思う。このことは後に出た『物類称呼』との関連でもしることができる。先に、〈莨菪　ほめきぐさ／連銭草　れんぜんさう〉のところを引用紹介したとおりである。

　全十巻、別録二巻を検閲してみるとき、この『広大和本草』が何と方言を多く採集記録していることか。彼の郷土、加賀（加州）という土地柄とだけではいいきれまい。この態度、資料の一部が、『物類品隲』や『物類称呼』に流れていることは歴然であろう。繁をいとわず、さらに同書より明示されている方言を順次挙げてみる。

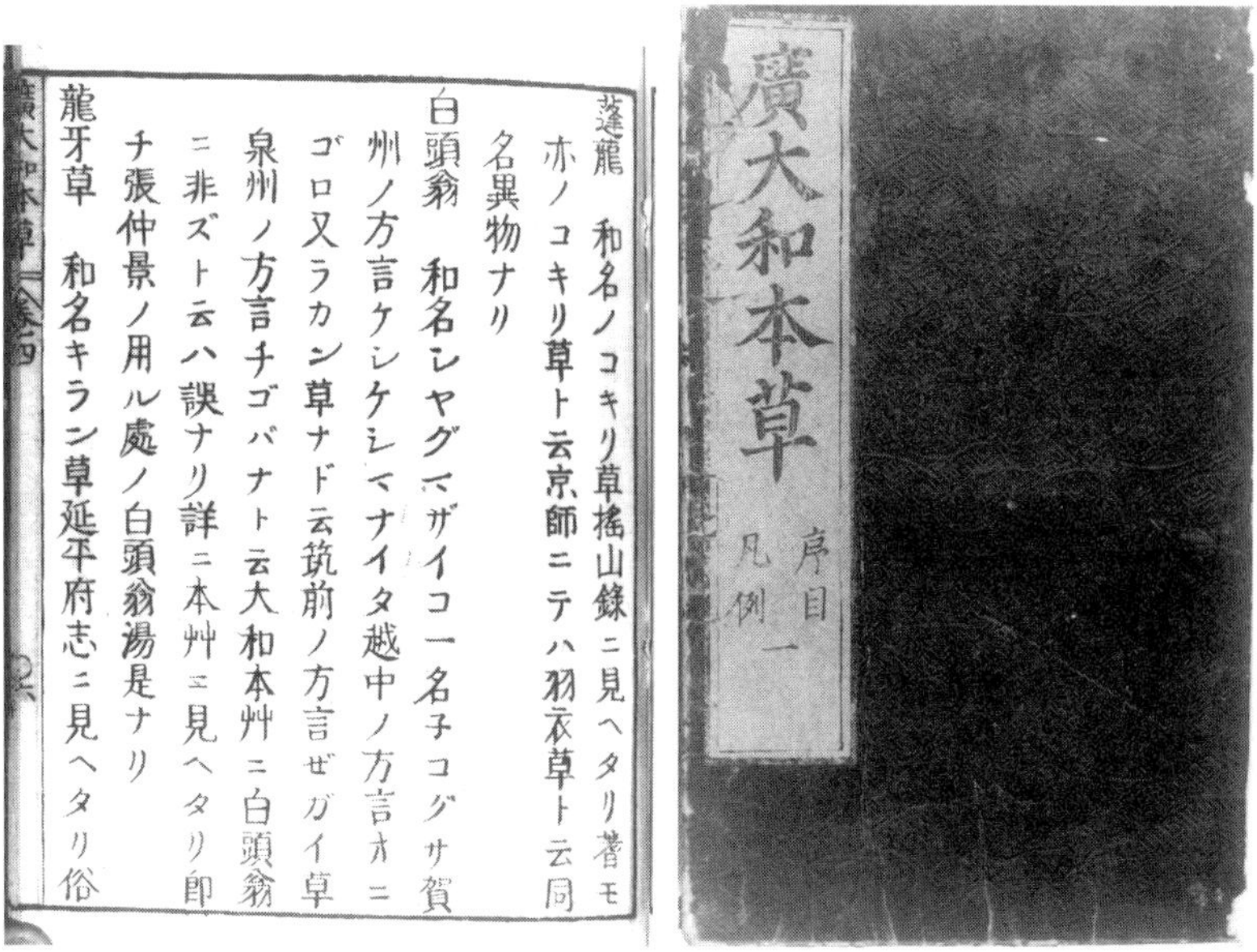

『広大和本草』表紙・〈白頭翁〉など（巻四）
早稲田大学図書館蔵

1 秧還《ヲウクワン》 和名シトセ、土州ノ方言ニヒツチト云、佐渡ノ方言マヽバヱ稲ヲ穫《カリ》タル跡ノ稲株《カブ》ヨリ又葉ヲ生シ穀ノ登《ミノ》ルヲ云（巻一・十六ウ）

2 芳雪霜 和名コガシ、北国ニテハ是ヲイリコト云、又ハツタイトモ云ナリ（巻二・二ウ）

3 牡蠣菜 和名マツナ（中略）泉州堺、越中堺、長州堺等ニ多故ニ土人呼デ、堺ナト云（右同・七オ）

4 藜蘆 和名シユロソウ（中略）北国ニテハ、中ノボウシト云モノナリ（右同・十五ウ）

5 鷊草 和名モジズリ、俗名ネヂバナ、筑前ノ方言ニシンコバナ、越中ノ方言ニ虹花《ニジバナ》（巻三・二オ）

6 銭藤 和名小フヂ（中略）、伯耆州ノ方言トキシラズト云モノ此ナリ（右同・四ウ）

7 象山 和名シカカクレユリ、一名ウバユリ、即チ本朝異事ニ云蝦蟇百合ナリ、賀州ノ方言アマナト云、山城ニテアマナト云モノトハ別ナリ（巻四・三オ）

8 石長生 和名カヤツリクサ、一名ヨメガハシ（中略）塗バシ草トモ云箱根山ノ産尤美ナリ、故ニ箱根草トモ云、駿州ノ方言ニ鳳皇萩、賀州ノ方言ニ黒萩ト云ナリ（右同・四オ）

9 白頭翁 和名シヤグマザイコ、一名ネコグサ、賀州ノ方言ケシケシマナイタ、越中ノ方言オニゴロ、又ラカン草ナド云、筑前ノ方言ゼガイ草、泉州ノ方言チゴバナト云（右同・六オ）

10 斜枝菜 和名センフリ（中略）昔ヨリ俗ニ当薬ト云モノナリ、伯耆ニテ雀ハギト云、東国ニテ積気痞ノ薬トス、千度振出シテモ薬気アルト云コトニテ千振出《センフリイダ》シト云フコトニテ名ヲ得タリ（右同・七オ）

11 早藕 和名カタコ、平安ノ花舗ニハツユリト云、武州ノ方言カタクリト云（右同・八オ）

12 苦蕎麦 和名タソバ、一名手面草トモ云ナリ（中略）賀州ノ方言カイル草ト云者也（右同・九ウ）

13 燕麦 和名カルカヤ、一名シモ草ト云、奥州ノ方言シホガマガヤト云、本艸ニ見ヘタリ（右同・九ウ）

14 白前 和名シラハギ、一名トラノヲ、勢州ノ方言ヒヨイ〳〵グサ、駿州ノ方言シカミグサ（中略）賀州小松

ノ府ニテ鷗草《カモメグサ》トス、蓋亦方言なり（右同・十一ウ）

15 菥蓂《セキベキ》　和名イヌナヅナ、大和本草ニ毛アリトスルハ菥螺菜《タビラヌ》ヲ指スナリ（中略）北国ニテハ俗ニノコギリ草ト云、耆ト方言ヲ同フス混ズベカラズ（右同・十四オ）

16 紫蕈《シン》　和名ハツタケ（中略）、賀州ニテハ松ミ、ト呼ナリ（右同・十七オ）

17 水晶花　和名ウノ花（中略）、北国ニテハダイホウノキト云ナリ、又山人呼テダイホウウツギトモ云ナリ、若水、玄達ダイホウヲ以テ蜜蒙花トスルハ誤ナリ（巻五・十二ウ）

18 鶏梅　和名イツサギ、一名イツキ、筑紫ニテハ鳥ノ足ト云ナリ（右同・十三オ）

19 菌桂　和名タモノキ、長州ノ方言ニコガイノキ丹州ノ方言タブノキ山城ニテハ俗呼デタツノキト云（巻六・二ウ）

20 無果花　和名イチヂク（中略）、彼ノ貝氏云処ノモノハ俗ニ猿ノ尻ト云モノナリ、勢州ニテハ柿葉ウツギトモ云、又駿州ノ方言猿柿ト云ナリ（右同・五ウ）

21 茅櫨　和名イヌシユロ、木曾山中ニ多シ、彼土人呼デイハザクラトス（右同・七オ）

22 秦皮　和名ニガキ、一名トネリコ、江州ニテハサギト云、俗ニダゴノ木ト云モノナリ（右同・十ウ）

23 海仙花　和名サツキハナ（中略）、仙台ノ方言ケタノキト云、言心ハ海参《イリコ》ノ桁ニスル故ニ民俗アヤマリヨブナリ、サツキハナハ田ヲウユルコロニ開クレ花ヲ故ニ名ルナラン、常陸ニテハ山ウツキ、紀州ノ方言深山霞《ミヤマカスミ》ト云、駿州ノ方言赤丁子《ジ》ト云、越中ノ方言ダイホウノキト云（中略）、琵琶湖ノ北三越之間俗ニ呼テダイホウト云モノナリ、或人誤リテ密（ママ）蒙花トス（別録巻上・七オ）

24 免糸　和名ネナシカヅラ、筑前ニテ牛ノ索麪ト云（右同・九オ）

25 鳳尾生和名ハコネ草、一名石長生、武蔵ニテハ阿蘭陀草ト云、賀州ニテハ黒ハギト云、甲州ニテヨメガハシ又ヨメガサラト云（右同・十オ）

26 火焰菜　和名サンゴジユナ、播州ノ方言アカヂサ（右同・十二オ）

27 玉楼春　和名イハクチナシ武州ノ方言タマテハコトモ云ナリ（右同・十二ウ）
28 鳥鳳花　和名シヤヂク（中略）、常陸ノ方言トンホハギトモ云ナリ（右同・十七オ）
29 半辺蓮　和名カラクサ、賀州方言ネゼリ、駿州方言カタイカリ、此草地ニツイテ生ス、気味芹ノ臭《クサミ》アリ故ニ根ゼリト云、鉄猫児《イカリ》ノ形ニ似テ花ハンブンアルニヨッテ名ヲカタイカリト云ナラム（右同・十七ウ）
30 紫雲英　和名ゲンゲバナ、賀州ニテガンモドリト云、筑前ニテガンバナトモ云ナリ、一名紫苜蓿ト云ナリ（中略）、西国土人呼曰二馬薬一尤アタレリ（右同・十七オ）
31 籩箕柴　和名サタンクワ（中略）、甲州ニテハチヤウテマリトモ云ナリ（右同・二十オ）
32 石逍遙　和名マンネンカヅラ（中略）、北国ニ云センダンカツラト云モノナリ（右同・二十一ウ）
33 断蘿草　和名キンダンクワ（中略）、武州ニテハヤマカラトモ云ナリ（右同・二十二ウ）
34 地梅　俗呼ムメハチ草ト云者ナリ（中略）、能州ニテイチリン草ト云モノナリ、山城ニテ一リン草ト云モノトハ別種ナリ（右同・二十四ウ）
35 免葵　和名イワブキ、越中方言ハコベラト云（中略）品物ミナ方土ニヨリテ名ヲ異ニス蘩蔞ノコトヲ賀州ニテハアサシラゲトナシ、免葵ヲバハコベトナス、方言ニテ産物ヲ定ムルハ甚相違スルコトアリ、ヲソルベシ（右同・二十六オ）
36 杌子《キウシ》　和名ヤマモ、、皮ヲ呼テシブカハ、一名ムメカハトモ云（中略）越路ニテハシブキヤウト云ナリ（右同・三十一オ）

以上であるが、右にあげた〈半辺蓮〉の説明と方言は、そのまま『物類称呼』に引用されている。『物類品隲』にも方言はとられているから、この『広大和本草』での方言は、かなり後に影響を与えていると思われる。今採用収集の方言地域を考えてみると、当然のことながら賀州が多い（直海氏は越中の人である）。益軒における筑紫、源内における讃州のようなものである。その他を考え、本書にみえる方言を地域的にみるとつぎのとおりである。

土州ノ方言・佐渡ノ方言・北国ニテ・西国泉州・長州・越中・山城・箱根・伯耆・筑前ノ方言・武州ノ方言・常陸ノ方言・奥州ノ方言・仙台ノ方言・勢州ノ方言・駿州ノ方言・丹州・江州・木曾山中・常陸ニテ・武蔵ニテ・甲州ニテ・紀州ノ方言・播州ノ方言

四国の土州、九州の筑前はよくでてくるし、何らかの源《ソース》（たとえば後者は貝原益軒のものから）があったろう。その他は中部・近畿・中国・関東・奥羽と、『物類品隲』的に全国方言をふくんでいる。また『物類称呼』につぎのようにあるのは、おそらく『広大和本草』からでであろう。

玉楼春　いはくちなし　○武州にて。たまてばこと云（巻三、生植）
石逍遙　まんねんかづら　○北国にて。せんだんかづらといふ（右同）

同書のこの部分には特に、『広大和本草』とことわりがないが、〈武州・北国にて〉の言い方からしても、おそらくまちがいあるまい。

直海元周が源内同様に横文字にも深い関心をはらったことは、〈獣部〉（巻十の一丁～）の〈兕犀蛮語ウニカフルノ〉において、四丁（八頁）以上をさいて、この動物について記述している点、後に蒹葭堂が大槻玄沢に託して一冊の書をウニカフルのために割き、『一角纂攷』（一冊。寛政七年・一七九五）をあらわしたものの先駆的な仕事であろう。そしてコトバへの関心――名物之学へのたしなみのあったことも、率直に認めざるを得ない。〈免葵〉の説明中にもはっきり、〈方言ニテ産物ヲ定ムルハ甚相違スルコトアリヲソルベシ〉と告白している。あるいはまた〈青

榕　和名ユズリハ〉の説明にあって、神代文字や朝鮮の諺文についてふれているなど、彼の一見識を示すものであろう。先に紹介した酷評はどうも理会しがたい。

平賀源内と方言・蛮産

益軒に発した本草学と方言への関心は、平賀源内において、一つの頂点をみることができる。源内についてはいろいろと論じられているが、何としてもその本命は自然科学であり、本草学であった。しかも『本草綱目』と同時に、彼は西洋本草学を学んでいる。いわば東西の本草学をあわせての学習である。その著『物類品隲』（宝暦十三年・一七六三刊）は物類の品評（上・中・下に分つ）の書の意であるが、巻首内題に、〈藍水田村先生鑒定／讃岐鳩渓平賀国倫編輯／東都田村善之・中川鱗・信濃　青山茂恂／同校〉とみえる。〈物類〉ははじめにあげた『物類称呼』にもあったが、もとより順序としては、源内のものが先に成立出版しているわけである。したがって、〈物類〉の意味についてもうすこしく考えておきたい。これは従来不問にされていることであるが、書名の拠ってくるところに関してであり、本草学における〈物類〉の意味である。源内の『物類品隲』は〈薬品会・物産会〉という具体的な物産展で出品された物類の解説のため編集されたものである。源内の立場からすれば、たとえば『物産品隲』という書名をもってしても、別に不可ということにはならなかったはずである。いやむしろ表面的には、その方がわかりやすかったであろう。であるのに、なぜ〈物類〉の名を選んだのだろうか。あくまでも本草学という自覚からである。まずこの点を考えておかねばならない。

林羅山が『新刊多識編』を編集したときもそうであるが、おそらく彼が〈多識〉の名をもって自著の本草書の名としたのは、シナにおける用法に思い至ったからであろう。『論語』にみえる〈多識〉から直接ではなく、むしろすでに書名として、限定された独自の名と内容とを一つにもったシナ書――『詩経多識編』など――を一つの範として、自著の名としたことはすでに考察しておいた。とすると源内の場合、〈物類〉とはどこから求めたものだろうか。また〈物類〉という語が常識的に〈物〉とか、〈物の類〉といった一般的な意味にすぎないのかどうか。私見では、『新刊多識編』の場合と同じく、源内の〈物類〉には特別な限定された意味があったと思う。源内の記述した〈凡例〉（漢文）の一部につぎのようにみえる。

海内同志ノ者ニ告クルコト凡ソ三十余、国国湊ムル所、品物一千三百余種、向キノ四会ニ通シテ物類、会萃スル者ノ凡ソ二千余種、夏夷異類是ニ於テ大ニ備レリト為ス矣

〈物類〉の語がみえるのである。〈凡例〉は他にも、〈主客物類産スルニ必ス地方ヲ限ル／主客之物類皆上中下三等ヲ以テ之ヲ品ス〉などとみえて、〈物類〉の語が単に物とか産物・物産という意味にとどまっているのではなく、本草学の用語ということが判明する。また〈異類〉の語は、本書に序を寄せている友人、後藤黎春の文中にもみえるが、〈物類〉は〈品物・品類・名物〉などとともに当時の学者の一般用語であったと思われる。

〈物類〉の語は俗に物類相感という成句にあり、シナ古典、『荀子』に、〈物類之起、必有所始〉（観学）とみえるなどもその一例であり、シナ語に起原をもつ。そして書名としては、『物類相感志』（宋、蘇軾撰）――物と物が相感じて変化する例を列挙し、あわせて、居常これを利用する法を記す――などがある。これが大切なのである。さらにシナ明代の方以智『物理小識』――これは、これまで以上に考究さるべき名著で、江戸時代に日本に与えた影響はきわめて大である。わたくしは江戸時代の蘭学者の参考文献を調査した結果、本書の影響というか、本書がいかに日本人学者、特に医学や理学に関心をもって学習した人びとに利用されたか、再考すべきと思い、〈近代日中言語交渉史序説〉（『国文学解釈と鑑賞』56・1）で解明しておいた――が、『博物志』や『物類相感志』を本として、編集記述されている点を考えねばならない。すなわち〈物類〉は、語それ自体の問題ではなく、書名をシナ書か

ら得たであろうこと、しかも物類という語の概念をふまえたうえでの使用が推察されるのである。

以上のように、漢和辞典の示す〈物類〉は、〈物の種類、同じ種類の物〉であるが、『物類相感志』や『物理小識』などシナ書に先例があると考えて、源内の『物類品隲』の書名の由来を考えてみた。それに李時珍の『本草綱目』などによる〈目〉や〈類〉という本草学、博物学上の概念の認識も源内に導入されたであろう。〈異類・品類〉という用語も、類という概念――あまり近代的に考えてはこまるが――なしには成り立たなかったと思われる。〈物類〉はまさもっとも妥当する本草学の用語なのである。人間生命に必要不可欠と考えられる〈物〉、人類に対する用語として創作されるのである。〈序〉で黎春が、〈吾友平賀鳩渓自少好名物之学〉（傍点筆者）と指摘しているように、源内が名と物、名と概念内容について、一般の人たち以上に注意と関心をもっていたことも事実かと思う。それはそのまま方言への関心とその採集につながる。彼が決して認識論的な思考に秀れていた思想家などというのではない。いやむしろ実際家の彼とは相反した観念の世界に住することになりかねないわけだが、藍水門下の実行派としても、このへんの源内の資質を考えておくべきかと思う。源内はそれゆえに、〈名ニ依リテ物ニ迷フ〉ことを戒めている。日本人の弱点である。

日本でも、〈物類〉と関連しては、〈物類攷証（東洋文庫）・物類纂要（田中盛美編）・物類集解・物類集説（中村惕斎写）・物類称呼〉など、〈物類〉を名にもつ書物がある。いずれも『物類品隲』の物類とほぼ同じ概念と考えていい。とすると、〈物類〉の語はいっそう限定的に認識され、用いられて、本草・博物学の類と限定され、物一般などは決して意味しないことになってくる（物類の語の消滅もまた興味がもたれる）。しかもそれが広く、動植鉱物などの採集や研究によって新しく認識され、そこにコトバが吟味され選択されること。多種多様なものを目や類に分けること、そこにコトバが吟味され選択されること、出発したこと――いうならばここにまがりなりにも、近代的な科学的な学問方法と態度が芽生えて、建設されてきたこと、この点に十二分の注意と再評価を加えるべきであろう。そこに〈物類〉の用語も誕生したのである。そうした一つの接点に、平賀源内の座していることも、考えていいと思う。

江戸―明治―大正・昭和と日本の近代学問がいわば一つの科学として樹立される道程において、ここで考えたような江戸の学問が一つの大きな基盤となり、栄養分となった点をあらためて想起すべきと考える。

全国方言と江戸方言

当然のことであるが、源内は本草学から物産学への屈折をとげる重要な岐路に立った。さらにまた、〈名物之学〉に関心をもち、くわしかった。そこで産地や品物のいいわるいも記さずにはおられなかったのである。『物類品隲』は『本草綱目』を土台とはしているが、〈凡例〉に、〈皆其ノ出産ノ地名ヲ挙グ〉と書いたり、〈皆上中下三等ヲ以テ之ヲ品ス、此書之品隲ト名クル所以ナリ〉とあるとおりである。地名を挙げることはとりもなおさず、その土地の名＝方言を記するようになるのである。たとえば巻之三、〈草部〉をみるとつぎのような例がみられる。

沙参　和名ツリガネニンジン、又トヽギニンジン、山城・山科方言ビシヤ〳〵。但馬方言キキヤウモドキ。筑紫方言シテンバ。南部方言ヤマダイコン。所在多ク産ス。種類多シ。

〈羊乳　沙参条下ニ出タリ。和名ツルニンジン、又キキヤウカラクサ。江戸方言ツリガネカツラ。木曾山中方言チソブト云。所在ニアリ（＊〈は『本草綱目』にみえぬ日本産を示す。以下同じ）

ここで、〈山城、山科方言、但馬方言、筑紫方言、南部方言、江戸方言〉といささか誇張ながら、全国方言を示している。先にわたくしは産地を挙げるから、必然的に方言を記するようになるとのべたが、これは論理の飛躍がある。むしろ地名を挙げるだけで実はことたりるはずだ。とすると、名と物との必然的関連に意を用いていたこと――いうならば、彼は他の物産学者と異なるものをもっていたのである。ある意味では伝統的な本草学の一分野、〈名物之学〉的教養を生まれながらに身につけていたこと、さらに実用的に具体的に、利用を考える事業家であったことが主なる理由であろう。

右で注目されるのは、〈江戸方言〉という語の表示である。近代日本語の歴史のうえから考えても、このころ（宝暦年間＝十八世紀半ば）に、江戸方言という呼称をこうした明確なかたちで示しているのは貴重である。すでに元禄のころに〈江戸言葉〉という言い方はみられるが、それよりははるかに学問的というか、理にかなった呼称である。江戸という区域（地方）の特別な呼称であるという地理的なものをよく了解したうえで、〈江戸方言〉と呼んだものであろう。単に江戸で――これも厳密にいうと、江戸府内と、その近辺の江戸言葉などとは分けて考えるべきであるが――よく話していたぐらいで、〈江戸言葉〉と呼ぶのとは、本質的に異なるものである。源内がどの地域の言語を〈江戸方言〉としたかは、彼自身での明確な記述がない。しかし物類の品隲という点で、どうしてもAの土地でなく、Bの土地といった地域的なものを問題にしたことは確かである。そこに〈～方言〉という考えも出てきたわけであろう。以下〈江戸方言〉として示されているところを、〈巻三・草部〉より抜きだしてみよう。〈江戸〉という地域的区画が、およそ開幕百五十年ほどで、ことばとの関連で明示されたのである。近代日本語史の研究上も注目されるのである。

百脉根：和名コガネハナ、又ミヤコハナ、又キレンゲ、又コガネメヌキ。江戸方言ヱボシ草ト云。処処原野ニ多シ。葉苜蓿ニ似テ花黄ナリ。○鎌倉鶴岡産、黄褐色相雑モノアリ。

溛羊藿：和名イカリサウ。江戸方言クモキリ。紫花ノモノ所在多シ。（中略）○叡山産、葉厚強ニシテ光沢アリ。

紫草：和名ムラサキ。江戸方言ネムラサキ。根ヲ取テ紫ヲ染ム。○南部産、上品。○讃岐大川山産、上品ナリ。

鼠尾草：和名タムラサウ。（中略）秋ニ至リテ紫花ヲ開ク。又白花ノモノアリ。先輩ミゾハギニ充ルハ大ナル誤ナリ。（中略）松岡先生苦麻台ヲタムラサウトスルモ亦非ナリ苦麻台ハ東都方言クネソバト云是ナリ。

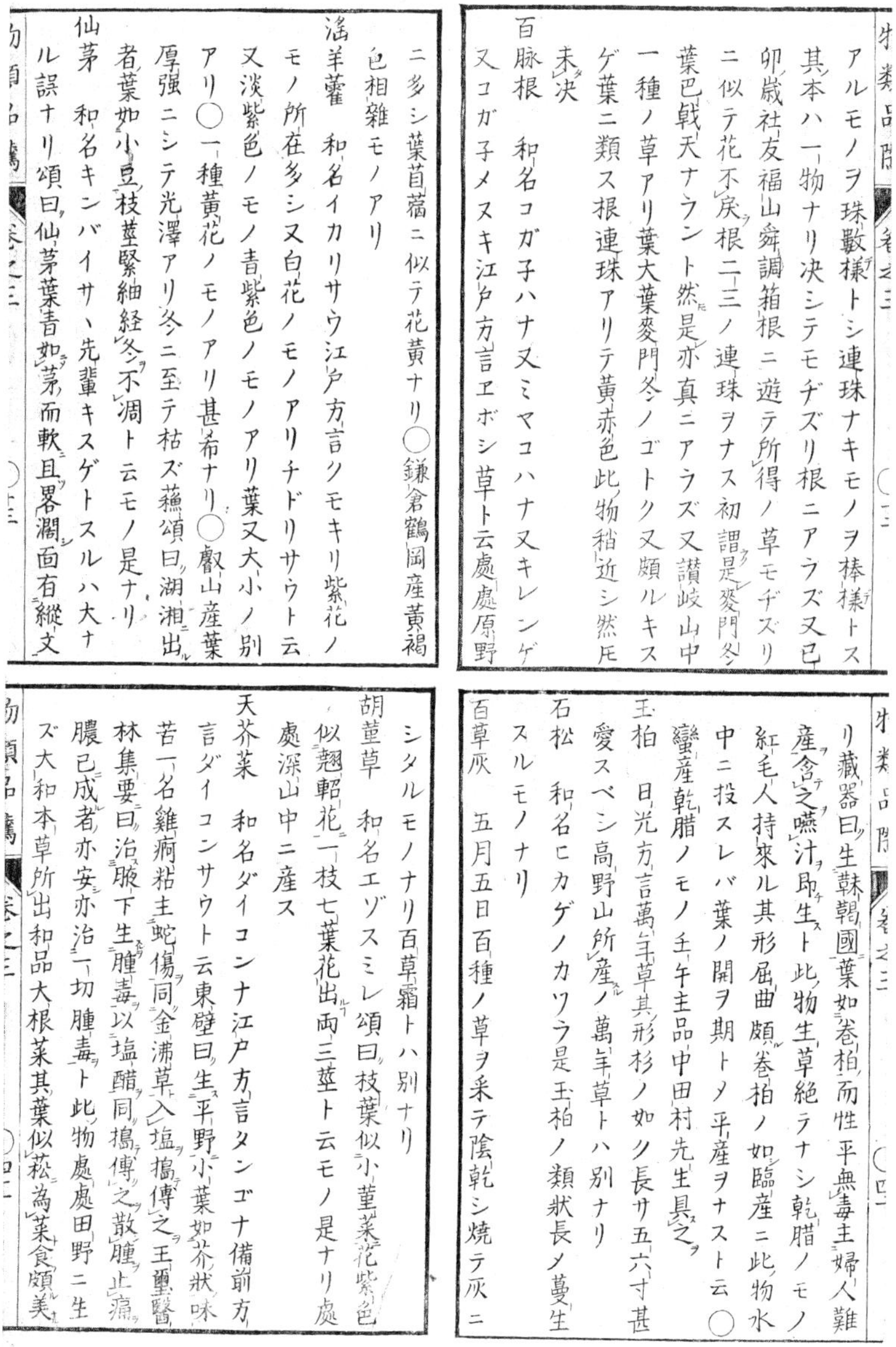
アルモノヲ珠數様トシ連珠ナキモノヲ棒様トス其本ハ一物ナリ決シテモヂズリ根ニアラズ又巳卯歳社友福山舜調箱根ニ遊テ所得ノ草モヂズリニ似テ花不戻根二三ノ連珠ヲナス初謂是麥門冬葉巴戟天ナラント然是亦真ニアラズ又讃岐山中一種ノ草アリ葉大葉麥門冬ノゴトク又頗ルキスゲ葉ニ類ス根連珠アリテ黄赤色此物稍近シ然𪜈未決

百脉根　和名コガ子ハナ又ミヤコハナ又キレンゲ又コガ子メヌキ江戸方言エボシ草ト云處處原野ニ多シ葉苜蓿ニ似テ花黄ナリ○鎌倉鶴岡産黄褐色相雑モノアリ

淫羊藿　和名イカリサウ江戸方言クモキリ紫花ノモノ所在多シ又白花ノモノアリチドリサウト云又淡紫色ノモノ青紫色ノモノアリ葉又大小ノ別アリ○一種黄花ノモノアリ甚希ナリ○叡山産葉厚強ニシテ光澤アリ冬ニ至テ枯ズ蘓頌曰湖湘出者葉如小豆枝莖緊細経冬不凋ト云モノ是ナリ

仙茅　和名キンバイザサ丶先輩キスゲトスルハ大ナル誤ナリ頌曰仙茅葉青如茅而軟且畧濶面有縱文

リ藏器曰生蘇鞨國葉如巻柏而性平無毒主婦人難産含之嚥汁即生ト此物生草絶テナシ乾腊ノモノ紅毛人持來ル其形屈曲頗巻柏ノ如臨産ニ此物水中ニ投スレバ葉ノ開ヲ期トス平産ヲナスト云○蠻産乾腊ノモノ壬午主品中田村先生具之

玉柏　日光方言萬年草其形杉ノ如ク長サ五六寸甚愛スベシ高野山所産ノ萬年草トハ別ナリ

石松　和名ヒカゲノカヅラ是玉柏ノ類狀長ノ蔓生スルモノナリ

百草灰　五月五日百種ノ草ヲ采テ陰乾シ焼テ灰ニシタルモノナリ百草霜トハ別ナリ

胡菫草　和名エゾスミレ頌曰枝葉似小菫菜花紫色似翹軺花一枝七葉花出両三莖ト云モノ是ナリ處處深山中ニ産ス

天芥菜　和名ダイコンナ江戸方言タンゴナ備前方言ダイコンサウト云東璧曰生平野小葉如芥狀味苦一名雞痾粘主蛇傷同金沸草入塩搗傳之王璽醫林集要曰治腋下生腫毒以塩醋同搗傳之散腫止痛膿已成者亦安亦治一切腫毒ト此物處處田野ニ生ズ大和本草所出和品大根菜其葉似菘為菜食頗美

『物類品隲』〈巻三・草部〉（早稲田大学図書館蔵）
上：〈百脉根・淫羊藿〉など（十二ウ～十三オ）／下：〈天芥菜〉など（四十ウ～四十一オ）

〈草蔄茹：一名白蔄茹。東都方言ヤブソバ。
大戟：和名ノウルシ。伏見方言キツネノチ、。江戸方言タカトウダイ。（中略）処処山中ニ多シ。
甘遂：東都方言ナツトウダイ。（中略）所在多アリ。
莨菪：和名ホメキクサ。東都方言ナ、ツキ、ヤウ。肥後方言ハシリトコロト云。莨菪ヲタバコトスルハ非ナリ。
タバコハ烟草ナリ。（中略）誤リテ食《ハ》レ之《ヲ》狂走シテ不レ止故ニハシリトコロト云
天芥菜：和名ダイコンナ。江戸方言タンゴナ。備前方言ダイコンサウト云。（中略）今猶西国民間ニ伝テ疱瘡ニ
効験アリ。京師及ヒ東都ノ医人和名同ヲ以テ依《テ》レ名《ニ》迷レ実《ニ》、狼牙草ヲ用、或ハ水楊梅ヲ用ルモノハ皆非ナリ

〈江戸方言〉という言い方に加えて、〈東都方言〉という呼称も出てきているが、両者の著しい相違はないと思う。強いて考えれば、後者の方が地域的にせまかったかもしれない。いずれにせよ、きわめて貴重な記録である。さらに、〈〇〇方言〉と、方言をあげてあるものをできるだけ多く要約してあげておきたい。讃岐出身の源内のことでもあるから、四国の方言は忘れず書き記したのではあるまいか（巻一〜巻四、金部・石部・草部・菜部・果部・木部）。

1 〈銗石：方解様ノモノアリ（中略）伊豆熱海産、方言ジヤカ。
2 紫石英：下野都賀郡足尾蓮景寺山中産、中品。方言ドウメウジ。
3 長石：一名硬石膏。（中略）下野川股郡産、和名カキガライシ。方言雪石。
4 無名異：讃岐産、下品。形色零余子ニ似タリ。方俗、ムカゴ石。
5 石炭：和名カラスイシ。（中略）筑前鞍手郡産、中品ナリ。土人イハシバ又イシズミト云用テ薪ニ代フ。
6 薄荷：和名メクサ。西国方言メハリクサ。
7 鴨跖草：和名ツキクサ、又ツユクサ、又アヲハナト云。讃岐方言カマツカ、近江彦根方言コンヤタラウト云。

8 沢漆：和名トウダイグサ。又スズフリバナ。備前方言ミコノスゞ。
9 旋花：和名ヒルガホ。仙台方言アメフリ。
10 藤長苗：（前略）和名オホヒルガホ。讃岐方言チヨクハナト云。
11 括楼：和名カラスウリ。越前方言クソウリ。
12 菝葜：和名サルトリウハラ。又和サンキライト云。近江讃岐方言カラタチ、伊勢方言カンクチ、備後方言ホラクヒ、佐渡方言カナイバラ、葉大小円長ノ数種アリ。
13 山豆根：（前略）〇肥後上益城郡二王木山産、方言イシヤタフシト云。
14 南藤：一名風藤。一名石南藤。和名フドウカヅラ。（中略）此ノ物紀伊伊豆ニ甚多シ。土人皆フウドウカツラト呼ブ。愚謂ラク。本邦往昔薬物ヲ以テ国国ヨリ貢上ス。当時能ク此ノ物ノ風藤タルコトヲ知テ其ノ　名称到《テ》レ今《ニ》民間ニ伝ルカ。或ハ又暗ニ風藤ノ名、和漢同キカ。
15 合歓木：カウカノ木　＊讃州方言と思われる。これは14の〈南藤〉の説明中につぎのようにあるもの。
庚辰歳予讃侯ノ命ヲ奉ジテ薬ヲ封内ニ採ル。一日阿野郡川東村深山中ニ至ル。土人合歓木ヲ指テカウカノ木ト呼ブ。按ズルニ古今六帖、合歓ヲカウカト訓ズ。合歓、古今ネムリノキ、カウカハ合歓ノ略語ニシテ中古ノ称ナリ。今都会ノ地ニテハカウカトハ称セズ。然ニ却テ田舎深山中ノ人、此ノ名ヲ呼コトヲ知レリ。蓋シ風藤モ亦然ルナラン。
16 沙箸：越王余算附録ニ出タリ。是レ草類ニアラズ。〇肥後宇土郡御輿置《オコシキ》産。方言ウミカンザシ。又サギノソウメント云。
17 巻柏：和名イハヒバ。筑紫方言コケマツ。讃岐、紀伊方言イハマツ。処処石上多ク生ズ。
18 玉粕：日光方言萬年草。
19 早稲：和名ハタケイネ。〇日向高千穂山中穭生ノモノアリ。年年生ズ。方言ヤマイネト云。

20 百合：（前略）○松前産、花小ニシテ紫黒色、俗クロユリト云。
21 苦瓜：和名ツルレイシ。長崎方言ニガゴオリト云。処処ニ多シ。
22 胡桃：和名クルミ、処処ニ多シ。○陸奥会津産、俗ゴンロククルミト云。
23 甜瓜：和名マクハウリ。西国方言アジウリ。和産数種アリ。
24 膽八香：（前略）紀伊方言ヅクノ木ト云。
25 女貞：和名ネズミモチノキ。又ヤブツバキ。又ネズミノフン。讃岐方言テラツバキト云。
26 〈海桐花：和名トベラ。讃岐方言ニガキ。
27 〈紫梢花：近江湖水中産。方言カニクソト云。
28 イケマ：蝦夷人此ノ物トヱブリコノ二種諸病トモニ用。金瘡打撲等ニモ用。本邦ニテモ産後産前ニ用テ大ニ験アリト云。（中略）後又日光ニ産スルコトヲ知。方言ヤマカゴメ。

以上、鉱物・植物関係の方言についての紹介をおわるが、二つほどは、水中産のものである。説明文を読んでいくと、源内自身が直接手にし、耳にしたことがわかる。さらに〈巻四、虫部・介部〉より三例をあげる。

29 斑蝥：一名斑猫。讃岐方言ダイダウトホシト云。
30 蝸牛：和名カタツフリ又デヾムシト云所在ニ多シ。数種アリ。○一種モノアラガヒ。是レ亦蝸牛の類ナリ。
31 蠵亀：和名ウミカメ。讃岐方言ガメノニフタフト云。

あらためて地方別に分けてみるとつぎのようになろう。

江戸（東都）方言。西国方言。讃岐方言。近江彦根方言。備前方言。備後方言。仙台方言。越前方言。伊勢方言。佐渡方言。肥後の方言。伊豆の方言。筑紫方言。紀伊方言。日光方言。長崎方言。会津の方言。松前の方言。

いちおう〈松前〉から〈肥後〉までと、全国的にひろがっている。当然のことで、江戸方言と讃岐方言が多い。源内自身が採集の場合はともかく、そうでない場合は、どのような手段方法で物と方言名を採集したかは一考の価値がある。物産会の場合と同様に、地方の薬肆による情報提供もあったろうし、〈誰々之ヲ具ス〉としばしば記述されているように、広い意味で彼の知人などから供給されたものも考えられる。しかも〈芒消〉の項で、〈予辛巳ノ秋、家僕ニ命シテ薬ヲ伊豆ノ国ニ採シム〉など、彼が自分の召使っている者に命じて物を手に入れたり、地方の無名（すくなくとも現代から考えて）の人の名もたんねんに記録しているのは注目したい。そして至るところで物と名と混同すべからざることを注意しているところも留意すべきであろう。当時一般の方法として、『和名鈔』や日本古典に名の由来をあたることもおこなっているが、直接人からきくという耳学問も怠っていない。旺盛な学究心をみるのである。

蛮産と洋の本草学

方言への彼の深い関心は、彼が一面言語研究家として評価される資質をもつ。〈海松〉（巻二）の項でも、〈本邦の俗、礒ノ字ヲイソト訓シテ海浜ノ事トス。琉球国本邦ノ詞ヲ用ウルモノ多シ〉など琉球のことばにも一つの関心を示しているようである。おそらく本草学者と方言との明確な結びつきは、貝原益軒に出発点を求めることができるであろうが、源内においては、彼の阿蘭陀流薬学、横文字への関心と表裏一体のものである。おそらくこれもその出発は益軒の〈蛮種〉にあるであろう。益軒もおそらく紅毛人と直接面接していると思われる。『大和本草』がこれを証明する。しかしもとより源内が西洋本草学を学んでより本格的である。たとえば『物類品隲』のa〈粉霜〉（巻二・石部）やb〈龍角〉（巻四・鱗部）の項に源内はつぎのような記述をしている。

a粉霜　蛮産、上品。紅毛語メリクリヤルドーリス、社友中川淳庵云、是レ即チ粉霜ナルベシ、本草ニ其ノ形如二白蠟ノ一ト云ニ能合リ。ト按ズルニ、メリクリヤルハ紅毛人水銀ヲ云、ドーリスハ殺スト云詞ナリ、水銀殺トハ水銀ヲ焼製スルヲ云ナリ。蛮人ノ語脉此ノ類多シ。

b龍角　蛮産ニ、スランガステインアリ。紅毛人希ニ持来ル。（中略）按ズルニ紅毛語スランガハ蛇ヲ云。ステインハ石ヲ云。龍角ハ龍頭ニ在テ形石ノコトシ。故ニスランカステイント云。紅毛人語脉転語多シテ可レ解不レ可レ解モノ間有レ之。

なお〈巻四、木部〉に、〈キヨルコ　紅毛人持渡ル芝類ト見エタリ。フラスコノ口ニ用ルモノ、其質軟ニシテ甚シマリヨシ〉とあり、キュルコの語形でも用いたが、いわゆるコルク（これは明治期以後、英語cork《コーク》の訛として一般化する）で、蛮産であることは確かである。長崎遊学での成果もそれなりに披露している。和のみならず洋の本草学へも関心は強かったのである。

中川淳庵は『物類品隲』の校定をしている蘭学者であり、夭折した俊才である。例の『解体新書』翻訳に力をふるった蘭学者としてよくしられている。序を寄せている後藤光生（黎春）も『紅毛談《おらんだばなし》』（明和二年・一七六五刊）の著者としてしられている――源内もそうした蘭学者の群の一人であり、仕官していないだけに自由な立場で、わが道を行くことができたわけである。ついでをもって、平賀源内における植物関係の〈蛮種〉を簡略にしてつぎにあげ、参考としたい。

◯金剛石―蛮産、紅毛人持来ル所ノデヤマンナリ（巻二、石部）
◯泊夫藍―ラテイン語、サフラン、紅毛語、フロウリスヱンタアリス、またコロウクスヲリヱンタアリ（巻三、草部）
◯含生草―紅毛語、ロウズハンヱリガウ（右同）
◯漢名未詳―蛮種、ローズマレイン、ケルフル、イケマ（右同）
◯豌豆―蛮産異種、紅毛語グルウンヱルテ（巻四、穀部）
◯菘、和名ナ―蛮種、紅毛語コノルコール（巻四、菜部）
◯蕪菁、和名カブラ――蛮種、紅毛語ランマナス（右同）
◯萊菔、和名オホネ―蛮種、紅毛語ロートラテイス（右同）
◯恭菜、和名フダンナ・タウチサ・イツモナ―蛮種、紅毛語ロートベート（右同）
◯萵苣、和名チサ―蛮種、紅毛語アンテイヒト（右同）
◯質汗、和名ミイラ――先輩木乃伊ヲミイラトスルハ非ナリ（右同）
◯篤耨香―紅毛語、テレメンテイナナリ◯蛮産壬午客品中小浜侯《ノ》医官杉田玄白具レ之《スヲ》（巻四、木部）
◯膽八樹―和俗ポルトガルノ油、油ニ搾《リ》タルモノ、ヲ、リヨヲレイヒ、紀伊産方言ヅクノ木ト云（右同）

＊膽八香も同様の記述である。

◯木綿、東璧曰《ク》。木綿有二二種一。似レ木《タル》者《ニ》名《ノ》二古貝一《ト》。（中略）◯古貝、和名パンヤ―紅毛語、木綿ヲ、カトウンボヲムト云。草綿ヲ、カトウンコロイト、云。カトウンハ綿ナリ。ボヲムハ木ナリ。コロイトハ草ナリ（右同）＊次頁の図版参照。

最後の〈古貝〉の例のように、本来ポルトガル語であるのに和名となっている点も、外来語史からみた場合興味がある。蘭山においても同様であるが、記述説明はより生活的であり民俗学的記述がみられる。

以上のように本草学者が地方での異称である方言に関心をもち、さらに蛮種にもよく目をとおして記録している点が、ほぼ解明できたかと思う。そしていよいよ『本草綱目啓蒙』の大著によって、小野蘭山が質量ともに圧倒的に誇る方言蒐集が記録されるのである。わたくしは総索引を作成、これを一見してみればそれと気のつく豊かな方言の海である。また本文を手当たり次第に開いてみるならば至るところで方言にぶつかるであろう。これはこれまでのべてきたような貝原益軒の『大和本草』以来の伝統ある〈方言〉への関心が凝って成ったもので、〈物類〉に限定されてはいるが、まさしく、『本草綱目啓蒙』は約二万語を収録した日本の方言蒐集研究史上の一大金字塔たることを失わないと思う。小野蘭山と方言についてはあらためて記述したい。蘭山の方言考察はもとより彼の本草学の一環であることに変わりはなく、その学問のうえにおいてじっくり考えてみたい（本書に収録の拙論を参照されたい）。

参考文献

拙著『方言はどう探究されたか』（桜楓社、昭和五十四年）

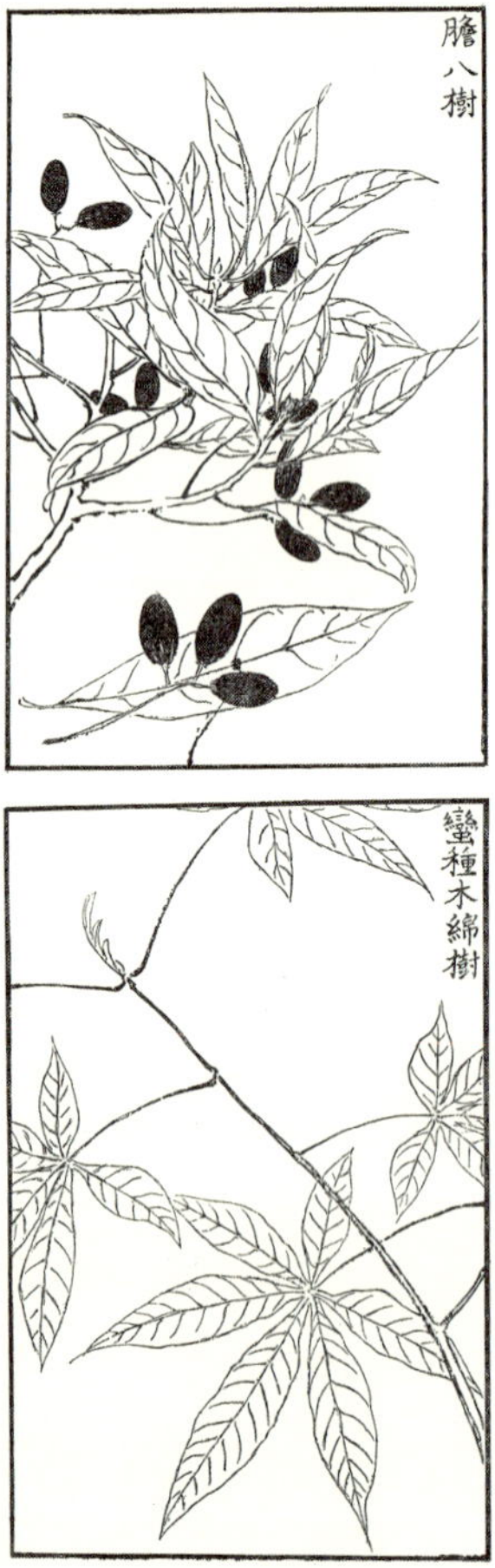

〈膽八樹・蛮産木綿樹〉
『物類品隲』〈産物図絵〉

第三部

日本本草学への小径

1　名とモノ——民俗・言語の学としての本草学

コトバが生命を保全する

人生にもっとも重要で切実な問題は何かというのに人間の行為と生命の問題にすぎるものはない。そこで古聖、神農氏も万機の政務におわれ寸暇ないにもかかわらず、眇たる一草一木をも、非常な熱心さでたずね求めたのである——これはシナ、明代の本草学者、李時珍（東璧）がその著、『本草綱目』の序でのべているところです。つづけて〈倉《ソウ》廩《リン》（米庫）が充つれば、人民は飢饉によって命をおとすことをまぬかれ、医薬を完備することが、人民を不治の病で死亡する不幸からまぬかれさせる。それによって、人民の生涯を幸福にするのだ〉というのです。シナでは飢饉で命をおとすものがすくなかったのです。日本でも同様ですが……。そこで、漢土四千年に亘る歴代の名医が病魔に苦しんでいる人びとに、自ら接し、親しく実験したところをもとにして、秀れた処方と特効の薬を創造しました。名方（卓越した処方）と奇薬の経験を一本にまとめたのが、『本草綱目』（一五九〇年成）です。草を本として効能や良毒の弁明に尽すところから、これを〈本草学《ホンゾウガク》〉とよんだのです。

〈本草学〉の聖典である『本草綱目』は日本にきては十七世紀初期に、賢学、林羅山によってがっちりと受けとめられ、日本に本草学の盛時をつくりあげるのです。羅山はシナの〈桔梗〉は日本でアリノヒブキとよぶものなりと和名（日本名）との同定考証を試み、町の俗医は〈桔梗〉が〈薺苨《サイネイ》〉とも異名同物であることをしらず、かえって別の〈甜《テン》桔梗〉と混同し、その性質や効能をよくわきまえていないのだと批判します。

あるいは〈鯨《ゲイ》〉の場合、和名のクヂラと同定し、日本の海辺ではあちこちで食用に、かつは脂をとって灯油に代える。ことに土左《トサ》の漁人は鯨から蠟のようなものを取りだし、〈鯢屎《ゲイシ》〉とよんで大樹（国の最高責任者）に献上する。今、南蛮から舶載の〈薫丸〉をアムペラというのも、射香《ジャコウ》鯨（ザトウ鯨か）の屎《クソ》と和して、商人もこれを珍とする——と解説するのです。コトバとモノとの考証は転じてそのモノのひろげる民の生活を記述します。鯨と日本人の生活までが、本草学者の関心となるのです。〈鯨油で煮た牛蒡下女は喰ひ〉と川柳にみえるのですから、鯨の効用は都会へもひろがっています。〈石油《イシノアブラ》〉もシナ語では、〈石脳油《セキノウユ》〉で中・日公認の呼称でした。〈モユル水・石の汁《シル》〉、さらに〈臭水《クソウズ》〉と和名との同定は本草学には重要で慎重に断定——推定は許されない、薬であるから——すべき仕事だったのです。本草は漢と和とではことばの障害をのりこえ、公認されていることば、非公認のことばに専門家として注意ぶかく耳を傾けねばならないのです。コトバとモノ——本草学の対象としての動・植・鉱物です——、その効用と造化の妙が存在を示し、その性質、形態、効能を人間に語りきかせているのです。かつて思想家、M・フーコーの提起したコトバとモノの論は一九六六年で、大いに注目されました。しかし三百五十余年前に、一本草学者、医師により人間生命の保全という大目的から、モノとコトバの問題がとりあげられたのです。

二国間のコトバの障壁にいどむ

ここでいうコトバには二つの面《かお》があるのです。一つは、そして本草学のもっとも基本的ともいうべきですが、『詩経』（紀元前十二世紀成）、古典理解の完璧を期すこと、そのための考証としてのコトバです。孔子が、『論語』〈陽貨第十七〉篇で、〈小子、何ゾソレ詩ヲ学ブコトナキヤ〉と詩の効用（？）をあげ、〈多ク鳥獣草木ノ名ヲ識ルベシ〉といいます。これがシナの本草学で、〈多識の学〉ともよばれるところです。一つの言語学《フィロロジー》へと進展していく因となります。孔子の教は、『詩経多識編』の名をもって著作され、〈一卉、一木、一毛、一羽載セザルナク、理以テ運ル。故ニ多識ハ文士ノ資ト為スト謂フ〉と万全の知識を目ざします。いまは文士の資を論ずることは横におきますが、文士は聴き手であり、同時に読み手、それが記述《ディスクール》という行為につながるのです。本草学者の場合、記述する行為は、ただその場限りに消えさるコトバを記号化することではないのです。文字は確乎として存在を示すコトバそのものです。一つの創造です。文化の要なのです。記述する行為は人間の生命の保全に直結します。

漢字、〈灋《ホウ》〉は水と去と廌《タイ・チ》の会意文字です。神判による汚れの排除を意味します。廌は解廌とよばれる聖なる獣をさし、罪あるものがこれにふれると、たちどころに反応があらわれるという珍獣奇獣の類をいうのです。つまり罪の是非が決定します。奈良の春日大社には神鹿が群ていますが、廌はシカのようなヒツジのような獣といいます。その大切な廌をとりのぞいて、〈法〉と略体をつくりノリとよぶ、法は灋のバリアントとして認識され、民族の文化、祭祀の世界そのものなのです。

意味するものと意味されるものの秘を解くのは本草学の一部門になります。〈蜺《ゲイ》〉は甲骨文に、〈河ニ飲《ミズノ》メリ〉とある両頭の龍姿の象形と解し、オスをさし、メスを虹《コウ》——日本でニジに用いました——とよぶのです。いずれ架空の獣です。風もまた天上の神霊と関連する創作といいます。漢字、書かれたもののもつ意味を究明して、これを日本語におきかえること、翻訳です。翻訳は一つの模倣、原型のなぞらえが基本でしょう。シナ語を日本語の型《モデル》のなかで再表出することです。確かに模倣することも一つの才能です。しかも技術の問題です。忠実な模倣者、譌造者にあまんじなければならないのです。芸術家《アルチスト》であってはならず職人《アルチザン》です。しかして、本草学者は翻訳者であってはならず、それはあくまで手段、便宜にすぎないのです。かなり慎重な言い方において、すぎないのです。石脳油はクソウズと同定すること、そこには模倣ではなく語の創造《クリエイト》の精神が存在するのです。たとえ卓越した翻訳家でもそのまま賞賛される詩人、小説家たりえないのです。真《シ》であって譌《カ》ではなく、個性あって一般大衆を排除させるのは一にかかって創造の精神《こころ》を失わぬことです。その顕現こそ重要です。もっとも創造は開拓と同様に困難で骨のおれる苦業です。語《ラング》を根元でとらえること、その語のもつ意味内容を完全に手中におさめること——本草学の使命はきわめて重にして大です。限りなく客体として広がるコトバの世界に肉薄して、常に人間生命と民生日用ノ要、厚生済民に役立てるのですから。奇術師のように、あるいは巫女のように、書かれた語を手だまにとり沈黙のコトバに傾聴する努力と資質が要請されます。しかも漢民族四千年の怨念ともいえる漢字、シナ語からの自立の問題が日本の本草学には課せられているのです。

民俗と方言を記録する

本草学者は医師《くすし》です。自然の友人であり、理解者であり、交信者でなければなりません。仙人にも似て、峻嶽をよじのぼり、急流、渓谷、蔦《つた》のはう吊桟をわたって、動植鉱物を求めねばなりません。採薬とよびます。そこで書かれぬコトバ、語りつがれているコトバに耳を傾け記録し、教えを乞うて使命を達成させるのです。多識は行動《フィールドワーク》によってはじめて活きてくるのです。動植鉱物——自然との交歓もさることながら、それと一体に生活しているその地域の人びとと、いわば人びとの属する言語社会への理解が平行しておこなわれ、原地の民に教えをこう謙虚さ、公認されていないコトバに、じっと心と目と耳をかたむけることが大切なのです。社会学、民俗学者としてのデータ、環境、生活誌を編集する能力を身につけることです。羅山はこんなふうに記録をしています。〈石炭——近江ノ国、栗本《クリモト》ノ那《あたり》ニ地ヲ掘リテ土ヲ取リ、炭ヲ加ヘテ之ヲ燃ヤシテ薪ニ代フ。須久毛《スクモ》〉と。スクモはおそらく泥炭的なものと炭との混合物で、滋賀県栗本の方言と考えていいでしょう。『後撰集』（十世紀）に、〈津の国の名にはたたまく惜しみこそすくも焚く火の下にこがるる　紀内親王〉とみえますが、近江に近い津のことですから、あるいは両者は同じものかもしれないのです。注釈書にスクモは、〈葦や茅などの枯れたもの〉としていますがいかがでしょう。一つものでも時代により、土地により変種を名にもつのです。羅山はモノを求めて木曾路をたどり、〈樺《クワ》〉（漢名）にカバを同定して、木曾の民が燭に用いると記し、あるいは〈厠籌《シチュウ》〉（同上）をシリヌグヒノキと同定して、〈信濃岐蘇《キソ》山ノ民、木ノ篦《ヘラ》ヲ以テ尻ヲ拭フ〉と解説します。語《ラング》の拡大、変身した実体をしることができます。岐蘇という民俗《たみのなりわい》の文脈のなかで、羅山は村人の名づけた事柄《こと》を叙して新しい語の意味をみちびこうとするのです。民俗学はふるく日本各地で木片や藁をもって屎をぬぐいとるのに用いたことを報じ、柳田国男監修『綜合日本民俗語彙』に〈尻拭箱《しりぬぐいばこ》〉の語でこんな解説をみるのです。

　秋田県鹿角地方には厠の一隅に尻拭箱という把手のついた木箱が二つ置いてあって、一方には尻拭いの藁や木片を、一方には使用ずみのものを入れた。木片などを壺の中に投ずれば施肥の際に妨げになるからであった。

　果して〈尻拭箱〉などと公認の語を用いたかどうか、わたくしはまず疑問をもちます。ケツフキバコではないでしょうか。施肥の妨げも秋田地方や藁の文脈《コンテクスト》でとらえてのことでしょうか。語を剝脱して観念の衣裳で再現させては創造の精神はどこかにおきさられます。柳田は木曾の民にふれません。

　羅山はまた、〈蒲公英　多那《タナ》　今案ニ多牟保々《タンポヽ》〉とのべます。シナ語のホコウエイが、日本でタナといい、近世ではタンポポとよぶというのです。俗にはむしろ書かれるコトバではなく、正式にコトバ《ラング》として登録されなかった点も示唆しています。次元の異なる点に言語学者は慎重な論を展開すべきです。蒲公英はシナでも事情は類似し、一名を〈満地金銭・黄衣苗・金簪花・婆婆丁〉など十四種の名をもちます。同一物でも名の異なる意味を考え、そのものの根源をたずねる求心的方法、あるいは遠心的にタンポポの黄に咲ききそう大地の色を描くのです。また摘みて手折ると母乳のような汁の滴りをみるので、〈奶汁草《デイジュウソウ》〉の名を与えます。ずばりモノそのものです。羅山に発した本草学の頂点に座す小野蘭山はタンポポの和名をこう採録します。〈フチナ 和名鈔　タナ 同上　グヂナ 信州　グチナ 奥州　ムヂナ 勢州　グチグチナ 佐州　ツヾミグサ 越中　タンポポ〉――豊かなる語創造の世界です。タナ・フチナを『和名抄（順和名）』（十世紀に成立の最古の事典〉に求めているのです。完全な書かれた《エクリチュール》ものです。エクリチュールのEを大文字にすれば聖書（Ecritures）のことですが、『和名抄』もまさしく本草学、日本語研究の聖書であり、宝典《シカット》なのです。見方を転じれば、『和名抄』は本草学そのものです。〈麦　陶隠居本草注ニ云、麦ハ五穀ノ長ナリ〉と読むとき、麦ハ五穀ノ長であると、『和名抄』も典拠をシナの本草書に求めます。シナでは稲は五穀にいれません。存在する語《ランゲ》の重みは語自体では測り解けないのです。語の観念、書く《エクリール》行為をも超脱したところにモノは厳在します。タンポポが公認の語と君臨するのは近世なのです。柳田国男にタンポポの呼称を追究したエッセイがあったと思います。解く鍵をいくつか用意して、ツヾミグサをタンポポの呼称の引金に取りあげ、鼓の音と関連して論じていたと記憶します。幼児の思いつきともまた関連させて論を構成しています。発想はペンペン草と同質です。さてしかし、シナでの一名に〈鼓釘《コティ》〉ともみえるところからすれば、果して純日本語、創造《クリエート》の所産か疑いはもたれます。書かれた《エクリチュール》コトバは土地からも人からも独立して、客体化され、それ自体が表現能力をそなえて飛翔するものです。神々の黙示録は草の名のなかにも機能しているのです。タンポポは羅山の採録以来、ついに日本語の公認語籍を獲得しました。江戸の詩人は亡き友に哭《なみだ》して、〈蒲公《たんぽゝ》の黄に薺《なづな》のしろう咲きたる、見る人ぞなき〉（与謝蕪村）とうたい、近代詩の夜明けには、〈蒲公英の黄に蕗の花の白きを踏みつつ慣れしその足何ぞ野獣の如き〉（詩集『落梅集』島崎藤村）と受けつぐのです。いくら電子頭脳《コンピューター》が発達しても、生身の人間の営む言語活動《ランガージュ》――本草学者のノートも作詩も言語活動です――のくりひろげる着想と創作の世界には比すべくもないでしょう。

本草学を語って、わたくしの言語活動は表現し伝達し創造しようとする事柄《コト》の無限さにけおされ、貧困そのものです。

方言を採録する意味

羅山の受けとめたシナの本草学は、〈多識の学――名ヲ正スコト――名物学〉に顕現して、さらに民俗の学や方言の学へと展開しようとしていくのです。

日本の本草学を樹立した貝原益軒（一六三〇～一七一四）は、〈凡ソ博物之学ハ広覧強記ノ識、以テ古今ニ通洽シ、審問精思ノ労、以テ衆物ヲ考験スルニアラズンバ、則チ其ノ品物ヲ究メ、其ノ性理ニ通ジ、其ノ是非ヲ考ヘ其ノ詿誤《かいご》ヲ正シ、其ノ真偽ヲ分チ、其ノ同異ヲ弁ヘ、而シテ広博ヲ極メ精密ヲ致スコト能ハズ〉と論じます。多識の学は博物之学におきかえられようとしています。審問精思は本草学の親験目睹です。〈妄《みだり》に聞見を信ず、軽率に決定する〉などは必誤と断じるのです。〈論本草書・論物理・論用薬〉

と益軒一流の論を展開しつつ、〈開闢ノ初ハ未人類アラズ、人生之初ハ形化ナシ、気化ヨリ生ズ万物ノ初生皆然リ〉といいます。〈胎生・卵生・湿生・化生〉の四生の分類をあげ、さて〈胎生ハ卵生ヨリ貴ク、卵生ハ湿生ヨリ貴シ……湿生ハ化生ヨリ貴ク、化生ハ其ノ物タル益微ナリ〉といいます。物ノ理を究め生物界の大綱を示して人類と物類との世界も峻別します。

いうまでもなく、物理ノ学は近代の物理学《フィジックス》とは異なり、やはりシナ渡りで、明、方以智『物理小識』はその典型です（『物理小識』は江戸時代、学者の座右に必読書として大いに活用されます）。博物ノ学も同様です。学のよるところを考えるならば、物理学の構想とコトバはしかしここの物理ノ学と根本において決して無縁ではあるまいと思います。益軒は、〈本草綱目ニ品類ヲ分ツニ可疑事多シ〉と批判します。真理を愛し真理に忠実ならんとする学徒にシナも先輩もないというのが事実なのです。餅《ヘイ》はモチではないのです。文化や学芸の文脈を尊重する益軒に、『点例』というパンクチュエーションの著あるのも当然なのです（点例は人の息と脳の働きを記号化したものです）。本草学の聖典もまた本草学の精神の前に、たとえ満身創痍となるとも辞することを許されません。益軒の〈化生〉は自然発生のことです。パストゥール Pasteur が実験によってこれを否定したのは一八六〇年で、益軒の発言より約百五十年後のことです。

新しい学問、創造的研究のおこるときには、天はその使徒をおくりこむものです。〈不佞（私）幼ヨリ多病、好ミテ本草ヲ読ミ、物理ノ学ニ志アリテ尚《ひさし》〉という益軒が、自己の健康保全もあって本草学に沈潜したと推測されます。真をひたすらに求める益軒にコトバの問題はこうせまるのでした。

一　本邦諸州ニ産スル所ノ品物、各、其ノ郷土ノ方言アリ。然シテ其ノ名称同ジカラズ。四方ニ通称シテ闔国（全国）、其名ヲ同ジクスル者鮮《すくな》シ。此ノ書、載スル所ノ倭名、亦タ往往西土ノ方言多ク居リテ、四方ノ名称ト同ジカラズ。而シテ其ノ品色ヲ認別シ難キヲ恐ル。観ルモノ名称ノ異ナルコトヲ訝ルコトナカレ。唯ダ其ノ形状ノ真ヲ察シ識ラバ則チ可ナリ。

益軒の代表作『大和本草』（一七〇九）にのべるところです。〈〇景天《イキクサ》（前略）順和名ニイキクサト訓ス。今世ノ俗ニヘンケイ草ト云。筑紫ニテ血ドメト云。コレヲキリキズニツクレバ、血ヲトムル故ニ名ヅク〉など方言への関心と採録は、益軒が心がけ、仁に発するのです。〈天地生物ノ心、人之ヲ受ケ〉と愛の理を説くのです。筑紫は益軒の学の淵源する地で、採録の方言もまたすくなくありません。そのために、〈国の内を里ごとにあくがれありき、高き山に登り、ふかき谷に入り、けはしき道、あやうきほきち《歩危地》をしのぎ、雨にぞぼち、露にぬれ、寒き風暑き日をいとはずして、めぐり見る事凡そ八百邑にあまれり。ことに邑《さと》ごとの土民等に、其所々を、おほなくたづねとひて、見し事聞きし事を、みづからふところ紙に書しるし侍る〉という実地見聞をかさねます。もとより益軒だけではなく、名著『古名録』の著者、幕末紀州の本草学者、畔田《クロダ》翠山《スイザン》まですべての本草学者が実行した学問形態、方法です（現代のフィールドワークに近いのですが、すべて足、手と目の働きで、機械はほとんど無縁です）。翠山はついに採薬の山中で没するという壮絶な死により研究にピリオドが打たれました。

益軒は民生日用ニ切ナリとして方言を目と耳と足で求めました。本草学者、野必大は、〈飲食ハ人ノ大欲存セリ／民生日用ノ食物好悪有ルヲ弁ズ〉といい、〈水ハ万物ノ源、土は万物ノ母〉として『本朝食鑑』（一六九七）を著しました。元禄学芸興隆の一つの大輪です。必大は民俗にも丹念です。〈鯛〉の民俗学、放鶴や養鶴の記録、さらに宮中で、〈近代禁裡、毎歳始に例して鶴の包丁といふ〉と年中行事を記します。鶴は食しては老人や虚弱の人に補益の効アリ、婦人の血のぼせに効能アリと食の本質を説くのです。

コトバを求めコトバを弁じて自然を跋渉する意味も重大です。蟻の化石を求めて狂気玩石に徹するを、自他ともに許す木内石亭（小繁）もまた、先史時代、古人の生活を鏃《やじり》の蒐集から実証します。『雲根志《うんこんし》』（一七七三前編）はその代表作で、七十八歳の作です。モノ（石）あって名あれば、人間があり、コトバが存在するという自明のことに全生涯をかけて悔いのない非凡なる凡人です。友人の作文に、〈石ヲ以テ名ヲ成ス。水トトモニ同ジク潔ク、石トトモニ同ジク貞ナリ〉と。これはひとり石亭のみの銘ではないのです。本草学者はコトバの奥に語りつがれている真理を、コトバとモノで解明する業のすばらしさをみせます。

江戸期のモノと名の考究は小野蘭山『本草綱目啓蒙』四十八巻に結集します。啓蒙はけだし俗庸の医師、学徒へのそれを意味するのですが、いうならば『本草綱目』への講義録であり、シナ・日本の語彙《ラング》の障壁をこえて、蘭山が本草学者として全生涯をなげうった言語活動《ランガージュ》の総決算でもあるのです。〈石蒜《セキサン》〉を一見してみます。

石蒜　マンジユシヤケ 京　シビトバナ 同上　テンガイバ
ナ 同上　キツネノイモ 同上下久世　ヂゴクバナ　カラスノマ
クラ　ケナシイモ　キツネバナ 備前　サンマイバナ 勢州
ヘソビ 同上粥見凶年ニハ団子トナシ食用スヘソビダンゴト云フ　ホソビ 同上　シタカリバナ
同上松坂　キツネノタイマツ 越前　キツネノシリヌグヒ 同上
ステゴノハナ 筑前　ステゴグサ 同上　シタマガリ 江州
ウシノニンニク 同上　シタコジケ 同上和州　ヒガングサ 仙台
セウ〳〵バナ 同上　クハエンサウ 同上　ワスレグサ 同上
ノダイマツ 能州　テクサリバナ 同上　テクサリグサ 播州
フヂバカマ 同上三ヶ月　シビレバナ 同上赤穂　ヒガンバナ 肥前

ドクスミラ 同上 キツネノヨメゴ 同上 オホスガナ 熊野
オホヰ、同上 マンジユサケ 同上 ユウレイバナ 上総
カハカンジ 駿州 スヾカケ 土州 ウシモメラ 石州 ハヌ
ケグサ 豊後 ジュズバナ 予州 イチヤニヨロリ 同上今治 ホ
ドヅラ 同上松山 テアキバナ 丹州笹山 キツネノアフギ 濃州 ウ
シヲビ 同上 イツトキバナ 防州 ヤクベウバナ 越後 ハ
ミズハナミズ 加州

四十八種の多彩な方言を採録します。多彩とはいえじっと読めばいくつかのグループにわかれます。マンジュシャゲは京都を根源とし今に残る名ですが、このおびただしい方言宇宙を消滅させ、一色にぬりつぶしたのは何だったのでしょう。人びとから方言を奪ってしまったことが問題です。公認はマンジュシャゲのみなのです。これを文明開化、国語政策というのでしょうか。

野の草に不思議に狸は名を与えず、狐が独占します。キツネノタイマツ・キツネノチョウチン・キツネノアフギ・キツネノヨメゴ・キツネノシリヌグヒ——詩人のことばです。詩人は感性に生き、評論に自滅します。名も知らぬ地方の民の言語感覚《センス》は尊重されねばならず、公認の有無を論ずるのは政治家の社会でたくさんです。あの真紅の花、火焔のように燃えるアカ——漢字は不届きな存在です——あるいは蕪村だったでしょうか、〈大徳《だいとこ》の糞《くそ》ひりおはす枯野哉〉、シリヌグヒに野の草、キツネノシリヌグヒは有効です。ユウモアとウイットにみちた名の創造なのです。名を与える意味を考える資料提供は群をぬくのです。公認された曼珠砂（沙）華は蘭山のいうとおり、シナ、宋代の『翻訳名義集』に、梵語（インド語）のシナ訳のさらなる借用とみえます。創意の失せあせた死語が、教科書ことばが、無難に採択され人工飼育を強制します。学者がモノを考察し命名を解説するとは別次元でモノを発見し内なる感情のほとばしりで——しかし脈絡はまことに細にして密です——名を与える術を土地の人は心得ています。時には何と幻想的な名とロマンをかもし伝承することでしょう。

カラスノ枕は、蝸牛を蛇ノ手枕、海のヒトデを蛸ノ手枕とよぶ共通性をもちます。名が共通だとわめきたてるのではなく、同じ熱い血が、同じ生活が、同じ創意がはたらいている、いわば内的言語《ラングィンネ》を大切にしたいのです。蘭山はまた、〈小児コレヲ玩ベバ言語詘《（ママ）》シ故ニシタコヂケト名ク〉と解説します。シタマガリ、シタカリバナ、シビトバナ、ヤクベウバナ、ヂゴクバナなども同じ言語活動の社会でしょう。反面、飢饉時に団子にして食する民の生活もコメントしています。

わが茅庭に烏瓜が秋には赤い豆電球のように崖際を飾りますが、蘭山が方言、キツネノチョウチンを採録している今に感謝したくなるのです。統一化され、略称化される今

日のコトバに言語学者が手助けをし、修復をはかってはいないのでしょうか。石蒜をキツネノカミソリと記録している文書もみたことがあります。生活に根ざしたそれでいて新奇な着想、モノの生命を尊重した方言がコトバの飢餓を救うと思うのです。つぎに、〈水黽《スイボウ》〉の場合を一考します。

水黽　ミヅクモ江戸　カハグモ　アメンボウ備後府中　テフマ共同上水戸　ミヅスマシ水戸畿内　サンテンボウ備後東城　カツホムシ畿内　シホクミ丹後　シホノミ越後　シホ高田　アメヤカンザウ共同上新潟加州　トビトビムシ加州　シケ同上　アメ城州伏見　アメムシ加州勢州　シホタ勢州山田　シホフリ山田　サメ亀山　ナベトリムシ津　ナベツカミ共同上津　ジヤウセン江州　シホンシホ　アメンド共同上予州大州　センドウ予州西条　タイコウチ松山　チヤウタ大州　庄太郎大州　アメンボ共同上吉田讃州丸亀　ナヱトリ讃州丸亀　アメキリ同上高松　アメタカ筑前　アメタカソウ同上　シホウリ西国若州　アメダカ　アメカタ　ジヤウセンカヨウ共同上　シホカラ若州　シホトリムシ播州　酒見北条　アミダ姫路　権兵衛ゴンニヤク明石　シホカイ小谷　雲州　シホハイ共同上立野備前　シホカ雲州　シホタキ土州　アメカス遠州　アメゾ薩州　アメンドウ　カハセンドウ　共同上　アシタカ信州　ギメ隅州　アメシホハイ　ノマ南部　アマムシ能州　エビノムマ日州　ドンドンムシ　カモ佐州　カイカキムシ同上　ギヤウセン豊前　アメヤノオカツ同上　小倉　カツパムシ仙台　マンコ同上

六十一種にはやや未整理がみえますが、江戸方言、ミヅクモは地方のアメンボウ・アメンボに蹴落されたようです。クモからくる連想が公認をさまたげたのでしょうか？　本来、ミヅクモが秀れていたわけではないのです。相対的な位置にあったのです。チヤウタ（長太）・庄太郎・アメヤノオカツ（飴屋のお勝）とたどると働く人と虫の相似性に与えた固有名詞、実在の人物の生活を語っているのです。おそらく〈――ムシ〉と名づけるのは新しいし、着想の妙はにぶいでしょう。虫は草とちがって物理的な動きがあるのですが、シホ・シホクミ・カハセンドウなどやはり確かな名の理を語ります。語るというのは話すと異なって伝承のうちに一つの型をもつのです。註釈《コメント》を長々とつづりたい誘惑にかられますが、ミヅクモからマンコまで一篇の語りの詩として鑑賞すれば足りるでしょう。

創造的にコトバを研究

おわりに方言研究史上一波紋をなげた〈蝸牛《カギュウ》〉考をもってお開きとします。

蝸牛　カタツブリ古名　マイマイツブリ江戸　マヱマヱ筑前　マイマイ同上遠州筑前防州作州備後　カサバチマイマイ駿河　デ、

ムシ 京 デムシ デブシ 予州松山 デツボロ 同上 カタ、共同上吉田 デゴナ 勢州津 デバノ 桑名 デイデイ 共同上松坂 デンデンコボシ 和州 デンデンゴウ 讃州高松 デンデンムシ 同上丸亀阿州備前 デンノムシ 播州立野 デノムシ 同上四国 赤穂九州 デンボウラク 相州 ヤマダニシ 隅田川辺 マイボロ 常州 オホボロ 下野 ヘビノテマクラ 仙台 ヘビノタマクラ ツノダシムシ 雲州 共同上 メンメン 涌谷 タマクラ 同上 ダイダイムシ 雲州 ツモウイ 石州 デンガラムシ 能州 クワヘヒヤウ 隅州 ツンナン 琉球

ことばの狩人《グルメ》はついに琉球方言にまで心が及ぶのです。〈ソノ形円ナル者ハツンナン琉球ト云扁ナル者ハヒラツンナン同上ト云フ……又尾高ク出毛ナキ者アリユフガホト云フ其殊ニ高キモノハマキアゲユフガホト云フ此ノ厚殻ナルヲバツンナン中山ト云尋常ノ蝸牛ノ厚キ者ヲヤマミナ薩州竹島ト云フ又殻厚クシテ尾尖リ斑文アリテ円匾アル者ヲフタツンナン琉球ト云又大木上或ハ山中ニ潤サ一寸余ナルアリ殻モ硬クシテ黒条横ニアリコレヲヤマノクルマト呼ブ此ノ外数品アリ〉と説明します。本文外にも八種余をあげます。蘭山は琉球まで足をはこんだのでしょうか。その探究の情熱は己の命まで顧みないのです。齢古稀をこえての業、あげた主な方言は三十一種ですが、〈ツブリ系・マイマイ系・デデムシ系・ソノ他〉と四系統の方言が採録され、古名はおとしません、京言葉も江戸方言も。しかし、デンデンムシの地方語に公認の座をあけわたし、明治の教育の場にうたわれます。教科書の編者があるいは四国、中国出身の官僚にでも縁あったかもしれません。

しかし舞エ舞エと訴え、出口出口とそそのかす蝸牛の人間環境はコトバ《ランゲ》を黙殺しています。ヤマダニシも言い得て妙ですが、蛇を信州方言で、〈土手鰻〉と命名したエスプリにかよいます。当時、俳諧師で名に興味をもった半《セミ》本草学者、越谷吾山は『物類称呼』（一七七四）でカタツブリはカタカタ鳴くゆえと名の秘を解きます。実験の結果は否といえますが。

民俗学者という柳田国男は『蝸牛考』に、〈薩摩川辺郡知覧郷などでは現在も蝸牛をヤマミナと謂ふさうである。小野氏の本草啓蒙には同国竹島に於て尋常の蝸牛の殻厚きものをヤマミナと謂ふと誌して居る〉（同書、一三二頁）とのべています（上の記事を見よ）。柳田にとって蘭山の学は一つのよりどころだったのです。あるいは〈蟷螂考〉（『西は何方』、全集19）にカマキリとトカゲの名の〈奇異なる混同〉が説かれ、〈相模の某地では蜥蜴のことをカマキリといふ〉とみえます。おそらく柳田は実際に耳にしたのではなく書物の知識でしょう。蘭山は〈石龍子《セキリユウシ》 トカゲ〉の方言の一部に〈カマキリ相州 カマキツテウ東国〉をあげます。種《ねた》はここにあるのです。方言研究家、日野資純さんもトカ

ゲをカマギッテウというのは、『物類称呼』が〈唯一のもの〉として蘭山は不在です。柳田もカマギッチョウは幕末の江戸語辞典『俚言集覧』をあげて蘭山ははずされています。〈遠く地を隔て、江戸にあった〉（同上）とのべるだけなのは不思議です。文献上のことながら、東国を江戸と狭く限定しては困るのです。事実柳田も、カマギッチョに関東地域をあげています。柳田の方言研究は足でなく頭の部分がかなりあるのでしょうが、出典をあかさぬところ、書かれたものと話されているものを混用して、書物は摘まみ読み、『啓蒙』四十八巻も通読していないと思われます。もっともわたくしは柳田の怠慢をせめているのではないのです。彼が〈採集者（方言の）の労苦は甚だ報いられぬものである。殊に我々の学問に於て、都会に住む人々が何時と無く、鵜匠の如き地位を占めんとするのは不当である〉（蟷螂考）という発言にはまったく共鳴するところです。だからこそ方言周圏論は蘭山を読むと成立しないはずだと思うのです。円より楕円、むしろ地方に新語の創作誕生のある点も注目すべきです。大きな円の中に、多くの小さな円が存在するわけです。方言は多発的であって、一点を中心に輪を描くというのは一面の理にすぎません。

　コトバの学、モノと名の学としての本草学のもつさまざまな今日的意味を考えてみました。人間の生命を尊重し、自然の崩壊をくいとめるためにコトバの果した役割を考えてみました。彼らの創造的な研究は今のわたくしたちには至難に近いかもしれません。しかし多量多種の情報量とあふれるネーミングの洪水に無防備ではいられません。コトバ・文字の圧倒する力は文明社会を物と化します。幕末の江戸に紅鶴《トキ》や水獺《カワウソ》が人間と共存し、自然のことばを人間社会に豊かに提供してくれました。ことばを創造《クリエート》する場を自然とともに復権させたいのです。

（「ユリイカ」十六巻十二号臨時増刊、昭和五十九年十一月）

2　本草学——自然を読み解く視座

わたくしの『江戸の博物学者たち』という本がお目にとまったそうですが、あれはいわば偶然の産物です。「ユリイカ」という雑誌に「物と名」という文章を書いた折に、編集者と話をしていて、話がたまたま文化人類学に及び、江戸時代にだって文化人類学的な学問は存在した、それは本草学である、本草学者は日本中を歩きまわり、物と名の関係を「同定」するプロセスにおいて、今日でいうフィールドワークを重ねてきちんと文化人類学的な方法を確立していた、という話をしたのがキッカケだったのです。それに興味をもった編集者がぜひ本にしたいということで、あの本が出来上がったというわけです。わたくしの専門は近代日本語の成立ということなのですが、近世における言葉の問題を追っているうちに、本草学や蘭学のことに首をつっこまざるをえなくなり、調べていくといろんなことが見えてくる。それでつい、医者でも薬学者でもないのに、わたくしがああいった本を書く破目になったということです。いわば途中下車のつもりが長滞在になってしまったようなものです。

〝鎖国は悲劇〟ではなく〝楽土〟だった

では、そのプロセスをつうじて何が見えてくるのか、というと、まず第一に言いたいのは、江戸時代の学問水準は相当なレベルであって、あの本で紹介した貝原益軒にせよ、小野蘭山、畔田翠山にせよ、大変立派な仕事をしていて、あれだけの仕事をした学者が現代の学者にどれくらいいるか、と考えると、首をかしげたくなるほどです。それは本草学だけではなく、国学でも医学・天文学でもそうなのです。

和辻哲郎は〈鎖国は日本にとって悲劇だった〉（『鎖国』）という言い方をしていますし、そういう見方をする人も多い。しかし調べれば調べるほど話が逆だということが見えてきます。あの約二百年続いた平和のおかげで、日本の学問はどれほど高い水準に達していたか。学問的な意味での鎖国は、幕末の五十年ほどの話で、それまでは長崎や松前経由でヨーロッパの学問はどんどん入ってきています。その間にヨーロッパやシナの学問技術を十二分に消化していたからこそ、明治以降百年の近代日本が生まれた、といっていい。その意味では、悲劇どころか、あの時代の日本はまことに豊かな〝楽土〟であった、とわたくしは思っています。それは、ちょっと当時の文献にあたって調べれば分ることなのに、それをやる人が意外に少ないのですね。

一例をあげると、ジェンナーの種痘、あれが十九世紀初頭にすでにロシア語から訳されています。訳したのは当時二十六歳の馬場佐十郎という長崎通詞で、幕府の役人にとりたてられた若者です。彼はそれをわずか三カ月で訳了したのですが、すぐには公にしない。序文によると、その時彼は九〇％は自信があったけどあと一〇％自信がない。もしこれで医者がまちがった治療をしたら大変なので、それから八年後、英語版が手に入るのをまって現物にあたり、イギリス人にも直接質問して自信がもてたので公にした、とのべています。それが『遁花秘訣』（魯西亜牛痘全書）です。そういう入念な翻訳を日本人がやっている。鎖国といっても、ロシア語関連は蝦夷《えぞ》の松前から、オランダ語や英語関係は長崎、また浦賀からという形で、きちんと情報を入れているのです。そして外国語ができる人間、学究的通詞がかなりいたことも事実です。

幕府は毎年一回（のちは四年に一回）、長崎からオランダの加比丹《カピタン》（商館長）が将軍に拝礼に来たとき話を聞いています。その記録を読むと、彼らは日本の医学水準を高く評価していて、いいかげんな医学知識では見破られてしまう、と書いています。某薬品会社の研究所にあるオランダ語の書物を閲覧する機会があったのですが、そこでも、アムステルダムを出て、喜望峰からずっと出会った異国の人のなかで、外国語がいちばんよくできるのは日本人だとさえ記録しているんです。

考えてみれば当然なのですが、当時の学者にしても通詞にしても、今の学者のようにあくせく働く必要はなく、国家公務員並ですからサラリーはくれるし、必要な本は買ってもらえるし、才能があって努力家だったら、その才能を花開かせるめぐまれた環境や条件が準備されていたわけです。ですから、鎖国ということばに幻惑されて、実体を見失うと、とんでもない誤解をすることになります。

もうひとつ、誤解しがちなのは、当時はオランダ人だけしか付合いがなかったと思うことです。しかし来日していた外国人はオランダ人だけではない。シーボルトはドイツ人ですし、植物学者C・P・ツュンベリーはスウェーデン人でリンネの高弟です。また医学書の原著はドイツ人やイギリス人のものも多く、幕末にベストセラーになった『医戒』（杉田玄白の孫、成卿が訳者）の著者、C・W・ヒューヘラントはドイツ人で、カントやゲーテの友人でした。いわば一流の人材が来日し、名著が到来していたわけです。こうして当時の西欧の学問、すすんだ情報が伝わり、それと対話を交し、ときに翻訳していたのが江戸の学者、学問なのです。シーボルトにしても当時の日本医学、その問診技術や鍼灸には相当な敬意をはらっていて、自身、接骨医のやっかいになったりしています。

また森島中良『紅毛雑話』、大槻玄沢『蘭説弁惑』や中井履軒『顕微鏡記』などをみれば、十八世紀末には倍率百倍の和製顕微鏡が出来ていたといいます。日本人の〝改良的発明能力〟は当時からあったわけで、今日の自動車やテレビだけではないことが分ります。ですから西鶴の『好色一代男』に女の行水を望遠鏡でのぞくシーンがあるのも、当時の科学技術の水準を物語る材料として読めるわけです。

まあ、そんな話を列挙していけばきりがないのですが、わたくしが申し上げたいのは、明治時代になって急にヨーロッパの学問が入ってきたのではなく、江戸時代に充分それを咀嚼していた歴史があるということ、またそれだけ江戸時代は豊かでバランスのとれた、高い学問水準をもっていた時代であったということです。そういう時代があったからこそ明治以降の近代化が可能であった。もっといえば、今の学問はそのバランスを失って、消化不良を起こしているのではないか、ということです。あえて〝楽土〟ということばを使ったのも、そういう意なのです。

本草学者の学問的きびしさと日本的特性

そういった、江戸時代の学問的水準を物語るもののひとつが本草学であったわけです。本草学とは何かと言いますと、人間の生命や健康の保持、病気の治癒に役立つかどうかを大きなテーマとし、そのために自然を調査し、植物・動物・鉱物の生態・形態・生産地などを正確に記述する学、とでも言えばよいでしょうか。本草という名前から、薬草だけを対象としているようにうけとられがちですがそれは誤解です。ですから本草学者は医師であると同時に博物学者でもある。人類に対して、〈物類・名物〉ということばを発明したのも本草学です。

またそれは、机上の学問だけではなく、自然観察、フィールドワークを重視します。土地の人びとからその土地で生産し存在する動植鉱物について聞き出し、それらと人びとの生活との関連まで記録するわけですから、その意味では民俗学でもあり文化人類学でもある。またその動植鉱物の名前を同定していく名物学の作業も含みますから言語学でもある。自然とのかかわりという点で、〝文化物類学〟とでも呼べばよいかとも思いますが、人類・物類を峻別するのではなく、本質的には人類と物類を一体としてとらえ、相関関係において自然のメカニズムを考える姿勢が貫かれていますから、結局総合的な自然人文科学、一種のエンサイクロペディストとしか言いようがないように思います。本草学が別称、〈多識ノ学〉といわれるゆえんです。

ただ彼ら本草学者の仕事に接して感銘を受けるのは、その〝同定〟作業の厳密さであり、きびしさであり、執念ぶかさです。本草学は、〈人間の生命や健康の保持、病気の治癒に役だつかどうか〉がテーマだと言いましたが、薬草の名前ひとつにしてもつねに人命に関わるわけです。時代のへだたり、土地のちがいで、同じ一本の草が数多くの異名をもったり、同じ名前がちがうモノをさしたりすることはままあることです。たとえば胃を丈夫にするはずの薬草と、同名であるからといって別な薬草を処方すればかえって胃をそこなうかもしれない。その点で本草学者は、文字どおり人が生きるか死ぬかの所で仕事をしているわけです。あの執念ぶかさは、そういう学問のきびしさを我々に教えているように思うのです。

ただここでもうひとつ指摘しておいた方がいいと思うのは、本草学はシナに源を発するということです。日本の本草学はシナとの関連で発展するわけで、大きくいうと唐代に出た『新修本草』の解説、註解を中心とする時期、つぎに宋代に編集された『証類本草』を研究した鎌倉・室町期、そして三番目が明代、李時珍の『本草綱目』が輸入され、それを読み解くプロセスの中から生まれてきた江戸期の日本本草学、という三つに分れます。江戸期の本草学のトップバッターが林羅山で、その後貝原益軒、稲生若水、松岡玄達、阿部将翁、野必大、田村藍水、田村西湖、平賀源内、小野蘭山、畔田翠山などが続くわけです。羅山は徳川家康の最高ブレーンだった学者です。

その読み解きは、どういうふうに行われたかと言えば、『本草綱目』をよりどころにして、日本的なものに工夫していく作業です。それはシナの本草学のたんなる模倣に終ることなく、根本の精神、方法論をおさえ、いわゆる親験目睹（親しく実験し、直接自分の目でたしかめる）、実測究理という実証的科学的態度によることです。シナとは異なる日本の自然に対して、ひとつひとつの草や木や動物や鉱物をたしかめていく、気の長い〈同定〉の作業の集積であるわけです。現代のように横のものを縦に置きかえて完了というインスタントな学問（？）とは別ものです。そういう形で日本独自の本草学が創造され、完成されていくわけですが、それを支えたのは、やはり最初に言った江戸約二百年の平和であった、と言えると思います。

しかしそのプロセスの中でぬけおちたものがあるとすれば、それは李時珍の哲学、思想であった、そこがたいへん日本的だと思うのです。李時珍が問題にしたのは、シナの本草学をうながした大きな要因であった、不老不死願望と、それを実現するための仙術、仙薬の発見ということです。彼はそんな仙術や仙薬はありえないという考えに立ち、その願望との闘いの中で、水と火をベースにし、つぎに土を置き、さらに金石・草・穀・菜・果・木・服器・虫・鱗・介・禽・獣・人を置いて、十六部からなる自然哲学を構築しているわけです。

　しかし我が国にはもともと不老不死願望などありませんから、李時珍が抱えていたような問題意識は入りようがない。そのズレはいかんともしがたいのです。それはちょうど、西欧近代科学が日本に入ってくるときも、その背景にあったキリスト教との葛藤という問題がすっぽりぬけおちて、きわめてプラクティカルに入ってきたプロセスとよく似ています。いい悪いの問題ではなく、もともと問題がないのですから入りようがない。そういうフィルターのかかるところが日本の特徴ではないか、という気がします。残念だけれどもこれはどうしようもない点だと思います。

豊かな自然は人びとの創り出したもの

　それはさておき、そのような形で創出され、独自の発展をとげた江戸期の本草学者の眼に映じた日本の自然とは、いったいどんなものだったのでしょうか。

　ここに『武江産物志』（一八二四）という本があります。岩崎灌園という幕府の御《お》徒組《かちぐみ》の下級武士で、本草学者の著書です。今から約百八十年前の、江戸とその周辺部の動植物誌です。彼はたんねんに自分の足で歩きまわって自然を忠実に記録しているのですが、それによると練馬大根のこともでてきますので、その頃から練馬は大根で有名だったのだな、などということが分って楽しいのですが、水鳥類の所では、たとえば本所や品川に鶴がおり、千住には紅鶴《とき》が棲息するとあります。ツルやトキが羽を休めていた自然が江戸に存在していたのです。中野には狸が、本所や綾瀬には水獺《かわうそ》までいたと記してあります。

　当時の江戸の人口は百五十万人ほどの、世界でも稀な大都会だったのですが、自然と人間の調和という点では、人びとはそれなりに気をつかっていた様子がしのばれます。灌園はまた、名所案内風に〈遊観類《はなみ》〉として、梅、桜、桜草、菊、紅葉などの名所も紹介しているのです。

　今から思えば別天地のような、豊かな自然のある江戸であり日本であったわけですが、わたくしがここで言いたいのは、そういう自然を育てたのは、まぎれもなく江戸時代の人びとだった、ということです。よく西欧では自然を変えようとしたが日本では自然を友として、あるがままの自然を楽しんだ、などと言います。わたくしはそういう言い方にはウソがあると思います。洋の東西を問わず、人間は自然に対してはたらきかけ、自然を変えながら生きて来た、と思うのです。日本の山野で、人間の手が入っていない自然、たとえば原生林のたぐいがどれほど残っているでしょうか。大部分の自然は、人間が手を入れ、育ててきた自然なのです。神代の話にすでに植林がでていることを忘れては困ります。それは江戸時代だって同じことなので、トキやカワウソがいる自然というのは、まさに江戸時代の人びとが、草が生えれば刈り、植林をし、下枝をおとし、野鳥のいる環境づくりをし、餌場をもうけ、汚水は川に流さず、といった努力のつみ重ねとして存在していた、と考えるべきではないでしょうか。作物につく害虫の駆除にも苦心した記録が厳存します。今の日本の自然をつくるのは、今生きている日本人にほかならない、そう思うのです。その意味では、〈自然〉という言葉自体の中に、東洋的無為自然という意味も入っているために、誤解が生ずるのかもしれません。福沢諭吉の先生の緒方洪庵はオランダ語の〝ナツゥール〟(natuur)の訳語として〝自然〟という訳語をあててはいけないと論じていますが、その気持も分ります。彼はナツゥールということばの中に含まれる〈天性・性質〉という意味――つまり、自然の本質を知ってそれを人類に役だてること――が入らないことでなやんだのです。

それはともかく、江戸の本草学者たちにとっても、自然というものは、人間が育てるものだという観点が明確に存在しているのは当然のことです。自然をよく観察すれば、それは自明のことでしょう。雪国の人びとにとっては、雪は雪見酒の友ではないのです。なぜ日本には柿が二百種類もあるのか、あんなにつつじの品種が多いのはなぜか、桜の美を競うのは、人間が自然にはたらきかけ、その本質を知り、それらの育つ環境をつくったからである――つまり、自然が純客観的に存在するものとして対象化されるよりも、人間が存在するがゆえに自然もまた存在するという考えが、とくに本草学者には強かったように思います。

本草学――用・不用から

それが後に蘭学者、宇田川榕庵などの批判――本草学と植物学とは異なること、つまり本草学者は人間に役に立つか立たないかという点だけで物を考えるという批判――と、用不用に関係なく学問として存在する植物学の提唱、明治以降の西欧的自然科学の導入、という形で本草学は終りをつげざるをえなくなっていくわけです。しかし人間が自然の一部として存在するためには、この自然と共存共栄し、物類と人類とを一つにした自然のメカニズムを知って活用することだと考えた本草学の発想は、人間が自然の一部であることを忘れがちな現代科学に一つの反省をせまる視点を提供しているように思うのです。

それは近代の西欧の自然科学が急速に発達しすぎたことのゆりかえしが今来ているということかもしれません。十九世紀初頭までは西欧の近代科学と、東洋の自然科学とは相互に交流しながらうまくやっていたといえるでしょう。

シーボルト事件にも関連したある学究的通詞、吉雄《よしお》呉洲《ごしゅう》は、〈兵《つわもの》を用いずにコトバとコトバによる話し合いにより世界と平和に交わる〉と争いの解決を力説、すばらしい発言をしているのです。それがその後の半世紀ほどで、西欧の方が急速に発達し、明治時代になって〈文明開化〉の名でどっと入りこんだという事情のために、先ほどもいいましたように、西欧かぶれの消化不良を起したのが近代日本であり、現代だと思うのです。そして江戸期は封建的という悪意を含んだ表現をして、よく実態を勉強もせずにおとしめる傾向が支配的になったのです。それは明治以降の教育の責任でもあります。そのオトシマエは、われわれ日本人が自分でつけなければいけない時期が来ている。わたくしは別段ナショナリストではないし、どちらかといえば日本人がだんだんきらいになっているのですが、そういう意味で江戸期を再評価すること、慎重に江戸を考察することが必要になっているということを強調しておきたいと思います。（談）

参考文献
拙著『江戸の博物学者たち』（青土社、のち講談社学術文庫）

（「談」三十四号——昭和六十年六月）

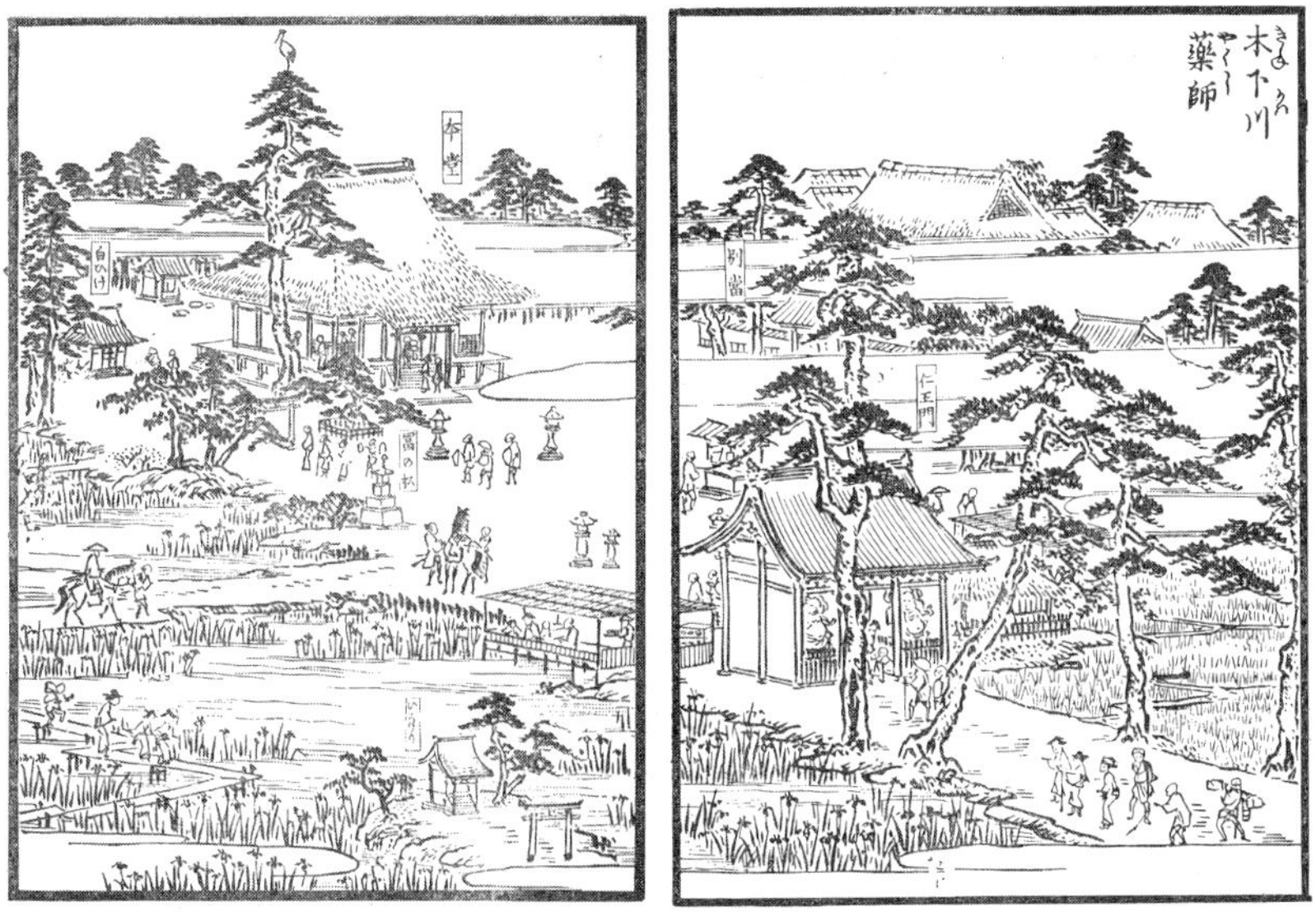

〈木下川薬師〉（『江戸名所花暦』）

3　本草学と日本語の海――畔田翠山と『古名録』

『古名録』で〈インコ〉をみると、〈蕃禽類。鸚歌　明月記〉とあり、〈明月記曰嘉禄二年二月七日ノ朝タ宗清法印送生鸚鸚歌云云鳥為一見也可進殿下云云其鳥大自鴨色青毛極濃柔篆如鷹而細食柑子栗柿等云云喚人名由雖聞其説当時無音不経時刻返了〇本草啓蒙曰一種インコト呼モノアリテ暹羅《シャム》ヨリ来ル即鸚哥ノ音ナリ大サ伯労《モズ》ノ如ク或ハ伯労ヨリ大ナルモアリ凡ソ数十種皆羽色鮮麗比スベキモノナシ丹青糸造皆及バズ〉（第七十一巻）とある。日本でのインコの最古例が藤原定家の『明月記』にみえるというわけである。シナでの〈鸚哥　広東新語〉も明示している。引用文で判明するように、単に語彙の出典を示すだけではなく、その語をふくむ資料を長文にわたって詳細にぬき出し、時に挿図も示している。いうまでもなく、『広辞苑』などにはこうしたルーツは示されていない。

もう一例、〈イワシ〉を紹介してみよう。〈海魚類〉（第五十四巻）に、〈以和之　倭名類聚鈔〉をはじめ、〈伊和志　新撰字鏡／鰯魚　延喜式巻第五／むらさき　伊勢守貞陸記／おほそ　見上注／きぬかつき　同上／漢名　鰮魚〉とイワシの異名とそれが記載されている文献資料をすべてあげ、インコの場合と同じように詳細に原文を引用している。周知のように『倭名類聚鈔』は日本最古の国語辞典である。どこまでもルーツをさぐり、異表記や異名もあますことなく示そうとしている。

以上のように『古名録』というのは有史以来、日本人が用いている自然界の動植鉱物名を文献によってあとづけ、その本源（ルーツ）を正確に示そうとした一大博物語辞典であり、ものの名を収集考証した古語辞典でもある。本編・目録・索引で八十七巻、総語彙数約一万三千語と江戸時代のみでなく、現代においても比肩するもののない日本語の海と評しても過言ではあるまい。引用文献も和漢の書籍、二千余種二千数百巻に及んでいる。

本書は明治十九年から五年間にわたり、田中芳男らの厚志により八十七巻を四十五冊に分冊して出版した。そのためやや使用に不便なところがあり、今回の複刻にあたり原本全巻六〇七〇頁を一八〇〇頁の一冊本にまとめ、別冊として語彙・引用文献総索引を作成、口絵・研究の一端をあわせ編集した。さらに著者生前唯一の刊本と称される『紫藤園攷証甲集』を影印で付録とした。この小作によって著者の堅実な学問態度が判明するであろう。

著者、クロダスイザンは紀州藩の医師、本草学者で、東洋のリンネといわれた小野蘭山の孫弟子にあたる。しかし蘭山が志して果たさなかった〈和名〉の考証をこの『古名録』によって見事に完成、私見では江戸時代の本草学・博物学は貝原益軒の『大和本草』、小野蘭山の『本草綱目啓蒙』、そしてこの『古名録』と三大巨峰をもつと考える。なかでも日本に産出する自然の産物とその名称、それがのせられている文献・考証において翠山ほど広く史的に究めた学者は古今まれであろう。伊藤篤太郎博士が絶賛し、白井光太郎博士がその研究を慕い、南方熊楠翁が、偉大なる人物と賞賛しているのも、まことにむべなるかなである。しかし幕末から明治へと学問の風化はついにこの偉大なる博物学者を一塊の土と化せしめ、その著書——約六十部三百巻——もほとんど顧みられぬままになっている。明治初年に『水族志』や『古名録』が出版されたものの依然としてその功業は忘れられたまま埋もれている。多年、ことばと物、民俗と方言を江戸時代の学問体系の中にさぐってきたわたしは、先に蘭山に出あい、ここでスイザンにめぐりあって、先人の偉大なる業績と日日やむことなく研究に励んでいる姿に強くうたれた。しかも共通してそこには日本語が問題にされ収集され、あるべきかたちで詳細に記述されている。スイザンは輝かしい名声を博することなく、優秀な弟子にも恵まれなかった。独力独歩、自ら本草学・博物学を書物と自然に求め、それらを師として研究した。そして近世における〈実証主義・親試実験〉の科学精神を具現した。もとより本草学者として、常に厚生済民の精神をもって学問に励んでいる。

『古名録』という日本語の宝庫は、ただ本草学・博物学・医学を研究する人に益あるのみでなく、日本文学を研究する人、和歌・俳諧にみえる動植物に関心をもつ人、あるいは歴史、文化、民俗を考察する士にも多大の示唆を与えてくれる。いうまでもなく日本語を研究する人には、日本語の初源の姿を知るうえでの貴重な資料研究として、いつまでも書架に君臨するであろう。

（「図書新聞」昭和五十三年十二月十六日号）

4 柳田民俗・方言学の一源流

わたしは〈民俗学〉にはまったくの素人、そのうえ若いころは柳田国男のものは読まずぎらいで、わずかに『妹の力』や『先祖の話』など数本を読んだにすぎない。柳田民俗学の根源というJ・G・フレーザー『金枝篇』を先生にすすめられて一読。民俗学に興味をもってからは、K・クローン『民俗学方法論』(いずれも岩波文庫)などに熱心に目をとおしたぐらいです。そのわたしが〈民俗〉に関心をもち調べるようになったのは、地方に日本語研究の資料を求め、そこで数日すごしたり、盆や祭りの行事にたまたま出あって、目のあたり民の営む姿を、神や仏と一体のものとして感得したところからでした。その間方言のほんとうのおもしろさを身をもって体験しました。二夏かけて、全国方言を話せるように、自分で特訓してみたことがあります。英会話の難など比すべくもありませんでした(『方言風土記』の一本にまとめ刊行)。そして一方では、日本語研究の方法を根源からさぐろうと思って、いろいろな方面に手を出してみました。ことばと人間とのかかわりを明解な科学的方法の中に求めず、できるかぎり混沌とし、どろどろとした生活のぬくもりの中にたずね自分の頭でまさぐりました。

過去の日本の文化や学問の重要な担い手は?その推進者は?誰であったのでしょうか。民俗や方言——民謡や民芸に匹敵する方言に代る用語は見つからぬものでしょうか——に関心をもち、これをていねいに記録しようとした人々は、どのような人たちだったのでしょうか。そうしたわたしの日本語研究の中に燦然と登場したのが、本草学者、具体的には林羅山、貝原益軒、野必大、直海元周、木内小繁、小野蘭山、さらに松岡玄達、田村藍水、平賀源内、岩崎灌園、畔田翠山などでした。江戸時代の本草学は林羅山に発して、畔田翠山に終ります。その誰をとっても、自然や人間の生活、生命をもっとも尊重した学者でした。

わたしがたまたま古本屋の片隅で岩崎灌園の『武江産物志』を手にし、パラパラとめくった時、〈鶴 本所 千住 品川／

鸛 葛西／紅鶴 千住〉などの記述をみて、ハッとしたことを今に鮮明に覚えています。現代、人工孵化か絶滅かなどと、あれこれ論議されている〈トキ〉（本来はツキ、訛ってトキ。近代語）までが、江戸に棲息していた事実がみえたのです。おそらく芭蕉が奥の細道に旅立つ時、〈行春や鳥啼き魚の目は泪〉の一句をものし、旅立つ芭蕉を啼いて見送った鳥の中には、トキもコウの鳥もいたでしょう。そう思い浮かべるだけでも、芭蕉の旅姿の図はかわるかもしれません。芭蕉のいう魚の目にも泪《なみだ》とは、よほど江戸の川の水も澄んでいなければならぬと思います。確かに隅田川は白魚の住みかでした。灌園は蘭山の門人ですが、鳥だけではなく動植鉱物という自然の幸にも細心の注意と最大の関心を払いこれを尊重し、愛着をもった学者です。

本草学者はそのまま医師です。日本本草学の元祖でもある、シナの李時珍ものべていますが、車の輪だちの溜り水にも、家のはりの塵にも、病をいやす自然の配剤を認め解説します。本草学者が、全力をふるって観察し研究したのが、天地山野に生を営む自然の生物、本草学でいう物類、名物であり、それぞれのもつ名の確認でした。同じ名前でも、中身の異なることはいまさらここに解説する必要はあるまいと思いますが、同じ方言アッパもところによって〈唖《おし》〉をいい、〈母〉をさします。アンコも女と男の場合があります。あるいは大型ダンプ車も所によって、大型ランプとなまります。本草学者の探究したのは、この名とそれに対応する中身との厳密な比較考察、同定の記述です。たった一つの方言でも、その実体が不明であれば現地に足を運んでそこの人びとに問いたずね、自身でも鋭い眼をもってそのものを観察採集するわけです。

小野蘭山の労作、『本草綱目啓蒙』（巻三十八・虫部）に、〈蝸牛〉の項があります。これを一読してみてください。つぎのように多種多様な方言の世界をみます。

カタツブリ 古名　マイマイツブリ 江戸　マヱマヱ 筑前
マイマイ 同上防州　遠州作州　筑前備後　カサバチマイマイ 駿河　デ、ム
シ 京　デムシ　デブシ 予州松山　デッポロ 同上　カタ、 共同上
吉田　デゴナ 勢州津　デバノ 桑名　デイデイ 共同上松坂　デンデン
コボシ 和州　デンデンゴウ 讃州高松　デンデンムシ 同上阿州　丸亀備前
デンノムシ 播州立野　デノムシ 同上四国　赤穂九州　デンボウラク 相
州　ヤマダニシ 隅田川辺　マイボロ 常州　オホボロ 下野　ヘ
ビノテマクラ 仙台　ヘビノタマクラ　ツノダシムシ 共同上
メンメン 涌谷　タマクラ 同上　ダイダイムシ 雲州　モウ
イ 石州　デンガラムシ 能州　クワヘヒヤウ 隅州　ツンナ
ン 琉球

以上三十二語

柳田国男の『蝸牛考』と数において比すべくもありませんが、〈ツブリ系・マイマイ系・デデムシ系・カタツブリ系〉

と四系統の方言を蘭山も収集しています。〈琉球〉方言までみられるわけです。しかも右の列挙につづいて、説明の中で、〈その形円ナル者ハツンナン琉球ト云扁ナル者ハヒラツンナン同上ト云フ……尋常ノ蝸牛ノ厚キ者ヲヤマミナ薩州竹島ト云フ〉などと、さらに八種と説明はつづいていきます。もとより数的にいえば、〈アメンボウ〉のように六十語以上の方言を挙げている場合もあります。

本草学者の重要な研究方法に採薬ということがあります。蘭山もそうした採薬の中で、地方の人の生活やことばに接して、それらを大切に記録しているのです。本草学者は書斎と山野の二つの学問の場で、精一杯自然の声や心をことばとともに記録した学者たちです。

本草学者は実は方言学者でもあったのです。しかも現代のように録音機やカードを駆使して記録することで終始するのではなく、文字どおり〈民俗《たみのなりはひ》〉に自らも身をおいて、ひとつひとつ大事に生活と方言を記録した人々です。はじめにふれたように、羅山が本草学の祖という点では、羅山もまた方言と民俗、自然と人間生命をもっとも大切にした学者です。〈民俗〉の一例として、羅山の記録しているものを二つあげて、参考に供しましょう。いずれもその著『新刊多識編』にみえるところです。

a 石炭（巻一・十八ウ）今案《ニ》 伊志乃阿《ア》良須《ス》美《ミ》又《タ》云《ク》毛乃
加幾《キ》須美近江国《ニ》 栗《リ》本《ト》那《ニ》 掘《テ》レ地《ヲ》 取レ土 加《テ》レ炭《ヲ》 燃《シテ》レ之《ヲ》 代《フ》レ
薪《ニ》 曰《フ》二須《ス》久《ク》毛《モ》一《ト》

b 樺（巻三・三十二オ）加尓波今云《フ》 加波佐久良《ラ》又云比佐
久羅《ラ》信州木曾《ノ》 民作レ燭《ニ》 甚《タ》 能《ク》 燃《モユ》

このように近江国のことや木曾の民の生活が記されています。江戸の方言学を樹立した俳諧師、越谷吾山もこの伝統に立った一人の学者でした。その著『物類称呼』（安永四年・一七七五）はその金字塔です。

〈民俗〉は益軒の『大和本草』で一つの独立した意味と用法が確立したと思いますが、同時に方言への配慮は深くいよいよ広大です。柳田国男が蘭山など、江戸時代の本草学者からいかに多くのものを学び、彼の民俗学や方言研究に資したかは、あえてここに論証することはつつしみましょう。これまで必ずしもこの点の言及はありませんでした。論より証拠、現物にあたって各自とっぷりと味読してください。こうした伝統的な方言研究が、明治以降、西洋科学の移入で抹殺されてしまったわけです。

筆をおくにあたり一言。小著『方言はどう探究されたか』（桜楓社刊）の一巻で本草学と方言や民俗のかかわりをさぐっておきました。ご批判いただければ幸です。

（「解釈」二二巻・五号、昭和五十四年六月）

5　越谷吾山は会田文之助である——吾山の墓に詣でるの記

はじめに　「植物と文化」第五号に、『物類称呼』の編者吾山について、その姓が会田か越谷かについて疑点をのべておいた。その後、吾山の墓参をかねて、菩提寺の天嶽寺を訪ねて、過去帳などを拝見し、ついでに御住職の奥様より、寺の歴史や吾山のことに関しできる限りのことをお教えいただいた。すでに志田義秀（素琴）博士により、資料が渉猟された跡でもあり、期待はもっていなかったが、苔を掃えば、何か一つでも新しいことが見つかるだろうとも信じて出かけてみた。確かに未知のことが発見できた。以下はそのメモノートである。

先に『物類称呼』について一文をつづったが、後で吾山の方言研究も、江戸時代の本草研究に一源流の求むべきことを考察した。しかしこれまでの諸研究を通覧して、疑問をもった一つに編集者の本姓を越谷とすべきか会田とすべきかの断定の問題があった。常識的には、越ヶ谷（現、埼玉県越谷市）に住んでいたので、通称となり、やがて本姓？にもなったか、あるいはやはり通称にとどまるもので、本姓は〈会田〉とすべきか、この点である。

彼の代表作である『物類称呼』の序と本文第一ページに、つぎのようにみられる。

（序）江都日本橋室坊　越谷吾山識
（本文）江都　越谷吾山秀真　編輯

いずれも〈越谷〉となっている。東条操は岩波文庫（昭和十六年）の解説で、〈近年までその詳しい伝記が分らなかつたが昭和九年吾山記念事業会がその百五十年忌に越谷の天嶽寺に吾山の句碑を建てた時、志田素琴博士（義秀）に嘱し諸資料を渉猟して『越谷吾山』という伝記を作ったので漸く明かになつてきた。吾山は名は秀真、会田氏で信濃の名族海野氏の裔である。家伝によると祖先が越ヶ谷に移つたのは天正二年で、爾来連綿十五代今日に至つて越ヶ谷の名門である。吾山の生れたのは享保二年でその前年に蕪村が生れその翌年には蓼太が生れてゐる。実家はかなりの豪家で蔵書もあったらしく、（後略）〉（同書一八二頁〜一八三頁）と記述しておられる。しかし『俳諧大辞典』（昭和三十二年）などでは、〈吾山《ござん》　俳人。姓は会田氏（越谷氏とも）。名秀真。（後略）〉とあって、ゆれがみられる。厳密を期する場合にはどちらとも断定しかねたのであろう。

　吾山自身も会田より越谷と署することが多いようなので、志田義秀の研究により、姓は会田と確定してよさそうなのに、その姓にいささか疑問がもたれて今日に至っているようである。一度墓参かたがた、越ヶ谷の天嶽寺訪問の機をもとうと考えた。その折、天嶽寺の隣、久伊豆神社に吾山の句碑があることを見出した。

　久伊豆神社に行ったところ、ここは一時かの平田篤胤の学塾があったところで、それが県指定文化財として保存され、土井晩翠の和歌（笹川臨風書）や山田孝雄の平田篤胤の遺徳碑があった。しかし神社では吾山の句碑についてまったくしらないということであった。あらためて市史編纂室に電話して尋ねたがはっきりせず、やっと郷土史家の方から句碑は久伊豆神社の横手にある池の築山の中にあった由をおききすることができた。バラ線のはりめぐらされた草群の中につぎの句碑をみつけた。

（表）出る月の旅のころもやはつかすみ　法橋吾山

（裏）嘉永二年己酉正月十三日　伊勢太ゝ講中　（露）霞翁刻

これは市史編纂室の某氏も混同していたが、天嶽寺（吾山の菩提寺）にある新しい句碑――志田素琴、東条操氏らによって昭和九年に建てる――とは異なるものである。

　何故に嘉永二年に霞翁なる人物によって句碑が建てられたか理由を明確にしない。没後六十三年目にあたっているようであるが、特に追善ということもなかろう。また久伊豆神社と吾山との関連も見出せない。専攻の方の御教示を願っておく。

　久伊豆神社は実は吾山の菩提寺である天嶽寺とほとんど同じ場所にある。門前に立てば右が神社の参道（古くは街道だった由）、左が寺の門への道である。もともとは天嶽寺が先にこの地にあり、後に神社ができたといわれる。この天嶽寺にも句碑があるが、門前ではなく、門をはいって二、三十メートルのところで、上にふれた新しく建立の句碑である（これは岩波文庫本の解説にもみえる）。

　さて天嶽寺で吾山の墓参をしようとして墓碑の前に立って、わたくしはすこし異様に思った。というのは墓石の下部に〈神田〉の字が刻んであるからである。そこで住職の奥さまからききだすことのできた点、これは従来一般的になっていないものではないかと思うのでノートしておく。すなわち、吾山の墓は〈神田家〉の墓地に一緒にあること、そしてこの神田家というのは土地のものもちで、江戸時代は問屋場の主であり、越ヶ谷が江戸への要路にあたっていたわけで、なかなかはぶりもよかったようである。しかもこれが、吾山の奥さんにあたる人の実家であること（吾山は先妻と後妻とがあり、ともに吾山と葬られているらしく、墓碑に両者がきざまれている）。吾山は奥さんの実家である神田家に世話になったのではなかろうかという点で一つの推量がでてきたのである。

この天嶽寺自体が、名刹で、皇族が二代にわたって住まわれ、天領でもあった。初代の徳川家康以来、第十五代の将軍の御朱印御墨付も所蔵しているという。現在は黒門と赤門の二つの山門が往時の威観をしのばせるが、この二つの門の間に、さらに塔頭が五寺もあったというから、かなり広大壮麗な景観をもっていたことがわかる。

住職の奥さまは、実に明解に、この越ヶ谷には、姓の越ヶ谷を名乗る家は一軒もなく、吾山の末流については、〈会田（さん）〉と呼んでいたと話してくださった。奥さんはもう七十近い老婆であるが話好きであり、耳コミにもたけている由自称されており、こうした点に関心のあるとのこと、幼いころの思い出までおりまぜてアイダ吾山について話してくださった。

会田がどうも吾山の本姓であると断定してよさそうである。しかしこの会田家も神田家同様に現在も子孫の方が御健在の由（しかし資料探訪はむだで、すべて散逸してしまったとも話された）である。この会田家であるが、江戸時代は百姓だったが、このへんの名家で、曽祖父の方は助役などをやり、総代地主などにもなって、これまた大地主の素封家であったらしい。結局、吾山はどちらにころんでも、金と暇には恵まれていたようである。吾山が、かなりの蔵書家であったということも、彼の学問好きだけでなく、こうした経済的な背景によるものであろう。ただしかしそれにしては何故に吾山は妻の実家の墓地に葬られる結果になったのか疑問が残る。あるいは彼の死没のころに会田家に不幸なこともあり、妻の実家の援助を得るような立場になったのであろうか。これはさらに神田家を精査した結果や、天明ごろの越ヶ谷の事情をよく調査した上でないと何ともいえまい。

吾山の名についても疑問をもっていたわたくしは、是非とせがんで過去帳を拝見することにした。これは原本の写しで、もとは末寺（五塔頭の一つ）の管理したものという（原本焼失）。これにはつぎのようにみえる。

〈天明七年〉

十二月十七日　法橋院住誉吾山師竹居士

俗名――戸主　会田文之助

＊俗名欄は空白であるが、奥さまのお話で戸主欄と同じように考えてよろしいとのことであった。

右の過去帳で、はじめてしったことであるが、〈会田文之助〉が、吾山の死没の時の姓と名であった。さながら森鷗外が石見ノ人、森林太郎で死んだようなものである。

わたくしは特別に俳諧の研究家でもないし、吾山を中心に資料をあさっているわけではない。したがって、すでにどなたかが、会田吾山は会田文之助である由を報告されているかもしれない。しかし多少研究論文をあたってみたが、この文之助のことは見あたらなかった。あるいは無用なセンサクといわれるかもしれぬが、生身の方言研究家、植物愛好家は、会田文之助がふさわしいと思うのである。シェイクスピアが、ベーコンの変名か否かはどちらでもいい、現実に『ハムレット』などの傑作が書き残され、今日に存在しているのである、と同じように、吾山も文之助であろうとなかろうと問うところではないかもしれない。『物類称呼』の一本は、会田文之助を永遠に、日本人の共有財産として、いつまでも伝えていくであろうから。

――しかし越ヶ谷での〈会田文之助〉の発見は、わたくしにとって、何かすがすがしい快さを味わわせてくれた。わたくしはふと、数年前、川越の喜多院に資料探訪に行き、土地の人と話しながら、そこにむしろむかしの江戸文化の片鱗を見たような気がした。しかしこの越ヶ谷でも、天嶽寺の山門をとおりぬけて帰路につく夕日の美しい紅のかげりに、ふとまた江戸文化の担い手を感じとった。埼玉に残る江戸文化がいつまでも生きつづけてほしいと思う念が切なのである。

＊なお愛好家のために、吾山、会田文之助の墓地への交通の便を記しておく。東武電車の〈越谷駅〉下車。駅前から〈越谷高等学校行き（終点）〉のバスで約六、七分。バスの便はきわめて悪いので、駅から徒歩だと、約十五分強。途中国道を横切り、約八分ほどで、川を渡りきったところにある。道路にそって、久伊豆神社と天嶽寺との石碑があり、今なお武蔵野の田園情趣を満載した憩いの場所である。なお駅前の案内図では天嶽寺がなく久伊豆神社が出ているので、これを目標にすればよい。

（「植物と文化」七号――昭和四十八年一月）

6　江戸の自然・名所・浮世絵師

海と島から成る江戸

学者により江戸の自然誌を描いたものは、おそろしくすくない。たとえば、幕末、本草学者、森立之《りっし》（枳園《きえん》）の『華鳥譜』（一巻）を一見してもトキや真名鶴《まなづる》、烏《からす》など六十一種の鳥類を美しい彩色で描きながらも、内容的には食用、薬用としての効果をのべるのが目的であった。同じく本草学者、栗本元格（丹州）『千蟲譜』（一巻、写本）は五百余種の虫類を顕微鏡観察までしての記述ながら、薬用、食用、毒性の有無などを記述、どこまでも本草学の立場での自然観察である。江戸の自然は学者の手を離れて豊かさが描かれた。

　しかし江戸の自然は豊かであった。徳川（本来は得川）家康が天正十八年（一五九〇）八月一日江戸城（中世の砦ほど）にはいったころ、豊島郡江戸村は茅葺民家百軒ほどの寒村、それだけに鳥も魚も虫も精いっぱい共存した楽園であったと想像できる。家康が埋め立てるまで、江戸は海――〈多島の湾〉であった。

　家康の入国より約半世紀すぎて刊行の浅井了意『東海道名所記』（六冊）を一読すると、主人公の楽阿弥は和歌山熊野浦から便船を得て江戸の地にはいり、鉄砲洲、八丁堀、日本橋などすべて船を漕ぎ寄せて行き来をしていたとみえる。霊岸島、佃島も、その名のとおり島々。江戸湾は『万葉集』の古代から湾の奥深く現代の埼玉県まで、その名のように入りこんだ〈多島海〉の地勢であった。したがって家康は入国以来、城下町の建設のため、駿河台など台地を切り崩して湾を埋め、市街地の整備に全力をあげた。芭蕉も江戸に下って来て、水道工事で働いていたのである。先にあげた『名所記』に、〈深川の北は浅草川のすそなり（中略）浅草には観音おはします、貴賤群集して歩をはこぶ〉と記述する。芭蕉が奥の細道に旅立つとき、〈行春《ゆくはる》や鳥啼《な》き魚《うお》の目は泪《なみだ》〉と詠んだのも、江戸そのものである。

　また『名所記』は、都鳥（ユリカモメ）をあげ、〈嘴《くちばし》と脚とは赤く鴫《しぎ》の大きさなる白き鳥なるが蛤《はまぐり》をよく食ふ〉と描く。そして傾城町、新吉原――のちのちも小舟で遊客は通った――や若衆歌舞伎のことなどを紹介、さらに東叡山、しの輪津が池（不忍池）をあげ、〈春は並木の桜花咲きつづき、吉野初瀬の名所にもこえたり〉と、上野ははやくから人びとの遊楽の地であった。そのほか神田明神、山王権現をあげ、その由来を披露、また、〈江戸中の水道の源なり〉として赤坂の溜池をあげる。こうして、〈大名町、商人の市の棚（店）、諸職人の家々、小路々々、町々縦横の橋までもにぎやかさを示し、人の往来黒土を蹴上げて、よそ見して通る者はつきたをされ、踏みころばされ、口を開きてゐる者は息のつまる程沙埃《すなぼこり》をひきいれらるゝ〉と。江戸は土クジリというホコリっぽさの町であった。こうして発展する江戸城下町の壮大さをつづる。このころ人口も六十万人に近い。ちなみに江戸は武家屋敷が全体の約七割五分、社寺が一割二分、残りが一般庶民の町屋という比率でまさしく武士の町、一大消費都市であった（大坂はこの丁度逆で町人の都市、経済の町であった）。

井原西鶴の浮世草子では、武士が〈気晴し〉に周辺の目黒や渋谷に散策するとみえるが、城下町は人口も密となり、府内（ほぼ現代の山手線の内側）とその外、郊外とに分かれる。さらに『東海道名所記』は、府内には上方や関東各地からの人びとが住みつき、新しい社会が形成されていることを語る。俗に〈江戸に多きは伊勢屋稲荷に犬の糞〉というように、伊勢屋、駿河屋、上州屋、あるいは松坂屋、大丸呉服店、越後屋呉服店（三井呉服店、現三越デパートの祖）などが暖簾をなびかせていた。開幕より上方から江戸へ多くの商人が移り住み、府内はむしろ関西弁優位の社会でもあった。かくして開幕後約百五十余年、十八世紀後半～十九世紀初期には、芸能、言語、生活文化において江戸は独自の風貌をもった。

四季の楽しみ・遊びが満載

江戸の名所案内は初期から盛んで、やがて浮世絵師の挿絵をもつ『江戸雀《えどすずめ》』（一六六七）、さらに略図も加えた『江戸砂子《すなご》』（一七三二）などが刊行され、のちの名所記や名所図会にも影響を与える。

そして、いよいよ生粋の江戸っ子浮世絵師・西村重長による『絵本江戸土産』（一七五三）が出版される。このころ、百万人余の人口を有する大都会江戸の名所《などころ》の紹介、案内で、みずからの足で作りあげた傑作である。〈序〉で、

むらさきの名におふ東都の壮観はいふもさらなり。中にも上野、飛鳥《あすか》の花盛り、三囲《みめぐり》、隅田《すみだ》の野遊び、夏は両国橋に九夏三伏の暑を忘れ、秋は愛宕《あたご》の月に嘯き、冬は遊里の温酒《あたゝめざけ》にうかれつつ喜見城〔遊郭〕の楽しみをなし、四季折々の栄花つくる事なし……他国人に見

せむにはよき家づと（土産）とならん
と誇らかに宣言する。

それまで、どちらかというと客観的な名所紹介に終始する地誌であったが、本書は府内、郊外と江戸っ子の遊楽、遊山を絵と言葉で紹介し、繁栄と雑踏のなかに、花や鳥を愛する江戸の人びとの美意識の結晶を見事に演出した。儒者、太宰春台はその随筆で、開幕以来、京都を主とする上方文化の強い影響を受け、学んだ風雅の心は江戸に独自の風俗、言語を創造したと指摘する。旗本奴《はたもとやっこ》や町奴《まちやっこ》の横行した荒っぽさもおさまって、通・粋（意気）という江戸独特の心象風景こそがその典型である。さらに江戸の人びとは武士的精神に鍛えられ、男も女も独自の気質、ふるまいが形成された。

『絵本江戸土産』の大成功は続編として、わたくしのもっとも愛する浮世絵師、鈴木春信（一七二五～七〇）による『絵本続江戸土産』が刊行される。人間のみでなく風景の描写にも力をおいた（長く版を重ねる）。

絵本による江戸の紹介は、さらに北斎の『東遊《あづまあそび》』（一冊、一七九九）、『東都名所一覧』（二冊、一八〇〇）の刊行があり、絵師による高い芸術性をもつ風景画と評価される。前者には参府の阿蘭陀人加比丹《カピタン》の宿、長崎屋や、書物問屋、著名な蔦屋重三郎の耕書堂などが描かれ資料的にも貴重である。

わたくしはここで浮世絵研究家が見過ごしがちな喜多川

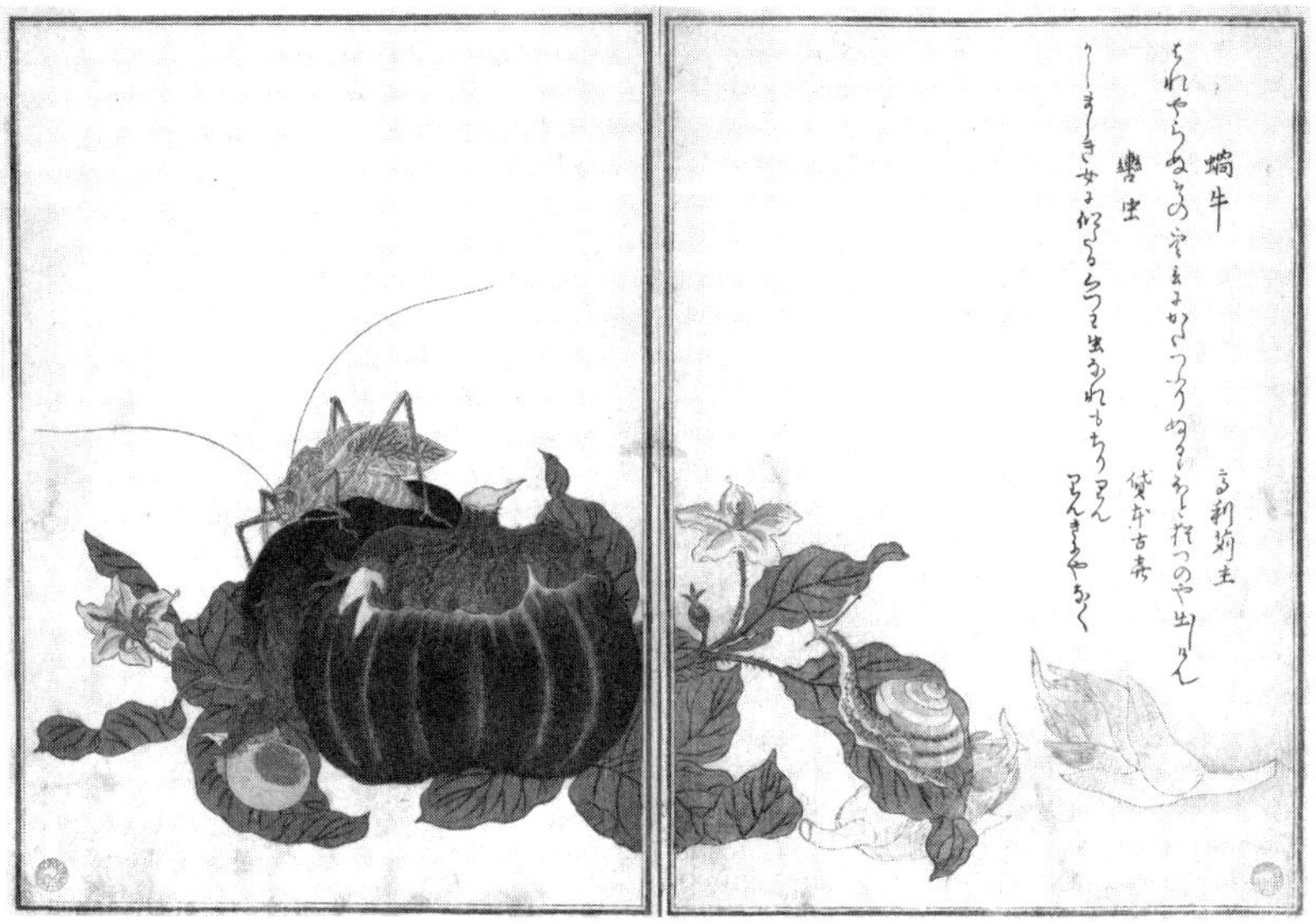

〈蝸牛・蠁虫〉（『画本虫撰』）

歌麿（一七五三〜一八〇六）『画本虫撰《えほんむしえらみ》』（一冊、天明八年・一七八八）を紹介したい。この書は美人画浮世絵師、歌麿の精緻な観察眼と鍛えられた筆の冴え、加えて虫への深い愛情をこめた写生図で充ち、百聞は一見にしかずである。

わたくしがライデン国立民族学博物館で調査したシーボルト蒐集の日本書中に、『画本虫撰』を見出した。しかも、日本化学の祖、蘭学者、宇田川榕庵から贈呈の献辞と署名をみた。シーボルトが日本の博物学関係の論文を書くうえで、絵においては川原慶賀から献身的に援助を受けたことがしられている。しかしこの歌麿の絵本もまた、彼の博物学研究に資したであろう。

江戸初期、儒者、中村惕斎《てきさい》『訓蒙図彙《きんもうずい》』がE・ケムペルの『日本帝国志』に貢献したように、浮世絵師たちは江戸の自然観察も怠らなかったのである。

こうした伝統と新生の十字路で文政十年（一八二七）に岡山鳥《さんちょう》（琴驢《きんろ》）著、長谷川雪旦《せったん》画『江戸名所（遊覧）花暦』、続いて、斎藤幸雄、幸孝、幸成（月岑）著、雪旦画『江戸名所図会』（一八三四〜四四、七巻二十冊）が編集刊行される。三代四十余年にわたる労作である。

前者は春夏秋冬に分け、雪、月、花、鳥、虫の府内府外の名所を撰び、加えて寺記社伝をとってそれぞれに画をかかげ、さらに名所にふさわしい俳句・和歌、ときに漢詩を配して編集、遊覧の便に供した書である。序に、〈ただに児女子の眼をよろこばしむるにあらず花に啼くうぐひすの音をしたひ水にすむかはづの群を尋ね月に雪に遊べる好士〉に提供するという。たとえば巻頭、

根岸の里　東叡山の北の麓なり。元禄のころ御門主より京都の鶯のよきをゑらみて　おほく放させ給ふとなり　関東のうぐいすは訛《なまり》ありといへども此処は上方の卵《たね》ゆゑにか　なまりなしといひ伝ふ。

舌かろし京うぐひすの御所言葉　女臣女

とある。

尾久原《おくのはら》（王子村と千住のとの間）の桜草と、弁当をひろげての庶民の遊覧のさま。あるいは木下川《きねがわ》薬師の本堂前の松木に見る鶴の姿、また青山千寿院の円坐松の画は圧巻である。雪旦の画筆の配りは景と人とを描いてあきさせない。

後者も雪旦の筆は冴えわたるが、分量的にも内容的にも単なる名所図会ではなく、むしろ絵入りの江戸百科事典であり、武蔵国名所図会である。序を漢文と仮字《かな》まじり文で記しているが、〈凡例〉で、〈凡江戸の地は広大盛壮にして名流高士の芳躅《はうたく》は蔚然《うぜん》として史冊《しさつ》を照曜《せうえう》し淋宮梵刹《りんきうぼんさつ》は林の如く聯なりて悉《ことごと》く数へ挙ぐるに遑《いとま》なし故にその中《うち》にも由致《ゆち》あるを選びて録《ろく》す〉とある。

さらに、〈口碑《こうひ》、攷古博物《かうこはくぶつ》の士を誘う〉など、地誌のみならず史的考察もみえて程度の高い労作である。引用資料の解読もかなりな学識を必要とする。開巻冒頭に、『和名

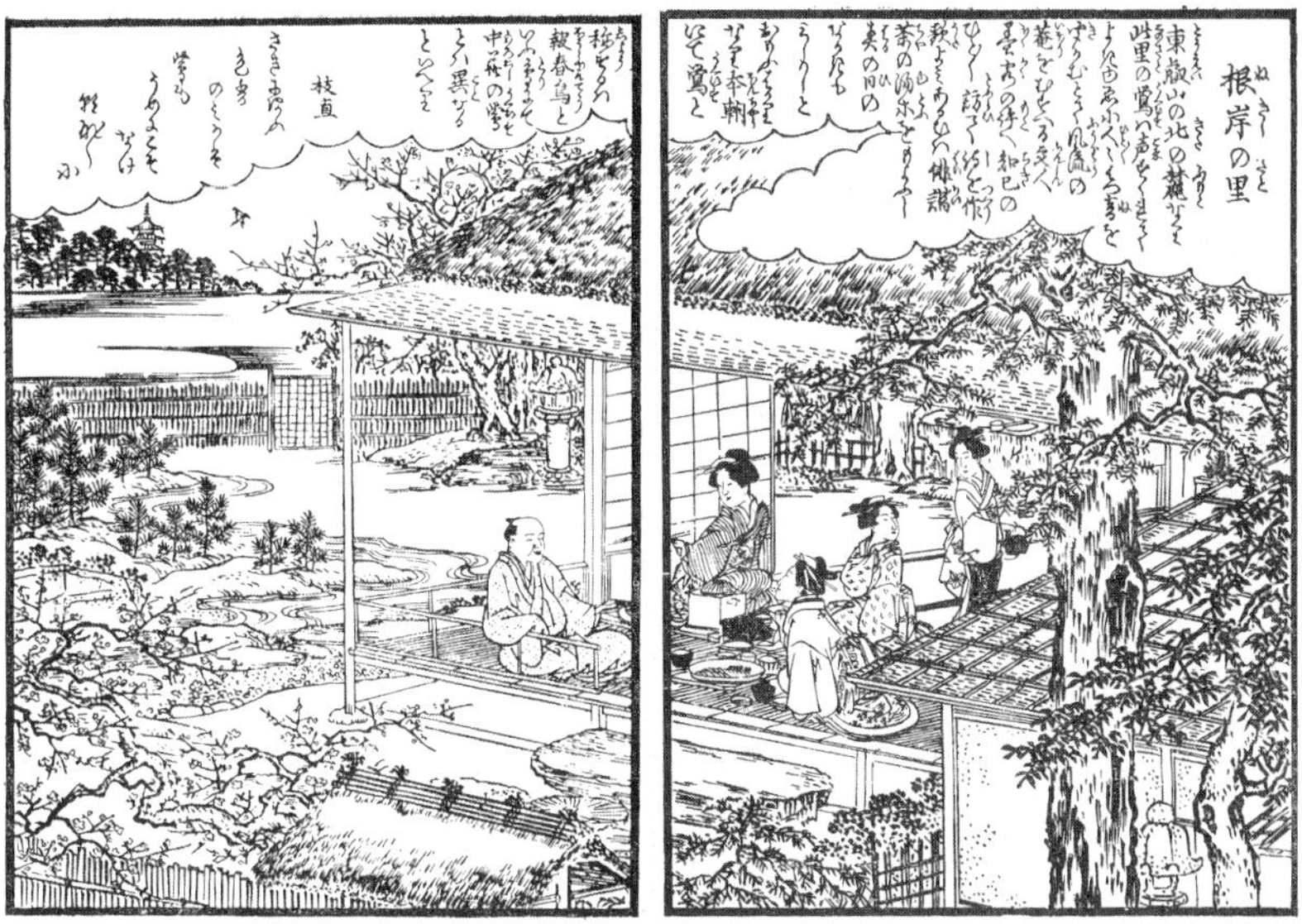

〈根岸の里〉(『江戸名所花暦』)

類聚抄』『古事記』『旧事記《くじき》』『続日本紀』『風土記抄』などを引用考証した、絵入り学術解説書でもある。

滝沢馬琴が〈その妙は画に在り〉と賞した、長谷川雪旦(一七七八〜一八四三)の挿絵は、どれをとっても力作ぞろいで、〈角田河渡《すみだかわわたし》〉などには王朝の雅びを感じさせる。文字部分を除いて、絵の部分を覧ていけば大江戸の世界がいまも眼前に展開して飽くことがない。江戸の自然と人びとの生活と文化が宝船のように積み込まれている。

動植物リストにみる江戸の自然の豊かさ

自然と風雅と野鳥の楽園は、幕末の本草学者、岩崎常正(灌園、一七八六〜一八四二)のわずか十六丁(三十二頁)の武蔵国江戸の動植物リスト『武江産物志』(一八二四)でとどめをさす。明治維新以降、戦争と大震災もあって激変してしまった、江戸末から東京の自然が、付録に「武江略図」を携えて、岩崎の目と足で着実に記録され案内してくれる。

日本橋中心に約七里半以内、すなわち府内はもちろん、東京都、千葉、埼玉、神奈川各県の一部をふくめた武蔵・江戸の地域の動植物誌である。〈今わずかに近郊の中において尽く採集の秘処を探りもつて有用の類をあぐ〉ときわめて謙虚、編者、岩崎は本草学者である。自費出版と思われるが、浮世絵師の筆による華やかさは微塵もない。

全体を〈野菜幷果類・茸類・薬草木類・遊観類・名木類・

虫類・魚類・鳥類・獣類〉などと分け場所を明示する。若干例をあげよう（下部が場所など）。

◎野菜ならびに果類
蕎麦《そば》深大寺・蘿蔔《だいこん》練馬あか大根、清水なつ大根・林檎《りんご》下谷本所・榲桲《まるめろ》

◎薬草類
龍膽《りんどう》タキノ川、ヲチ合ニモ・ホテイサウ メウガ谷、目クロニモ

◎遊観類
梅 本所梅屋敷、亀戸寺島、立春より三十四五日目ニ開ク、麻布広尾木下屋敷・桃 大師河原立春より六十日余・梨 隅田村、下総八幡市川向、生麦村川崎・紅葉 海安寺品川、根津権現山、隅田川

◎虫類
聒々児《くつわむし》巣鴨、根岸、御茶の水下・螽斯《はたをり》今いふきりぎりす、道灌山・蛍火 半夏頃より、高田落合、すがたみはし、王子石神井川、三崎蛍沢、関口

◎魚類
比目魚《かれい》丸よし、大師河原新根、中川、永代近辺にて釣・江鰶魚《こはだ》芝・あなご品川、八九月ごろ闇夜に釣る・香魚《あゆ》玉川・蜆《しじみ》御蔵前業平

◎鳥類
鶴 本所、千住、品川・鸛《かう》葛西・鵠《はくてう》はくてうの池溜池・紅鶴《とき》千住・魚狗《かわせみ》やませうびん、王子、道灌山・鵙《みさご》佃沖、松の棒杭辺・鸊鷉《にお》かいひつむり也、本所丸池・鴞《ふくろ》上野・猫頭鳥《みみずく》上野・伯労《もず》千住、綾瀬辺・杜鵑《ほととぎす》高田の里、谷中、芝幸いなり小石川、初音の空、駿河台、八ツ山・告天子《ひばり》広尾・啄木鳥《きつつき》けら也、千住、川口辺・巧婦鳥《みそさざい》本所竪川辺

◎獣類
狐 道灌山・水獺《かはうそ》本所げんもり辺、綾瀬・鼬鼠《いたち》深川わぐら・狸 中野・兎 道灌山・伏翼《かうもり》あづま橋、両国橋下

空には〈鵙《いすか》の嘴《はし》〉（物事のくい違い）のことわざで知られる〈交喙《いすか》べにいすか、あおをいすか、四ツ谷〉もみえる。ツル、コウノトリ、トキ、その優雅な姿を想像してみよ！　ムジナ、ウサギ、リスもとびかう道灌山や上野も記録されており、広尾にナンバンキセルとは想像を絶する。語りつくすに紙面が足りない。

参考文献
『江戸名所図会』（全六冊、角川文庫）
『江戸名所花暦』（八坂書房）

（「野鳥」平成二十三年七月号）

資料

飲膳摘要（影印）／武江産物志（翻刻）

資料Ⅰ　『飲膳摘要』（影印）

【解説】見返しに、〈蘭山小野先生審定／飲膳摘要／衆芳軒蔵板〉とある（題簽は剝離してみえない）。江戸、京都と二都版。奥付の刊記は文化丙寅三年（一八〇六）二月、〈京都書肆　小川多左衛門・林喜兵衛／東都書肆　須原屋安兵衛〉とある。小冊、袖珍本である。大きさは凡、一五・五糎×七糎（匡郭内、凡一二糎×五・五糎、上下子持枠、四針眼）。構成は、〈漢文序〉（一丁。丹波元簡）・凡例（一丁）・本文（以部～寸部に分ける。七十二丁／○合食禁○疱瘡前合食禁○妊娠禁食○産後禁食○出乳汁好食○諸病禁物など、十丁。別丁付）・要後（一丁、平井敬義）。合計八十四丁。半丁あたり無界六行、斐紙の薄様である。

〈凡例〉に、〈此書専ラ平日食スル所ノ穀肉菓菜ノ名ヲ掲ゲ性味宜忌ヲ書シ一二ノ効用ヲ附シ李東璧ノ本草綱目及ビ群書ニ拠テ漢名ヲ録シ審定ヲ大父（蘭山）に請テ以一編ト為シ題シテ飲饌摘要ト曰フ〉とある。本文巻首は、〈飲膳摘要／京兆　蘭山　小野職博以文審定／孫　職孝士徳纂輯／○以部／イネ　稲　ウルゴメ　モチゴメノ総名ナリ〉などとある。見出し（俗称）は□囲みの片仮字表示、対応漢名を示す。合食禁以下は同じ形式で、漢語（漢名）に振り仮字（和名）、出典は細字双行で示す。末尾に、〈右諸病禁物古写本ニヨリテ録ス〉とある。

『本草綱目』を範として医食同源の思想に基づく本草の解説（品物の性質と薬効）を主とする。鼇頭に、〈木・魚・介・鳥・獣〉などの本草の分類区別を与える。要するに日常口にする本草の薬とその効用、よしあしを平易に解説したものである。『啓蒙』の博物学的記述の一端を補完するに足る小冊と考えて紹介する。

なお、〈クネンボ〉（三十七ウ）の〈皮ヲクラエバ水ノアタリナ(シ)〉、〈鳥・スヾメ〉（七十二オ）の〈○腎虚ノ……別ニクフコトヲヨシトス〉は後人の書入れである。

蘭山小野先生審定
飲膳摘要
衆芳軒藏板

〈見返し〉

飲饌摘要序

人莫不飲食也、鮮能知味也、況於其氣性良毒乎、是編以國字分類穀肉果菜、凡可食物、一開瞭然、從前食鑑諸書、並不及此編之簡便也、衛生之士、常講明之、必無食蟹為勸學所誤之嘆耶、其宜速傳矣已、

飲膳摘要 序　衆芳軒藏

〈序オ〉

文化紀元秋西小書

丹波元簡廉夫

景歐武信任書

〈序ウ〉

凡例

一此書專ラ平日食スル所ノ穀肉菓菜ノ名ヲ掲ケ性味宜忌ヲ書シ一二ノ効用ヲ附シ兼テ東壁ノ本草綱目及ヒ群書ニ據テ漢名ヲ録シ審定ヲ大父ニ請テ以テ一編ト爲シ題シテ飲饌摘要ト曰フ

一先哲著述スル所ノ飲膳ノ書多カラズトセズ大抵綱目ノ次序ニ原ツク今此編ハ俗稱ヲ先ニシ漢名ヲ後ニシ伊呂波ヲ以テ部ヲ分チ以テ急卒ノ検尋ニ便リス

一凡漢名ノ下ニ書名ヲ註スルモノハソノ名ノ出ル所ヲ見ワスナリ書名ナキモノハ悉ク綱目ニ載スル品物ト知ルベシ

小野士德誌

〈凡例オ〉〈凡例ウ〉

飲膳摘要

京兆　蘭山　小野職博以文審定
孫　職孝士德纂輯

○以部

イ子　稲　ウルゴメ　モチゴメノ總名ナリ

イリマメ　炒豆　禁忌　ヤマモヽト同ク食ベカラズ

〈1オ〉

インゲンサヽゲ 京師ニテ トウサヽゲト云
菉豆 盛京通志 甘平毒ナシ
イモ 芋 トウノイモ サトイモ ハスイモ ヤツガシラノ總名ナリ
イモガラ ズイキト云 芋莖 辛冷滑毒ナシ
イタドリ 虎杖 甘酸平毒ナシ月水ヲ通ジ小便ヲ

〈1ウ〉

利ス
イハタケ 石耳 甘平毒ナシ目ヲ明ニス
イクチ 黄饅頭 呉蕈譜 白《シロ》イクチハ毒ナシ 油《アブラ》イクチハ毒アリ
イチゴ 苺 總名ナリ 甘微酸平毒ナシ肺《ハイ》氣《キ》虚《キヨ》寒《カン》ヲ治ス

〈2オ〉

木 魚
イチヂク 無花果 甘平毒ナシ胃《イ》ヲ開《ヒラキ》酒毒ヲ解《カイ》ス
イサド 甘平毒ナシ 江州和爾《ワニ》堅田《カタヽ》ヨリ出ス
イハナ 嘉魚 甘温毒ナシ
イシモチ 淡水ノモノ鯼魚 甘平毒ナシ
イシモチ 鹹水 甘平毒ナシ
イトヨリダイ 金綫魚 清俗 甘温毒ナシ

〈2ウ〉

イナ 魣魚 閩書 甘平毒ナシ
イワシ 鰮魚 閩書 鹹温毒ナシ瘡《ソウ》毒《ドク》及ビ小兒ノ蟲《チウ》積《シヤク》ヲ動《ウゴカ》ス
イボゼ 甘温毒ナシ
イサキ 甘平毒ナシ
イサド 鰢魚 甘平毒ナシ中ヲ和シ氣ヲ益《マ》ス

〈3オ〉

獸
イルカ 海豚魚 甘腥毒ナシ
イカ 烏賊魚 甘酸平毒ナシ氣ヲ益《マ》シ志ヲ強《ツヨク》ス
イヽダコ 望潮魚 閩書 氣味タコニ同ジ
イリコ 海參 五雜組 甘平毒ナシ陰《イン》ヲ補《オギナ》ヒ精《セイ》ヲ益《マ》ス
イセヱビ 蝦魁 閩書 甘平小毒アリ
イノシヽ 野猪 甘平毒ナシ肌《キ》膚《フ》ヲ補ヒ五臟ヲ益《マス》

〈3ウ〉

魚
禁忌 巴豆《ハヅ》ヲ服スル人食フベカラズ
○呂部
ロクノウヲ ムツナリ 甘平毒ナシ
○波部
ハス子 蓮藕 甘平毒ナシ胃《イ》ヲ開キ食ヲ消《シ》酒毒ヲ解ス

〈4オ〉

ハスノミ 蓮實 甘平温毒ナシ中ヲ補ヒ血氣ヲ益ス
ハスノセン 藕粉 甘平毒ナシ禁口《コウ》痢《リ》ヲ治ス
ハツタイ 麨 甘微寒毒ナシ熱渇ヲ止ム
ハウレンサウ 菠薐菜 甘苦寒小毒アリ 禁忌 五倍子ト反ス

〈4ウ〉

ハツシヤウマメ 黎豆 甘微苦温小毒アリ
ハコベ 蘩蔞 甘酸平毒ナシ積年ノ惡瘡痔愈ザルヲ治シ血ヲ破リ乳汁ヲ下ス
ハタケナ 油菜 甘辛温毒ナシ氣ヲ下シ食ヲ消シ中ヲ和シ大小便ヲ利ス
ハセウガ 紫薑 氣味主治セウガニ同ジ

〈5オ〉

ハスイモ 白芋 味蘞カラズ生食スベシ病人ニ宜カラズ
ハダナダイコン 水蘿蔔ノ類 辛甘毒ナシ
ハタケゼリ 旱芹 甘平毒ナシ
ハヽコグサ 鼠麴草 甘平毒ナシ中ヲ調ヘ氣ヲ益シ痰ヲ治ス

〈5ウ〉

木

ハヽキヾ 地膚 甘苦寒毒ナシ痢《リ》ヲ治シ小便及ビ諸淋《リン》ヲ利ス
ハヽキダケ 掃箒菰 八閩通志 小毒アリ
ハリタケ 松毛菌 雲南通志 毒ナシ
ハツタケ 青頭菌 雲南通志 苦甘涼毒ナシ
ハシバミ 榛 甘平毒ナシ

〈6オ〉

魚

ハエ 鰷魚 甘温毒ナシ小兒疳疾ヲ治ス
ハモ 海鰻鱺 甘平毒ナシ
ハタジロ 甘平毒ナシ
ハゼ 鰕虎魚 彙苑詳註 甘温毒ナシ

介

ハマグリ 文蛤 甘鹹平毒ナシ
バカガヒ 甘微温毒ナシ

〈6ウ〉

鳥

ハクチヤウ 鵠 甘大温毒ナシ醃ニ或炙リ食スレバ人ノ氣力ヲ益ス多食スレバ眼疾頭熱ノ病ヲ發ス
バン 田雞 俗清 甘平毒ナシ
ハシブトガラス 烏鴉 酸澀平毒ナシ
ハト 鳩 總名

〈7オ〉

飲膳摘要　仁部　七　聚芳軒蔵

○仁部
ニンジン 胡蘿蔔　甘辛微温毒ナシ氣ヲ下シ中ヲ
補ヒ胸膈腸胃《キヨウカクチヤウヰ》ヲ利ス
ニンニク 大蒜　辛温毒アリ一切補藥ヲ服スル人
食フベカラズ 禁忌 蜜ト合シ食スレバ人ヲ殺ス
ニラ 韮　辛微温毒ナシ多食スレバ目ヲ暗《クラ》クス酒

〈7ウ〉

木　魚　介

後最モ忌ム
ニハムメ 郁李　酸平毒ナシ
ニシン 青魚 東醫寶鑑　甘平毒ナシ氣力ヲ益ス
ニベ 石首魚　甘平毒ナシ
ニゴイ 白魚　甘平毒ナシ多食スレバ痰ヲ生ス
ニシ 蓼螺　辛平毒ナシ

飲膳摘要　仁部　八　聚芳軒蔵

〈8オ〉

鳥

ニナ 蝸螺　甘寒毒ナシ
ニハトリ 鷄　甘温毒ナシ肝肺腎《カンハイジン》ヲ補ヒ脾胃《ヒヰ》ヲ調
フ
ニハトリノタマゴ 鷄卵　甘平毒ナシ
○保部
ホシナ 乾菜　毒ナシ

〈8ウ〉

ホシダイコン 仙人骨　甘毒ナシ
ホウヅキ 酸漿子　甘酸寒毒ナシ酒毒ヲ消ス
ボウブラ 南瓜　甘温毒ナシ中ヲ補ヒ氣ヲ益ス多
食スベカラズ
ホダワラ 馬尾藻　甘鹹滑寒ナシ
ボンメ 海帶　性冷ナリ虚人食ベカラズ

飲膳摘要　保部　九　聚芳軒蔵

〈9オ〉

魚

ホシガキ 乾柹　甘冷毒ナシ宿血ヲ消シ下血ヲ治
ス 禁忌 カニト同ク食スベカラズ大毒ナリ
ホシウヲ 鮑魚　甘鹹温毒ナシ
ボラ 鯔魚　甘平毒ナシ胃ヲ開キ五臓ヲ利ス
ホウボウ 竹麥魚 寧波府志　甘平毒ナシ
ホヤ 石勃卒 雨航雜録　鹹冷毒ナシ小水ヲ利シ婦人帶

飲膳摘要　九　聚芳軒蔵

〈9ウ〉

鳥

下ヲ治ス
ホシアハビ 決明乾　甘鹹微温毒ナシ
ホトヽギス 杜鵑　甘冷毒ナシ痘疹ノ熱毒ヲ除キ
蟲ヲ殺ス
○邉部
ホウジロ　甘平毒ナシ

飲膳摘要　邉部　十　聚芳軒蔵

〈10オ〉

木

【ヘチマ】絲瓜　甘平毒ナシ腫ヲ消シ痰ヲ化シ蟲ヲ殺ス
【ベニタケ】胭脂菰八閩通志　春生スルモノハ毒ナシ秋生ズルモノハ毒アリ
【ベニリンゴ】柰　甘寒毒ナシ
〇、土部

〈10ウ〉

【トウフ】豆腐　甘鹹寒小毒アリ中ヲ寛シ氣ヲ益シ脾胃ヲ和シ酒毒ヲ解ス
【トウガラシ】番椒花鏡　辛温毒ナシ宿食ヲ消シ西瓜ノ毒ニアタルヲ解ス
【トウヂサ】菾菜　甘寒滑毒ナシ【禁忌】胡椒ト同ク食フベカラズ大毒アリ

〈11オ〉

【トウナ】菘　甘平毒ナシ
【トコロ】萆薢　苦甘平毒ナシ
【トウノイモ】紫芋　辛平滑小毒アリ多食スレバ氣ヲ塞ク
【トサカノリ】雞脚菜　甘大寒滑毒ナシ
【トコロテングサ】石花菜　甘鹹大寒滑毒ナシ

〈11ウ〉

木　魚

【トコロテン】瓊脂時珍食物本草　氣味前ニ同ジ
【トチノミ】天師栗　甘温毒ナシ小兒多食スルヲ忌ム
【トビウヲ】飛魚　甘平毒ナシ難《ナン》産ノ人黒焼キニシ末《マツ》トナシ酒ニテ服スレバ安産ス
【トビエイ】雞子魚　甘鹹平毒ナシ

〈12オ〉

介　鳥

【ドゼウ】泥鰌　甘平毒ナシ中ヲ暖メ氣ヲ益シ酒ヲ醒ス【禁忌】萆薢《トコ》ト同ク食フベカラズ
【トリガヒ】甘鹹平毒ナシ
【ドバト】鴿　甘鹹平毒ナシ氣ヲ益シ瘡疥ヲ治シ藥毒ヲ解ス
【トキ】紅鶴　甘微温毒ナシ婦人血證ヲ調フ

〈12ウ〉

〇知部
【チサ】萵苣　苦寒毒ナシ
【チヨロギ】草石蠶　甘平毒ナシ【禁忌】諸魚ト同ク食スレバ人ヲシテ吐セシム
【チヤウセンヒジキ】虎栖菜閩書　味甘鹹
【チマキ】糭　甘温毒ナシ

〈13オ〉

飲膳摘要　十三　聚芳軒蔵

木

チヤ　茶　苦甘微寒毒ナシ　禁忌　威霊仙　土茯苓

ヲ服スル人飲ムコヲ忌ム

チヤウセンマツノミ　海松子　甘小温毒ナシ水氣

ヲ散ジ五藏ヲ潤ス

チヤウセンクルミ　胡桃　甘平温毒ナシ

魚

チリメンザコ　鰲毛脡　甘平毒ナシ

〈13ウ〉

鳥

チヌダイ　クロダイトモ云フ　甘温毒ナシ

チドリ　水喜鵲　清余曽三　百鳥圖　甘温毒ナシ氣血ヲ補フ

○利部

木

リウガンニク　龍眼肉　甘平毒ナシ五藏ノ邪氣ヲ

去リ志ヲ安ス

リンゴ　林檎　酸甘温毒ナシ氣ヲ下ミ痰ヲ消ス

飲膳摘要　利部　十四　聚芳軒蔵

〈14オ〉

飲膳摘要　十四　聚芳軒蔵

○奴部

ヌカ　米粃　甘平毒ナシ腸胃ヲ通開シ氣ヲ下シ積

ヲ磨ス

ヌカミソ　粃醤　胃ヲ開キ食ヲ進ム

○留部

○遠部

〈14ウ〉

オホムギ　大麥　甘凉毒ナシ膈《カク》ヲ寛シ氣ヲ下シ食

ヲ進ム

ヲカタイトウ　旱稲　氣味タイトウゴメニ同ジ

オホアハ　粱　甘平毒ナシ氣ヲ益シ中ヲ和シ霍亂《クワクラン》

下痢ヲ止メ小便ヲ利ス

ヲランダチサ　萵苣ノ類

飲膳摘要　奴留遠部　十五　聚芳軒蔵

〈15オ〉

飲膳摘要　十五　聚芳軒蔵

ヲハリダイコン　大蘆葩　通雅　氣味ダイコンニ同

ジ

オニバスノミ　芡實　甘平濇毒ナシ中ヲ補ヒ精氣

ヲ益ス

魚

ヲゴノリ　頭髪菜　閒情偶寄　甘鹹寒毒ナシ

ヲシキウヲ　魴魚　甘温毒ナシ

〈15ウ〉

獸

ヲシドリ　鸂鶒　甘平毒ナシ

ヲツトセイ　膃肭臍　鹹大熱毒ナシ中ヲ補ヒ腎氣

ヲ益ス肉ハ虚勞ヲ治ス

オホカミ　狼　鹹熱毒ナシ五藏ヲ補益シ腸胃ヲ厚

ス

○和部

飲膳摘要　和部　十六　聚芳軒蔵

〈16オ〉

ワラビ 蕨　甘寒滑毒ナシ脱肛ヲ治ス久食スレバ
目ヲアシクス
ワケギ 冬葱　辛温毒ナシ
ワサビ 焯菜 正字通　辛温毒ナシ生根ヲ磨リ牙疼ニ
傅レバ即効アリ
ワカメ 裙帯菜 時珍食物本草　甘平毒ナシ水ヲ利シ酒毒

〈16ウ〉

魚

ヲ解ス
ワタカ 黄鯝魚　甘温毒ナシ
○加部
カユ 粥　脾胃ヲ補ヒ元氣ヲ益シ五臓ヲ養フ
カウジ 麹　甘温毒ナシ胃氣ヲ平ニシ痔ヲ消シ小児
ノ癇ヲ治シ中ヲ調ヘ氣ヲ下シ胃ヲ開ク

〈17オ〉

カブラ 蕪菁　辛甘苦温毒ナシ常ニ食スレバ中ヲ
和シ人ヲ健《スコヤカ》ニス多食スレバ氣ヲ動ス
カハヂサ 水萵苣 救荒本草　甘苦寒滑毒ナシ咽喉腫痛
ヲ治シ癬《ゼニガサ》ヲ治ス
カリギ 漢葱　辛温毒ナシ
カボチヤ 番南瓜 群芳譜　甘温毒ナシ多食スベカラ

〈17ウ〉

ズ
カラシ 芥　辛熱毒ナシ中ヲ温メ痰ヲ治シ喉痹ヲ
去ル多食スレバ目ヲアシクス
ガゞイモ 蘿摩　甘辛温毒ナシ虚労精氣ヲ補益ス
血ヲ止メ毒蟲ノサシタルヲ治ス
カシュウイモ 黄独　微苦小毒アリ疽毒瘡毒ヲ解

〈18オ〉

ス
カシライモ 蹲鴟　蘞《エグシ》冷滑小毒アリ多食スレバ氣
ヲ塞ク
カモウリ 冬瓜　甘平微凉毒ナシ小水脹ヲ除キ大
小便ヲ利シ渇ヲ止ム黒焼ニスレハ口中ノ諸疾ヲ
治ス

〈18ウ〉

木

カツタケ 茅蕈 西湖遊覧志　生ハ苦シ乾ハ甘シ毒ナシ
カンテン　氣味トコロテンニ同シ
カンピヤウ 瓠畜 劉熙釈名　甘平滑毒ナシ熱ヲ消シ水
ヲ利ス病人ニ害ナシ
カタクリノコ　車前葉山慈姑粉　甘平毒ナシ
カヤノミ 榧實　甘平濇毒ナシ五痔寸白蟲ヲ療ス

〈19オ〉

渋ヲ治シ老人小便數ニ良ナリ禁忌ブンドウト同
ク食ヘカラズ
カチグリ 乾栗　甘鹹温毒ナシ
カラマツノミ 海松子　甘温毒ナシ
カキ 柹　甘寒毒ナシ渇ヲ止ム禁忌カニト同ク食
スベカラズ

〈19ウ〉

魚

カハムツ 石鮅魚　甘平小毒アリ
カハマス 鱒魚　甘温毒ナシ
カジカ 杜父魚　甘温毒ナシ　禁忌荊芥ヲ服スル
人食ヘカラズ
カハエビ 蝦　甘温小毒アリ
カマボコ 魚肉糕　甘微温毒ナシ

〈20オ〉

カラスミ 鯖子 餘姚縣志　産後腹痛ヲ治ス
カズノコ 青魚 東醫寶鑑 鯑　甘平澀毒ナシ多食スベカ
ラズ
カツホ 鮰鮏魚 臺灣府志　甘温小毒アリ中ヲ温メ腸胃
ヲ調フ多食亙カラズ
カツホブシ 木魚 清俗　甘微温毒ナシ氣血ヲ補ヒ筋

〈20ウ〉

カヲ壯ニス
カマス 梭魚 閩書　微温毒ナシ氣血ヲ調ヘ蟲積痰ノ
人多食スベカラズ
カマスゴ 梭魚兒
カナガシラ 火魚 寧波府志　微甘毒ナシ病人食フベカ
ラズ

〈21オ〉

介

カレイ 比目魚　甘平毒ナシ虚ヲ補ヒ氣力ヲ益ス
多食スレバ氣ヲ動ス
カヽミウヲ　甘平毒ナシ
カニ 蟹 總名　禁忌カキト同ク食フベカラズ
ガザミ 蝤蛑　鹹寒毒ナシ
カキ 牡蠣　甘温毒ナシ煮食ヘハ中ヲ調ヘ生ニテ

〈21ウ〉

鳥

食ヘバ酒後ノ渇ヲ止ム
カモ 鳧　甘微温毒ナシ中ヲ補ヒ氣ヲ益シ胃ヲ平
ニシ腹藏一切ノ蟲ヲ殺シ水腫ヲ治ス
ガン 鴈　甘平毒ナシ腎ヲ補ヒ胃ヲ益ス
カモメ 鷗　甘平毒ナシ
カラス 慈烏　酸鹹平毒ナシ

〈22オ〉

獸

カハガラス 甘平毒ナシ瘺噎小兒ノ五疳ヲ治ス
カハセミ 魚狗 甘鹹平毒ナシ
カイツブリ 鸊鷉 甘平毒ナシ中ヲ補ヒ氣ヲ益ス
カハヲソ 水獺 甘鹹寒毒ナシ
○與部
ヨモギ 艾 苦温毒ナシ吐血下利婦人ノ漏血ヲ止

〈22ウ〉

ム
ヨメナ 雞兒腸 救荒本草 微苦芳毒ナシ毒蟲ノサシタ
ルシ解
○多部
ダイコン 萊菔 根辛甘葉辛苦温共ニ毒ナシ生食
スレバ氣ヲ升ス熟食スレバ氣ヲ下ス 禁忌 地黄

〈23オ〉

何首烏ヲ服スル人食ベカラズ
タンポヽ 蒲公英 甘苦平毒ナシ婦人乳癰水腫食
毒ヲ解ス
タイトウコメ 秈米 甘温毒ナシ粉トナシ食スレ
バ乳ヲ出ス
タデ 蓼 辛温毒ナシ小兒ノ頭瘡ヲ治ス多食スレ

〈23ウ〉

バ舌ヲ損ジ味ヲ失ス又水ヲ吐キ氣ヲ塞ク
タンキリマメ 穭豆 甘温毒ナシ 陳皮 砂糖ト
合メ末トナシ服スレハ痰疾ヲ治ス
タケノコ 竹筍 多食スレハ蟲積ヲ動ス
ハチク 淡竹筍 甘微寒毒ナシ痰ヲ消シ熱ヲ除
キ小兒ノ驚癇ヲ治ス

〈24オ〉

マダケ 苦竹筍 苦寒毒ナシ氣ヲ下シ胃ヲサハ
ヤカニス マウソウ 江南竹 八閩通志 微寒毒ナシ
タクワン 香物ト云 甘鹹毒ナシ一切ノ食毒及ビ
湯水ノ汚臭ヲ解ス
ダンゴ 餻 甘温毒ナシ ウルゴメヲ用テ製スル
者ハ脾胃ヲ養ヒ腸ヲ厚シ氣ヲ益ス

〈24ウ〉

魚 木

タバコ 煙草 時珍食物本草 辛温毒ナシ胸膈ヲ通シ胃口
ヲ開キ鬱ヲ拂フ熱病ノ人呑ヿヲ忌ム
タチバナ 槉橘 八閩通志 酸苦毒ナシ
ダイダイ 回青橙 八閩通志 酸寒毒ナシ氣ヲ下シ積ヲ
消シ蟲ヲ殺
タナゴ 淡水ノ者鱮魚 甘温毒ナシ

〈25オ〉

タイ 棘鬣魚 閩書　甘温毒ナシ五臓ヲ補ヒ氣血ヲ
益ス
タチウヲ 帯魚 閩書　甘温毒ナシ
タラ 大口魚 東醫宝鑑　甘平毒ナシ中ヲ補ヒ氣ヲ益ス
タツクリ ゴマメ モ云フ　甘温毒ナシ
ダツ ヲキザヨリ モ云フ　甘平毒ナシ

〈25 ウ〉

介

タコ 章魚　甘鹹冷毒ナシ血ヲ養ヒ氣ヲ益ス多食
スベカラズ
タンセン タイラギノハシラ 江珧柱　甘平毒ナシ氣ヲ下シ
中ヲ調フ
タニシ 田螺　甘寒毒ナシ大小便ヲ利ス　禁忌 蕎
麥ト同ク食フベカラズ大ニアシヽ

〈26 オ〉

鳥

タマゴザケ 雞子酒　精ヲ益シ氣ヲ壯ニシ脾胃ヲ
調フ
タウガン 鵞　甘平毒ナシ五臓ヲ利ス

獣

タヌキ 狸　甘平毒ナシ痔及ビ鼠瘻ヲ治ス　禁忌
ソバト同ク食ベカラズ大毒ナリ
○禮部

〈26 ウ〉

レンコン ハス子ナリ
○曾部
ソバ 蕎麥　甘微寒毒ナシ腸胃ヲ實シ氣力ヲ益ス
禁忌 クルミ 西瓜《スイクハ》 ヤマモヽ ウナギ 餈《モチ》 タ
ヌキノ類ニ同ク食ベカラズ大毒ナリ
ソバキリ 麪麵 詠物詩選　氣味主治禁モツ前ニ同シ

〈27 オ〉

ソバ子リ 黒兒 典籍便覧　温毒ナシ餘ハ前ニ同ジ
ソラマメ 蠶豆　甘微辛平毒ナシ胃ヲ快シ臓腑ヲ利ス
○津部
ツマミナ 雞毛菜　辛甘苦毒ナシ多食スレバ氣ヲ
動カス
ツバナ 茅針　甘平毒ナシ水ヲ下シ小兒ニ益アリ

〈27 ウ〉

ツルナ　甘平小毒アリ
ツクシ 京都ニテハ ツクヅクシト云フ 筆頭菜 慶陽府志
甘苦平毒ナシ唯上氣 積熱 嘔吐ノ人食フベ
カラズ
ツク子イモ 佛掌薯 鎮江府志　氣味主治ヤマノイモト
同ジ

〈28 オ〉

【介】【ツガニ】毛蟹　鹹甘冷小毒アリ酒毒ヲ解シ筋骨ヲ續ク

【鳥】【ツル】鶴　甘鹹平毒ナシ虚乏ヲ補ヒ氣力ヲ益ス醤油或ハ味噌汁ニシテ食ヘバ五痔脱肛《ダツコウ》及ビ水腫下血ヲ治ス甚効アリ

【ツグミ】　甘平毒ナシ胃ヲ開キ食ヲ進ム

〈28ウ〉

○稱部

【子ギ】青葱　鎮江府志　辛温毒ナシ大小便ヲ利シ陽明ノ下痢下血ヲ治ス

【子ズミタケ】　ハヽキダケナリ

【獸】【子ズミ】鼠　甘熱毒ナシ小兒ノ疳ヲ治ス

○奈部

〈29オ〉

【ナスビ】茄　甘寒毒ナシ女人ハ子宮ヲ傷ル秋後多食スレバ目ヲ損ズ

【ナタマメ】刀豆　甘平毒ナシ中ヲ温メ氣ヲ下シ腸胃ヲ利ス

【ナンバンキビ】東都ニテトウモロコシト云フ　玉蜀黍　甘平毒ナシ中ヲ調ヘ胃ヲ開キ水腫ヲ治ス多食スレバ消化

〈29ウ〉

シガタシ

【ナガフクベ】瓠瓜　甘平毒ナシ水道ヲ利シ熱ヲ消ス

【ナヅナ】薺　甘温毒ナシ肝ヲ利シ中ヲ利シ目ヲ明ニス根葉トモニ黒ヤキニシ服スレバ赤白痢ヲ治ス

〈30オ〉

【ナヅケ】閉甕菜　酸鹹毒ナシ汁ヲ飲メバ五痔噎膈ヲ治ス甚効アリ

【木】【ナツメ】棗　甘辛熱毒ナシ多食スレバ寒熱ヲ生ス

【ナシ】梨　甘微酸寒毒ナシ大小便ヲ利ス血虚ノ人食ベカラズ

【ナツトウ】ハマナツトウトモ云フ　鹹豉　鹹寒毒ナシ中ヲ調ヘ

〈30ウ〉

腥氣ヲ殺ス

【ナツトウ】豆黄　甘温毒ナシ氣力ヲ壯ニシ虚損ヲ補フ

【魚】【ナヨシ】　ボラナリ

【ナマヅ】鯰魚　甘温毒ナシ小便ヲ利シ乳汁ヲ通ズ

【禁忌】頭ハ毒アリ食ベカラズ

〈31オ〉

ナマコ 海鼠《雨航雑録》 鹹寒毒ナシ血ヲ涼シ髪ヲ黒ス
ナシモノ 鱁鮧 甘鹹平毒ナシ病人食フベカラズ
ナマス 魚膾 甘温毒ナシ病後胃弱ルノ人食フベ
カラズ
○良部
ラツキヤウ 薤 辛苦温滑毒ナシ胸痺ヲ治シ氣ヲ

〈31ウ〉

下ス三四月生ニテ食ベカラズ
○無部
ムカゴ 零餘子 甘温毒ナシ虚損ヲ補ヒ腰脚ヲ強
シ腎ヲ益ス
ムラサキナ 紫菘 甘微苦温毒ナシ氣ヲ下シ食ヲ
消ス

〈32オ〉

木
ムギ 麥。オホムギ。コムギ。ムキヤスノ總名ナ
リ
ムキヤス 稞麥 氣味主治オホムギニ同ジ
ムギメシ 麥飯 微温毒ナシ
ムギノ粉 ウドンノコナリ
ムメ 梅 酸平毒ナシ小兒産婦食ベカラズ
禁忌

〈32ウ〉

ボケ ウナギト同ク食ノベカラズ大毒ナリ
ムメボシ 白梅 酸鹹平毒ナシ痰ヲ除キ渇ヲ止
ム
ムベ 野木瓜《救荒本草》 甘平毒ナシ渇ヲ止メ目ヲ明ニ
ス
ムクドリ 甘温毒ナシ

〈33オ〉

○宇部
ウド 土當歸 苦辛微温毒ナシ
ウルゴメ 粳 甘苦平毒ナシ中ヲ補ヒ肌肉ヲ長ス
新米ヲ食スレバ風氣ヲ動ス陳《フルキ》トル者ハ氣ヲ下ス
ウルキビ 稷 甘寒毒ナシ氣ヲ益シ不足ヲ補フ多
食スレバ冷病ヲ發ス
禁忌 附子ヲ服スル人食ベカラズ

〈33ウ〉

ウルアハ 粟 鹹微寒毒ナシ腎氣ヲ養ヒ脾胃中ノ
熱ヲ去ル古キ者ハ苦甘ナリ
ウドンノコ 麥麪 甘温微毒不足ヲ補ヒ五藏ヲ助
ク 禁忌 西瓜ト同ク食ベカラズ甚毒ナリ
ウウドン 湯餅 甘温毒ナシ中ヲ温メ冷瀉ヲ止ム
禁忌 ウドンノ粉ト同シ

〈34オ〉

木 魚

〔ウミザウメン〕甘平毒ナシ
〔ウコギ〕五加 辛温毒ナシ皮膚ノ風濕ヲ去ル
〔ウナギ〕鰻鱺 甘温毒ナシ味噌汁ニテ小兒ニノタ
フレバ雀目《トリメ》ヲ治ス 〔禁忌〕西瓜。樝子《ボケ》ト梅滷《ムメズ》並諸
ノ酸 或ハ○ソバ。モチ此類ト同ク食ベカラズ大毒
トリ

〈34ウ〉

介

〔ウグヒ〕甘平毒ナシ
〔ウルメ〕甘温毒ナシ
〔ウツボ〕鱓魚 甘大温毒ナシ
〔ウキヽ〕甘温毒ナシ
〔ウミエビ〕海蝦 甘温小毒アリ
〔ウニ〕海膽醤 甘澁冷毒ナシ脾胃ヲ補ヒ人ニ益

〈35オ〉

鳥 獸

アリ
〔ウヅラ〕鶉 甘平毒ナシ四月以前ニ食ベカラズ
〔ウ〕鸕鷀 酸鹹冷微毒アリ水道ヲ利シ骨鯁ヲ治ス
〔ウサギ〕兎 甘冷毒ナシ中ヲ補ヒ氣ヲ益ス多食ス
レバ元氣ヲ損ズ
〔ウシ〕牛 甘冷毒ナシ中ヲ安シ氣ヲ益シ脾胃ヲ養

〈35ウ〉

ノ
○野部
〔ノビル〕山蒜 辛温毒ナシ氣ヲ下シ小兒ノ舌胎ヲ
治ス 仙人労ヲ治ス
〔ノリ〕海苔 總名
○久部

〈36オ〉

〔クロマメ〕黒大豆 甘平毒ナシ氣ヲ下シ水腫ヲ治
ス久ク食スレバ氣ヲ塞ク又諸藥ノ毒ヲ解ス凡藥
ヲ服スル人食ベカラズ
〔クズ〕葛粉 甘淡毒ナシ渇ヲ止メ大小便ヲ利シ酒
毒ヲ解ス妊婦食ヿナカレ
〔クズタケ〕葛花菜 苦甘毒ナシ酒積ヲ治ス

〈36ウ〉

〔クワヰ〕慈姑 苦甘冷毒ナシ多食スレバ齒ヲ損ジ
顔色ヲ失ス
〔クロクワヰ〕烏芋 甘微寒毒ナシ中ヲ温メ氣ヲ益
シ心下ノ痞《ツカヘ》ヲ消ス
〔クロゴマ〕巨勝 甘平毒ナシ氣力ヲ益シ筋骨ヲ健《スヤカ》
ニシ耳目ヲ明ニス

〈37オ〉

木

クハンザウ 萱草　甘涼毒ナシ小水ヲ通ス
クコ 枸杞　甘平涼目ヲ明ニシ渇ヲ止ム
クネンポ 香橙 群芳譜　甘寒毒ナシ渇ヲ止メ胃ヲ潤
シ魚毒及ビ酒毒ヲ解ス 皮ヲクラエバ水ノアメリナ
クハリン 榠樝　酸平毒ナシ痰ヲ去リ痢ヲ止ム
クリ 栗　鹹甘温毒ナシ氣ヲ益ス

〈37ウ〉

クリノイガ 毛毬　シブカハ 栗扶
クルミ 山胡桃　甘平温毒ナシ多食スレバ痰ヲ生
ジ風ヲ動ス
クハイチゴ 桑椹　甘微酸平毒ナシ水氣ヲ利シ腫
ヲ消ス
クハノミザケ 桑椹酒　耳目ヲ明ニシ水腫ヲ治ス

〈38オ〉

蟲　魚

クサギノムシ 臭梧桐 學圃雜疏 蠹蟲 小兒ノ疳疾ヲ治ス
クラゲ 水母　鹹毒ナシ湯火傷《ヤケド》ヲ治ス
クジラ 海鰌　甘酸大温毒ナシ腎ヲ補ヒ脾ヲ益シ
胃ヲ調ヘ腸ヲ厚ス多食スレバ熱ヲ生ス
クロダイ 杜魚 崔禹錫食經　甘平小毒アリ
クチ 春來　甘平毒ナシ胃ヲ開キ食ヲ消ス

〈38ウ〉

鳥　獸

クマビキ　シイラナリ
クルマエビ 斑節蝦 閩書　甘平小毒アリ小便ヲ利シ諸
淋ヲ治ス
クロヅル 陽鳥　味マナヅルニ勝レリ
クヒナ 秧雞　甘温毒ナシ
クマ 熊　甘平微温毒ナシ虚羸《ヤセル》ヲ補フ十月ニ食ベ

〈39オ〉

カラズ神ヲヤブル
○也部
ヤマノイモ 薯蕷　甘温平毒ナシ寒熱邪氣ヲ除キ
中ヲ補ヒ氣力ヲ益ス久食スレバ耳目ヲ明ニス
ヤツガシラ　氣味トウノイモニ同ジ
ヤナギタケ 柳耳　苦辛平毒ナシ胃ヲ補ヒ氣ヲ理ス

〈39ウ〉

木　蟲　魚

ヤヘナリ 綠豆《ブンドウ》 旧云フ　甘寒毒ナシ酒毒痘毒ヲ解ス
ヤマモヽ 楊梅　酸甘温毒ナシ鹽藏スルモノハ痰
ヲ去リ食ヲ消ス　禁忌 ソバ　イリマメノ類ト同
ク食ヘカラズ
ヤナギノムシ 柳蠹蟲　小兒ノ疳疾ヲ治ス
ヤガラ 火筩觜 魚品　甘温毒ナシ俗方ニ膈噎ニ効ア

〈40オ〉

〈40ウ〉

リ

鳥

（ヤマドリ）山鶏　甘平小毒アリ炙《アブ》リ食バ中ヲ補ヒ氣ヲ益ス

（ヤマバト）青鵻　甘平毒ナシ虚損ヲ補ヒ血ヲ活ス

○末部

（マメ）大豆　總名ナリ

〈41オ〉

（マクハウリ）甜瓜　甘寒小毒アリ　禁忌ガイモト同ク食ベカラズ大毒ナリ

（マルヅケ）又ツケウリト云醬瓜 致富奇書　平毒ナシ

（マツダケ）松蕈　甘平毒ナシ小便濁リテ禁ザルヲ治ス

（マヒタケ）重菰 八閩通志　甘平毒ナシ痔ヲ治ス

〈41ウ〉

木

（マンジウ）饅頭　甘平毒ナシ

（マルメロ）榲桲　酸甘微温毒ナシ酒毒ヲ解シ痰ヲ去ル

（マルブシユカン）枸櫞　辛甘温毒ナシ氣ヲ下ス

魚

（マナガツヲ）鯧魚　甘平毒ナシ諸病ニ忌ムヿナシ

（マグロ）金鎗魚 清俗　甘大温毒ナシ多ク食ヘバ人ヲシテ酔ハシム

〈42オ〉

介

（マス）鱒魚　甘温毒ナシ中ヲ温メ氣ヲ壯ンニシ寸白蟲ヲ治ス多食スレバ疥癩ヲ發ス

（マテ）竹蟶 閩書　甘微温毒ナシ

鳥

（マナヅル）鶬鶏　甘温毒ナシ蟲ヲ殺シ蠱毒ヲ解ス

（マメマワシ）蠟觜　甘温毒ナシ肌肉ヲ益ス

〈42ウ〉

○計部

（ケシ）罌粟　甘寒毒ナシ多食スレバ二便ヲ利シ膀胱ノ氣ヲ動カス

（ケイトウ）雞冠　甘凉毒ナシ食ヲ消シ濕熱ヲ去ル

木

（ケンボナシ）枳椇　甘平毒ナシ渇ヲ止メ大小便ヲ利シ酒毒ヲ解ス

〈43オ〉

鳥

（ケリ）　甘微温毒ナシ膈噎ニヨシ黒焼ニシテ用ユ俗方ナリ

○不部

（フキ）欵冬　苦温毒ナシ五藏ヲ益シ痰ヲ消シ目ヲ明ニス

（フダンサウ）　トウヂサト同シ

（フデダケ）蘑菰蕈　甘寒毒アリ痰ヲ化シ氣ヲ理ス

（フ）麩筋　甘凉毒ナシ熱ヲ解シ中ヲ寛ニシ食ヲ消シ瀉ヲ止ム勞熱ノ人食ベカラズ
（ブドウ）葡萄　甘平毒ナシ渴ヲ止メ食ヲ進メ小便ヲ利ス
（葡萄酒）甘辛熱微毒腰腎ヲ煖メ肺胃ヲ潤ス
（フノリ）鹿角菜　甘大寒滑毒ナシ麩熱ヲ解ス

〈43ウ〉

魚

（フナ）鯽　甘温毒ナシ　（禁忌）麥門冬ト同ク食ベカラズ
（ブダイ）氣味タイト同ジ
（フカ）鯊魚　甘平毒ナシ人ニ益アリ
（フグ）河豚　甘温大毒アリ濕氣ヲ去リ蟲ヲ殺ス
（禁忌）荊芥《ケイガイ》○菊花《キククワ》○桔梗《キキヤウ》○甘草《カンゾウ》○附子《ブシ》○烏頭《ウヅ》ト相

〈44オ〉

反ス　橄欖《カンラン》及ビ龍腦《リウノウ》ヲ水ニ浸シ服スレバ必ズ解ス
（ブリ）海鰱魚清俗　甘酸温小毒アリ病人食ベカラズ
（ブタ）豕　甘酸冷毒ナシ熱毒ヲ解シ虚ヲ補フ
○古部
（ゴボウ）牛蒡　甘平毒ナシ水ヲ逐脹ヲ消シ經脈《ケイミヤク》ヲ

〈44ウ〉

通ズ
（コムギ）小麥　甘微寒毒ナシ新シキ者ハ性熱ス陳ナル者ハ平和ナリ躁熱ヲ除キ小便ヲ利ス
（ゴマ）胡麻　總名ナリ
（ゴマノアブラ）胡麻油　甘微寒毒ナシ大小便ヲ利シ熱毒食毒蟲毒ヲ解ス

〈45オ〉

（コビル）小蒜　辛温小毒アリ穀ヲ消シ胃ヲ理シ中ヲ温メ氣ヲ下ス
（コドリドウフ）豆腐乾建陽縣志　甘澀毒ナシ
（コンニヤク）蒟蒻物理小識　甘冷小毒アリ人ニ益アラズ未ダ痘セザル小兒食ベカラズ癲癇《テンカン》ヲ病ム人食スレバ立《タチドコロ》ニ發ス

〈45ウ〉

（コバリゴンニヤク）淡平毒ナシ
（コムギダンゴ）飥飵時珍食物本草　甘温微毒アリ氣力ヲ强ス病人小兒多食スルーナカレ
（コンペイトウ）餹纒
（コヌカ）ヌカナリ
（コンブ）昆布　甘鹹微酸滑寒毒ナシ口中ノ諸疾ヲ

〈46オ〉

魚

治ス 禁忌 厚朴ヲ服スル人食ヘカラズ甚毒ナリ

コセウ 胡椒 辛大温毒ナシ多食スレバ肺ヲ損ズ

禁忌 コイ 馬歯莧《スベリヒユ》ト同ク食ベカラズ大毒ナリ

コイ 鯉 甘平毒ナシ水腫ヲ治シ乳汁ヲ出ス

禁忌 コセウ アヅキト同ク食ベカラズ人ヲ殺ス

ゴリ 石伏魚 福州府志 甘平毒ナシ小水ヲ利ス

〈46ウ〉

ゴマメ タツクリトモ云フ 甘温毒ナシ

コダイ 棘鬣魚兒 閩書 タイニ同ジ

コチ 牛尾魚 臺灣府志 甘平毒ナシ胃ヲ開キ食ヲ進ム

コノシロ 鰶魚 閩書 甘温小毒アリ多食スレバ瘡疥ヲ發シ血ヲ破リ氣ヲ損ズ

コハダ 江鰶魚 閩書

〈47オ〉

鳥

コウノトリ 鸛 甘酸平毒ナシ婦人ノ諸病ヲ調フ

ゴイサギ 甘鹹平毒ナシ炙食スレバ魚エビノ毒ヲ解ス

コムク 白頭翁 盛京通志 甘温毒ナシ

○江部

エンドウ 豌豆 甘平毒ナシ小便ヲ利シ煮ニ食スレ

〈47ウ〉

バ乳汁ヲ下ス

エノキダケ 甘平毒ナシ

エビヅルノムシ 蘡薁蠹蟲 甘酸平毒ナシ淋ヲ通ジ小便ヲ利シ小兒五疳ヲ治ス

エンス 燕窠菜 閩書 甘平毒ナシ中ヲ和シ胃ヲ益ス痢病《リビヤウ》ニ効《カウ》アリ

〈48オ〉

魚

エビ 鰕 總名ナリ 禁忌 緑青ヲナムベカラズ大毒ナリ

エイ 海鷂魚 甘鹹平毒ナシ

エツ 鱭魚 甘平毒ナシ

エソ 狗母魚 臺灣府志 甘平毒ナシ

○天部

〈48ウ〉

魚 介

テンシヤウマブリ 番椒《トウガラシ》ニ同ジ

アナガタコ 石距 甘鹹冷小毒アリ

テンボガニ 擁劍

○阿部

アハ 粟 鹹微寒毒ナシ痢ヲ止メ小便ヲ利ス

アヅキ 赤小豆 甘酸平毒ナシ胞衣ヲ下シ乳汁ヲ

〈49オ〉

〈49ウ〉

通ジ魚毒ヲ解シ水ヲ利シ腫ヲ消ス
アカザ 藜 甘平微毒アリ蟲ヲ殺シ癜風《ナマズ》ヲ去ル
アサツキ 麥葱 清俗 辛温毒ナシ氣ヲ下シ食ヲ消シ能ク食ヲ進ム
アシタバ 鹹草 毒ナシ八丈島ノ人ハ飯ニ和シ食フト云

〈50オ〉

アサウリ シロウリナリ
アヲマメ 青大豆 甘平毒ナシ
アブラナ 蕓薹 性味ハタケナニ同ジ
アコダウリ 紅南瓜 甘温毒ナシ中ヲ補ヒ氣ヲ益ス
アヲノリ 乾苔 甘鹹冷毒ナシ渇ヲ止メ酒毒ヲ解

飲膳摘要 阿部 五十 衆芳軒蔵

〈50ウ〉

ス
アサクサノリ 紫菜 又ハアマノリト云 甘寒毒ナシ熱ヲ下シ煩シキヲ解ス多食スレバ人ニエキアラズ
アヲサ 石蓴 氣味前ニ同ジ
アラメ 黒菜 清俗 甘鹹寒滑毒ナシ婦人ノ諸病及ビ血證或ハ水ヲ利ス

〈51オ〉

木
アメ 飴餹 甘温毒ナシ多食スレバ蟲積ヲ動シ腎ヲ傷ル
アブラアゲ 油煠 甘温毒ナシ大小便ヲ利ス中ヲ温ニシ氣ヲ益ス
アマチヤ 土常山 甘毒ナシ
アサクラサンセウ 蜀椒 辛温小毒アリ

飲膳摘要 阿部 五十一 衆芳軒蔵

〈51ウ〉

魚
アンズ 杏 酸熱小毒アリ多食スレバ宿疾ヲ動カス
アメンドウ 巴旦杏 壽星桃ノアメンドウニ非ズ 甘平温毒ナシ欬ヲ止メ氣ヲ下ス
アマボシ 烏柹 甘温毒ナシ蟲ヲ殺シ嘔逆ヲ治ス
アユ 香魚 雨航雑録 甘平毒ナシ五臓ヲ補フ妊婦食フ

〈52オ〉

コソ忌ム
アメノウヲ 鯇魚 甘温毒ナシ胃ヲ暖メ中ヲ和ス多食スレバ諸瘡ヲ發ス
アマダイ 方頭魚 閩書 甘温毒ナシ産婦或ハ久病ノ人コレヲ食シテ害ナシ
アンコウ 琵琶魚 寧波府志 甘平毒ナシ中ヲ補ヒ胃ヲ

飲膳摘要 阿部 五十二 衆芳軒蔵

飲膳摘要 五十二

益シ百病ニ害ナシ
(アラ)鰔魚 閩書 微甘冷小毒アリ乳汁ヲ通ス和方ニ婦人ノ病ニ用テ血ヲ治ス
(アヂ)竹筴魚 寧波府志 甘温毒ナシ多食スレハ血ヲ破リ瘡腫ヲ発シ痘疹ノ人食ノコトヲ忌ム
(アカヱイ)黄貂魚 閩書 甘平毒ナシ

〈52ウ〉

飲膳摘要 阿部 五十三

(アカウ)鹹魚ノ類 甘平毒ナシ
(アヒナメ) 甘平毒ナシ
(アナゴ) 甘微温毒ナシ
(アミ)苗蝦 閩書 甘温小毒アリ血ヲ動シ熱ヲ生ズ瘡アル人モ忌ム
(アミザコ)蝦醬 廣東新語 甘温小毒アリ

〈53オ〉

介

(アハビ)石决明 甘微鹹平毒ナシ精ヲマシ目ヲ明ニシ肝肺ノ熱ヲ清ス
(アカヾヒ)魁蛤 甘鹹平毒ナシ食ヲ消シ渇ヲ止ム
(アサリ)蛤仔 清俗 甘寒毒ナシ
(アカニシ)紅螺 甘平毒ナシ腸ノ味ハ辛シ殻ヲ焼末トメ腹痛ヲ治ス

〈53ウ〉

飲膳摘要 阿部 五十四

虫

(アカヾヘル)山蛤 小兒疳疾ヲ治ス

鳥

(アヒル)鶩 甘冷毒ナシ虚ヲ補ヒ小兒ノ驚癇ヲ療ス
(アヲサギ)青鷀 三才圖會 甘平毒ナシ汗ヲ止メ小水ヲ利ス
(アヲジ)蒿雀 甘温毒ナシ陽道ヲ益シ臘月ニトリ

〈54オ〉

飲膳摘要 五十四

腸《ハラワタ》及ビ羽翅ヲ去リ黒ヤキニシ末トナシ血ヲ止ム

○左部

沙《サ》孤《ゴ》米《ベイ》 東西洋考 毒ナシ粥トナシ食スレバ下痢ヲ止ム
(サヽゲ)豇豆 總名ナリ
(サトイモ)青芋 甘辛平滑小毒アリ腸胃ヲ寛《ユルク》ス多

〈54ウ〉

飲膳摘要 左部 五十五

食スレバ氣ヲ塞ク
(サツマイモ)リウキウイモト云甘藷 甘平毒ナシ虚乏ヲ補ヒ氣力ヲ益ス (禁忌)キンカン及ビクマノ井ト共ニ食ベカラズ大毒ナリ
(サケ)酒 苦甘辛大熱毒アリ藥ヲメグラシ百邪悪毒ノ氣ヲ殺シ血脈ヲ通シ腸胃ヲ厚シ皮膚ヲ潤シ

〈55オ〉

氣ヲ下ス
サケノカス 酒糟　甘温毒ナシ中ヲ温メ食ヲ消シ
草菜ノ毒ヲ去ル
サトウ 砂糖　甘寒冷毒アリ目ヲ明シ心肺ヲ潤シ
吐血ヲ治ス　禁忌 橐吾ト同ク食ベカラズ大毒ナ
リ

〈55ウ〉

サウメン 索麪　氣味ウドント同ジ
サンセウ 秦椒　辛温毒アリ中ヲ温メ五藏ヲ利ス
サワシガキ 醂柹　性冷脾胃ヲスコヤカニシ宿血
ヲ消ス
ザクロ 安石榴　甘酸温濇毒ナシ禁口痢ヲ治ス
サボン 香欒　辛酸毒ナシ

飲膳摘要 左部

〈56オ〉

魚

サシミ 軒
サウメンゴリ　甘平毒ナシ
サワラ 馬鮫魚 閩書　甘温毒ナシ多食スレバ濕熱
ヲ動ス眼ヲ患ル人食ベカラス
サンセウウヲ 鯢魚　甘平毒ナシ俗ニ膈膸ヲ治ス
サメ 鮫魚　甘温毒アリ五藏ヲ補フ

〈56ウ〉

介

サケ 松魚 東醫寶鑑　甘鹹毒ナシ中ヲ温メ氣ヲ壯ニス
多食スレバ火ヲ動シ痰ヲ發ス
サヨリ 鱵魚　甘平毒ナシ
サバ 青花魚 清俗　甘酸温小毒アリ
サヾヒ 拳螺 寧波府志　甘平毒ナシ目ヲ明ニシ渇ヲ止
メ水ヲ利シ酒毒ヲ解ス

飲膳摘要 左部

〈57オ〉

鳥

サルボ 蚶ノ類
サギ 鷺　鹹平毒ナシ脾ヲ益シ氣ヲ補フ
○幾部
キク 菊　苦平毒ナシ目ヲ明ニス
菊酒　目ヲ明ニシ頭風ヲ愈ス
キビ 總名ナリ

〈57ウ〉

木

キウリ 胡瓜　甘寒小毒アリ小兒尤忌ムベシ
キシメシ 黄韲　甘毒ナシ
キクラゲ 木耳　甘平小毒アリ五藏ヲ利シ氣ヲ益
シ身ヲ輕シ五痔ヲ治ス
キンカン 金橘　甘酸微温毒ナシ渇ヲ止メ醒ヲ解
ス　禁忌 サツマイモト同ク食ベカラズ大毒ナリ

飲膳摘要 幾部

〈58オ〉

魚　鳥

ギンナン 銀杏　甘苦平濇毒ナシ生食スレバ痰ヲ降ジ蟲ヲ殺ス

ギギ 黄顙魚　甘平毒ナシ　禁忌 荊芥ヲ服スル人食ベカラズ甚毒ナリ

キス 鮮魚（時珍食物本草）　甘平毒ナシ胃ヲ開キ食ヲ進ム

キジ 雉　甘酸温毒ナシ中ヲ補ヒ痢ヲ止ム秋冬食

〈58ウ〉

獣

フベシ春夏ハ毒アリ

キジバト 鳩　甘平毒ナシ

キツヽキ 啄木鳥　甘酸平毒ナシ齲齒《ムシクヒハ》ヲ治ス

キツ子 狐　甘温毒ナシ瘡疥久ク瘥ザルヲ治ス

○由部

ユリ子 百合　甘平毒ナシ大小便ヲ利シ中ヲ補フ

〈59オ〉

木

ユウガホ 壺盧　總名ナリ

ユヅケメシ 飧飯　渇ヲ解シ煩ヲ除ク

ユスラムメ 櫻桃　甘熱濇毒ナシ中ヲ調ヘ水穀痢ヲ治ス

ユ 柚　酸寒毒ナシ食ヲ消シ酒毒ヲ解ス

○女部

〈59ウ〉

魚

メシ 飯　五臓ヲ補ヒ氣血ヲ益シ百病ヲ治ス

メシノユ 米飲　飯後ニコレヲ飲トキハ牙舌ヲ滌キ食ヲ下シ能ク消シ能ク化ス冬ハ煖ヲ生シ夏ハ渇ヲ止ム日日飯後ニ必ズ飲ムベシ

メウガ 蘘荷　辛微温毒ナシ癰ヲ治シ目ヲ明ニス

メバル　甘平毒ナシ

〈60オ〉

介

メザシイワシ　氣味イワシニ同ジ

メクワジヤ 海豆芽（臺灣府志）

○美部

ミトリサヽゲ 菉豇（時珍食物本草）　甘平毒ナシ中ヲ理シ氣ヲ益シ腎ヲ補ヒ五臓ヲ和ス

ミヅナ 東都ニテキヤウナト云水菜　甘平毒ナ

〈60ウ〉

シ金瘡血出ル者ニハ葉ヲ挼《モミ》テコレヲ傅《ツク》ベシ

ミツバ 旱芹ノ類　甘平毒ナシ胃ヲ開キ食ヲ消ス

ミル 水松　甘鹹寒毒ナシ水腫ヲ治シ酒毒ヲ解ス

ミソ　甘鹹温毒ナシ脾胃ヲ補ヒ腸胃ヲ厚シ氣ヲ益ス常食スレハ大ニ益アリ

ミリン酒 美淋酒　甘熱毒アリ

〈61オ〉

木
鳥

ミツアメ 膠飴 甘大温毒ナシ肺ヲ潤シ嗽ヲ止ム
赤目疳病ノ者ニハコレヲ忌ムベシ痰ヲ生ジ火ヲ
動ス多食スレバ歯ヲ損ズ又附子草烏頭等ノ毒ヲ
解ス
ミカン 柑 甘寒毒ナシ暴渴ヲ止メ小便ヲ利ス
ミヽヅク 猫頭鷹本經逢原 瘧疾《ギヤクシツ》ヲ治ス

〈61ウ〉

○志部
シソ 紫蘇 辛温毒ナシ一切魚蟹ノ毒ヲ解ス
シロゴマ 白油麻 甘平毒ナシ血脈ヲ通ジ肌肉ヲ
潤ス
シロヂサ 白苣 苦寒毒ナシ酒毒ヲ解シ大小腸ヲ
利ス

〈62オ〉

シロマメ 黄大豆 甘温毒ナシ中ヲ寛シ氣ヲ下ス
大腸ヲ利ス多食スレバ氣ヲ塞キ痰ヲ生ス
シロアヅキ 白豆 甘酸平毒ナシ五藏ヲ補ヒ中ヲ
調フ
十六サヽゲ 裙帯豆時珍食物本草 性味ミトリサヽゲニ同
ジ

〈62ウ〉

シロウリ 越瓜 甘寒毒ナシ小便ヲ利シ酒毒ヲ解
ス
シユンキク 同蒿 甘平毒ナシ痰ヲ消シ腸胃ヲ利
ス
ジユンサイ 蓴 甘冷毒ナシ腸胃ヲ厚シ水ヲ逐フ
シイタケ 香蕈 甘平毒ナシ氣ヲ益ス湯ニ煮タル

〈63オ〉

汁鰹ノ毒ヲ解ス
シラシメジ 玉蕈 甘平毒ナシ
シヤウロ 麥蕈 甘平毒ナシ
シラモ 龍鬚菜 甘寒毒ナシ小便ヲ利ス
シホ 食鹽 鹹寒毒ナシ一切ノ毒ヲ解ス
シヤウチウ 燒酒 辛甘大熱毒アリ氣ヲ益シ中ヲ

〈63ウ〉

調ヘ痰ヲ消シ蟲ヲ殺シ小便ヲ利シ大便ヲ堅ス過
飲スレバ藏府ヲ傷ブル
シヤウユ 醤油本草彙言 鹹甘冷毒ナシ百穀ヲ消シ一
切ノ魚肉菜蔬蕈ノ毒ヲ殺ス
シヤウフ 麥粉 甘凉毒ナシ五藏ヲ和シ經絡ヲ調
フ

〈64オ〉

木

シイノミ 柯樹子 甘平毒ナシ水病ヲ治ス

シブカキ 漆柿 濇寒毒ナシ

シバグリ 芽栗 甘温毒ナシ

魚

シラウヲ 鱠残魚 甘平毒ナシ多食スレバ濕ヲ動ス

シイラ 甘酸毒ナシ

〈64ウ〉

介

シヤクナギ 蝦姑 閩書 甘平毒ナシ

シホモノ 䱇魚 鹹温毒ナシ小兒頭瘡ヨリ膿水《ウミ》ヲ出スニハ麻油《ゴマアブラ》ニテ煎ジ油ヲトリ頻《シキリ》ニヌル

シホフキ 甘鹹平毒ナシ

シヾミ 蜆 甘鹹冷毒ナシ小水ヲ利シ小兒子アセヲ治ス

飲膳摘要 志部　六十五　聚芳軒蔵

〈65オ〉

鳥

シギ 鷸 甘温毒ナシ虚ヲ補ヒ人ヲ暖ム

ジユヅカケバト 斑鳩 甘平毒ナシ目ヲ明ニス

獣

シカ 鹿 甘温毒ナシ中ヲ補ヒ氣力ヲ益ス

○比部

ヒジキ 羊栖菜 閩書 味甘脆

ヒユ 白莧 甘寒毒ナシ 禁忌 スツホント同ク食ベカラズ

〈65ウ〉

ヒトモジ 子ギナリ

ヒラタケ 天花蕈 甘寒毒ナシ腸胃ヲ益シ痰ヲ化シ氣ヲ理ス

ヒシ 菱 甘平毒ナシ中ヲ安シ酒毒ヲ解ス多食スレハ陽氣ヲ損ズ

飲膳摘要 比部　六十六　聚芳軒蔵

〈66オ〉

木

ヒエ 穇子 甘濇毒ナシ中ヲ補ヒ氣ヲ益ス俗ニ胃ヲ開クト云未タ詳ナラズ

ヒハ 枇杷 甘酸平毒ナシ渇ヲ止メ氣ヲ下ス多食スレバ痰熱ヲ發ス

ヒクワシ 寒具

ヒシホ 醤 鹹冷利毒ナシ一切魚肉菜蕈ノ毒ヲ殺ス多食スレバ痰ヲ生ス妊娠ノ人雀肉ト同ク食ベカラズ食トキハ兒ヲシテ面黒カラシム

〈66ウ〉

魚

ヒモノ ホシウヲナリ

ヒダラ 氣味タラニ同ジ

ヒイワシ 氣味イワシニ同ジ

ヒシコ 同上

飲膳摘要 比部　六十七　聚芳軒蔵

〈67オ〉

鳥

［ヒラメ］比目《ヒイ》魚ノ類
［ヒラ］鰣魚　甘温毒ナシ虚労ヲ補フ
［ヒヨドリ］白頭鳥 秘傳花鏡　甘温毒ナシ中ヲ煖《アタヽ》メ氣ヲ壮《サカン》ニス
［ヒバリ］天鷚 尓雅　甘温毒ナシ
［ヒハ］金翅鳥 鎮江府志　甘温毒ナシ

〈67ウ〉

［ヒシクヒ］鳨　甘温毒ナシ
○毛部
［モチゴメ］糯米　甘温毒ナシ多食スレバ氣ヲ塞ク小兒病人宜ク忌ムベシ
［モチ］粢 説文　甘温毒ナシ氣ヲ益シ血ヲ行《メグラ》シ脾胃ヲ煖ム性粘滞シテ化シガタシ小兒病人宜

〈68オ〉

ク忌ムベシ
［モチアハ］秫　甘微寒毒ナシ常ニ食ベカラス五藏ノ氣ヲ塞ク
［モチキビ］黍　甘温毒ナシ氣ヲ益シ中ヲ補ヒ腸胃ヲ澀《シブ》ラシ霍亂ヲ止ム
［モロコシ］京師ニテタウキビト云フ　蜀黍　甘澀温毒[illegible]ヲ

〈68ウ〉

木　魚

温《アタヽ》メ腸胃ヲ澀《シブ》ラシ霍亂ヲ止ム粘スル者ハ黍米《モチキビ》ト功ヲ同ス
［モリグチダイコン］水蘿蔔 群芳譜　毒ナシ
［モヅク］海蘊　鹹寒生食シテ佳ナリ
［モヽ］桃　甘酸温微毒
［モロコ］甘温毒ナシ

〈69オ〉

［モウヲ］鰔魚ノ類甘平毒ナシ
○世部
［セリ］水斳　甘平毒ナシ精ヲ養ヒ氣ヲ益シ腸ヲ利ス
［禁忌］商陸《ヤマゴボウ》ト同ク食ベカラズ
［セウガ］生薑　辛温毒ナシ胃ヲ開キ痰ヲ去リ一切魚肉菜蕈ノ毒ヲ解ス

〈69ウ〉

［セウガザケ］神仙粥 丹臺玉案　肚腹凍痛及ビ冷積ヲ治ス
［ゼンマイ］薇　甘微苦寒毒ナシ大小腸ヲ利シ浮腫ヲ下ス
○寸部
［スイクハ］西瓜　甘寒毒ナシ渇ヲ止メ暑熱ヲ消シ

〈70オ〉

木

喉痺《コウヒ》口瘡ヲ療ス
スギリ 問荊　平毒ナシ小児小瘡ヲ治ス
スギタケ 杉菌　甘辛微温毒ナシ
スモヽ 李　甘酸微温毒ナシ
スヾガキ 君遷子　甘濇平毒ナシ
ス 醋　酸苦温毒ナシ婦人心痛ヲ治シ一切ノ魚肉

〈70ウ〉

魚

ノ毒ヲ殺ス多食スレバ筋骨ヲ損ジ亦胃ヲ損ズ男
子ニ益アラズ顔色ヲ損ズ
スシ 魚鮓　甘鹹平毒ナシ胃ヲ開キ食ヲ進ム多食
スレバ宜カラズ凡鮓《スシ》ハ瘡疥ヲ発ス無鱗ノモノ尤
人ニ益アラズ
スツポン 鼈　甘平毒ナシ中ヲ温メ氣ヲ益シ不足

〈71オ〉

ヲ補フ
スヾキ 鱸魚　甘平小毒アリ五臓ヲ補ヒ筋骨ヲ益
シ水氣ヲ治ス
スルメイカ 柔魚　甘平毒ナシ腎ヲ滋シ血脈《ミヤク》ヲ利
ス
スルメ 螟脯乾《福州府志》　氣味前ニ同シ河豚《フグ》ノ毒ヲ

〈71ウ〉

鳥

解ス
スヾメ 雀　甘温毒ナシ陽ヲ壮《サウ》ニシ氣ヲ益ス 禁忌
李《スモヽ》ト同ク食ベカラズ
○腎虚ノ陰痿ヲ治ス神効アル方　雀ノ肉ヲ茶喰トスレバ能ク陰痿ヲメアカラシム寒三十日ガアイタ茶食ニスレハ女ハ子ヲモチ男ハ陰ヲツヨカラシム飯ノサイニシテ食テハ一向ニシルシナシ茶食ハ只別ニクフコトヲヨシトス
飲膳摘要終

〈72オ〉

○合食禁
文蛤《ハマグリ》　草《クサ》ビラ
凡クサビラハ　松蕈《マツダケ》　青頭菌《ハツタケ》　香蕈《シイタケ》　茅蕈《カウタケ》
石耳《イワタケ》　黄饅頭《イクチ》　胭脂菰　松毛菌《ハリメタケ》　掃帚菰《キダケ》
黄蕈《キシメジ》　玉蕈《シメジ》　木耳《キクラゲ》　ノ　トダケノ類ナリ
鰷魚　雉《キジ》　山雞《ヤマドリ》　野猪《イノシヽ》　鹿《シカ》

〈72ウ〉

鵜《ニハトリ》　鯉《コイ》　李《スモヽ》　鰻鱺《ウナギ》　兎《ウサギ》　鶩《モチ》　芥子《カラシ》　鯽《フナ》
橘子《クネンボ》　梅《ムメ》　葫荽《コスイ》　泥鰌《ドヂヤウ》　蒜菜《トウナ》　胡椒《コセウ》　陳皮《チンピ》　兎《ウサギ》
萵苣《チサ》　蕎麥《ソバ》　胡椒　柿《カキ》　蟹《カニ》　榧《カヤ》　緑豆《ブンドウ》
芥子《カラシ》　兎《ウサギ》　木耳《キクラゲ》　山胡桃《クルミ》　鹹豉《ナツトウ》
雞卵《タマゴ》　香魚《アユ》　山胡桃　青葱《ネギ》　大蒜《ニンニク》　クサビラ
竹筍《タケノコ》　砂糖《サトウ》

〈合食禁 1 オ〉

河漏《ソバキリ》 山胡桃《クルミ》 萵苣《チサ》 西瓜《スイクハ》 雉《キジ》 山雞《ヤマドリ》 田螺《タニシ》
鰻鱺《ウナギ》 餈《モチ》 狸肉《タヌキ》 楊梅《ヤマモヽ》
餈《モチ》 棗《ナツメ》 ナツメ 青葱《ネギ》 大蒜
麺類《メンルイ》 ナツメ
鰻鱺《ウナギ》 梅滷《ムメズ》造 諸ノ醋 餈 西瓜 雞《ニハトリ》 銀杏《ギンナン》
鶏《ニハトリ》 クサビラ 但シ。シイタケハ忌マズ

〈合食禁１ウ〉

兎《ウサギ》 鳧《カモ》 柑《ミカン》 ニハトリ 生薑《ヒウガ》 芥子《カラシ》
牛肉《ウシ》 青葱《ネギ》 湯餅《ウドン》 西瓜《スイクハ》 棗《ナツメ》
草ビラ 海鰛《イワシ》 雉《キジ》 山雞《ヤマドリ》 鳧《カモ》 雞卵《タマゴ》 文蛤《ハマグリ》
楊梅《ヤマモヽ》 青葱《ネギ》 大蒜《ニンニク》
甜瓜《マクワ》 蘿藦《ガガイモ》 油煠《アブラアゲ》
鯽《フナ》 芥子《カラシ》 麥門冬《バクモンドウ》 砂糖《サトウ》 ニハトリ 鹿《シカ》

飲膳摘要 合食禁 二 銀芳軒蔵

〈合食禁２オ〉

緑豆《ブンドウ》 榧《カヤ》
鯉《コイ》 小豆《アヅキ》 胡椒《コセウ》 鹹豉 紫蘇《シソ》 天門冬《テンモンドウ》 雞《ニハトリ》
青梅《アラムメ》 胡椒《コセウ》 栗《クリ》 李《スモヽ》 酒《サケ》 山胡桃《クルミ》
砂糖《サトウ》 鯽《フナ》 竹筍《タケノコ》 海鷂魚《エイ》
醤汁《シヤウユ》 鮓《スシ》 金柑《キンカン》 甘藷
雉《キジ》 クサビラ 青葱 大蒜《ニンニク》 山胡桃 鹹豉

〈合食禁２ウ〉

蕎麥《ソバ》 鯽《フナ》 鰷魚《ハエ》
蜜《ミツ》 鮓《スシ》 萵苣《チサ》 子ギ 海鷂魚《エイ》 牛肉《ウシ》
香蕈《シイタケ》 海鰛《イワシ》 キジ ヤマドリ
生薑《シヤウガ》 燒酒《シヤウチウ》 大蒜《ニンニク》 兎《ウサギ》
餈《モチ》 河漏《ソバキリ》 西瓜《スイクハ》 ソバキリ 李《スモヽ》 栗《クリ》 雀《スヾメ》
○疱瘡《ホウソウ》前合食禁

飲膳摘要 合食禁 三 銀芳軒蔵

〈合食禁３オ〉

兎《ウサギ》 鳧《カモ》 柑《ミカン》 生姜《シヤウガ》 芥子《カラシ》 雞《ニハトリ》 金柑《キンカン》 紫蘇《シソ》
香橙《クネンボ》 青菜類《アヲナ》 同日ニ食フベカラズ
○姙娠《ニンシン》禁食
桃《モヽ》 李《スモヽ》 沙噀《ナマコ》 芥子《カラシ》 胡椒《コセウ》 梅《ムメ》 杏《アンズ》 梨《ナシ》 桑椹《クワノミ》
蓼《タデ》 烏芋 砂糖 五辛 醬《ヒシホ》 餈《モチ》 麪《メンルイ》 葛《クズ》 大豆《マメ》
菌《クサビラ》 水 酒 蕨《ワラビ》 蕎麥 鯉《コイ》 香魚《アユ》 松魚《サケ》 鮨《スシ》

〈合食禁３ウ〉

蟹《カニ》 魚頭 雀《スヾメ》 雉《キジ》 鳩《ハト》 鳧《カモ》 兎《ウサギ》 猪《イノシヽ》
棗《ナツメ》 ○産後《サンゴ》禁食
梨《ナシ》 胡瓜《キウリ》 茄子《ナスビ》 蕎麥《ソバ》 小豆《アヅキ》 蕨《ワラビ》 萵苣《チサ》
生姜《セウガ》 山椒《サンセウ》 麪《メンルイ》 鮓《スシ》 魚膾《ナマス》 兎《ウサギ》 油煠《アブラアゲ》 鯽《フナ》
○出乳汁好食
冬瓜《トウグハ》 蘩蔞《ハコベ》

飲膳摘要 禁好 四 銀芳軒蔵

〈合食禁４オ〉

い 諸病禁物
頭痛《ヅツウ》 莱菔《ダイコン》 蕪菁《カブラ》 雉《キジ》
咳嗽《セキ》 安石榴《ザクロ》 枇杷《ビハ》 酒《サケ》 蟹《カニ》 蝦《エビ》
脚氣《カツケ》 麪《メンルイ》 餈《モチ》 酒《サケ》 菓子類《クハシルイ》 莧《ヒユ》 荳腐《トウフ》 慈姑《クワイ》
菱《ヒシ》 蘘荷《メウガ》 紫菜《アマノリ》 韮《ニラ》 蕪菁《カブラ》 胡瓜《キウリ》 壺盧 杏《アンズ》
安石榴《ザクロ》 梨《ナシ》 鯉《コイ》 鯽《フナ》 鳧《カモ》 野猪《イノシヽ》

飲膳摘要 四 聚芳軒蔵

〈合食禁４ウ〉

瘧病 蕎麦《ソバ》 蕨《ワラビ》 李《スモヽ》 杏《アンズ》 胡瓜《キウリ》 飴《アメ》 醋《ス》 野猪《イノシヽ》
吐血《トケツ》 柹《カキ》 棗《ナツメ》 梨《ナシ》 安石榴《ザクロ》 菱《ヒシ》 慈姑《クハイ》 瓜《ウリ》
茄子《ナスビ》 芋《イモ》 莱菔《ダイコン》 蕎麦《ソバ》 紫菜《アマノリ》
腰痛《コシノイタミ》 胡瓜《キウリ》 蕨《ワラビ》 蘘荷《メウガ》 梨《ナシ》 酢《ス》
消渇《シヤウカツ》 桃《モヽ》 安石榴《ザクロ》 胡瓜《キウリ》 茄子《ナスビ》 蕎麦《ソバ》 蕨《ワラビ》
紫姜《ハジカミ》 餈《モチ》 麪《メンルイ》 酒《サケ》 鱠《ナマス》 一切ノ熱物并シホ物ヲ

飲膳摘要 禁物 五 聚芳軒蔵

〈合食禁５オ〉

忌ム
淋病《リンビヤウ》 桃《モヽ》 安石榴《ザクロ》 棗《ナツメ》 胡瓜《キウリ》 蕨《ワラビ》 醋《ス》 一切ノ
シホ物ヲ忌ム
赤白 柹《カキ》 柑《ミカン》 安石榴《ザクロ》 梨《ナシ》 菱《ヒシ》 茄子《ナスビ》 栗《クリ》
棗《ナツメ》 胡瓜《キウリ》 蕎麦《ソバ》 青大豆《アヲマメ》 竹筍《タケノコ》 豇豆《サヽゲ》
蘘荷《メウガ》 生菜《ナマナ》 飴《アメ》 砂糖《サトウ》 白酒《シロザケ》 芋《イモ》 膾《ナマス》

〈合食禁５ウ〉

眼病《メノヤマヒ》 酒《サケ》 餈《モチ》 麪《メンルイ》 蕨《ワラビ》 紫姜《ハセウガ》 山椒《サンセウ》 胡瓜《キウリ》 杏《アンズ》
炒豆《イリマメ》 五辛 諸ノカラキ物 松魚 海鰛《イハシ》
口舌病《クチシタノヤマヒ》 桃《モヽ》 胡瓜《キウリ》 酒《サケ》 餈《モチ》 麪《メンルイ》 蕨《ワラビ》 醬《ヒシホ》 茄子《ナスビ》
紫姜《ハセウガ》 胡椒 蓼《タデ》 莱菔《ダイコン》 海鰛《イワシ》 鰹魚《カツヲ》 諸ノカ
ラキ物ヲ忌ム
歯痛《ハノイタミ》 乾柹《ホシガキ》 安石榴《ザクロ》 梅《ウメ》 杏《アンズ》 蕨《ワラビ》 青葱《ネギ》 蓼《タデ》

飲膳摘要 禁物 六 聚芳軒蔵

〈合食禁６オ〉

麪《メンルイ》 酒《サケ》 蓮藕《ハス》 昆布《コンブ》 慈姑《クワイ》 醋《ス》 章魚《タコ》 文蛤《ハマグリ》
乾魚《ホシウヲ》
金瘡折傷《キンソウ》 栗《クリ》 梨《ナシ》 柚《ユ》 枇杷《ビハ》 安石榴《ザクロ》 慈姑《クワイ》
酒《サケ》 餈《モチ》 蕎麦《ソバ》 蕨《ワラビ》 生姜 山椒《サンセウ》 韮《ニラ》 胡瓜《キウリ》
蓼《タデ》 茄子《ナスビ》 蘘荷《メウガ》 芥子《カラシ》 莱菔《ダイコン》 萵苣《チサ》 豇豆《サヽゲ》
炒豆《イリマメ》 鹹物 醋《ス》 滑物《ナメラカナルモノ》 一切ノ子ツ物ヲ忌ム

飲膳摘要 聚芳軒蔵

〈合食禁６ウ〉

中風 餈《モチ》 麪ルイ ソバ 蕨《ワラビ》 莧《ヒユ》 慈姑《クワイ》 菱《ヒシ》
五辛 山胡桃《クルミ》 甘滑ノモノ 生冷ノモノ 辛辣《カラキ》モノ
油煠 猪《イノシヽ》
傷寒 麪ルイ 餈 飴《アメ》 酒《サケ》 ソバ 蕨 胡瓜《キウリ》
アヲ菜 栗《クリ》 棗《ナツメ》 楊梅《ヤマモヽ》 山椒《サンセウ》 越瓜《シロウリ》 諸ノコノミ
五辛・生冷ノモノ 油煠 鯉《コイ》 香魚《アユ》 松魚 鱒魚《マス》

飲膳摘要 禁物 七 聚芳軒蔵

〈合食禁７オ〉

蝦《エビ》 鱠 猪
班疹 枇《ビ》杷《ハ》 青梅 桃 瓜 茄《ナス》 炒豆 酒
紫姜《ハジカミ》 豇豆《ササゲ》 黍《キビ》 鯛《タイ》 鯽《フナ》 鱸《スヾキ》 蝤蛑《ガザミ》
寒熱 蓼《タデ》 胡頽子《アキグミ》 棗
汗疾
青葱《ヒトモジ》 牡蠣《カキ》 鴈《ガン》

〈合食禁７ウ〉

癲癇 鼠 兎 雉 猪 牡蠣《カキ》
癩病 粢《モチ》、麪ルイ セウガ 山椒 ソバ 蕨
クルミ 松魚 鯽 牡蠣 鸂鶒 鹿
虚労 慈姑《クワイ》 棗 瓜 李《スモヽ》 杏 梨 安石榴 粢
麪ルイ 蕎麦《ソバ》 赤小豆《アヅキ》 禍腐 蕨 芋《イモ》 生冷物
酸キ物 鱠 油煠 雉 猪

飲膳摘要 禁物 八 聚芳軒蔵

〈合食禁８オ〉

骨蒸 大豆 小豆《アツキ》 瓜 酒 麪ルイ 生冷ノモノ
韭《ニラ》 酸《スイ》モノ 滑モノ 油煠 猪
陰痿 菱《ヒシ》 瓜 茄《ナス》 蕎麦 蕨 芹《セリ》 兎 蓼《タデ》 猪
癥瘕積聚 菱 慈姑 梨 棗 飴《アメ》 砂糖《サトウ》 瓜
茄 粢 麪ルイ 蕎麦 蕨 芹 筍 鱸
生冷ノモノ 滑ナルモノ 熊《クマ》

〈合食禁８ウ〉

心痛腹痛 柹《カキ》 梨《ナシ》 棗 菱 慈姑 紫菜《アマノリ》 茄
キウリ 蕨 糯米《モチゴメ》 砂糖《サトウ》 蓼《タデ》 鮓《スシ》 ナマス
痃癖宿癖 柑《ミカン》 梨 橘《タチバナ》 安石榴《ザクロ》 枇杷 山胡桃
林檎 杏 青葱《ヒトモジ》 蕎麦 蕨 粢 麪ルイ アヅキ
生冷ノモノ 醋《ス》 滑ナルモノ スヾキ
水腫脹満 栗 柹 柑 菱 慈姑 棗 茄

飲膳摘要 禁物 九 聚芳軒蔵

〈合食禁９オ〉

蕎麦 蕨 蘘荷《ノウガ》 筍 芋《イモ》 芥子 葍 粢
生冷ノモノ 酸キモノ 滑ナルモノ 塩 鹹モノ
ナマス イノシヽ
泄痢 桃 杏 梨 柑 柹 菱 瓜 茄 ソバ
蔓草ルイ 萊菔《ダイコン》 菓子 芋 醤《ヒシホ》 醋 生冷ノ物
滑ナルモノ 辛キモノ 油煠 豆腐《トウフ》 コイ

〈合食禁９ウ〉

カニ ナマス 鮏 シハヽユキ物 猪
黄病 枇《ビ》杷《ハ》 杏 蕎麦 蕨 胡瓜 粢 麪ルイ
酒
不食 棗 杏 胡瓜 小豆《アヅキ》 蓼《タデ》
痔漏 菱 慈姑 粢 麪ルイ 酒 蘘荷 蕨
蕎麦 葍 胡瓜 梨 蓮肉 棗 油煠 滑ナルモノ

飲膳摘要 禁物 十 聚芳軒蔵

〈合食禁10オ〉

生魚　雉　兎　猪

右諸病禁物古寫本ニヨリテ録ス

〈合食禁10ウ〉

書飲膳摘要後

古人有言、飲食失正、疾病生焉、　吾師蘭山先生、今
既垂八旬、矍鑠益壮、其修養攝生可知矣、頃其
令孫士徳氏、於日用飲膳中、録其切要者、為小冊
子、質諸　先生以須　僕、遍繙閲之、則衛生之簡捷、
瞭然闡明、蓋　本邦飲膳之書不為少、然而往々

〈要後オ〉

紕謬多、而名實乖戻、不若此書之詳且盡矣、僕竊
謂、豈其自珍觀獨善、寧若使天下蒼生倶躋壽域
乎、遂授剞劂氏、以公於世云爾、
文化丙寅上元日　門人平安平井敬義謹識

〈要後ウ〉

文化丙寅二月
京都書肆　六角通御幸町　小川多左衛門
二條通堺町　林喜兵衛
東都書肆　大傳馬町　須原屋安兵衛

〈奥付〉

◇難読語

13ウ・1　威霊仙《クガイサウ》
15オ・4　霍乱《クワクラン》
5オ・4　噎膈《カク》
5オ・4　性味ハタケナト同ジ
53オ・1　鱖魚ノ類
72ウ・4　胭脂菰《ベニタケ》・松毛菌《ハリタケ》・掃帚菰《ハヽキダケ》
合食禁1オ・2　萆薢《トコロ》・莙菜《トウヂサ》
同4オ・4　油煠《アブラアゲ》・鯽《フナ》／出乳好食《チヽヲイダス》
同9オ・3　山胡桃《クルミ》
同9ウ1・2　菌《クサビラ》／鹹《シホカラキ》

資料Ⅱ 『武江産物志』（翻刻）

【解説】横本形式の袖珍本。外題は〈武江産物志全〉。私家版と思われ刊記なく、漢文序により文政甲申七年（一八二四）ごろの成立刊行（この七年に小野蘭山に入門している）。構成は〈序（一丁半）・目録（半丁）・本文（十六丁）・略図一舗〉で無界十二行、匡郭内約一六糎×一一糎。産物は大字、処在（地名）などは細字双行で記す。とりあげた産物の範囲は書名のとおり武蔵国江戸であるが、江戸府内と近郊、さらに大師河原、神奈川、下総などもみえるので、現在の神奈川県、千葉県もふくむ相模国、下総国にわたる。著者三十八歳の労作である。原則として産物は漢字表記（漢名）の振り仮字（和名）であるが、片仮字表記も散見する。産地をあげぬ例も数種あるが、〈及已・南紫胡・蕎麦葉貝母・虎掌〉など、多くは振り仮字なしには現代人には聊か難読であろう。いずれも漢名を採択しての和名表示と思われる。和名をふくめて、蘭山『本草綱目啓蒙』などとも必ずしも一致しない。たとえば、〈半夏《へぼぞ》・沢漆《すゞふりばな》・毛茛《こまのあしがた》・葶藶《おなつな》・胡枝子《はぎ》花〉（本書）などは、〈ヘボス・スズフリグサ・ムマノアシガタ・コマノアシガタ・イヌナヅナ・無し〉で、五番目の〈胡枝子花〉は和産ゆえ蘭山などにはみえない。しかし『和漢三才図会』に、胡枝花として〈和名波木〉とあり、萩のことである。しかしこの漢名表記は、『花史』『農政全書』などシナ書にみえ、漢名による用字と思われる。鳥類の〈蚊母鳥《かくひどり》・桑鳫《まめまはし》・をながどり・鴟《ふくろ》〉なども、『啓蒙』に〈伏翼カクヒドリ・桑鳫イカルガ、マメマワシ・鴟・サケ、フクロウ、フクロ〉とある。対応の有無も今後の課題である。結論的には本書解読のために、岩崎の用いた漢字表記（漢名）は何によったか、その検討が大きな前提条件となる。そのうえで和名との対応、あるいは他の日本の本草学との対応関係を検討すべきである。産地を示すとはいえ、地名以外に闘鶏の会のことや釣りでのえさや釣る方法など、ことに魚類での解説は、日本人が釣りに強い興味をもつことを自ずと語っているように思う。〈野菜《やさい》・果類《くだもの》・蕈類《きのこ》・薬草木類・遊観類《はなみ》（梅〜紅葉）・名木類〉と植物関係で十二丁と全体の八割を占めている。あげる草木類は約三百六十種ほどである。殊に遊観類は桜や梅などの開花を示すなど当時の名所案内記とも補完しあう。『江戸名所（遊覧）花暦』（文政十年・一八二七）『江戸名所図会』（天保五年・一八三四〜）がよき参考書となる。「武江略図」は約四〇糎×三〇糎の大きさであるが、〈此図ハ武蔵江戸東西凡十里ノ内ヲ縮シ略地名ヲ記ス図ノ一寸ヲ以テ道ノ一里ニアテ、路程ヲ知ベシ〉とあり、〈日本橋ヨリ道法〉を表示している。本文と相まってよき自然探訪のガイド地図となっている。

『武江産物志』
内容構成一覧

野菜……………………82	虫類……………………75
野菜（77）	魚類……………………57
のり（4）	海魚類（40）
塩（1）	河魚類（17）
果木……………………20	介類……………………12
蕈類……………………21	水鳥類…………………21
薬草類 ……………368	山鳥類…………………44
遊観類（名所）……222	獣類……………………15
梅・桜・桃	
棣棠花・牡丹	
紫藤・牽牛花	
卯の花・蓮	
胡枝子花・菊	合計……………… 940
松・杉　その他	（718）

岩崎灌園（常正、源蔵。天明六年・一七八六〜天保十三年・一八四二）は、幕府の下級武士（御徒《おかち》見習）。江戸生まれの江戸育ちで、生来、動植物を愛好したのであろう。天保八年（一八三七）本草会をたちあげ本人の又玄堂《ゆうげんどう》で講義をしている。採薬にも精進しており、著書には『救荒本草通解』（八巻）・『草木育種《そだてぐさ》』（二巻）・『綱救外編』（十五巻）・『本草穿要』（十二巻）・『日光山草木図』（八巻）などがあるが、最大の著書は『本草図譜』（九十二巻）で、書写により五十二部を予約者に配布したという。一部〈山草部〉が刻本として出版された。

晩年は谷中に居を構え、天保十三年正月二十九日死去。浅草永見寺に葬られた。梅林院灌水良園居士という。なお本草家として絵をよくしたが、文政九年参府の加比丹一行に従ったシーボルトの肖像を画いたことがしられている。

この解説は覆刻版『武江産物志』（井上書店）の上野益三氏による「岩崎常正著武江産物志／武江略図解説」に多くを参照させていただいた。末筆ながら記して謝意を表す。

なお私見では薬草類の検討には、『牧野日本植物図鑑』（北隆館）が有効であることが実証できた。参考までに紹介しておく。また翻刻の本文中、（　）内の和名は私見の一端を示しておいた。参照されたい。

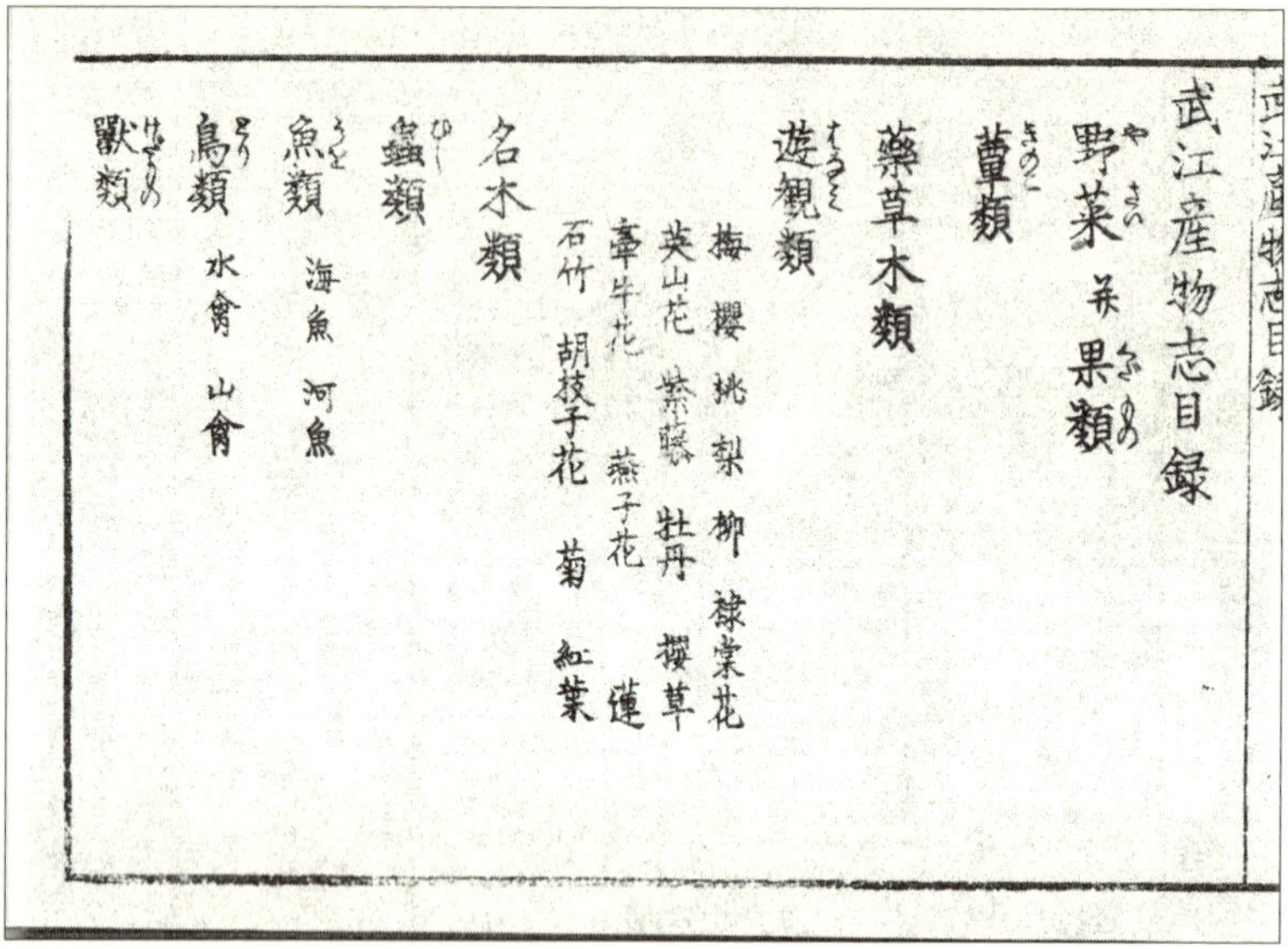
武江産物志目録

武江産物志目録
野菜《やさい》 并 果類《くだもの》
蕈類《きのこ》
薬草木類
遊観類
梅 櫻 桃 梨 柳 棣棠花
英山花 紫躑躅 牡丹 撫草
牽牛花 燕子花 蓮
石竹 胡枝子花 菊 紅葉
名木類
蟲類《むし》
魚類 海魚 河魚
鳥類 水禽 山禽
獣類

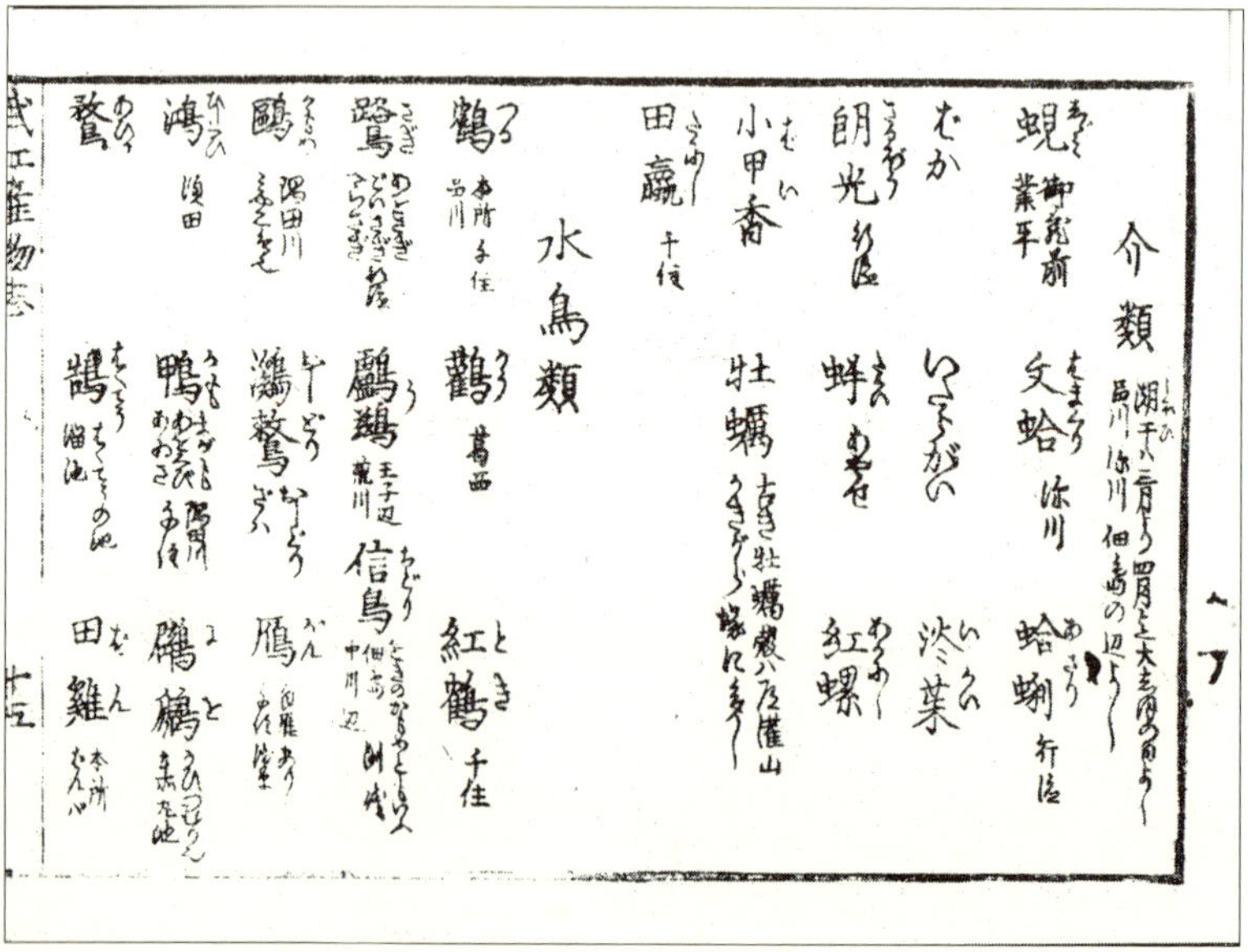

『武江産物志』〈目録〉と本文〈介類／水鳥類〉冒頭（15 オ）

武江産物志序

夫《ソ》レ武陽之《ノ》盛ナル也《ヤ》、六十余州之《ノ》方物及ビ蛮夷之宝貨ニ至ルマデ齎《モタラ》シ来《キタ》ルコト猶ホ衆星ノ之《コレ》ヲ拱《トリマ》クガゴトシ。今風土之《ノ》書多シト雖《イヘ》ドモ然シテ物産ヲ載スル者少ナシ。予屢《シバシバ》山海物産之《ノ》処在ヲ記スルアリ。茲《ココ》ニ季《トシ》有リ、今僅《ワヅ》カニ近郊ノ中ニオイテ尽《コトゴト》ク採薬之秘処ヲ探リ、以テ有用之類ヲ挙グ。加之《シカノミナラズ》、菜果飛動及ビ観遊之草木、則チ誌シテ以テ小冊ト為シ、之ヲ目シテ武江産物志ト謂フ也。別ニ縮図ヲ添ヘ、地名ヲ略記ス。其ノ図スル所凡ソ一寸ヲ以テ一里ト為《ナ》シ、之ヲ名ヅケテ武江略図ト謂フ也。庶幾《コヒネガハクハ》、採薬遊観之一助為《タラ》ンコトヲ。唯《タダ》多クノ粗陋謬誤アランコトヲ恐ル而已《ノミ》。

旹《トキ》文政甲申孟春　又玄堂ニ於イテ之ヲ書ス

岩崎常正

□□（陽陰刻印印類）

＊振り仮名は筆者

武江産物志目録

野菜《やさい》并果類《くだもの》
蕈《きのこ》類
薬草木類
遊観《はなみ》類
梅　桜　桃　梨　柳　棣棠花
英山花　紫藤　牡丹　桜草
牽牛花　燕子花　蓮
石竹　胡枝子花　菊　紅葉
名木類
蟲《むし》類
魚《うを》類　海魚　河魚
鳥《とり》類　水禽　山禽
獣《けだもの》類

武江産物志

東都　岩崎常正著

野菜并果物類

粳《うるち》 二合半領　糯《もちごめ》 越ヶ谷　大麦《おほむぎ》 王子辺
小麦《こむぎ》　行徳乾温淘《ぎやうとくほしうんどん》　川越索麪《かわごへそうめん》
黍《きび》　蜀黍《もろこし》　玉蜀黍《とうもろこし》
粱《おほあは》　粟《あは》　稗《ひえ》
罌子粟《けし》　蕎麦《そば》 深大寺　胡麻《ごま》
大麻《あさのみ》　大豆　赤小豆《あづき》
緑豆《やへなり》　豇豆《さゝげ》　いんげんさゝげ
刀豆《なたまめ》　黎豆《おしやらくまめ》　眉児豆《ふじまめ》 葛西領
蚕豆《そらまめ》 中川向　豌豆《えんどう》 千住　春菜《うぐひすな》
秋菜《ふゆな》 小松川　箭幹菜《つけな》 三河島　水菜《けうな》 千住
白芥《ゑどからし》　蘿蔔《だいこん》 煉馬 あか大根 あざみ大根 清水 なつ大根 はだな大根
胡蘿蔔《にんじん》 煉馬　牛房《ごぼう》 岩ツキ　紫芋《とうのいも》 葛西
九面芋《やつがしら》　青芋《どだり》 葛西　赤山ずいき
薯蕷《ながいも》 代野　江戸萆薢《ところ》　仏掌藷《つくいも》

（1オ）

甘藷《さつまいも》 八幡　黄独《かしう》 赤山　蒟蒻《こんにやく》 下総中山
茄《なす》 駒込 千住　番椒《とうがらし》 内藤宿　水芹《せり》 千住
みつば芹《せり》 千住　巻丹《ゆり》　甘露児《ちよろぎ》
紫蘇《しそ》 千住　同蒿《しゆんぎく》 千住　菠薐《ほうれんそう》
つるな　欵冬《ふき》　楤木一種《うど》 煉馬
生薑《せうが》 谷中 赤山　蘘荷《みやうが》 早稲田　蓼《たで》 千住
甜瓜《まくはうり》 ナルコ村 府中　西瓜《すいくは》 大丸 北廿八 スナ村 羽田　越瓜《しろうり》 タバタ ハナマル
醬瓜《まるづけ》 葛西　胡瓜《きうり》 砂村　冬瓜《とうぐは》
番南瓜《とうなす》 八塚　糸瓜《へちま》 中山　苦瓜《れいし》
葱《ねぎ》 岩ツキ 大井 ワケギ アサツキアリ　韮《にら》　薤《らつけう》
山蒜《のびる》　蕨《わらび》 下総　薇《ぜんまひ》
藕《はすのね》 千住 不忍池　慈姑《くわい》 千住　烏芋《くろくわい》
浅草紫菜《のり》　品川生紫菜《なまのり》　葛西紫菜《かさいのり》
頭髪菜《おごのり》 品川　行徳塩《ぎやうとくしほ》 川崎行徳等の塩田に朴消又凝水石あり
梅《むめ》 杉戸 ブンゴ 小梅　杏《あんず》　桃《もゝ》 ナツモヽ アキモヽ
李《すもゝ》　牛心李《あめんどう》　梨《なし》 川サキ 下総八幡
林檎《りんご》 下谷 本所　桓櫨《くはりん》 草加 下谷　榅桲《まるめろ》
柿 草加赤山しぶの名産也 きざはし せんじ ごしよ はちや つるのこ まめがき等色〳〵あり
枇杷《びは》 岩ツキ 川ゴヘ　柚《ゆづ》　無花果《いちぢく》
胡桃《くるみ》　柯樹《しいのみ》　銀杏《ぎんあん》

（1ウ）（2オ）

棗《なつめ》　枳椇《けんぽなし》　蜀椒《あさくらさんしよ》
葡萄《ぶどう》

蕈類

青頭菌《はつだけ》 板バシ　玉蕈《しろしめじ》 四ツ谷　ネヅミシメジ
紫蕈《むらさきしめじ》　黄蕈《きしめじ》　胭脂菰《べにたけ》
アイタケ　千本シメジ　ヱノキタケ
サヽコ 池袋　掃箒菰《ねづみたけ》　天花蕈《ひらたけ》
藿菌《よしたけ》　石耳《いはたけ》 秩父　木耳《きくらげ》
麦蕈《しやうろ》 スナ村　霊芝《さいわいたけ》　馬勃《きつねのほぐり》（ママ）
鬼筆《きつねのゑかきふで》　猢猻眼《さるのこしかけ》　ウドンゲ

薬草（木）類

」（2ウ）

道灌山ノ産　山小菜《ほたるぶくろ》 王子ヘン　玄参 中里
蒼朮《をけら》 落合ニモアリ　延胡索《つぶて》 井ノカシラニモアリ　山慈姑《あまな》
石蒜《しびとはな》 王子ヘン千住　鉄色箭《きつねのかみそり》　龍膽《りんどう》 タキノ川ヲチ合ニモ
鬼督郵一種《かしはのはくさ》 アスカ山大箕谷ニモアリ　升麻《あわぼ》 王子アスカ山下
黄精《なるこゆり》　キンラン 大ミヤ目グロニモ　及已《ふたりしつか》

ルリサウ カキガラ山　雞腿児《きじむしろ》　龍芽菜《だいこんさう》
除州夏枯草《うつぼくさ》　白花敗醤《をとこめし》　南紫胡《ほたるさう》 中里
前胡《たにせり》　同白花（たにせり） 平塚中里　土當帰《はなうど》 アスカ山下芝増上寺
ダケゼリ　ヤブ藁本（にんじん）　竹菜《わうれんたまし》
野菊《かもめる》 落合村ニモアリ　薄苛《めくさ》　排草香《かはみどり》 中里
ムラタチサウ　ホカケサウ　香薷《いぬゑ》
百合《さゝゆり》　蕎麦葉貝母《うばゆり》 大ミヤニモアリ　白茅《つばな》」（3オ）
ネコハギ　糸蕎々《いとはぎ》　瞿麦《のなでしこ》 井ノカシラニモアリ
地楊梅《すゝめのやり》　剪夏羅《がんひ》 アスカ山　懸鉤子《もみぢいちご》
王不留行《すゞくさ》 今ハナシ　陰地蕨《ひかげわらび》　タヌキマメ アスカ山
蕣田藨《なはしろいちご》　山扁豆《きつねのびんさゝら》 中里玉川ニモ　百蕋草《かなびきさう》
鼠尾草《たむらさう》　牡蒿《をとこよもぎ》　山芹菜《やまみつば》
劉寄奴草《あわだちさう》　蘩縷一種《うしはこべ》　川午膝（やなぎゐのこづち） 煉馬ニモ
山菉豆《かんぞうだまし》　獐牙菜《あけぼのさう》　メシタ
泥胡菜《きつねあざみ》　海金砂《つるしのぶ》 日暮里落合ニモ　雀翹《うなぎづる》
油点草《ほとゝぎす》 落合ニモ　鹿蹄草《きつかうさう》 大ミヤニモ　ノカラマツ
和尚菜《のふき》　ミツゲンゲ　龍珠《はだかほうづき》
星宿菜《ぬまとらのを》　龍葵《うしほうづき》
萱草《わすれぐさ》　一リン草《さう》　二リン草《さう》 青山ヘンニモアリ」（3ウ）
石芥《やまぶきさう》　麦門冬《やぶらん》 小葉中葉ノモノアリ大葉ハ目黒ニアリ

天名精《やぶたばこ》
小連翹《おとぎりさう》 志村ニモ
豨薟《めなもみ》
鬼針草《おにばり》
苦蕎麦《うしのひたい》
山黧豆《かまきりさう》
歪頭菜《たにわたし》 ネツミ山ニモ
燈心草《ゐくさ》
苦草《せきしやうも》
龍舌草《みづおほばこ》 円葉ハタウカモリ
虎掌《うらしまさう》 大クボヘンニモ
甘遂一種《はるとうだい》
大戟《たかとうだい》 井ノ頭ニモ
烏頭《かぶとぎく》 アスカ山
博落廻《しゝやきくさ》
坐拏草《よこぐもさう》
紫蕚《ぎぼうし》 志村ニモ
茜根《あかね》
山薬《じねんぜう》
羊乳根《つるにんじん》
萆薢《ところ》
葎草《かなむぐら》
木防已《つゞらふじ》
山黒豆《ぬすびとはぎ》
赤小豆一種《つるあづき》
木通《あけびかづら》
葛《くず》 神田明神ガケアタラシ橋ニモ
ツルムメモドキ
牛尾菜《しほで》
女萎《わくのて》
白英《ひよどりじやうご》
絞股藍《つるあまちや》
蛇葡萄《のぶどう》 志村ニモ
」(4オ)
山胡椒《しやうぶのき》
辛夷《こぶし》
莢蒾《よそゞめ》
老葉児樹《うしころし》
常山《こくさぎ》 中里王子
海州常山《くさぎ》
監麩子《ぬるで》 大ミヤニモ
斉墩果《ちしやのき》 ホリノ内ニモ
楤木《たらのき》 平塚
イヌガヤ 平塚
野桜桃《あきぐみ》
ゴンズイ
紫珠《やぶむらさき》
白瑞香《おにしばり》 中里

堀ノ内大箕谷辺ノ産

フクワウサウ
ヤハヅアキアザミ
石龍膽《つるりんどう》
サジクサ
車前葉山慈姑《かたくり》 八幡山中ナガサキ村ニモ
叡山ハグマ 赤山ニモ
兎児傘《やぶれがさ》
委蕤《からすゆり》 東高野新田ニモ
荷苞委蕤（わにぐちさう）

チゴユリ
ホウチヤクサウ
山芍薬《やましやくやく》
紫草《むらさき》 小金ニモ
夏枯草《じうにひとへ》 道カン山ニモ
淫羊藿（いかりさう） 道カン山ニモ
風輪菜《さくらがはさう》
紫金牛《やぶかうじ》 東高野ニモ
コシホガマ 落合ニモ」(4ウ)
大山ハコベ
報春先《ほくろ》 道灌ニモ
ハンシヤウヅル
絡石《ていかかつら》
烏樟《くろもじ》
赤楊一種《やしやぶし》 カヲノダイニモ
柞木《つげ》
刺楸《はりきり》 赤山ニモ
玉鈴花《はくうんぼく》
クマノミヅキ 堀ノ内
ウハミヅ桜

井ノ頭辺ノ産

石防風《いぶきぼうふう》
狗舌草《くさぎく》 仙川村
馬芫蒿《しほがまきく》 広尾ニモ
タカサゴサウ 仙川村アスカ山ニモ
アヅマ菊 仙川村
睡蓮《ひつじぐさ》 井ノ頭池木下川ニモ
ミヅハコベ 同所真間ニモ
菱《ひし》 同所小梅不忍池ニモ
鉤吻一種《どくうつぎ》 金井道大毒アリ
ウグイスサウ

多摩川辺ノ産

大葉委陵菜《かはらさいこ》
鉄桿蒿《はまよめな》
龍脳菊《りうのうきく》 一ノ山駒場ニモ
芩一種《つるよし》
ハマハタザヲ 尾久ニモ
艾《よもぎ》 向ヶ岡
茵蔯《はまよもぎ》 志村ニモ
蕭《かはらはゝこ》
竹栢（なぎ） 矢口新田
」(5オ)

目黒辺ノ産

コケリンダウ コマバアスカ山ニモ
白花猩々袴（しろはなしやうじやうばかま） 上北沢
射干《ひあふぎ》
蕘花一種《こがんひ》 コマバ

広尾辺ノ産

ナンバンギセル
白芷《よろいぐさ》
山ハツカ
兎児尾苗 目黒ミチ

品川辺ノ産

遏藍菜《ぐんばいなづな》
白薇《おほふなはら》 木原

鹹蓬《はま、つな》 大師河原　冬葵《かんあふひ》 スヾガ森　蕁《ぬなは》 木原
野豌豆《はまゑんどう》 大師カハラ　ハマヒルガホ 同所
上野辺ノ産　綿棗児《つるぼ》 道灌ニモ　紫背龍芽《大葉だいこんさう》
金瘡小草《ぢごくのかまのふた》　積雪草《かきどうし》　涼蒿菜《ぼろぎく》 谷中
巻耳《み、なぐさ》　半辺蓮《あぜむしろ》 谷中　雞腸草《たびらこ》
菫々菜《つぼすみれ》　闘牛児苗《げんのせうこ》　元宝草《ほとけのざ》 ザウシガヤニモ
桃朱術《やぶけまん》 谷中　菫牛草《やぶめうが》　金雞脚《みつでうらぼし》 谷中 」(5ウ)
千年竹《のきしのぶ》 樹皮ニ生ズ　黒三稜《がば》 不忍池　芹葉鉤吻《も、ちどり》 □□
何首烏《つるどくだみ》 谷中イモ坂麻ブ大クボ　天竺桂《だも》　楠《いぬくす》
楸《あづさ》 谷中　加條寄生《ゑのきのやどりき》 池ハタ駒込駒バニモ　水馬歯《みづはこべ》 根岸辺
駒込辺ノ産　紫雲菜《るりてうさう》 氷川下　ホテイサウ メウガ谷目クロニモ
薇蘅《はんくわいさう》 染井　ムカゴ蕁麻 スガモ　ニリンサウ センダギ
志村辺ノ産　白花地楡《しろのわれもかう》　旋覆《をぐるま》
雞項草《さわあざみ》　武者《むしや》リンダウ　亜麻一種《まつばなでしこ》 徳丸原池袋ニモ
地瓜児《しろね》 尾久ニモ　青舎子條《くまやなぎ》 落合ニモ　蘡薁《くろぶどう》 煉馬ニモ
鼠李《くろむめもどき》　志村人参 野新田ニモ　ムカゴ人参 同上
早稲田辺　馬兜鈴《（うまのすゞくさ）》 大葉ハ中里ニアリ　覆盆子《（くさいちご）》 関口本所ニモ
菟糸子《ねなしかつら》　狗筋蔓《つるせんのう》 目白下玉川ニモ　甘遂《さはうるし》 目白下ヤシン田ニモ
落合辺　ヒメヒゴタイ 藤ノ森　敗醤《をみなめし》 同上 」(6オ)
小葉キヌガサ、ウ　穀精草《ほしさう》 目白下ニモ　括樓《くそうり》

牛皮消《いけま》　コマハギ スガタミノハシ
鼠山ノ産　遠志《（すゞめはぎ／ひめはぎ）》 道灌志村ニモアリ　白頭翁《ちごばな》 仙川村ニモ
漏盧《ひきよもぎ》　除長卿《ふなはら》 アスカ山ニモ　地楡《われもかう》 道灌ニモ
委陵菜《かはらさいこ》 駒場ニモ　柴胡《かまくらさいこ》 同上　ムカゴニンジン 下田
百脈根《ゑぼしさう》 アスカ山ニモ　蓬虆《つるいちご》 シイナ町板バシ　南芥菜《はたざを》 ザウシガヤ
アリノトウクサ　田麻《のごま》　セイタカフウロ
山蘿蔔《ゑまぎく》 アスカ山ニモ　紫羅襴《あやめ》　山薤《やまにら》
王瓜《からすうり》 ザウシガヤ下谷ニモ　黄環《ひめくづ》 アスカヤマ千住ニモ　菝葜《さんきらいばら》 コマバニモ
白楊《やまならし》　大蓼《せんにんさう》 王子ニモ歯ノ毒也　鏨菜《きせわた》 長サキ村
池袋下田ノ原　石薄荷《ひめはつか》　水生龍膽《りんだう》
沢瀉一種《さじおもだか》　穀精草《ほしさう》　亜麻一種《まつばにんじん》 」(6ウ)
タカサゴサウ
煉《（ママ）》馬辺　宮人草《なつすいせん》　天麻《（かみのやがら／おにのやがら）》 大ミヤアスカ山ニモ
水茸角《たねむ》　萍蓬草《かうほね》
東高野山　ウマセリ 大ミヤ道ニモ　梅バチサウ
石蕋《しらこけ》　睡菜《みつばかうほね》　ヘラノキ
野火留平林寺　蔄蒿《もみぢさう》　ヱビ根
カモメヅル 小葉ハ志村ニモ　マツカゼサウ　防已《かうもりかつら》
烏臼《しらき》ノ一種　雲実《さるとりいばら》
尾久ノ原　苦参《くら、》 目黒辺ニモ　爵牀《ゆきみさう》 スサキニモ

小葉石竜芮《ひめきんばい》 三河島 谷中
碎米菜《たがらし》
沙苑蒺藜《れんげさう》 ヤシン田ニモ
酸摸《すかんぽ》 麻布ニモ
三白草《はんげさう》
三稜《みくり》 不忍池ニモ
破銅銭《たのじも》 三河島千住
合子草《ごきづる》 三河島
土欒樹《ごましほのき》 志村ニモ

隅田川辺

馬鞭草《くまつゞら》 木下川ニモ
忍冬《すいかづら》 道灌ニモ

本所辺

蚕繭草《さくらたで》 カメ井ド
芡実《かみはす》 小梅中山
藤長苗《おほひるがほ》

洲崎

浜アカザ 元八幡

国分台

水ウイキヤウ 中山玉川ニモ

ハナヤスリ
青蒿《のにんじん》 カキガラ山
紫花地丁《すみれ》 玉川ニモ
節々菜《かはらとくさ》
丁字草《（てうじさう）》
水沢瀉《さじおもだか》 千住
品字モ 浅草ニモ
蘿藦《がゞいも》 千住ニモ
合歓《ねむのき》
雞児腸《よめな》 千住ニモ
筆頭菜《つくし》 スガモ谷中ニモ
香附子《はますげ》 田バタニモ
虎杖《いたどり》 同上
莕菜《あさゞ》 木下川
杜板帰《いしみかは》
蛇床子《はまにんじん》
秦《たごのき》 フカ川スナ村
ヤマドリシダ

薺《なづな》 三河シマ
蒴藋《そくづ》 根ギシヘン
扯根菜《たこあし》 」（7オ）
綬草《もじずり》
磚子苗《くゞ》 本所ニモ
ウリカハ 千住ネリマニモ
大巣菜《のえんどう》 道灌ニモ
赤楊《はんのき》
山欒樹《かんぼく》 金杉日暮里ニモ
ツボクサ 堤
透山根《はなわさび》 アヤセ川大毒アリ
ミヅ防風 利根川目黒ニモ
水鼈《ちやん〱も》 車坂下ニモ
蜀羊泉《つるとうがらし》 小梅ニモ 」（7ウ）
苦菜《はまにがな》
槲楡《あきにれ》
草零陵香《はぎくさ》 中山ニモ
ヤシヤブシ

行徳辺

芫蔚《めはじき》 品川ニモ

御府近辺

葶藶《おなつな》 牛ガフチスサキニモ
蒼耳《をなもみ》 市ケ谷本郷円山

随地有之類

雞眼草《やはづくさ》
車前《おほばこ》
萹蓄《にはやなぎ》
浮萍《うきくさ》
毛茛《こまのあしがた》
扶芳藤《まさきのかづら》
柳《しだれやなぎ》
営実《のいばら》
梓《ひさぎ》

遊観類

梅

本所花屋敷 亀戸寺島 立春より三十四五日目ニ開ク
杉田の梅 神奈川 立春より廿二日頃開

ハマムラサキ
黄花日々草 中山
耬斗菜一種《とんぼさう》 和田倉小石川内
苜蓿《まごやし》 護持院原スサキニモ
苧麻《からむし》 御茶ノ水
沙参《つりがねさう》 山野皆アリ
剪刀股《じゞばり》
続断《おどりこさう》
蒲公英《たんぽ》
半夏《へぼそ》 白花多シ紫花ハ目黒辺ニアリ
石龍芮《どぶたがらし》
常春藤《ふゆづた》
水楊《かはやなぎ》
旋花《ひるがほ》

蒲田梅 大森 立春より三十日位

蓍《のこぎりさう》 ハマべ 半蔵
カノコサウ 竹橋内
地楊梅《はなひりくさ》
鱧腸《いちやくさ》 」（8オ）
羊蹄《ぎし〱》
眼子菜《ひるも》
沢漆《すゞふりばな》
烏蘞苺《やぶかうじ》
地錦《なつづた》
桃葉衛矛《まゆみ》
櫨子《しどみ》

臥龍梅 亀戸同時
亀戸天神境内

難波梅 浅草自性院　簸の梅 はしば法源寺　鶯宿梅 高田南蔵院」（8ウ）
御殿址の梅 高田南蔵院　茅野の梅 増上寺山内　栄の梅 牛込宗参寺
桜　上野山王社前　ひとへのひがん桜立春より六十五日ころよりひらく　同清水観音堂後
同山門の前　同大仏堂前　同慈眼堂
同寒松院　同護国院 ひがんしだれ　同 谷中門清水門内寺院ひがんしだれ
同車坂 ひとへ　糸桜 増上寺　伝通院大黒社内
谷中善照寺 ひがんしだれ　根岸西蔵院 ひがんしだれ　根津権現
養福寺 日暮里　谷中七面境内 ひがんしだれ　乗圓寺 鳴子村ひがんしだれ
長谷寺 麻布　光林寺 麻布　麻布広尾 木下屋敷
右衛門桜 大久保柏木村　雲井桜 伝通院寮舎　駒込神明前 ひとへひがん
文箱桜 市ヶ谷火ノばん丁　芳野桜 上野　犬桜 上野
秋色桜 清水御供所　感応寺 谷中　瑞林寺 谷中
飛鳥山 八重立春より七十日頃　隅田川 同上　王子権現」（9オ）
根津権現　御殿山 品川　小金井 玉川上水辺立春より六十日余
広福寺 玉川　千手院 千だがや　深川元八幡
大井の桜 品川来復寺常蓮寺ニあり立春より七十七八日頃　塩竈 高田明神
金王桜 青山教覚院　兼平桜 小日向　延命桜 品川来福寺
泰山府君 三田　千本桜 浅草　浅黄桜 感応寺長命寺
歌仙桜 深川八幡　百枝桜 谷中妙林寺　九品桜 田ばた六あみだ
母衣《ほろ》桜 西ヶ原　八重垣 神田明神　十月桜 王子権現

桃　桃園 四ッ谷中野中里立春より七十日頃　大師河原 立春より六十日余
隅田川堤　築比地 葛飾郡
梨　隅田村　下総八幡 市川向　生麦村 川崎
柳　印《しるし》の柳《やなぎ》 隅田川　颰灑柳《うなりやなぎ》 麻布善福寺
夫婦柳 両国の南　見帰り柳 吉原」（9ウ）
棣棠花　金性寺 押上俗ニ山吹寺といふ　蒲田新梅屋敷 中ノ和中散
桜草《さくらさう》　**紫雲英《れんげさう》**　戸田原　野新田
尾久の原 れんげさうすみれあり　染井植木屋 立春より七十五日位
牡丹　西ヶ原牡丹屋 立夏三日頃　深川八幡 別当園中
上北沢村 左内園中　亀戸社内 先年大牡丹あり天明の洪水ニ枯る
躑躅石巌《つつじきりしま》　染井植木屋 立夏より三日頃　大窪辺
日暮里　上野穴稲荷　音羽護国寺
千手院 千だがや
紫藤《ふじ》　亀戸天神 立夏より十五日比　佃嶋住吉社前
円光寺 根岸藤寺　伝妙寺 小日向　鈴森八幡 今はなし
上野山王　戻り藤 浅草熊谷稲荷
燕子花《かきつばた》　根津社内　三囲社内　蒲田新梅屋敷 中ノ和中散」（10オ）
木下川薬師 立夏二十日頃　牛嶋 駒込千駄木　坂植木屋 数類多し
石竹《せきちく》　本所植木屋
牽牛花《あさがほ》 下谷本所　花形の変りは 孔雀梅咲　乱獅子桔梗咲

ちゞみ 茶屋 采咲 八重孔雀 薄黄 牡丹咲
龍膽咲 吹切咲 糸咲 風折 剣咲 いぎりす
眉間尺 巻絹 孔雀 龍の眉
薩摩紺 絞り類 葉形の変りは 龍田川 葵葉
黄葉 松島 柳葉 唐糸 鳳凰葉 柿葉
宇津川 いさはる 南天葉 七福神 芙蓉葉
金剛獅子 銀龍 鼠葉 円葉 紅葉ば 通玄仙
破レ柳 蕚葉 山鳥 石花 木立

卯の花 野口 小金井 目黒 九品仏の辺

蓮 不忍池 六月中より 赤坂溜池 池の妙恩寺 下谷
向嶋白鳥の池 増上寺赤羽橋内

胡枝子花《はぎ》 八月節より 柳眼寺 柳島萩寺ト云 清水寺 浅草
正燈寺 浅草 観音奥山 浅草 三囲稲荷 」(10ウ)

菊 染井植木屋 巣鴨植木屋 駒込千駄木 坂植木屋
御駕籠町 麻布目黒青山辺 本所 寺島小菊もあり

紅葉《もみじ》 海安寺 品川 東海寺 品川 正灯寺 浅草
日暮里青雲寺 上野山中 根津権現山
瀧の川弁天 夕日山紅葉 目黒明王院 真間の紅葉 真間弘法寺
高尾の紅葉 山谷土手の西方寺 高田穴八幡 隅田川 秋葉
百歌仙 駒込千駄木坂植木屋

名木類

松《まつ》 御言葉の松 大久保 上意の松 亀戸普門院
相生の松 上野 亀子松 上野 頭巾松 御城内ニあるよし

首尾の松 浅草 船松 浅草 霞の松 橋場
斑女が衣懸松 向が岡 道灌船繋松
鏡の松 根岸円光寺 五石松 駒込 船繋松 小石川 」(11オ)
千年松 筑土八幡高田 大友の松 牛込 光り松 高田
鈴掛松 千駄ヶ谷 遊女松 同上 鎮座の松 渋谷
鞍懸松 代々木 一本松 麻布 笠松 千駄ヶ谷千手院
光明松 増上寺 銭掛松 麻布 道玄物見の松 渋谷
御傘松 多摩郡大倉村永安寺 円座松 増上寺
朝日松 芝 袈裟掛松 芝 火除の松 芝
綱駒繋松《つながこまつなぎ》 三田 三鈷の松 二本榎 鷹居松 匂ひ松又腰掛松トモ云目黒
千本松 池上峰村 弁慶松 半蔵御門外 鐘鋳《かねい》の松 御殿山
荒磯の松 鈴が森 震《ゆるぎ》の松 品川 妙寛松 王子
梶原松 品川 鐙掛松 池上 五本松 小名木川
ばら〳〵の松 中川 来迎の松 亀戸 龍燈の松 亀戸木下川
神水の松 請地村 千貫松 葛西領 大松 駒場 」(11ウ)
朝鮮松 上野車坂 御行の松 金杉 二本杉 上野
争の杉 西ヶ原 楊枝杉 麻布善福寺 千歳杉 品川東海寺
四ッ谷丸太 材木也 三本榧 浅草 金松《かうやまき》 笄橋長谷寺
山茶《つばき》山の山茶 牛込 三股の山茶 牛込宗参寺 杖銀杏 麻布善福寺
古川薬師銀杏 化《ばけ》銀杏 牛込若松丁 銀杏八幡 浅草福井丁

影向の槐 浅草一ノ権現
相生の樟《くす》 小村井吾妻森
臂掛榎 上野

装束榎 王子村
印《しるし》の榎 溜池
袈裟掛榎 目白不動

姉尾駒繋榎 渋谷
神木榎 高田牛込
縁切榎 板橋

太平榎 亀戸
道灌手栽榎 国府台
観音の榎 浅草

片葉の蘆 浅草慶印寺 馬道 浅茅ケ原
鐙摺の笹 須田村

袖摺の笹 亀戸
葭竹 足立郡神田村
三股の竹 足立郡芝村ニ有 官用ニ献スト いふ

業平竹 中の郷
影向竹 上野中堂
箭竹《やたけ》 砂村 」(12オ)

豊後笹
寒竹 下谷
孟宗竹 目黒戸越村

義竹 矢口新田

虫類

金鐘児《すゞむし》 外桜田 あすか山 おそない村
金琵琶《まつむし》 流山辺 道灌山
狗蝿黄《くさひばり》

やまとすゞ 上野
促織《こうろぎ》 古云きり〴〵す
竈馬《しつこうろぎ》

聒々児《くつわむし》 巣鴨 根岸 お茶の水下
むまおいむし
きち〳〵むし

螽斯《はたをり》 今いふきり〴〵す 今云きり〴〵(ママ)す 道灌山
阜螽《いなご》

蠜螽《せうれうばった》
螻蛄《けら》
叩頭蟲《こめつきむし》

螢火《ほたる》 半夏頃より 高田 落合 すがたみはし 王子 石神《しやくじ》井川 三崎 蛍沢 関口

𧕅母《はるぜみ》
蟪蛄《じい〳〵せみ》
蛁蟟《みん〳〵》

茅蜩《ひぐらし》 道灌
馬蜩《しね〳〵》 本所
蚱蜩《あぶらぜみ》

寒蟬《つく〳〵ぼうし》
蜻蛉《とんぼ》 やんま むぎわら あかとんぼ こうやとんぼ かとんぼあり
」(12ウ)

蠅《はい》
蛺蝶《てふ〳〵》
蚊《か》

白露蟲《ぶよ》
吉丁蟲《たまむし》
金亀子《こがねむし》

金蟲《ぢんがさむし》
斑蝥《はんめう》 すがたみ橋
芫青《あをはんめう》

地膽《つちはんめう》 道灌
飛生蟲《かぶとむし》
行夜《へひりむし》

蜚蠊《あぶらむし》
蜈蚣《むかで》
馬陸《やすで》

蚰蜒《げじ〳〵》
蚯蚓《みゝず》
沙蚕《ごかい》

水蛭《ひる》
蜘蛛《くも》 じやうろくも ひらくも あしたかくも つちぐも

鼠婦《はねむし》
蛞蝓《なめくじ》
蝸牛《まい〳〵つぶろ》

蜂《はち》 蜜《みつ》はち くまはち しがはち 馬尾蜂 つちはち
木虻《あぶ》

蟻《あり》 あかあり やまあり はあり
蠼《はさみむし》
蠐螬《ねきりむし》

毛蟲《けむし》
屈伸蟲《しやくとりむし》
結草蟲《ほとゝぎすのたまづさ》

螳蜋《（かまきり）》
水爬蟲《かつぱむし》
龍虱《げんごろう》 」(13オ)

豉蟲《みづすまし》
水蠆《やまめ》
水黽《あめんぼう》

たいこむし
孑子《ぼうふりむし》 かぼうふり あかぼうふり あかつこ
蟾蜍《ひきがへる》

蝦蟇《かはず》
山蛤《あかがへる》
鼃《あまがへる》

あをだいせう
白蛇 柳島妙見
黄頷蛇《なめら》

むぎわらへび
赤楝蛇《やまかゞし》
蚖《ぢもぐり》

蝮蛇《まむし》 橋場 道灌
石龍子《とかげ》 やまとかげ
守宮《やもり》

蠑螈《いもり》

海魚類

烏頬魚《くろだい》　小なるをかいずといふさゝみよ佃島にて釣ゑさは蝦《あみ》或はじやこ又蛤むきみ小キ蟹などよし

ぎす　しまだいともいふ

比目魚《かれい》　丸よし大師河原新根中川永代近辺にて釣

牛尾魚《こち》　丸よし新根神奈川根

鯔魚《ぼら》　東西河洲いなの大なる也なよしともいふ

撥尾魚《すばしり》　小なるをおぼことといふ五月中よりごかい又みゝづをゑさにしてつる」(13ウ)

めなだ　御浜前小なるをこづりといふ

鱸《すゞき》　小なるをせいごといふ中なるをふつことといふ

鱸魚《せいご》　七月より八月迄中川永代川にてごかいにて釣

海鰱《いなだ》　羽田沖

うみたなご

あい(ママ)なめ　羽田沖神奈川根

もいを　大師河原新根神奈川根

石首魚《いしもち》　神奈川下

雞魚《いさき》　同所

竹莢魚《あじ》　釣魚大全に文化十一年六七月ごろ一汐ニ二三束も釣たるよし云りあじを切てゑさとす

鬼頭魚《おこぜ》

がら　犬全に又黒がらあり神奈川にてつる

青花魚《さば》　魚獵(ママ)大全ニ文化三年の夏江戸にてはじめてともゑさにて釣と云り

江鰶魚《こはだ》　芝

鰶魚《このしろ》　芝

鰮魚《いわし》　出洲の外廻り

蝦虎魚《はぜ》　八九月ごろさゝみよてつぽうず輪の内などにて釣るごかい又ゑびを切てゑさとす

白鱚魚《きす》　三まい洲鎌(ママ)

鱵魚《さより》　又おきさよりあり品川沖

火箭魚《だつ》　品川沖

鱠残魚《しらうを》　佃島隅田川尾久

ざこ　品川沖

河豚魚《ふぐ》　品川ふぐしほさいふぐあり

はも　品川沖

あなご　品川八九月ごろ闇夜につる

黄魟《あかゑい》　六月の節夜縄にて捕又春ひがんごろより五月末まで水の浅き処を歩行てやすにて突て捕なり

章魚《たこ》　大師河原新根

柔魚《するめいか》　するめの子を井といふ三四月釣」(14オ)

水母《くらげ》　羽田沖

沙噀《なまこ》　羽田沖

白蝦《しばゑび》　天王洲

蝦蛄《しやこ》　羽田沖

糠蝦《あみ》　芝沖

海和尚《せうがくぼう》　三枚洲

蝤蛑《うみがに》　品川

河魚類

鰻鱺魚《うなぎ》　輪の内築地両国川にて釣ものを江戸前と云其外本所川千住高輪前にても捕夏の中よしみゝづをゑさとす

鰌魚《どじやう》　千住

鮧魚《なまづ》　五月より九月ごろまで千住本所木場の辺夜分蝦蟇《かへる》を糸にてしばり竹へゆひ付川のへりをたゝけばなまず下より出てかへるにくひつくを釣り上ルなり

鯉《こい》　利根川江戸川浅草の紫鯉ありしんこのだんごにてつる

鯽魚《ふな》　千住綾瀬

鯈魚《はや》　荒川

鱮魚《たなご》　荒川うどんにて釣

麦魚《めだか》　三河島

鱒魚《ます》　玉川荒川

まるた　同所

さい　玉川利根川

香魚《あゆ》　玉川

蟛蜞《どろがに》

草蝦《てながゑび》　千住浅草牛込橋場川五月節に釣

鼈《すつぽん》　不忍池

亀《かめ》　虎の御門外御堀不忍池千住天王前池

緑毛亀《みのかめ》　不忍池」(14ウ)

介類

潮干《しほひ》は三月より四月迄大しほの日よし品川深川佃島の辺よし

蜆《しゞみ》　御蔵前業平

文蛤《はまぐり》　深川

蛤蜊《あさり》　行徳

ばか

いたらがい

淡菜《いかい》

朗光《さるぼう》　行徳

蚌《たがい》　あやせ

紅螺《あかにし》

小甲香《ばい》

牡蠣　古き牡蠣殻は道灌山かきがら塚に多し

田蠃《たにし》　千住

水鳥類

鶴《つる》 本所 千住 品川
鷺《さぎ》 あをさぎ ごいさぎ行徳 へらさぎ
鷗《かもめ》 隅田川 みやこ鳥也
鴻《ひしくひ》 須田
鵞《あひる》
秧雞《くひな》 本所十間川より 吾妻ノ森辺
剖葦《よしきり》 小よしは 大野辺 浅草たんぼ

鸛《かう》 葛西
鸕鷀《う》 王子辺 荒川
鸂鶒《おしどり》 おしどり ざは
鴨《かも》 まがも あをくび あゐさ 隅田川 千住
鵠《はくてう》 はくてうの池 溜池
鷸《しぎ》 不忍の池
魚狗《かはせみ》 やませうびん 王子道灌山

紅鶴《とき》 千住
信鳥《ちどり》 をきのかもめともいふ 佃島 洲崎 中川辺
雁《がん》 白雁あり 千住 浅草
鸊《に》鷉《を》 かひつむり也 本所丸池
田雞《ばん》 本所 ばんば 」(15オ)
鶺鴒《せきれい》 御堀端辺
鴡《みさご》 佃沖 松の棒杭辺

山鳥類

茅鴟《まくそたか》 のすりといふ 砂村
猫頭鳥《みゝづく》 上野
鳩《はと》 浅草
杜鵑《ほとゝぎす》 高田の里 谷中 小石川初音の里 八ツ山 芝幸いなり 駿河台
告天子《ひばり》 広尾
鶫《つぐみ》 千住
かけす 上野 芝

鳶《とんび》
蚊母鳥《かくひどり》
鳲鳩《かつこうどり》 竹塚
鵯《ひよどり》 本所
山胡《むくどり》 小石川辺
桑鳫《まめまはし》 目黒 中野

鴞《ふくろ》 上野
伯労《もず》 千住 綾瀬辺
鶉《うづら》 西ヶ原 駒場
あかはら 千住 砂村辺
むしくい 千住 竹の塚
夏鳫《しめ》 同上

啄木鳥《きつゝき》 けら也 千住 川口辺
山鵲《さんくわうてう》 上野 千住
蒿雀《あをじ》 高田 穴八幡
五十から 稀なり
まじこ 目黒辺
鶲《ひは》 ぬかひは べにひは かわらひは等有 四ッ谷辺
ひたき 白山辺きひたき るりひたき 上ひたき等有
雀《すずめ》 市ヶ谷御門外 浅草御蔵
慈烏《からす》 御蔵に多し さとがらす山からすあり

かしらたか せつか 又せんにう等有 砂村 大野
燕《つばめ》 小石川御門外 をにつばめもあり
ほうじろ 千住 榎戸辺
のじこ 山の手辺
あんじんから 同
うそ 四ッ谷辺
繡眼児《めじろ》 白山辺
きくいたゞき 高田辺
雉《きじ》 王子 駒場 地震の前ニ鳴

をながどり 本所 雨前に鳴 」(15ウ)
柴鶺鴒《うぐひす》 根岸 三崎
白頰鳥《しじうから》 こがら ひがら有 上野
ゐなが 綾瀬辺
交喙《いすか》 べにいすか あをいすか 四ッ谷
びんすい たひばり ともいふ 王子へん
巧婦鳥《みそさゞい》 本所 竪川辺
雞《にはとり》 ちやぼとうまる等有 しやむは下谷坂本に 闘雞の会あり

獣類

馬 小金 鎌ヶ谷
狐《きつね》 道灌山
猫《ねこ》 三毛 あり
兎《うさぎ》 道灌山
栗鼠《りす》 上野

牛 車うし
狸《たぬき》 中野
水獺《かはうそ》 本所 げんもり辺 綾瀬
鼠《ねづみ》 なんきん 白等あり
鼹鼠《むぐら》

狗《いぬ》 かり犬 とうけん 等あり
貉《むじな》
鼬鼠《いたち》 深川 わぐら
鼷鼠《のねづみ》 」(16オ)
伏翼《かうもり》 あづま橋 両国橋下

武江産物志 終 」(16ウ)

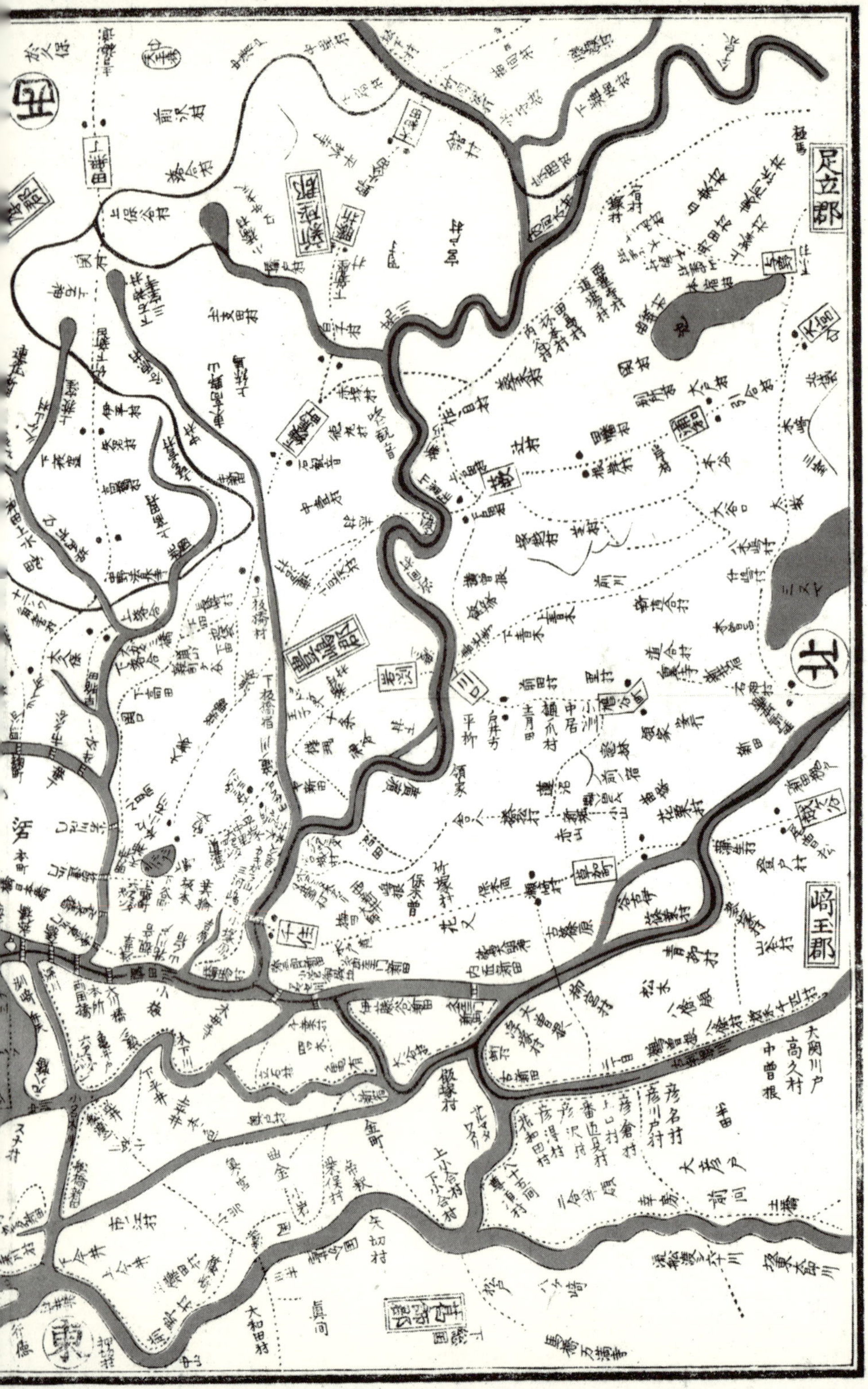

◀武江略図

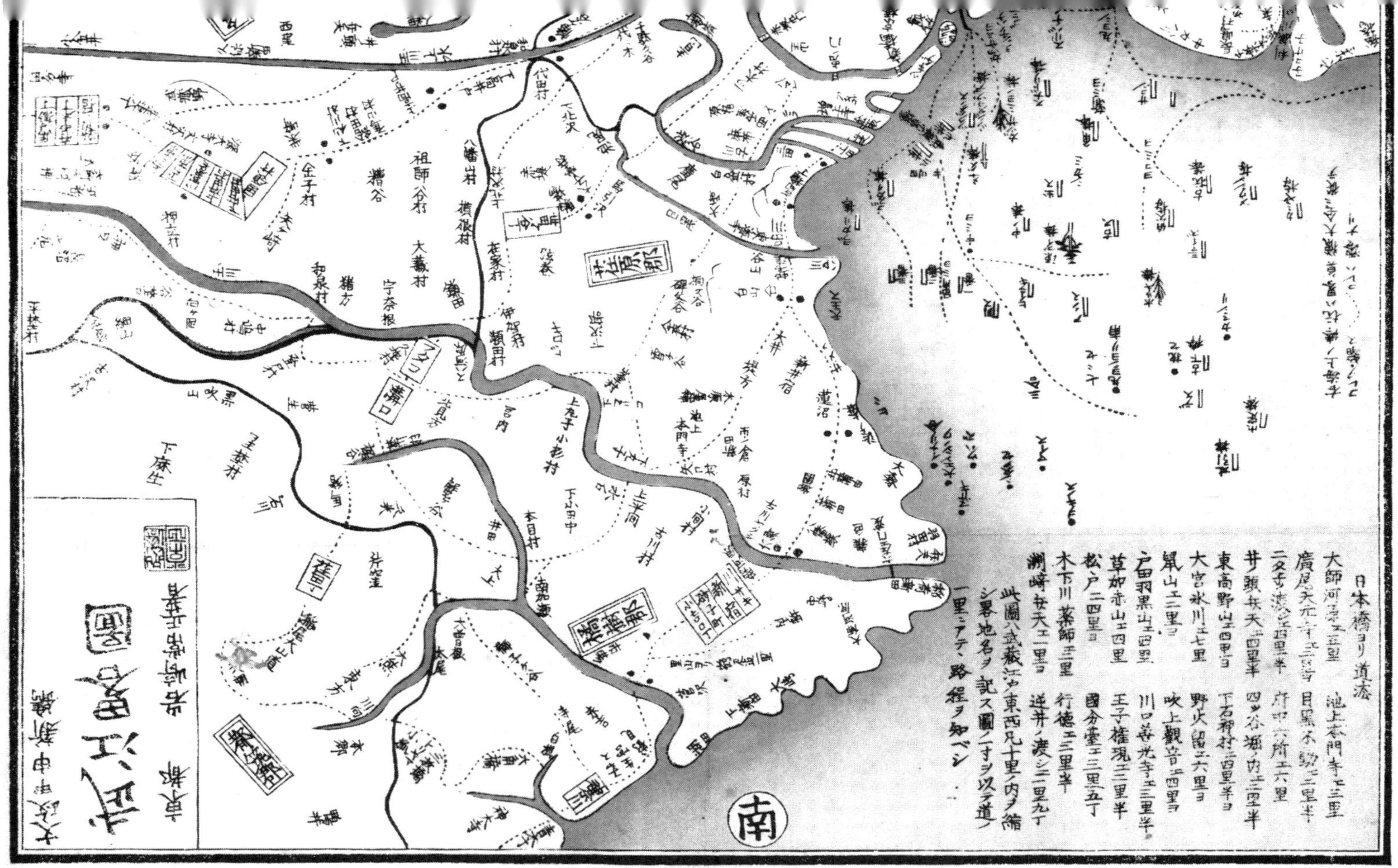
文政甲申新鐫
武江略圖
東都 岩崎常正著
南
日本橋ヨリ道法
大師河原七五里 池上本門寺七三里
廣尾天元寺三三丁 目黒不動二里半
二タ子ノ渡シ四里半 府中六所五六里
井ノ頭弁天四里半 四ツ谷堀ノ内二里半
東高野山四里ヨ 下石神村四里半ヨ
大宮氷川七里 野火留六里ヨ
鼠山二里ヨ 吹上観音四里ヨ
戸田羽黒山四里 川口善光寺三里半
草加赤山四里 王子権現二里半
松戸二四里ヨ 國分臺三里五丁
木下川薬師二里 行徳三里半
洲崎弁天一里ヨ 逆井ノ渡シ二里九丁
此圖ハ武蔵江戸東西凡十里ノ内ヲ縮シ略地名ヲ記ス圖ニ寸ヲ以テ道ノ一里ニアテ、路程ヲ知ベシ
荏原郡
橘樹郡
都筑郡

あとがき

生命の科学という。本草学はまさに生命の科学として、学者が車の轍の溜水も薔薇の花の露にも人間生命の保全に効ありとした研究、努力精進して創りあげた学問である。また自然と真正面から対峙して、人類の福祉厚生のための薬物を発見し、その成分、薬効を探究した学問である。そのためにも万巻の書を読み、多くの知識を頭脳に蓄え、日夜読書して書物からも学んだ。そして一木一草、路傍の石はもとより、深山にまで分け入りその土地の人びととも学を分けあい、足と眼をもって人類のために自然を開発、発見した物類を薬として分類し広く厚生済民に役立てんとした学問である。形態人類学のように骨格の構造や機能を研究、あるいは人類の発生を古代に求めて研究するなどの学問ではなく、自然の恩恵を求め、自然とともに人智の枠を尽し開拓して人類の進歩発展に寄与しようとした東洋の文化人類学、文化物類学である。

自然科学者として常に実測究理をモットーに只管、現物を手にとって、ときに土地の人にその名を問い、書物で調べ、その本質を究め、ついには医師として万に一つも誤りを犯さぬよう正確な処方を創りだすこと、これが本草学者の使命である。その使命達成のために、厖大な資料と足跡を残して本草学者は彼岸に旅立った。本書はそうした日本本草学と出あった一窮措人の私流に変曲し、二つの生死の淵からよみがえっての管見である。

寄せ集めの論考ゆえ、記述、資料に重複のあることをお許し願いたい。なお、わたくしが日本本草学に途中下車するきっかけとなった、『本草綱目啓蒙』とその研究に対して、刊行の際、先輩諸賢より励ましのお言葉を頂戴した。広告用のため破棄されるにしのびず、ここに収録させていただく。お言葉をいただいた方々へのせめてのわたくしの感謝の証しである（肩書は掲載時のもの）。

○方言の宝庫――岩淵悦太郎（国立国語研究所長）

『本草綱目啓蒙』は、方言資料としても注目されていたものである。たとえば、「かたつむり」には三十一、「あめんぼ」には六十もの各地の方言が採録してあり、本書全体では一万語にも上る。その採集は沖縄の地にまで及んでいて、方言集として見てもまことに立派なものである。しかも、今回の影印刊行には、杉本博士が新しく作成された全方言の索引がついているので、その利用価値は極めて大きくなっている。方言研究者はもちろん、ひろく国語研究者にもおすすめしたい。

○蘭山学問の真面目――上野益三（京都大学名誉教授）

『本草綱目啓蒙』は小野蘭山の博物学の一大集成であると同時に、収載品物のおびただしい方言を集録することで、注目の書である。杉本博士はこの点に着眼し、独自の方法で本書の精密な研究を遂げられてできたのが本書である。蘭山の方言への関心、その蒐集の努力の成果は、ここにはじめて新しい光を浴び、日本民俗学の原点の一つが『啓蒙』の中にあることが明らかにせられた。杉本博士は『啓蒙』の後人の手の加わらない初版全編を影印によって収載し、蘭山の学問の真面目を伝えると同時に、研究の根拠を明らかにする用意をも示された。私は本書が博物学の研究者はもとより、方言学、国語学、民族学に豊富な資料を提供することを確信し、広く江湖に推せんする。

○日本博物学の大百科事典——緒方富雄（東京大学名誉教授）

本草は、動物・植物・鉱物の学である。薬効のあるものは、それにも及んでいるから、むかしの医学は本草と密接にむすびつくのである。『本草綱目』は中国の本草の古典である。日本の本草の書でないから、その記載のことごとくがそのまま日本の本草にあてはまるというわけにはいかない。小野蘭山の『本草綱目啓蒙』は、日本人のために、両者のあいだに橋を渡してくれたもので、各項目ごとに対応する和名・方言をことごとく挙げ、あるいは対象の本態の異同を論評し、さらに日本の多くの関連事項を加えている。すなわち、原著の単なる啓蒙書というのでなく、本草綱目に準拠した、蘭山編著の、日本博物学百科事典である。わたしはこんどの本で、蘭山の『啓蒙』の全容を知り、五十頁にわたる研究編と、百頁におよぶ索引のおかげで、蘭山の底知れぬ博識をあらためて具体的に認識し、そしてほとほと感服している。おかげで、日本の動物・植物・鉱物の和名や方言、その語原、伝説など、蘭山の知識がすべて今日風にいろいろ役立てることができるようになったことについて、編著者杉本つとむ教授に敬意を表したい。

○『本草綱目啓蒙』の利用法——佐藤喜代治（東北大学教授）

「やまぶき」を「款冬《かんとう》（花）」と書くことがあるが、「款冬」と「やまぶき」とはもともと異なるものである。この事実を確かめるのは多少手間のかかる仕事である。植物・動物等の名称について和漢の違い、古今の違い、また地域による違いを明らかにすることは容易でないが、その場合に最初にたよるのは『本草綱目啓蒙』である。本草学においてわが国では最も重要で権威のある本書が、この度正確な本文および関係資料に詳細な索引を加えて刊行されることは研究に寄与すること多大なものがあると信ずる。

○不朽の名著『本草綱目啓蒙』――佐藤達夫（人事院総裁）

かつて私が指導を受けた牧野富太郎博士は、折りあるごとに小野蘭山の偉大さに触れ、とくに『本草綱目啓蒙』四十八巻については、口をきわめて推賞されていたことを思い出す。しかし、何分これは百七十年前の出版であり、私たちには容易に近づき得ない存在であった。その不朽の名著が今回本文を影印で示し、研究とともに、くわしい索引まで加えて刊行されることに至ったことは、学界に対する大きな寄与であるばかりでなく、私たちこの方面にふかい関心と興味をもつ者にとって、まことにありがたいことといわなければならない。ひろく江湖に推せんするゆえんである。

芭蕉の句に、〈命二ツの中に生《いき》たる桜哉〉がある。今のわたくしの心境の一端である。己れが学究の徒として今日あるを多くの方々にふかく謝意を表して筆をおく。末筆ながら、本書の構成編集に御尽力いただいた八坂書房、八尾睦巳氏に厚く御礼申し上げる。

二〇一一年長月吉日

相州鎌倉
九死一生ノ翁
杉本つとむ　誌

索引
（人名・書名）

【カ】

【ナ】

【ハ】

【マ】

人名	生年	没年
△林　羅山	1583	1657
貝原益軒	1630	1714
野　必大	1638	1697
阿部将翁	1647	1753
稲生若水	1655	1715
松岡玄達	1669	1747
野呂元丈	1693	1760
後藤黎(梨)春	1696	1771
丹羽正伯	1700	1756
△越谷吾山	1717	1787
田村藍水	1718	1776
木内石亭	1724	1808
小野蘭山	1729	1810
平賀源内	1732	1779
木村蒹葭堂	1736	1802
田村西湖	1744	1807
小原桃洞	1746	1825
丹波元簡	1755	1810
栗本丹洲	1756	1834
曾　占春（槃）	1758	1834
小野職孝	?	1852
山本亡羊	1778	1859
水谷豊文	1779	1833
飯沼慾斎	1782	1865
岩崎灌園	1786	1842
畔田翠山	1791	1859
・宇田川榕庵	1798	1846
・伊藤圭介	1803	(1901)

本草諸家生没年一覧表（△印は非本草家、・印は蘭方医）

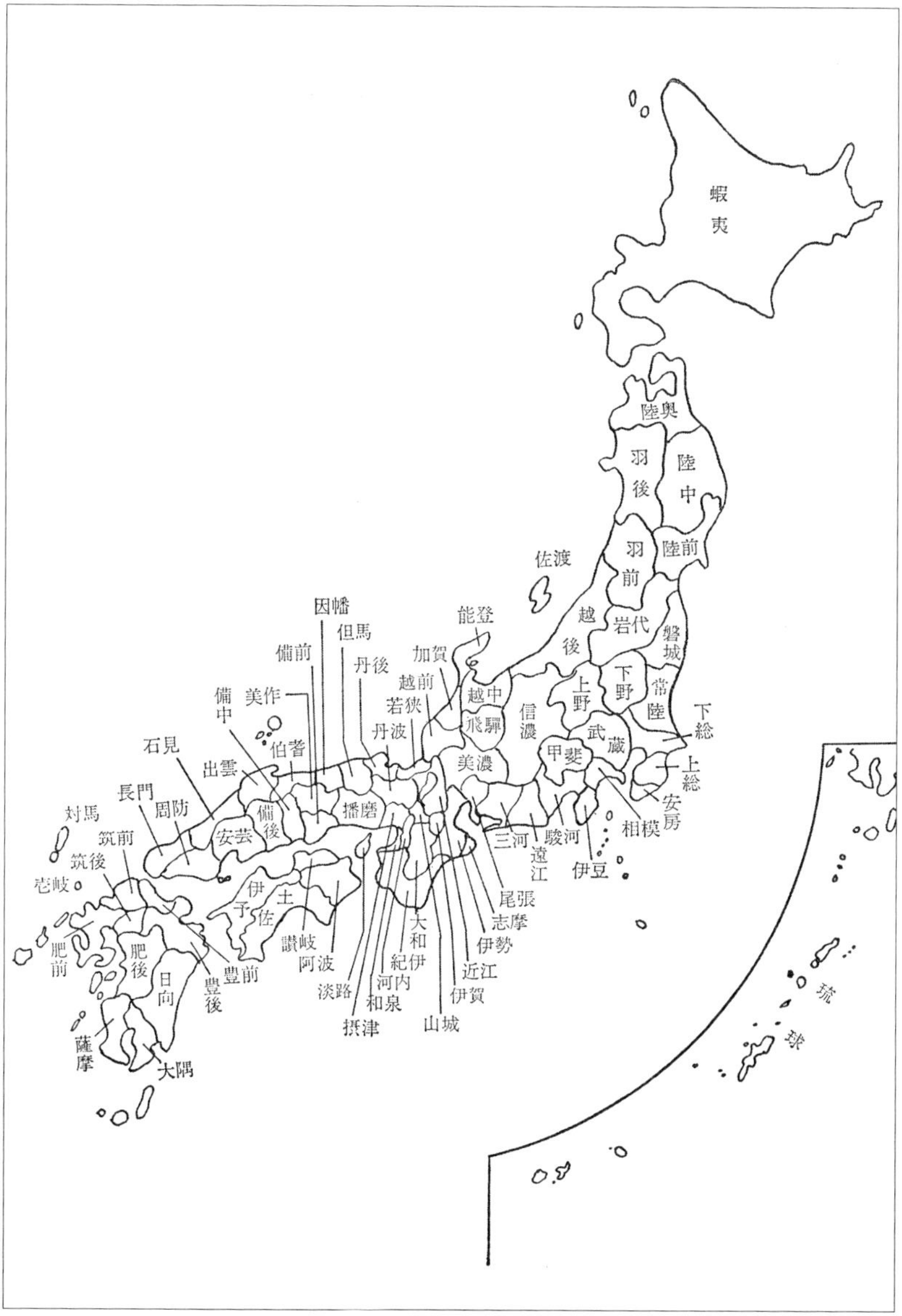

蝦夷
陸奥
羽後
陸中
陸前
羽前
佐渡
越後
岩代
磐城
能登
因幡
但馬
備前
加賀
丹後
越前
越中
下野
常陸
上野
下総
美作
備中
若狭
飛驒
信濃
丹波
武蔵
伯耆
甲斐
石見
出雲
美濃
上総
長門
周防
備後
播磨
安房
対馬
相模
安芸
筑前
三河
駿河
筑後
遠江
伊豆
壱岐
伊予
土佐
尾張
志摩
肥前
肥後
大和
讃岐
伊勢
紀伊
豊前
日向
阿波
近江
淡路
河内
伊賀
豊後
和泉
摂津
山城
琉球
薩摩
大隅

日本旧国名地図

［著者略歴］

杉本つとむ

1927年横浜生まれ。

文学博士（東北大学）。早稲田大学名誉教授。

編著書：『杉本つとむ著作選集』（全十巻、八坂書房）に収録の主著の他に、近刊として『語源海』（東京書籍）、『蘭学三昧』（皓星社）、『市民のための国語の授業』（おうふう）、『馬琴、滝川瑣吉とその言語生活』（至文堂）、『漢字百珍』（八坂書房）などがある。

日本本草学《にほんほんぞうがく》の世界《せかい》 ―自然・医薬・民俗語彙の探究

2011年9月26日　初版第1刷発行

著　者　杉本つとむ
発行者　八坂立人
印刷・製本　モリモト印刷(株)

発行所　(株)八坂書房
〒101-0064　東京都千代田区猿楽町1-4-11
TEL.03-3293-7975　FAX.03-3293-7977
URL.：http://www.yasakashobo.co.jp

ISBN 978-4-89694-981-0

杉本つとむ著作選集

全10巻